神经外科护理学与操作技术

主 编 王 军
副主编 关 欣 刘云云 王 娜
编 者（按姓氏笔画排序）

马春梅（首都医科大学宣武医院） 张 毅（北京协和医院）

王 军（首都医科大学宣武医院） 张娜芹（首都医科大学宣武医院）

王 征（首都医科大学宣武医院） 张晓蕾（首都医科大学宣武医院）

王 娜（首都医科大学宣武医院） 范艳竹（首都医科大学附属北京天坛医院）

王子佳（首都医科大学宣武医院） 郑东爱（首都医科大学宣武医院）

刘 芳（首都医科大学宣武医院） 赵 迎（首都医科大学宣武医院）

刘 婷（首都医科大学宣武医院） 赵晓辉（中国人民解放军总医院）

刘云云（首都医科大学宣武医院） 秦延京（首都医科大学宣武医院）

关 欣（首都医科大学宣武医院） 钱 瑜（首都医科大学宣武医院）

纪媛媛（首都医科大学宣武医院） 高晓飞（首都医科大学宣武医院）

杜春晖（中国人民解放军总医院第 常 红（首都医科大学宣武医院）
　　　　一附属医院） 覃勤朴（首都医科大学宣武医院）

李 曼（首都医科大学宣武医院） 鲍月红（首都医科大学宣武医院）

何 丽（中国人民解放军总医院） 潘红军（首都医科大学三博脑科医院）

张 丽（首都医科大学宣武医院） 冀 蓁（中国人民解放军总医院）

人民卫生出版社

图书在版编目（CIP）数据

神经外科护理学与操作技术 / 王军主编. —北京：人民卫生出版社，2020

ISBN 978-7-117-30003-2

Ⅰ. ①神 …　Ⅱ. ①王 …　Ⅲ. ①神经外科学 - 护理学　Ⅳ. ①R473.6

中国版本图书馆 CIP 数据核字（2020）第 111208 号

| 人卫智网 | www.ipmph.com | 医学教育、学术、考试、健康，购书智慧智能综合服务平台 |
| 人卫官网 | www.pmph.com | 人卫官方资讯发布平台 |

神经外科护理学与操作技术

主　　编：王　军

出版发行：人民卫生出版社（中继线 010-59780011）

地　　址：北京市朝阳区潘家园南里 19 号

邮　　编：100021

E - mail：pmph @ pmph.com

购书热线：010-59787592　010-59787584　010-65264830

印　　刷：三河市潮河印业有限公司

经　　销：新华书店

开　　本：787 × 1092　1/16　印张：31

字　　数：774 千字

版　　次：2020 年 10 月第 1 版　2020 年 10 月第 1 版第 1 次印刷

标准书号：ISBN 978-7-117-30003-2

定　　价：98.00 元

打击盗版举报电话：010-59787491　E-mail：WQ @ pmph.com

质量问题联系电话：010-59787234　E-mail：zhiliang @ pmph.com

前　言

　　首都医科大学宣武医院为三级甲等综合性医院，以神经科学、老年科学为特色，拥有病种丰富的神经外科疾病病例。神经外科疾病种类包括颅脑损伤、颅内肿瘤、脊柱和脊髓疾病、脑血管疾病、颅内感染性疾病、功能性疾病等。由于神经系统的解剖生理非常复杂，神经外科成为大外科体系中一门专业性较强的临床实践专科，其相应的护理观察方法和要点也不断发生改变。由于专科护士的培训越来越受到重视，为了更好地落实神经外科专科护士培养工作，帮助专科护士尽快掌握神经外科护理的特点与要点，我们组织编写了本书。

　　本书全面、系统地阐述了神经外科相关知识与内容，包括神经外科绪论、神经外科疾病与护理、神经外科常见技术操作三大方面。涵盖护理管理、病情观察、技术操作等内容，既详细介绍了神经外科住院患者、门诊和急诊患者相关护理，又进一步介绍了出院患者的延续性护理。本书从点到面，内容详实具体，语言简明扼要，为神经外科护理工作人员全面掌握相关知识提供了依据和指导，有一定的临床借鉴性。

　　学无止境，教学相长。由于编者的学识和经验有限，本书仍可能存在疏漏之处，敬请广大护理同仁提出宝贵意见和建议。

王　军

2020 年 5 月

目 录

第一篇 总 论

第二篇　神经外科疾病及护理

第三篇 神经外科技术操作

第一篇

总　　论

第一章　绪　论

第一节　神经外科护理的发展现状

一、神经外科的发展历程

神经外科（neurosurgery）作为外科学的分支，是在以手术为主要治疗手段的基础上，应用独特的神经外科学研究方法，研究人体神经系统，如脑、脊髓和周围神经系统，以及与之相关的附属结构，如颅骨、头皮、脑血管等的损伤、炎症、肿瘤、畸形和某些遗传代谢障碍或功能紊乱疾病，并探索新的诊断、治疗、预防技术的一门高、精、尖学科。

近代神经外科诞生于 1870—1890 年间的英国，主要归功于 MacEwen 和 Horsley，但神经外科成为一门独立的学科，发生在 20 世纪初的美国。1919 年 10 月美国外科医师学院（American College of Surgeons）成立，宣布神经外科作为一门独立的外科专业。1920 年 3 月，美国波士顿 Peter Bent Brigham 医院的 Cushing 教授创立世界上最早、规模最大的神经外科机构——神经外科医师学会（The Society of Neurological Surgeons），对世界各国神经外科医生的培养及神经外科的发展做出了杰出贡献。现代神经外科的发展，在很大程度上与物理学、放射学、计算机学、生物学等多学科的综合发展是分不开的。20 世纪 70 年代电子计算机X 线体层扫描（CT）、80 年代磁共振成像（MRI）在神经外科临床应用，对神经外科的诊断与治疗带来了一场技术革命，将神经外科疾病的诊断与治疗水平提高到前所未有的高度。1968 年，以瑞士学者 Yasargil 为代表的神经外科学家首先开展在显微镜下进行手术操作，脑深部病变、脑干肿瘤、脊髓髓内肿瘤等许多疑难病症，在显微神经外科时代得到了解决方案，随后介入神经放射治疗技术、立体定向放射外科也迅速发展。从此，神经外科进入了一个全新发展的时代。

我国神经外科的发展起步较晚，在解放前没有独立的科室，据记载只在北京、上海等地，有少数外科医生（如关颂韬、赵以成、张查理等）从事过神经外科工作。解放后在赵以成、薛庆澄、史玉泉、王忠诚等一大批优秀神经外科前辈的艰苦奋斗下，中国神经外科事业经历了艰难起步、发展壮大和全面提高的历程。

1952 年 5 月，在天津市总医院建立脑系科（包括神经内科和神经外科），由赵以成教授任主任，神经外科包括李光、薛庆澄、王忠诚和方都等医生，在原卫生部的委托下，该院于1953 年 2 月举办了新中国第一届神经外科进修班，赵以成和李光等 7 位教师任主讲人，薛庆澄和王忠诚负责教学准备、标本制作和临床工作，同时参加学习班听课。当时教学条件十分困难，一缺教材，二无标本，设备又简陋。有的教材由主讲人英语口授，再翻译成中文，用蜡板刻成教材。条件虽差,但为了培养新中国第一批神经外科专科人才,教师认真教学,学员刻苦学习。1954年10月,赵以成教授奉命在北京医学院附属医院建立神经外科,同年12月该科迁至北京同仁医院,设立病床60张。1958年该科又迁入新建的北京宣武医院,设立病床110张,分颅脑外伤组、肿瘤组、小儿神外组、综合组等,由赵以成任主任,王忠诚任副主任,当时主要医生有陈炳桓、白广明、詹名抒和赵雅度等。1960年3月,我国第一个神经外科研究所——北京市神经外科研究所在宣武医院宣告成立,赵以成任所长,王忠诚任副所长。但在当时,医院的设备很简陋,最好设备是头部专用X线机,最常用的影像检查只有脑室和气脑造影、颈动脉穿刺造影等,到了60年代中期,大多数医院的神经外科已能开展颅脑损伤、颅内肿瘤手术,在上海、北京、沈阳等地还开展了动脉瘤和动静脉畸形手术、立体定向治疗帕金森病等。

党的十一届三中全会以后,经历了十余年的发展停滞之后,我国神经外科进入全面发展和提高的新阶段。从70年代末开始,国内各大医院相继从国外引进手术显微镜、显微器械、头颅CT和全身CT、数字减影脑血管造影(DSA)、MRI等先进医疗仪器,使颅脑损伤、颅内肿瘤和脑血管病的诊断正确率大为提高。70年代末,在北京、上海、天津等大城市将显微手术应用于颅内肿瘤、颅内动脉瘤、动静脉畸形(AVM)等,使手术死亡率明显下降;许多医院开展颅内、外动脉搭桥术,治疗缺血性血管病,也从客观上推动了手术显微镜和显微外科技术在神经外科的使用。进入80年代后,国内医学高等院校开始培养神经外科博士研究生,且学会成立、杂志创刊是中国神经外科进入大发展的里程碑。90年代后,我国神经外科进入全面发展,包括神经外科领域内基础研究的广泛开展、新技术和新方法的引进,以及与国外频繁进行学术交流,都在赶超世界先进水平。近十年来,我国神经外科已从综合性专科,出现了立体定向功能神经外科、血管内介入神经外科、立体定向放射神经外科、颅底神经外科及内镜神经外科等分支。显微神经外科手术日益普及,治疗方法已从显微神经外科向微创神经外科方向迈进。神经影像学技术的进步和微创外科的发展,也使神经系统疾病的诊断和治疗日臻完善。

二、神经外科护理领域的现状与未来

在当前的医疗科室中,神经外科是医院的高风险科室,其具有专业性强、疾病种类复杂及病情变化急剧的特点。近年来,随着磁共振成像技术(MRI)、计算机X线断层扫描技术(CT)、数字减影脑血管造影术(DSA)等技术的应用,神经系统疾病的定位诊断和定性诊断更加准确。显微外科技术和立体定向技术等技术的发展,使神经系统疾病的外科手术治疗更加安全有效。随着病种收治范围不断拓展,神经外科护理及管理显得十分重要,对护理工作的要求也不断提高。这就需要我们神经外科的医护人员针对神经外科的护理难点逐一地进行分析和总结,通过制订对策,以便达到良好的治疗效果,使患者早日康复。

(一)神经外科护理领域的变革

1. 护理观念的更新　医疗实践证明现代医院在规模、技术同等的条件下存在着更为激烈的竞争,而护理服务理念中的服务意识、技能、态度、效率、艺术及氛围成为了竞争的焦点。因此更新护理服务理念,提升护理服务品质并将之贯穿于医疗护理服务全过程,才能得到患者的认可和保持较高的满意度。优质护理服务的提出,"以人为本"的整体护理观的落实,将护理服务理念深入到日常的临床工作中,把时间还给护士,把护士还给患者,加强护士和患者之间的交流,缩短护士与患者之间的距离。在临床护理工作中护士要用服务理念来严格要求自己,做到严谨求实、尊重科学。

2. 护理知识架构的改变　随着护理事业的发展,护理模式的转变,护士角色也由单一照顾者的角色扩展为照顾者、决策者、沟通者、促进康复者、教师与顾问等多元化的角色,这都对护士的理论知识结构提出了新的要求。在以现代护理观为指导的整体护理模式中,护士不仅要使原有的基础理论知识进一步加深,更要不断学习新技术、新知识,以适应学科发展的需要。尤其近几年,以神经学科的重点项目如颅内动脉瘤、脑血管病、重症监护、癫痫和介入治疗等许多相关课题为切入点进行了深入的研究与探讨。神经外科护理同仁通过不断补充和完善自身的知识架构,组建国内神经外科护理教学基地,为培养神经外科专业护理团队奠定了基础。

3. 护理技能的规范　专科治疗新业务、新技术进展快,要求护士不断学习。随着神经外科诊疗技术的不断改进,显微外科技术的引用,专科治疗飞速发展,对护理工作提出了更高的要求。首先,了解新的检查必须了解它们的简单原理与目的,熟悉其适应证和禁忌证,以及检查前后需要做的护理工作。其次,还要掌握各种监测技术的原理和用途,熟练掌握各种监护仪的使用方法,制订各种安全预案,学习掌握新疗法的基础知识及操作程序,熟悉、掌握与医生配合部分的理论及操作,积极参与配合。

4. 护理科研的深入　神经外科护理学的发展与进步离不开护理科研活动,护理学要保持快速发展,就要提高护理科研能力。护理科研是用科学的方法反复探索、回答和解决护理领域的问题,直接或间接指导护理实践的过程,是推动护理学科发展,促进护理理论、知识、技能更新的有效措施。

5. 护理领域的扩展　现代医学的进步和发展拓展了神经外科护理的领域和内容,对护理人员知识层次的要求越来越高。为了提供不同照顾需求的患者从不同环境之间转移(医院向社区或家庭、医院不同科室)而获得跨越多个照护点协调、连续的医疗服务,首先要保证信息的延续性,充分分享患者的信息,使当前的照顾适合每一位患者;其次要确保管理的延续性,对患者不断变化的需求做出反应并确保健康管理方法实施的连续性、一致性。另外要注重关系的延续性,患者与卫生服务者之间是一种持续的治疗性关系,通常指医院到家庭的延伸,是一个旨在满足患者需求的延续性过程。我们可以通过完善保健制度,建立公众健康教育平台、入院前急救反应系统、医院的相应反应系统,通过采取支持小组、咨询、病友联谊会及各种协会等方式,并通过电话、家访、计算机网络等多种途径,向患者提供神经系统疾病有关的信息。

（二）神经外科护理工作特点

1. 病情变化快,处理难度大、要求高　神经外科的治疗范围包括脑血管病、颅脑损伤、颅内肿瘤、脊髓病变、中枢炎症等许多方面,同时还可合并有其他重要脏器功能不全。而这些病症中有相当多属于急症、重症或需要密切观察病情变化范畴,由于神经系统控制和调节全身的各种功能,一旦受损,病情发生变化,临床表现复杂多样,常危及生命。护理中要求观察病情及时、准确、细心,同时对病情判断迅速、处理果断,并对患者的护理具有预见性。

2. 抢救要迅速、医护配合要到位　神经外科急、重症患者,常常神志不清,生命垂危并存在明显的生命体征异常。时间就是生命,抢救时必须争分夺秒:要迅速建立人工气道,保持呼吸道通畅,及时给予氧气吸入;开放静脉通路,药物治疗到位,防止脑疝、休克等情况的发生。护士娴熟的抢救技术与有条不紊的工作程序,忙而不乱、准确无误、迅速有效地与医生配合抢救是挽救患者生命的重要前提。

3. 监护护理技术全面　神经外科疾病及患者的特点需要护士全面掌握监护技术，如中枢神经系统的功能监护（意识状态评估、生命体征测量、肌力评定、颅内压与灌注压监测等）、心血管功能监护、血流动力学监护等。对患者进行术前评价及纠正治疗、术后监测和支持治疗，可以减少术后并发症，降低颅脑损伤及疾病术后继发性损害，提高抢救成功率。并且因为监护护理的建立，使护理质量、工作效率和护理水平都有了明显的提高。同时由于部分患者处于昏迷或瘫痪状态，要求护士具有高度的责任心及慎独精神。

4. 基础护理强度大　在神经外科病房，危重、昏迷、瘫痪、精神异常、大小便失禁以及使用人工气道的患者很多，决定了护理量大而繁重，这也是神经专科护理工作最突出的特点。每天大量的口腔护理、翻身叩背、功能位摆放、会阴部护理、管路护理、饮食护理、大小便清洁、晨晚间护理等，要求护士具有吃苦耐劳、不怕脏、关心体贴患者及强烈的爱心、责任心，才能做好基础护理工作。

5. 探视、陪住需求多　神经外科患者病情急、危重，或者伴有生活自理能力障碍、言语沟通交流障碍等问题，实施探视、陪住管理制度，可以减少探视和陪护人员、减少人员流动量、降低陪护率、降低院内感染发生率。但是患者对陪护的需求大大高于医院对陪护的管理要求，有调查研究显示：85.2%住院患者认为医院不应该取消陪护，78%患者需要陪护，87.8%患者希望家属做陪护，而三甲医院对住院患者留陪护的管理要求是 ≤ 8%，这远远不能满足患者的陪护需求。而ICU是抢救和治疗危重患者的场所，是为了抢救、预防感染、保护患者安全而设立的，实行封闭管理的模式，家属不能随意进入探视或陪伴。寻求合理的探视、陪住制度，既有利于病区的规范化管理，又有利于医患、护患之间的有效沟通，减少医疗纠纷，提高患者满意度。

6. 安全隐患多，责任心重大　神经外科患者因为存在意识障碍、躁动不安、癫痫发作、运动障碍、感觉异常、心理异常、自我感知良好等问题，导致安全隐患多。因为自我感知良好、床栏防护及约束带使用不到位，发生坠床或自伤；因为行动不便、运动失调、头晕或癫痫发作，或因自主取物、坐凳不稳等，发生跌倒；因为感觉异常，使用热水袋保暖不当或红外线理疗时温度、距离调控不当，热水杯或热水瓶放置不当，发生烫伤；因为认知异常，发生走失。此外，一些人为因素或环境因素，如护理不周、搀扶不当、地面湿滑或障碍物影响等，也会导致跌倒等问题的出现。因此为了降低安全隐患，减少不良事件，需要建立相对完善的规章制度，需要护理人员有较高的责任意识及护理风险意识，能够对安全隐患进行预见性识别及早期预防。

第二节　神经外科护士的专业成长与道德规范

一、神经外科护士的专业成长

（一）神经外科护士规范化培训

2011年至今，《中国护理事业发展规划纲要（2011—2015年）》《2012年推广优质护理服务工作方案》《卫生部关于实施医院护士岗位管理的指导意见》《北京市护理事业发展实施方案（2012—2015年）》等文件均明确指示："要加大护理培训力度，加强新护士培训，实行岗前培训和岗位规范化培训制度，要以岗位需求为导向、岗位胜任力为核心，创新培训的方式方法，深化'以患者为中心'的理念，注重人文精神和职业素养的培养，提高服务能力和专业技术水平"。

护士规范化培训立足于新毕业护士成长的基础性阶段,以培养临床思维方式、提高护理实践能力、提升人文素养为主导,培训内容包括护理理论、护理技术操作、临床实践技能等方面。共分为两个阶段,第一阶段为基础通科阶段,培训时间1年,旨在培养护士的临床思维模式,丰富专业知识,提高为患者实施基本医疗、护理的能力;第二阶段为选定专业方向后的深化通科培训阶段,培训时间1年,旨在深化护士的专科临床技能,突出专业内涵和实践能力的培养与提高,提升护士在专科领域为患者实施基本医疗、护理的能力,为护士的职业发展奠定基础。神经外科新入职护士需要在2年的规范化培养中完成3个神经外科专业组病区、神经外科监护室和其他科室三个非神经外科病区的轮转学习。

(二)神经外科护士亚专业培养

Benner理论认为,护士从"新手到专家(novice to expert)"需要经历见习、初级、合格、熟练、专家五个阶段,每个层级护理要求、准入标准各不相同。基于Benner理论的能级进阶分层培训既能把握不同层级培训特点,又能为护士进阶提供帮助,促进护理人员专业能力的养成。护士每一层级具有不同的工作职责;有晋升意愿的护士通过提交申请参与晋级考核;申请由评审委员会进行评审,评审标准注重临床实践;获准晋级的护士将获得绩效奖励。

神经外科护士亚专业培养主要以护士专业成长为核心分阶段建立培养目标。护士完成规范化培养后,4~5年内需要在半数以上专业组的培养,以及神经外科监护室完成不少于6个月的培养。

(三)神经外科护理骨干培养

为进一步推动医院医、教、研整体水平的提高,加快优秀中青年人才队伍的培养步伐,促进学科的迅速发展,形成人才竞争激励机制,神经外科推出护理骨干培养计划。培养对象基本要求:①具有良好的职业道德和团队合作精神,热爱护理临床工作;②具有较强的综合能力,包括组织能力、协调能力、探索创新能力等;③工作年限:需要满足下列之一,大专学历护士工作超过7年,本科学历护士工作超过5年,硕士及以上学历护士工作超过3年;④完成规范化与亚专业的培养与考核。

骨干培养类型:分为专业型、教学/科研型、管理型三类。①专业型骨干培养:根据护士意向与科室情况,选派护士参加专科护士资质认证,并参加相关内容的培训班学习,协助病区护士长完成护生临床实习及进修护士带教工作。②教学/科研型骨干培养:参加医院青年教师教学基本功培训、理论授课教学观摩、学生出科考试观摩;参加护理科研培训并参与病区继续教育管理,协助病区护士长制定病区的护理继续教育计划,并负责具体实施。③管理型骨干培养:选派护士到护理部参加≥3个月的护理质量管理学习;参加护理管理学习班及协助病区护士长完成病区内部分护理质量的管理工作。

二、神经外科护士素质及护理道德

(一)护士素质

神经外科护理工作是医院诊疗工作的重要组成部分,高质量的护理依赖于一支高素质的护理队伍。神经外科危重患者多、护理工作量大、技术要求高,护士只有具备良好的心理素质、科学素质、业务素质及身体素质,才能为患者提供最佳的护理服务。素质是一个外延很广的概念。狭义的素质,是指人的解剖、生理特点以及器官和神经系统方面的特点。广义的素质,是指人在正常的生理、心理基础上,加以后天的教育学习、实践锻炼所形成的品德、学识、思维方式、劳动态度、性格特征等方面的修养水平。护士肩负着救死扶伤的光荣使命。护士素质不仅与医疗护理质量有密切关系，而且是护理学科发展的决定性要素。因此，不断提高自身素质是合格护士必须要做的事情。

1. 心理素质　护士的心理素质是护士在护理过程中应具备的心理状态和特点。神经外科护理工作负荷重、紧张度高，患者病情复杂、变化快，加之住院时间长，护士与濒死或死亡患者接触较多，因此应具备以下心理素质：

（1）敏锐细致：敏锐细致的观察力不仅能通过获取患者的直观资料来判断患者的护理需要，协助医生诊断病情、评价治疗和护理效果，而且能预见可能发生的问题或后果，为患者提供周到而细致的护理，使患者得到身心全面的护理支持。

（2）严谨敏捷：具有敏捷而又严谨的独立思维能力、良好而准确的记忆力，为患者提供个体化、科学化的护理支持，以保障护理工作的顺利完成。

（3）沉着冷静：具备调控自己情绪的能力，以良好的情绪状态投入工作，为患者创造一个良好的治疗环境。

（4）坚定准确：具有高度的自觉性、坚韧的耐受性、较强的果断性及良好的自我控制力，对专科各种危急情况及突发、意外事件做出迅速而准确的判断，采取积极而有效的处理措施。

（5）宽厚进取：具有宽厚待人、尊重他人、热爱集体、积极进取的良好性格。

2. 科学素质　随着医学科学和专科新技术的发展，医学模式的转变，护士必须不断更新知识，博学多识，使护理的科学性、技术性、独立性更广泛和深入。因此，护士应具备实事求是、勇于钻研业务的精神，以及参加科研与病室管理的能力。

3. 业务素质　护士的业务素质包括理论知识水平及应用理论知识为患者服务的能力。神经外科疾病的复杂性决定患者的临床表现多样性，器质性与功能性表现并存且互相掩盖、互为因果，而突发的危急情况对生命的威胁大，因此，对专科护士的业务素质提出了更高的要求。

（1）理论知识水平：护士必须精通本专业及专科的相关理论，同时广泛学习心理、社会、人文科学知识，使自己的知识结构符合生物 - 心理 - 社会医学模式的需要。

（2）工作能力：具有运用护理程序为患者提供身心整体护理的能力；具有根据患者不同的症状体征、心理反应，提出护理问题相关因素与护理需要，从而及时予以护理支持的综合分析能力；具有机智灵活的应变能力和良好的人际交往能力；具有娴熟的操作技能和科学的计划管理能力；具有完善的自我表现能力。

4. 身体素质　神经外科危重患者多、护理工作任务繁重，要求专科护士必须具有健康的体魄、文雅大方的仪表和饱满的精神状态，工作时只有头脑清醒、反应灵敏、动作迅速、干脆利落，时刻保持精力充沛、健康向上的职业形象，才能完成救死扶伤的神圣使命。

（二）护理道德

护理道德是指护士在护理实践中与患者、医务人员及社会之间相互关系的行为规范和准则。良好的道德能指导护士以患者为中心，以满足患者基本需要为宗旨，救死扶伤，实行革命的人道主义。具体表现在：

1. 热爱本职工作，做到终生奉职　在护理实践中忠诚于护理事业和患者的利益。

2. 尊重患者，谨言慎行　在工作中言谈缜密可信，行为谨慎真诚，以 "超我" 的职业角色服务于患者，取得患者的信赖。以体贴关爱、热情诚恳的同情心，耐心倾听患者的主观感受,及时解决或解释患者提出的问题。

3. 遵章守纪,严格操作　工作中严守工作岗位,严格履行岗位职责,严格执行各种操作规程。尤其是对高热、昏迷、瘫痪、癫痫、颅内压增高以及精神异常、重症抢救等患者的基础护理和技术操作严肃认真、一丝不苟。

4. 语言文明规范,仪表端庄　在为患者提供护理服务时衣帽穿戴整洁、大方,按季节着装,服务卡佩戴标准。

5. 钻研业务,精益求精　利用业余时间,广泛涉猎人文科学和现代科学技术等方面的知识,同时善于发现和解决本专业、本专科护理的难题,不断提高自己的专科业务水平。

6. 互尊互助,团结协作　在工作中团结同事,并善于处理好各种人际关系。

第二章 神经外科的设置与护理管理

第一节 神经外科病房的设置与护理管理

医院是为患者提供医疗及卫生保健服务的机构,良好的病房环境是保证医疗、护理工作顺利运行,促进康复的重要条件。从管理角度看,病房既是一个具有特殊性质的人文环境,又是一个必须符合医疗、卫生原则,满足患者身心需要的物理环境。病房是医院向患者提供全面医学服务,开展医疗、教学、科研工作的基层单位,也是患者治疗、护理、康复休养的场所。因此,为患者创造整洁、舒适、恬静、美观、有序的治疗、休养环境,是满足患者身心和治疗的需要,是整体护理工作的重要组成部分。

一、病房设置

是以护士站为中心,再配以其他附属房间。包括以下几个部分:

(一)护士站

一般将护士站设在单元的适中位置,便于护士观察各病室患者的活动情况,缩短往返病室的距离,有利于护士与患者的联系。护士站除应备有一般办公、护理用品外,还应设有电子音控对讲机(或信号灯)。

(二)医生办公室

医生办公室是病房医生办公的场所,能够随时接待入院、住院、出院患者,及时为患者提供诊疗方案。

(三)治疗室

治疗室是护士进行治疗准备、药液配制的专用工作室,室内分清洁区和半污染区,应设有空气消毒设备及各种专用操作台、柜、护理器材、用具等。

(四)换药室

严格执行消毒隔离制度,分设无菌换药室、有菌换药室,将无菌伤口和有菌伤口换药分开。除备有换药器材、敷料外,应设有诊查床、椅子、操作台、洗手池和空气消毒、器械浸泡消毒设备等。

病房除上述各室外还可设置配膳室、库房、污物间、卫生间、家属等候室、值班室等房间,能够方便患者生活,有利工作的开展。

二、病房护理管理

（一）病房护理人力资源管理

护理人员的配备,是护理人员资源管理的重要内容,也是护理管理的基本职能之一。护理人员的配备是否合适,直接关系到整个管理体系的工作效率、护理质量、服务水平及工作目标的实现。护理人员的配备要服从于护理工作任务的需要,既重视人员数量,又要重视人员质量,注意群体结构的优化组合,充分考虑每一个人的专业,以及各自的长处,可互相弥补的不足,并且必须把医院发展趋势及目标作为其主要依据,以适应医院发展方向的客观需要。根据医院的级别、性质、房间数量等实际情况配备人员数量,做好新老搭配,合理排班。

1. 病房人力资源管理模式　根据各医院任务的轻重及医院人员总编制情况确定,执行分管副院长领导下的护理部主任、护士长垂直管理体系,明确各级人员岗位职责。根据护理人员的工作能力、专业技术水平、工作年限、职称和学历等要素,对护理人员进行全面的评价,明确各级任职资格、能力要求和工作职责;定期组织培训,充分发挥护理人力资源管理效能,提高护理人员综合素质、调动工作积极性。

2. 人员资质要求　一百张床位或三个病区以上的科室,需设科护士长一名,科护士长应具有主管护师以上技术职称,具有相应的专科护理理论和技术,有一定科研、教学和组织管理能力。病区由一定数量的医、护人员组成,护士长在护理部与科护士长指导下管理病区,实行护士长负责制,进行各级人员的配合和协调工作。护士长应具备专科护理业务知识,护理技术熟练,有一定教学、管理能力,有丰富的神经外科临床护理经验。重点病区应配备副主任护师以上人员,并根据需要配备主管护师和护师。

3. 人员配备要求　医生与护理人员之比为 1:2。病房床位与病房护理人员之比≥1:0.4。护师以上占全科护理人员总数≥30%。全科护理人员中取得大专以上学历要≥40%。

（二）病房护理物品及设备管理

每个病区都配有一定量的物品与设备,这些物品、设备是完成护理工作的保证。管理好物品和设备,充分发挥它们的作用,减少浪费,提高经济效益,是护理管理者的重要任务。进行物品、设备的管理,一是建立健全管理制度,提高物品、仪器的完好率和使用率,充分发挥物品、设备的作用,堵塞漏洞,减少浪费;二是根据护理需要及使用体会和经济实用的原则,为医院物资采购提供合理的意见和建议。

1. 护理物品管理　护理物品是指护理、治疗使用的用具和用物,如无菌小巾、拆线包等消毒物品,床单、被罩等床上用品,患者使用的衣物等。护理物品管理的基本要求如下:

（1）建立健全物品管理制度,认真抓好贯彻落实。

（2）按物品种类建立物品卡,定位放置、定人管理、定期维护,严格交接手续。

（3）建立登记本,分类登记物品数量、质量、启用和报废日期。

（4）建立物品清点手册,详细记录物品的数量、质量、外借、损坏、遗失情况等。

（5）按物品清点手册定期检查物品数量、质量、损坏、遗失等情况,对需补充的物品,及时填写申请单请领;破损无法再使用的物品,办理报废手续,填写报废单,与破损物品一起送物品采购、管理部门。

2. 护理设备管理　护理设备是指为了完成护理、治疗任务而配备的一些必要的仪器、设备,如心电监测仪、输液泵、雾化器等。仪器设备管理的基本要求如下:

（1）建立健全设备管理制度,认真抓好贯彻落实。

（2）按设备分类进行编号，建立设备卡，设备卡的内容为品名、用途、厂家、出厂日期、起用时间、使用单位、维修情况等。设备要定人管理，定点存放，定期检查，定期维护，做好防尘、防潮、防蚀。

（3）指定专人负责收集、管理各种设备的说明书，进口设备的外文说明书应尽快译出，供使用者了解设备的性能、使用方法和操作要求。

（4）制订设备使用的操作规程，要求工作人员严格按操作规程使用设备，新设备使用前应由专业人员讲解使用方法、保管方法、注意事项等内容，并进行示范操作。贵重设备要设立使用人员准入资质。

（5）建立设备清点手册，详细记录设备的数量、质量、送修、外借、报废等情况，进行定期的检查、维护，并按照医院、科室的相关规定进行设备的请领、送修、报废。如设备送修时填写修理单，一式两份，一份送修理部门，一份留科室；请领设备时将所请领的设备依种类、编号、规格、数量、大小说明列于清单上，经科护士长同意后送交器材供应维修部门；到了使用期限的设备及时交回供应维修部门，需更换的及时请领；外借设备征得本病区护士长同意，填写借条，在登记本上记录借出、归还日期；需报废的器材设备应填写报废单两份，一份留科室。

（6）科室负责人更换时，应清点所有医疗仪器、设备，办理移交手续，双方确认签字。

3. 易消耗品管理　消耗品是指短期使用的物品，包括低值易耗品（如纱布、纸张、一次性使用的注射器等）和高值易耗品（如床旁血滤时使用的一次性滤器、深静脉导管等）。易消耗品的管理要求如下：

（1）建立健全易耗品管理制度，认真贯彻落实。

（2）各种物品要按用途进行分类，固定摆放位置，整齐排列，指定专人管理。

（3）建立账目，按物品种类分别登记，登记内容包括领取日期、数量、质量等，每月清点1次，做到账物相符。

（4）每月统计消耗量及日平均消耗量，分析使用情况，堵塞漏洞，降低消耗。

（5）按规定时间及时请领，保证供应。

4. 常用药物管理

（1）建立健全易耗品管理制度，认真贯彻落实。

（2）病区药柜的药品根据临床病种和使用需要，确定数量基数，建立清点手册。详细记录药品的数量、剂量及使用情况等。定期清点数量，检查药品质量，防止积压变质，如发生沉淀、变色、过期、药瓶标签与药品不符、标签模糊或涂改者，不得使用。

（3）药柜设在护士站内或离护士站最近的地方，如治疗室，并进行上锁管理。

（4）药品应干燥、低温、避光保存，疫苗、胰岛素等生物制剂应放在冰箱内冷藏。

（5）应按内服、外用、注射、输液、剧毒药、高危药等分类放置，定点存放、专人管理，先领先用，以防失效。所有的药品应用原包装盛装。高危药、剧毒药使用专有标签及容器盛放。

（6）抢救药品必须固定存放在抢救车上或设专用柜存放，规定基数，编号排列，定位存放，每次用后及时补充，双人核对并检查，上锁。每月检查1次，保证随时应用。

（7）贵重药、毒麻药应专人负责，班班清点，用后及时登记并补充，并上双锁。

（8）患者个人专用的特种药品，应注明床号、姓名、病案号，单独存放。

（三）病房护理质量管理

病房护理管理是以护理质量为核心，从组织行政管理和业务技术管理两方面实行以患者为中心,应用护理程序的科学管理方法,达到病区管理的最优化,让患者得到优质的护理服务。

1. 病房护理质量评价的内容

(1)要素质量评价:要素质量评价是对构成护理服务要素质量基本内容的各个方面进行的评价,包括组织结构、物质设施、资源和仪器设备及护理人员的素质。具体表现:患者所处环境的质量是否安全、清洁、舒适、温度、湿度是否适宜等情况;护理人员的工作安排,是否选择合理的护理方式,人员质量(资历)是否合乎标准等;器械、设备是否处于正常的工作状态,包括药品、物资基数及保持情况,要根据客观标准数量进行检查、计量;病房结构、患者情况、图表是否完整等。

(2)环节质量评价:环节质量评价即对护理过程的评价。这类标准可以评价护士护理行为活动的过程是否达到质量要求,可按护理工作的功能和护理程序评价。具体包括七个方面:正确执行医嘱方面;病情观察及治疗结果反应观测方面;对患者管理的情况;对参与护理工作的其他医技部门和人员的交往和管理的情况;护理报告和记录的情况;应用和贯彻护理程序的步骤和技巧的情况;心理护理、健康教育、身体和感情健康的促进等情况。

(3)终末质量评价:终末质量评价是对护理服务的最终结果的评价。评价护理服务结果对患者的影响,即患者得到的护理效果的质量。评价指标如患者满意度、专科护理不良事件发生率等。

2. 病房护理质量的改进　护理质量评价的目的就是确定发生问题的原因,寻找改进的机会,不断提高护理质量。质量改进包括寻找机会和对象;确定质量改进项目和方法;制订改进目标、质量计划、质量改进措施;实施改进活动;检查改进效果和总结提高。关于护理质量改进机会,一是出现护理质量问题即不合格项目后的改进,及时针对护理服务过程检查、体系审核、患者投诉中呈现出来的问题,组织力量,予以改进;二是没有发现质量问题时的改进,主要是指主动寻求改进机会,主动识别患者有哪些新的期望和要求,同国内外同行比较中寻求改进方向和目标,并予以落实。

第二节　神经外科监护室的设置与护理管理

重症监护病房(intensive care unit, ICU),又称重症加强治疗病房、监护室,是重症医学的临床基地,是集中了经过专业训练的医护人员,利用现代化医疗监测仪器和设备,对急危重症患者进行集中监测、强化治疗及护理的一种特殊场所,是反映和衡量医院抢救水平的标杆,是现代化医院不可或缺的重要组成部分。神经外科重症监护病房(neurosurgery intensive care unit, NSICU)则是指掌握了神经外科基本理论、基础知识和基本操作技术同时又掌握了重症医学监测技术和重症医学理念的专科化多学科协作医疗团队,利用现代重症医学的理念和监测技术、依托先进的设备、仪器对神经外科重症患者实施有效的集中治疗和护理的单元。近几十年来,神经外科重症医学得到了长足发展,积累了丰富经验,在越来越多的医院中,NSICU显示出强大的生命力,在神经重症患者的抢救方面取得了巨大的成就,在医院的重要地位日益突出。

一、监护室设置

参考《中国重症加强治疗病房(ICU)建设与管理指南》(2006)的规范标准,神经外科重症医学单元作为一个功能单位,应该具备符合条件的医护人员、独立的场所以及必要的设施和设备,医护人员应该接受过神经科学和重症医学的相关训练,有副高级以上医生全面负责医疗工作。

建议单元规模以 10~20 张 /100 张床位为宜,每病床使用面积不少于 9.5m², 建议 15~18m², 床间距应在 1m 以上(单人房间每床使用面积建议为 18~25m²)。床体需满足体位变化要求,为重症病房专用床。室内温度应维持在 24℃,相对湿度 60% 左右,可根据情况增加单间病房的比例以及设立单独的正、负压病房,必要时配置空气净化设备。

神经外科重症单元的收治对象:格拉斯哥昏迷评分(GCS)12 分以下的急性脑血管病患者、颅脑损伤患者及脊髓损伤患者,围手术期神经外科重症患者,重症神经系统感染,癫痫持续状态等神经系统急重症患者。

二、监护室护理管理

(一)监护室人力资源管理

工作人员的水平取决于医院的类型,三级医院的 ICU 需要配备一个大型的团队。无论团队的规模如何,至关重要的是团队成员之间能自由交流和合作以及采用真正的多学科综合研究方法。沟通不足是发生医疗事故最常见的根源。有研究显示合作和团队精神可以给患者和工作人员带来更好的结果。因此给予充足的人员配备和培养良好的人员素质,是监护室的工作得以顺利进行和水平不断提高的最重要因素。

1. 医生团队　重症监护病房床位与医生之比为 1∶(0.5~1),一般应设主任医师或副主任医师 1~2 人、主治医师 1~2 人,具有住院医师资格的医生 4~6 人,以保证监护室业务的稳步发展。每位医生均应受过至少 3 年的神经科专业知识和专业技能培训,并具有神经科专业准入资格,同时每位医生接受过至少 1 年的神经重症专业知识培训和专业技能培训,并具有神经重症准入资格。人员的合理配置和相对固定,将有利于神经重症专业的迅速发展和进步。

2. 护理团队　重症监护病房床位与护士之比普遍为 1∶(2~3),设护士长 1~2 名全面负责护理工作。不管何种模式的 ICU,做到"在任何时间内平均一个患者配备一个护士"始终是 ICU 追求的目标,根据这个原则,床位与护士之比要达到约为 1∶4.25。与普通病房相比这个比例确实很高,但这是患者的病情和医护人员沉重的工作负荷所决定的,因此应尽可能保证,否则会导致 ICU 质量下降。

目前,国内对 ICU 护士的准入,并没有一个明确的准入机制。在欧洲,英国护士从专科学校毕业后再需进行 6~12 个月的 ICU 专业训练,瑞典是 1 年,奥地利是 9 个月,丹麦是 1 年半。北京护理学会在 2003 年开展了我国首个重症监护病房护士资格认证工作,为我国率先培养了第一批具有重症监护病房资格的专科护士;2007 年中华护理学会采取了同样的方式对 ICU 专科护士进行资格认证。而对于神经重症专科护士的认证还在起步阶段,理想的神经重症专科护士应接受 2 年以上神经重症护理专科知识和操作技能培训,并具有 ICU 准入资格。

3. 联合医疗团队　重症监护病房还应能够 24 小时提供检验学、病理学和放射学等相关服务,必要时还应配备物理治疗师、营养医生和其他治疗师参与 ICU。以呼吸治疗师为例,其作为联合医疗辅助人员,负责处理呼吸治疗设备和相关临床问题,这在北美国家被广泛接受,但是在欧洲该项工作由护士和物理治疗师共同负责,在我国该项工作主要由护士承担。联合医疗团队的建立也是我国重症监护病房团队建设发展的新趋势。

4. 其他团队　其他团队有条件应该提供充分的行政支持;可设 24 小时患者转运、标本运送人员;可设专职生物医学工程技师,负责维护监护病房全部仪器的正常运转;可设保洁人员来维护监护病房的环境。

（二）监护室物品设备管理

1. 基本固定设备　医院应具有供电、供氧和供压缩空气的中央供给与调控设备,还应具有在紧急情况下能即刻启动的应急供电、供氧和供压缩空气的设备,以满足急诊和ICU危重症患者使用的需求。空调系统采用热回收装置的全新风系统(上送、侧下排),其过滤装置应具有初、中、高级过滤能力,末端过滤装置应具有高效送风效能,以保证重症监护病房内的空气流通。有专门设置的污物处理房间(污物间)和污物处置设备,可进行物品集中消毒,并且有专用的物品输送设施。洗手设施每床应具备一个手触式洗手及干手装置,否则应具有床边手消毒液。ICU内的每个床边多功能心电监测仪应与护士站的中心监测仪相连,以便护士能随时观察到患者的病情变化。

2. 监护设备

（1）循环功能监测设备:具有心电、呼吸、血压、血氧饱和度等基本生理监测功能、具有动脉压(arterial blood pressure,ABP)、中心静脉压(central venous pressure,CVP)和肺动脉压(pulmonary artery pressure,PAP)等监测模块(可移动插件模块)或监测仪、具有呼吸末二氧化碳($ETCO_2$)监测装置以及有创呼吸机可提供气道峰压、气道平均压、肺顺应性、气道阻力、PV曲线等呼吸监测指标等其他专用呼吸力学监测装置、心排血量测定装置(cardiac output,CO)、心电图机、血流动力学监护仪等。

（2）颅脑功能监测设备:具有脑电监测功能的脑电图监测仪、具有诱发电位监测功能的诱发电位监测仪、具有脑血流监测功能的经颅多普勒超声仪、具有颅内压监测功能的颅内压监测装置、具有脑氧监测功能的脑氧监测装置等。

（3）气体交换、酸碱平衡和电解质的监测设备:血气分析仪、电解质测量仪。现代血气分析仪绝大多数有电解质监测功能。

3. 治疗仪器　通常包括呼吸机、湿化器和雾化器、输液泵、微量注射泵、营养泵、降温设备、冰帽、复温设备、床旁血滤机等。

4. 急救药品和设备　呼吸兴奋剂、心脏复苏药品、抗心律失常药品、其他急救药品,辅助建立人工气道的用品、气管插管导管、简易呼吸器以及复苏装置、心脏除颤仪等。

（三）监护室护理质量管理

1. ICU护理人员的素质

（1）业务素质要求:不仅要掌握解剖学、病理生理学、药理学等基础知识及专科护理和抢救知识,还要熟练掌握各种检测仪器的使用、管理及其监测参数、图像的临床意义。熟练掌握ICU各项护理技术,包括:急救复苏技术,如心肺复苏术、电除颤、呼吸机的使用、氧气吸入疗法、各种动静脉穿刺技术及急救药物的应用;各专科护理知识和技术,如循环、呼吸、神经、小儿等专科的护理知识和技能;各种监测技术,如血压、呼吸、体温监测及心电监护、血流动力学的监测,并了解各种监测结果的临床意义;其他方面,如娴熟的基础护理技能及非语言交流的技能,并能正确执行各项医嘱和各种护理制度及护理文件的书写。

（2）心理素质要求:清晰敏捷的思维,应有接受新事物的能力,且知识面要广,勇于钻研和创新,具有清晰的判断问题的能力,善于发现问题、分析问题、解决问题,并总结经验,能用最短的时间制订最佳的护理方案;积极稳定的情绪,良好的情绪对患者和亲属有着直接的感染作用,护士要以饱满的热情对待工作,用积极的情绪调节病房和治疗环境的气氛,帮助患者树立战胜疾病的信心；精诚合作的团队精神，必须具备良好的团队精神，且拥有一定的心理学知识，擅长人际交流和沟通，保证各环节工作的衔接和开展；顽强坚韧的意志品质以及高度的责任感，相对于其他专科的护士，ICU 护士面临着更多困难和挑战，必须拥有从容应对紧张和复杂局面的素质，处理问题沉着、果断、迅速，才能胜任这个特殊环境的工作要求。

（3）身体素质要求：ICU 工作节奏快，体力消耗大。因此，ICU 护士对身体的要求较高，能够适应高度紧张的工作。

2. ICU 护理质量的要求　ICU 的护理质量，应以满足患者正当的医疗、物质需要和精神需要的程度来判定，而不能单纯依据病情的康复与否来衡量。ICU 应达到如下的护理服务质量要求：病情观察、抢救处置及时准确；执行医嘱及时准确，护理操作轻、稳、准确；全程观察患者体征，并结合实际情况做出决策；坚持查对制度，无差错事故发生；做好基础护理、心理护理；无医院内感染及其并发症发生；护理文件书写准确达标。保证患者在重症监护室的护理下，能够最大限度地推动治疗效果。

第三节　神经外科手术室的设置与护理管理

一、手术室设置

神经外科手术的专业性决定了神经外科手术室较其他外科手术室更具针对性和特殊性，需要满足各个亚专业组手术需求，因此对手术间的位置、面积等都有特殊要求，阐述如下：

（一）手术室的位置

神经外科手术室均为百级净化洁净手术室，其中包含普通神经外科手术室、复合手术室及术中核磁手术室，是一个多专业、多功能的综合整体。一般设置在医院整体建筑的顶层，环境安静、清洁。

（二）手术室的周围环境

神经外科手术室最好能与神经外科病区、监护室、血库、病理科、放射科等相邻，便于转运患者，为手术室安全运行提供支持。

（三）手术室分区

手术室洁净区与非洁净区分区明确、洁污分流、使用合理。手术间、刷手间、麻醉恢复室、药品间、耗材间及无菌间等都布置在洁净区内走廊的周围，更衣室、休息室、餐厅、示教室等布置在非洁净区。

（四）神经外科手术间特点

神经外科手术对稳定性要求较高，手术室需要进行防震处理，一般手术间面积为 $50\sim60m^2$，复合手术间面积为 $100\sim110m^2$。

二、手术室护理管理

（一）手术室护理人力资源管理

1. 手术室的护理人员配置应根据择期手术台数、急诊手术台数、手术台使用率以及管理、后勤、科研、教学任务等来制订，手术室护士与手术台之比约为（3~3.5）∶1。

2. 手术室管理的核心是人力资源，应包括人员的招募、培养、调派和考核，应建立分层次质量控制体系，神经外科手术室实施科护士长 - 护士长 - 首席护士的三级管理体制。

3. 根据神经外科大部分手术时间较长的特点,有效应用人力资源,实施以手术为中心的弹性排班,调动护理人员积极性,提高工作效率和质量,提高护士满意度。

4. 手术间人员责任制管理,根据神经外科分组相对固定术间人员,强化专科护理配合质量和首席护士功能,提高手术医生、麻醉医生、手术室护士之间的默契程度。

（二）手术室护理物品及设备管理

1. 护士长每天巡查手术间物品及设备的性能及完好性,如吸引器、无影灯、手术床、外科吊塔等,确保手术的顺利进行。

2. 神经外科手术室贵重仪器、设备较多,如显微镜、导航、超声震动取瘤刀、O 型臂、激光刀等,进行地标设立,专人管理,建立操作程序,设立使用登记和维修保养记录,每天术毕巡回护士对仪器设备进行清洁擦拭,使用 75% 酒精消毒液。

3. 普通仪器设备由经过培训后的护士操作,特殊仪器由具有资质的设备技术人员或手术医生操作。

4. 急救物品,如抢救车、除颤仪等,固定位置放置标识清晰,保证手术中急救工作的顺利进行。

5. 护士长定期联系医工部门对神经外科手术仪器设备进行维护,并记录,出现故障时随时检修,确保其性能良好。

6. 谢绝外借及外来一切物品及仪器设备等。

（三）手术室护理质量管理

手术室是开展医疗活动的重要场所,承载了为患者实施手术治疗、诊断、抢救、新技术新业务开展等多种功能,具有专业性及高风险性。手术室工作质量的好坏直接影响着患者的预后,手术室必须有健全的质量管理制度及体系,使护理活动更加规范,管理更加科学,流程更加优化以及减少医疗纠纷与不良事件的发生。质量管理措施如下:

1. 主要针对手术室特点制订并遵循相关管理制度,如手术患者交接制度、手术物品清点制度、标本处理制度、查对制度、三方核查制度、输血取血制度、仪器设备管理制度、外来器械管理制度、医用耗材管理制度、感染控制制度等,将制度作为工作质量标准,管理者进行全面质量把控管理。

2. 护士长制订每月工作计划,每天分时段巡查手术间,对重点时段、重点患者、重点手术、重点护士加强监控和现场管理。

3. 每天晨会各岗位管理者反馈前一日重点问题。

4. 每两个月召开 1 次质控小组会议,对本科室及上级部门查到的质量问题进行质量分析及改进。

5. 完善安全管理措施,积极进行安全隐患事件及不良事件的上报,防范护理安全不良事件的发生。

6. 积极开展循证护理,每年举办 1 次多科室联合护理教学查房,促进护理质量的提升。

第四节　神经外科介入手术室的设置与护理管理

介入放射学（interventional radiology）在 1967 年由美国著名放射学家 Margulis 首先提出,是 70 年代后期发展起来的一门新兴边缘性学科。是在影像医学（X 线、超声、CT、MRI）引导下,经皮穿刺或通过人体原有孔道,将特制的导管或器械插至病变部位进行诊断性造影、治疗和采集组织,进行细胞学、细菌学及生化检查的学科。

介入神经血管内治疗学(interventional neuroradiology),也被称为血管内神经外科学(endovascular neurosurgery),是对累及人体神经系统血管的病变,包括脑、脑膜、颌面部、颈部、眼、耳鼻喉以及脊柱和脊髓因血管异常原因造成的功能和器质性损害进行诊断与治疗,以达到栓塞、溶解、扩张、成形和抗肿瘤等治疗目的。其最大优点是避免了开颅手术带来的组织损伤,是微创神经外科的重要组成部分。

1996年11月,国家科学技术委员会、卫生部、医药管理局确立了介入医学在医学领域中的地位。介入医学与内、外科并列成为第三大诊疗技术,具有定位准确、创伤小、并发症少、疗效高、见效快、可重复性强、不破坏原来解剖结构的特点等。

股动脉穿刺技术Seldinger的出现是介入放射学发展史上的重要里程碑。它替代了以往需要切开血管进行操作的技术,使得介入治疗实现了真正意义上的微创性。

20世纪70年代介入护理随着介入治疗技术的发展而进步。介入护理承担着介入手术护理及术中急抢救配合、物品耗材保障、健康教育、并发症观察及处理等护理工作。

一、介入手术室设置

良好的客观条件有利于介入手术安全、顺利地完成,对于开展更为复杂的新技术、新业务项目有所保障。

介入手术室在建筑布局上应为相对独立的单元系统,兼顾辐射防护和方便工作。门宜宽大,便于平车出入;窗口要大,利于采光通风,关闭严密;地面应坚硬、光滑无缝;墙壁天花板也应坚实、光滑无孔隙,最好用耐湿、不易着色、防火、易于清洁等性能的材料制成;应设有空调、净化装置,保持空气洁净;为减少地面杂乱,所有管道、水源、电源及电线均应装在地板下、墙内或天花板上;墙壁上应设有足够的电源插座,插座应有防火花、防水装置,为保证不因意外停电影响手术,应有双电源或备用的供电装置。

心电监护、中心供氧、中心吸引等是介入手术室的必备条件,还应有电视录像装置和参观台,以供教学、参观之用。

介入手术室在内部应分为三个区域:即非限制区、半限制区及限制区。非限制区设在最外侧,包括接收患者区、换鞋更衣室、淋浴室、休息室、储存间;半限制区在中间,指办公室、器械间、敷料准备间及通向限制区的走廊;限制区在内侧,包括介入手术间、刷手间及无菌间。患者和工作人员应有分开的通道。

1. 介入手术间分为血管性介入手术间与非血管性介入手术间,还应设置隔离手术间。介入手术间布置力求简洁,家具应用坚固耐湿的材料制成,以便清洁及消毒。各种物品应定量并有固定放置地点,以便术中随时取用,用后归还原处。手术间的基本配备有:DSA大型血管机、器械桌、吊式无影灯、吸引器与氧气装置、药品柜、敷料柜、读片灯、输液架、挂钟、污物桶等。配备各种扶托固定患者的物品,如头架、肩挡、臂架、固定带等,以保证患者不同手术体位的需要。手术间内光线要均匀、不耀眼,近乎自然光;室温一般在22~24℃之间,相对湿度为50%~60%。

2. 附属工作间包括器械洗涤间、敷料准备间、无菌间、刷手间、储存间等,应分别安置在合理的工作线上。如介入手术包或敷料包经妥善准备后灭菌,然后进入无菌间;器械经清洗、消毒、再清洗、干燥后进入器械间,手术前根据手术需要进行灭菌,然后放无菌间存放备用。此外,储存间可存放必要的药品、仪器和器材。

二、介入手术室护理管理

（一）介入手术室护理人力资源管理

1. 介入手术室人员素质要求

（1）思想素质：要具有高尚的职业道德，忠于患者、忠于职守。对患者的生命尽心竭力，有高度的责任心和同情心，时刻想到患者的苦痛、安危、患者的利益需要。对患者体贴友爱、和气谦逊、不厌其烦、慎言守密、一视同仁。在工作中严格要求、谨慎周到、一丝不苟、极端负责，不因自己的疏忽大意而给患者造成伤害，不以医谋私。勤奋工作，吃苦耐劳，自觉克服困难，自爱、自尊、自强、自律，有为放射医疗事业忘我的献身精神。

（2）业务素质：具有现代医学基础理论知识和扎实的专业技术知识，熟悉介入放射学的基本原理，熟练地掌握操作技能，具备严格的无菌观念，精通各种仪器的使用，同时还要掌握各种抢救技术。具有较强的进取心、敏锐和警觉的观察力及工作灵活主动，在施行介入手术中，能高度集中注意力，细致观察病情变化，反应灵敏，判断准确，对于随时出现的意外情况应变及时。由于介入工作具有多科性、综合性、协作性、紧急性及劳动强度大等特点，从而要求从事介入的医务人员在术中必须做到准、稳、轻、快，互相配合默契。有强烈的求知欲望，刻苦的钻研精神。善于学习，勇于实践，精益求精，不断总结经验，不断创新、革新技术，进行科学研究，提高专业技术水平，以适应工作需要。

（3）心理素质：保持开朗、乐观、平和、豁达的心理。有较强的适应能力，良好的自我控制能力。具有良好的人际关系，同事之间相互尊重，团结协作，工作氛围和谐。

（4）身体素质：由于放射工作对身体的特殊要求，因而从事介入手术的工作人员要定期进行医学检查。必须具备强健的体魄，良好的耐力，才能保证准确无误、安全地履行其职责。

2. 介入手术室护士工作职责

（1）在科主任领导下工作，负责日常导管室内护理管理。

（2）认真执行各项护理制度和技术操作规程，正确执行医嘱。准确及时完成各项护理工作，严格执行"三查八对"制度，严防差错、事故的发生。

（3）接诊介入治疗患者，校对患者姓名、性别、年龄、床号、手术名称、各种药物试验结果、皮肤准备情况，术中监测心率、呼吸、血压或使用心电监护。

（4）术前检查导管室内温度，引导患者卧于检查床，做好手术消毒准备。术后协助搬送患者。

（5）严格执行无菌操作，遵守"导管室消毒隔离制度"，督促无菌操作，并做好记录。做好患者心理护理，术中巡视观察患者生命体征，有异常及时报告医生，积极配合做好抢救工作。

（6）每天清点各种药品、抢救器械，发现缺少及时通知有关人员。

（7）介入治疗前铺好床单、枕头，准备好手术包、手术器械。术后及时清理房间，物归原处，做好房间消毒。并指导清洁工搞好卫生，垃圾分类处理。

（二）介入手术室护理物品、设备管理

1. 介入手术室常用药品管理 介入手术常备药品很多，以静脉用药和各类造影剂为主。其中常用药物有肝素钠注射液、地塞米松磷酸钠注射液、盐酸多巴胺、硫酸阿托品、利多卡因注射液等；常用造影剂有碘克沙醇、碘帕醇等。

（1）肝素钠注射液：每支 12 500U/2ml。通常首次用量为 5 000U。

1）配制方法：0.9% 氯化钠注射液稀释到 10ml。1ml 等于 1 250U，4ml 等于 5 000U。

2）术中应用：动脉穿刺成功后，遵医嘱静脉推注或墨菲管入。注意严格双人查对：看到位、说到位。

3）术中肝素化：是足量肝素达到患者全身性适度抗凝的治疗方法，可防止术中血栓形成、治疗栓塞性疾病。

4）术中严重出血、肝素过量时：用 1% 硫酸鱼精蛋白缓慢滴注。

（2）地塞米松磷酸钠注射液：每支 5mg/1ml。

术中应用：为防止患者术中碘过敏，术前常规遵医嘱静脉推注或墨菲管入 5~10mg。

（3）盐酸多巴胺：每支 20mg/2ml。

1）配制方法：0.9% 氯化钠注射液稀释到 20ml，1ml 等于 1mg。

2）术中应用：密切观察患者生命体征，出现血压下降，遵医嘱静脉推注 1mg/1ml。

（4）硫酸阿托品：0.5mg/1ml/ 支。

1）配制方法：0.9% 氯化钠注射液稀释到 5ml，1ml 等于 0.1mg。

2）术中应用：颈动脉狭窄治疗手术，球囊扩张前患者心率低于 60 次 /min，遵医嘱静脉推注 0.25mg/2.5ml。

（5）盐酸利多卡因注射液：每支 0.1mg/5ml，术中局部麻醉穿刺部位时注射用。

2. 介入手术室常用物品管理特殊关注点　耗材价格昂贵，种类繁多，英文品名易混淆，颜色、形状各异难区分。术前一定与主刀沟通到位，提前核查，确保无误后方可接患者；术中遵医嘱使用，严格双人查对（品名、型号、效期），眼看到位、手指到位、复述到位；术后收费认真查对，逐一检查条码后方可计价。

（1）穿刺针（needle）：普通穿刺针、微穿刺针。用于血管造影和治疗首要步骤（彩图 1-2-1）。

（2）动脉鞘（arterial sheath）：标准短鞘、长鞘。由鞘管、扩张器、引导导丝组成。用于保护固定穿刺点，输送介入治疗装置（彩图 1-2-2）。

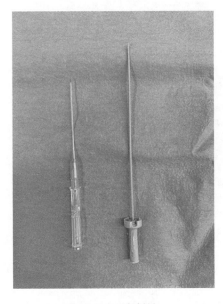

图 1-2-1　穿刺针

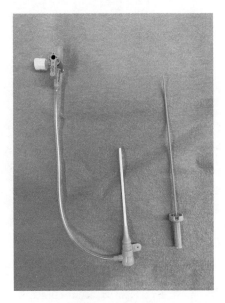

图 1-2-2　动脉鞘

（3）导管（guiding）：造影导管、治疗性导管。用于注入造影剂，通过介入治疗材料（彩图1-2-3）。

（4）导丝（guide wire）：普通导丝、加硬导丝、超硬导丝。用于引导、开通闭塞血管（彩图1-2-4）。

（5）球囊（balloon）：顺应性球囊、非顺应性球囊。用于扩张病变部位。

（6）支架（stent）：自膨式支架、球扩式支架。用于支撑、维持血管管腔形态。

3. 设备管理

（1）X线设备应有指定的技师操作、保养、维修、清洁，设有故障维修登记本。

（2）抢救仪器如除颤器、心电图机、监护仪、吸引器等应有专人负责检查、保养、清洁，每天进行功能检查，保证性能良好。

（3）手术器材应有专人负责管理，定期检查清点，注意防锈、防损、防失，每次用后上油保护。

（4）健全财产登记、使用、保管和报废制度。

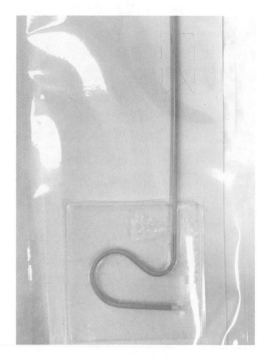

图 1-2-3　导管

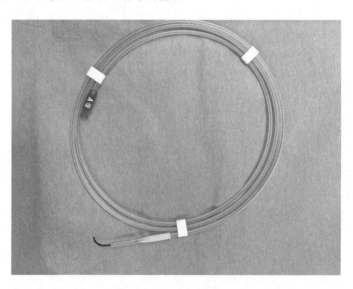

图 1-2-4　导丝

4. 耗材管理　导管库由护士长专人管理，建立出入库登记制度。应定期进行清点，防止丢失。对导管的失效期、数量、价格、规格、型号等做好记录，以备查询。按失效期顺序摆放，防止混乱，便于拿取。用后及时补充，并做好记录。植入患者体内的介入材料，要建立介入诊疗材料使用登记制度，保证材料来源的可追溯。一切材料不得外借，如确有必要外借，需请示科主任、护士长同意，必须登记，及时催还。

5. 药品管理

（1）由护士长指定专人负责科室的药物领取。

（2）管药者需每天检查，按计划领取。

（3）定期整理药柜，保持其清洁整齐，按有效期先后顺序放置。定期清理变质、过期、标签模糊、包装破损的药品。

（4）易燃、易爆的药液上锁，外用药和静脉注射药分开放置。

（5）麻醉或剧毒药品由麻醉科专人负责管理。

（三）介入手术室护理质量管理

1. 无菌管理　无菌管理涉及每个参与介入术的工作人员和介入术中的各个环节。为避免人为因素的感染，必须强调以下管理：

（1）导管室制度是无菌管理的保证，特别是对初进导管室者更要加强管理，应使其养成良好的习惯，保证无菌技术顺利完成。

（2）严格限制参观人数，工作人员进入导管室须首先换鞋，更换导管室衣裤、戴好帽子方可进入限制区。

（3）术中减少不必要的人员流动和谈话，外出必须更换外出鞋、外出衣。

（4）每天对手术间进行空气消毒；每周彻底清洁导管室；每月对手术间的空气及术者消毒后的双手进行1次细菌检测。如空气培养不合格应查找原因，加强消毒措施，经再次空气培养合格后方可使用。

（5）加强无菌物品的管理和监测，设立无菌物品专柜，确保无菌物品的有效性。

（6）连台介入术：前台介入术结束后，手术人员应重新消毒手臂及更换无菌手术衣、无菌手套。应用消毒液擦拭手术间地面及用物，并用紫外线照射20分钟。

2. 安全管理　由于导管室的工作具有严格无菌、急症抢救、护士执行医嘱为口头医嘱等特点，故更应要求工作细致、一丝不苟，严格执行规章制度，以防差错事故的发生。

（1）防止接错患者：接患者时应查对床号、姓名、性别、年龄、诊断、介入手术名称；查对检查术前用药执行情况、碘过敏实验结果及随带物品是否齐全。

（2）防止用错药：严格执行"三查""七对"，注意保留安瓿备查，特殊用药应请术者核对无误后方可应用。

（3）术前一日根据手术需要准备好所需的物品，其中应准备常用导管和因血管变异所需的特殊导管。

（4）对台上的无菌物品要做到心中有数，特别对起搏器安装需要切开的手术，要核对好缝针、纱布、器械等数目，以免遗留在体内。

（5）各种急救药品应有明显标志，定点、定量放置，用后及时补充，并有专人负责保管。

（6）术中密切观察和监护患者的变化，对意识模糊者应注意陪护，防止坠床。

（7）防止火灾和爆炸：杜绝室内的一切火源，严禁使用明火。下班前关闭所有电源。

（8）在操作过程中坚持保护性医疗制度，避免因失言而加重患者的负担。

3. 制度管理　导管室是介入性诊疗的重要场所，其管理质量直接影响到患者的安危。现代化的导管室应该制度化、程序化，各种规章制度和工作常规必须健全。如导管室的一般制度、接送患者制度、参观制度、消毒隔离制度等。同时，应制订各级人员工作职责及工作流程，以保证导管室工作的正常运行。

4. 介入手术室职业安全防护管理

（1）目的：加强对放射性核素与射线装置放射防护的监督管理，保障从事放射工作的人员和公众的健康与安全，保护环境，促进放射性核素和射线技术的应用与发展。

（2）警示：各控制区进出口，设置电离辐射警告标志；确保手术进行时标示"放射中"指示灯亮；在入口处显眼处设置"孕妇和儿童对辐射危害敏感，请远离辐射"。

（3）屏蔽：配备个人防护用品，防护用品应符合一定的铅当量要求，并符合国家相应的标准；放射工作人员实施医疗照射时，只要可行，就应对受检者邻近照射野的敏感器官和组织进行屏蔽防护；手术开始时将手术间门打到手动状态，防止手术中大门感应自动开启。

（4）佩戴：检查监督工作人员在辐射场操作时必须穿戴个人防护用品及剂量仪。

（5）管理：手术后对防护用品进行整理清点登记，专人负责，每周五用中性消毒液擦拭铅衣、铅围脖、铅帽并且登记；定期进行防护用品的检查和维护，如有损坏要立即上报更换。

（6）准入条件：具备相应的专业及防护知识和健康条件，并提供相应的证明材料；放射工作许可登记证每 1~2 年进行 1 次核查，核查情况登记在本上；严格执行国家对放射工作人员个人剂量监测和健康管理的规定；对已经从事和准备从事放射工作的人员，必须接受体格检查，并接受放射防护知识培训和法规教育，合格者方可从事放射工作。

第三章 神经外科疾病常见症状及护理

第一节 头 痛

头痛（headache）是常见的临床症状，一般指头颅上半部（眉弓、耳郭上部、枕外隆突连线以上）的疼痛。头面部及颅内外组织的痛觉主要由三叉神经、面神经、舌咽神经、迷走神经以及 C_{1-3} 神经等支配并沿相应的神经结构传导至中枢。

【病因】

1. 头和／或颈部外伤所致的头痛。
2. 头和／或颈部血管疾病所致的头痛。
3. 非血管性颅内疾病引起的头痛。
4. 某些物质或某种物质戒断所致的头痛。
5. 感染所致的头痛。
6. 代谢疾病所致的头痛。
7. 头颅、颈部、眼、耳、鼻、鼻窦、口腔或其他头面部结构疾病所致的头痛。
8. 精神疾病所致的头痛。
9. 脑神经痛、中枢性疾病有关的头痛。

【临床表现】

（一）原发性头痛

1. 偏头痛是一种反复发作的血管性头痛，呈一侧或两侧疼痛，常伴恶心和呕吐。少数典型者发作前有视觉、感觉和运动等先兆，可有家族史。有研究表明成年人偏头痛的患病率为 7.7%~18.7%。偏头痛的发作可与多种因素有关，包括各种理化因素的刺激、精神因素以及体内激素水平变化。

2. 紧张型头痛又称肌收缩性头痛，是慢性头痛中最常见的一种，约占头痛患者的 40%，主要为双侧轻、中度的压迫性或紧束性非搏动性头痛，不伴有恶心、呕吐，可伴有或不伴有头部肌群的痉挛性收缩及压痛或肌电图改变。

3. 丛集性头痛是原发性神经血管性头痛之一。其特点为短暂、剧烈和爆炸样头痛，发作位于一侧眼眶、球后和额颞部，伴同侧眼球结膜充血、流泪、鼻塞和（或）Horner 综合征。丛集期持续数周至数月。

4. 低颅内压性头痛是脑脊液压力降低（＜60mmH$_2$O）导致的头痛，多为体位性。患者常在直立 15 分钟内出现头痛或头痛明显加剧,卧位后头痛缓解或消失。

（二）继发性头痛

继发性头痛常根据引起疼痛的原因不同,其疼痛特点也不相同。

【处理原则】

1. 观察头痛的特征及性质,根据病因给予相应治疗,合理使用镇痛药。
2. 提供并指导患者及照顾者减轻头痛的方法。

【护理评估】

（一）评估患者头痛起病方式

1. 突发性剧烈头痛,首先考虑蛛网膜下腔出血和脑出血。
2. 急性起病的头痛有头部外伤、颅内感染、高血压性头痛、腰穿后头痛、青光眼和中耳炎等。
3. 亚急性头痛多见于脑肿瘤、慢性硬膜下血肿、慢性脑膜炎等。
4. 慢性或反复发作性头痛多见于紧张型头痛、偏头痛和丛集性头痛等。

（二）评估患者头痛部位

1. 当某一个或几个分支有了病变或受到损害时,就可以首先出现该部位的头痛,如一侧三叉神经第一支分布区有病变,则疼痛主要位于病变侧的神经分布区。
2. 通常由颅外病变引起的头痛与病变侧一致,或位于病灶附近,常见的眼源性、鼻源性和牙源性头痛,疼痛部位大多与这些器官相连。
3. 头痛如果是发作性且为偏侧性,首先怀疑偏头痛,但偏头痛中也有左右交替,或两侧性疼痛者。
4. 双侧头痛伴有枕、颈和肩部僵硬时,紧张型头痛的可能性大,但蛛网膜下腔出血、脑膜脑炎和颅内高压也有可能。
5. 额部疼痛,必须除外额窦炎、筛窦炎和青光眼。急剧上眼眶痛及眼痛,伴有复视和同侧眼周围感觉减退时,首先要考虑海绵窦动脉瘤或动静脉瘘。另外,动脉瘤也可以出现以三叉神经第一支的疼痛和感觉障碍、眼球突出和以眼外肌麻痹为特征的眶上裂综合征。青光眼引起的头痛,多位于眼周围或眼睛上部（额眶部）。
6. 一侧枕大神经病变时,疼痛主要位于该侧枕颈部。
7. 头颅深部病变或颅内病变时,头痛部位与病变部位不一定相符。小脑幕以上的病变,头痛多位于病变同侧,以额部为主,多向颞部发散。小脑幕以下病变（占位性病变多见）,头痛多位于后枕部。垂体瘤或蝶鞍附近的肿瘤所引起的头痛,多发生于双颞部。颅内感染、出血性病变和颅外感染性疾病多为全头痛,呈弥散性。
8. 颈肌纤维组织炎时,头痛主要位于枕、颈部,且与头颈活动有密切关系。

（三）评估患者头痛病程

头痛的病程长短与病情轻重或预后有一定关系,如神经官能症头痛,尽管头痛病程很长,但其后果并不严重,预后良好。蛛网膜下腔出血所致的头痛,尽管头痛发生时间并不长,但病情却较重,预后也相对险恶。

1. 头痛发生快,且呈持续性,既往无类似发作,又伴有部分体征者,常见于动脉瘤或血管畸形等所致的颅内出血。

2. 头痛发生快,但持续时间短而无体征,又是反复多次发作者,多为血管性头痛。

3. 慢性持续性头痛,以器质性病变引起者居多,往往伴有神经系统局灶性体征,如脑瘤、颅内血肿、颅内压增高等,常呈持续性、进展性头痛,也可伴有可长可短的缓解期。

4. 持续数日者,可见于眼源性、鼻源性和牙源性头痛,或腰穿后头痛。

5. 神经官能症性头痛可呈连续性、或轻或重,连绵不断达数月、数年,且随着情绪或体内多种因素而变化。

(四)评估患者头痛性质

1. 搏动性头痛为血管性头痛的特征,可见于偏头痛、高血压性头痛、发热、血管扩张药物、酒精和一氧化碳中毒等。

2. 头重感、戴帽感和头勒紧感等持续性疼痛是紧张型头痛的特征。

3. 尖锐针刺样的持续数秒至数十秒的电击样痛是神经痛的特征,见于三叉神经痛和枕神经痛等。

4. 低头、情绪激动或咳嗽使得头痛加重,见于脑肿瘤等颅内占位性病变。

5. 弥散无固定的胀痛或锐痛多见于功能性头痛。

(五)评估患者头痛伴随症状

1. 恶心、呕吐 常为颅内压增高脑膜受刺激的表现,多见于颅内肿瘤或颅内感染,突发头痛伴恶心、呕吐而后头痛缓解者可见于偏头痛。

2. 眩晕 多见于后颅窝病变,如小脑炎症、肿瘤以及椎 - 基底动脉供血不足等。

3. 体位改变 脑室系统病变和后颅窝病变常有强迫头位,低颅内压性头痛常于卧位时头痛消失,坐位或立位时加重。

4. 视力障碍及其他眼部症状 颅内压增高性头痛和青光眼发作可有短暂的视力减退或视物模糊,椎 - 基底动脉供血不足时也可见短暂的视力减退,偏头痛发作前多有视觉先兆如闪光性暗点和偏盲等。出现复视伴呕吐者应高度怀疑脑肿瘤,如同时伴有发热则应考虑脑膜炎的可能性,伴有视盘水肿或出血可为脑肿瘤或高血压性脑病等。

5. 精神症状 紧张型头痛和功能性头痛常伴有失眠、焦虑和紧张等。病变早期出现淡漠或欣快可能为额叶肿瘤或神经梅毒。

6. 自主神经症状 头痛时常伴有面色苍白、多汗、心悸、呕吐及腹泻等症状,多见于偏头痛和不典型梅尼埃病等。

【护理诊断 / 护理问题】

1. 疼痛 与头皮损伤有关。
2. 睡眠型态紊乱 与疼痛有关。
3. 焦虑 与担心疾病预后有关。

【护理目标】

1. 外伤引起头痛的患者处理得当,不应护理不善发生感染。
2. 高颅内压头痛患者抢救配合及时、措施完善,不延误患者的救治时机。
3. 患者疼痛减轻,舒适感增强。
4. 患者情绪平稳,能够配合治疗护理工作。

【护理措施】

（一）正确评估

1. 评估的内容不仅包括身体上的痛苦，还要关注患者心理感受。了解头痛对患者心理和精神方面是否有影响，患者是否存在沮丧、恐惧、焦虑、缺乏自信等表现。

2. 头痛是一种主观的感觉，是患者的自我认识、自身的体验，因此在对患者进行评估时一定要相信患者的主诉。护士在对患者进行疼痛评估时避免出现低于患者的自我感觉的情况。

（二）日常生活护理

生活要规律，避免头痛的诱发因素，如精神紧张、睡眠不足以及噪声和强光刺激。鼓励患者进食，给予营养丰富的流质或半流质饮食等，防止营养不良，避免食用可能引起头痛的食物，如酒类、奶酪、巧克力、大量咖啡因等。食欲不佳的患者，尽量调整食物的香、色、味，以增加食欲。进食引起疼痛的患者，要耐心讲解饮食的重要性，鼓励进食。

（三）创造良好的治疗环境

保持室内清洁、安静，温度适宜，空气清新，尽量减少人员流动，减少噪声，如条件允许，安排单人房间，白天由责任护士负责患者所有的治疗、护理工作，合理安排时间，减少对患者的干扰，晚上尽量开床头灯，护士在执行护理操作时，动作要轻柔、熟练。患者卧床休息，避免使患者血压和颅内压升高的刺激性因素，如用力排便，情绪激动等。卧床期间完善基础护理。

（四）用药护理

护士应掌握各种镇痛药的属性、剂量、给药时间以及药物的不良反应。务必遵照医嘱按时、按量准确服用镇痛药，禁止自行停药、减药。在治疗期间即使头痛症状缓解也要遵照医嘱服药。注意观察用药后的不良反应，如阿片类药物使用过程中应重点观察有无呼吸抑制，非阿片类药物如阿司匹林使用过程中应特别观察有无出血倾向。预防性用药治疗可减少头痛发作频率，从而减少镇痛药的摄入，但也应注意药物不良反应的观察，如锂制剂主要不良反应为甲状腺功能亢进、震颤、肾功能损害，需要定期监测。规范应用脱水利尿药物，停用时循序渐进，防止颅内压反跳。用药后密切观察患者的呼吸、脉搏、血压、血氧饱和度、尿量、液体输入量等。

头痛剧烈和躁动不安患者，根据医嘱合理使用镇痛药、脱水剂、镇静剂、解除血管痉挛的药物。用药后，密切观察患者的意识、瞳孔、生命体征的变化及头痛缓解程度。

（五）分散注意力

1. 听音乐　音乐可减缓疼痛，促进患者恢复健康。运用音乐分散对头痛的注意力，优美的旋律对减轻焦虑和抑郁、缓解疼痛、降低血压都有很好的效果。应注意根据患者不同的性格和喜好，选择不同类型的音乐。

2. 想象　治疗性的想象是利用一个人对某种特定事物的想象而达到特定的正向效果，使患者松弛，减轻头痛。

（六）对不同性质头痛的护理

1. 受伤部位头痛　此类头痛是由于头皮神经受损和受压所致的头痛，常可由局部头皮挫伤、脓肿血肿形成、伤口缝合不良或遗有异物、局部感染而引起。头痛多局限于受伤局部，也可向邻近部位扩散。在护理或更换敷料过程中，要仔细观察头部伤口情况，早期发现和处理致病因素,以减轻头痛的程度。

2. 颅内压增高性头痛 颅脑损伤后极为常见。可由于颅内血肿、脑组织水肿、蛛网膜下腔出血、脑出血、脑脊液分泌过多和(或)吸收不良,以及脑内血液淤滞等原因引起。常以额颞部痛为主,有时也可波及全头部。一般多呈爆炸样或搏动性头痛,晨起、咳嗽或低头时加重,并伴有不同程度的呕吐、恶心和视盘水肿。护理中应监测患者的呼吸、血压、脉搏、瞳孔、意识和颅内压力。计算并记录每天的液体出入量,病情危重者记录每小时出入量。防止输液过多过快,导致颅内压的急剧上升,脑疝的形成。同时也应防止入量过少过慢,而发生高渗性昏迷和基础代谢水量不足等危险。

3. 低颅内压性头痛 因脑脊液漏或腰穿所致的脑脊液大量丢失、脑脊液分泌过少或液体入量过少等因素所致头痛。头痛多为额颞区为主,平卧或低头位时疼痛减轻或消失,抬头或坐立时加重,严重者尚可伴有恶心、呕吐、眩晕。脑脊液漏的患者体位至关重要,一旦确诊脑脊液漏,应绝对卧床休息,协助完成生活护理,指导患者避免感冒、用力咳嗽、打喷嚏、大声谈笑等,以免增加腹内压,并保持大便通畅。询问患者是否流鼻涕,防止脑脊液反流入颅内而导致颅内感染。行腰椎穿刺术时,更换细的腰穿针,遵医嘱补液,嘱患者每天饮水大于 2 000ml。

4. 肌缩性头痛 颅脑损伤时常伴有颈部肌肉的损伤,由于颈部肌肉痉挛而导致头痛。疼痛常局限于单或双枕顶区和颈部,呈紧缩性痛,严重时可波及整个头部。另外转仰头时,由于痉挛的肌肉受到牵拉可使头痛加剧。可在其后颈部垫一软枕,如病情平稳,可作局部肌肉按摩,促使肌肉松弛,减轻头痛。伴有颈椎骨折或脱位患者,应限制其颈部活动,必要时可加用颈托保护,避免损伤脊髓及导致呼吸骤停。

5. 血管反应性头痛 伤后早期极为常见。以搏动性痛为主,病侧颞动脉怒张,搏动增强,指压或冷敷病侧颞动脉可使头痛减轻。如伴有血压过高者,可酌情服用短效而温和的降压药,并注意观察血压变化,以防血压下降过快过低,而影响脑部的供血供氧和脑功能的恢复。

(七)心理护理

消除紧张情绪。情绪可改变患者对头痛的反应,积极的情绪可减轻头痛,而消极的情绪可使头痛加剧。护士应以同情、安慰和鼓励的态度支持患者,设法减轻患者的心理压力。根据患者情况,选择教育内容,一般包括头痛的机制、原因,如何面对头痛,以及减轻头痛的方法等。同时,请疗效好的典型患者现身说教,鼓励患者增强治疗信心,积极配合治疗。

【健康宣教】

1. 保持良好的精神状态,正确对待工作、生活中的事情,积极参加有益的活动,建立健康的生活方式。

2. 工作和生活中避免长时间固定一种体位,适当锻炼,保证睡眠质量,减轻精神压力。

第二节 呕 吐

呕吐(vomiting)是一种复杂的反射过程,可分为反射性呕吐、前庭性呕吐、中枢性呕吐和神经功能性呕吐。呕吐中枢的位置在延髓外侧网状结构的背外侧缘。由中枢发出的冲动则沿迷走神经、交感神经、膈神经和脊神经等传到胃、小肠、膈肌和腹壁肌等处。呕吐中枢在结构上和功能上与呼吸中枢、心血管中枢均有密切联系,它能协调这些邻近中枢的活动,从而在呕吐时产生复杂的反应。神经疾病如脑卒中、脑膜炎、颅脑外伤、颅内高压等可直接作用在呕吐中枢,引起中枢性呕吐。

【病因】

引起呕吐的原因很多,最常见的舌根、咽部和胃肠黏膜受异常刺激,或腹膜、子宫、内耳平衡器官受刺激并作用于相应的感受器,冲动被传入延髓呕吐中枢所致。

1. 颅内压增高　颅脑外伤、脑水肿、颅内占位病变、脑炎、脑膜炎等引起,呕吐呈喷射性且相当严重。

2. 化学感受器触发区受刺激　见于代谢障碍如酮症酸中毒、代谢性酸中毒、低血钠、低血氯、尿毒症等。

3. 脑血管疾病　如偏头痛可发生严重的恶心、呕吐。

4. 第Ⅷ对脑神经疾病　梅尼埃综合征、晕车、晕船等,多伴有眩晕。

5. 神经性呕吐　多有神经官能症,呕吐的发生或加重与精神及情绪因素有关。虽有较频繁的呕吐但体重无明显的改变。

6. 术后恶心、呕吐(postoperative nausea and vomiting,PONV)　术后恶心、呕吐是神经外科术后常见的并发症,发生率约为 50%。神经外科手术后恶心、呕吐的发生与颅内手术操作直接刺激中枢、术后颅内血性液体及脑组织水肿刺激呕吐中枢关系密切,麻醉药物的应用和麻醉方法对 PONV 的发生也有一定的影响。女性、幕下肿瘤、手术时间长、术后中重度疼痛是神经外科手术患者 PONV 的危险因素。

【临床表现】

(一)基本症状

1. 恶心　引起呕吐冲动的胃内不适感。

2. 呕吐　胃反射性强烈收缩,迫使胃内容物急速呕出体外。

(二)伴随症状

1. 发热。

2. 食欲缺乏。

3. 多汗,唾液分泌过多。

4. 脸色苍白。

5. 胸痛、心绞痛。

6. 胸闷、心慌、憋气。

7. 腹痛、腹胀、腹泻。

8. 呕血(鲜红,咖啡色)。

9. 头痛、头晕、眩晕。

【处理原则】

1. 积极处理原发病,做好生命体征及颅内压的监测。

2. 做好术前评估,预防术后恶心、呕吐的发生。

3. 呕吐时做好安全防护,预防误吸发生。

4. 根据病因应用止吐药物。

5. 保证液体平衡,及时给予营养支持。

【护理评估】

1. 评估患者呕吐的原因,是否有过颅脑外伤。
2. 评估患者呕吐时的意识状态,是否为喷射性,有无头痛、瞳孔以及心率、呼吸的变化,是否有颅内压增高的早期表现。
3. 评估患者呕吐的频次呕吐物的性质、量及颜色,以及有无其他伴随症状。
4. 评估患者相关辅助检查,是否发生电解质紊乱以及营养失调。

【护理诊断 / 护理问题】

1. 营养失调:低于机体需要量　与患者恶心、呕吐丢失过多营养有关。
2. 活动无耐力　与频繁呕吐导致失水、电解质丢失有关。
3. 有误吸的危险　与患者恶心、呕吐有关。
4. 有体液不足的危险　与呕吐、腹泻导致的体液丧失及摄入量不足有关。
5. 有感染的危险　与机体抵抗力下降有关。

【护理目标】

1. 患者呕吐时处理得当,未发生误吸等意外。
2. 严密病情观察,及时发现病情变化,积极配合抢救。
3. 做好术后伤口护理,防止感染。
4. 保证有效营养支持。

【护理措施】

(一)一般护理

1. 观察呕吐的特点,记录呕吐的次数、性质、量、颜色、气味。观察意识、瞳孔和生命体征变化,准确测量和记录每天的出入量,观察患者是否出现失水征象。
2. 遵医嘱应用止吐药及其他治疗,积极补充水分和电解质。
3. 通过营养评估进行营养支持。根据患者的体重,遵医嘱进行营养支持治疗,满足患者营养需求。鼻饲的患者做好肠内营养支持护理,抬高床头 30°,每 4 小时监测胃内残留量,防止患者出现误吸加重感染。

(二)安全护理

1. 频繁呕吐的患者,尽量卧床休息,协助患者进行日常生活活动,告知患者不要突然起身,坐起时动作缓慢,以免出现头晕、心悸等不适或者发生跌倒或坠床等安全意外。
2. 患者呕吐时应帮助其坐起或侧卧,头偏向一侧,备好负压吸引器,以免误吸。呕吐后给予漱口,更换污染衣物及被褥,开窗通风以去除异味,增加舒适感。

(三)针对性护理

1. 急性颅内压增高的处理见图 1-3-1。
2. 颅内压监测护理
(1)连接监测导管需要注意严格无菌操作:尤其是经液体传导脑室内压监护的导管、接管、三通开关、储液瓶等必须严格消毒。

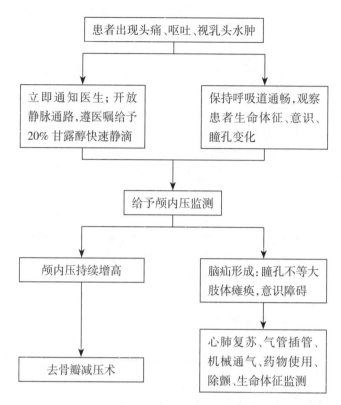

图 1-3-1 急性颅内压增高处理流程

（2）脑室内或硬脑膜下压监护时间一般不超过 1 周，以免发生感染。

（3）颅内压监护期间，要保持接头的连接紧密和管道通畅。要注意由于导管损坏、导管折叠受压、脑脊液渗漏、监护仪零点漂移等因素所致的误差。

（4）护士应定时观察颅内压变化，若颅内压超过 20mmHg 或反复出现"高原"波（A 型波），应及时报告医生。

（5）光纤颅内压探头不能直接放置在减压皮瓣下方，以免造成颅内压波动不准。应放置在骨窗周围骨缘下方。

3. 预防术后恶心、呕吐

（1）全麻术后恶心、呕吐一般发生在术后 24 小时之内，以术后 2 小时内最明显，少数发生在术后 48 小时。

（2）术前应重点进行健康宣教，指导患者术后翻身的方法与技巧，术后密切观察生命体征，把握呕吐的发生时间，协助患者取合适卧位。

（3）开颅术后 8 小时，患者逐渐恢复自主活动，护士应加强患者的护理，勿剧烈晃动头部，尽量保持头颈与身体同时转动，体位过大的变化可能增加呕吐的发生率。特别是后颅窝手术有吞咽功能损害的患者，延迟气管插管时间，减少由于呕吐反流引起肺部感染。

（4）为预防术后恶心、呕吐，可预防应用止吐药物。

4. 用药监测 应用脱水药物治疗时要注意观察患者尿量及心功能的变化，同时应严格掌握药物使用的注意事项与配伍禁忌。

【健康宣教】

1. 告知患者如出现呕吐且头痛、头晕时及时报告医生并卧床休息。
2. 呕吐时头偏向一侧，防止误吸。
3. 保护好伤口，避免敷料脱落、污染、潮湿，不可抓、挠伤口。
4. 养成良好生活习惯，清淡饮食，避免刺激、辛辣食物。

第三节　眩　晕

眩晕（vertigo）是一种运动性或位置性错觉，造成人与周围环境空间关系在大脑皮质中反应失真，产生旋转、倾倒及起伏等感觉。眩晕与头晕不同，后者表现为头重脚轻、步态不稳等。临床上按眩晕的性质可分为真性眩晕与假性眩晕。存在自身或对外界环境空间位置的错觉为真性眩晕，而仅有一般的晕动感并无对自身或外界环境空间位置错觉称假性眩晕。按病变的解剖部位可将眩晕分为系统性眩晕和非系统性眩晕，前者由前庭系统病变引起，后者由前庭系统以外病变引起。

【病因】

（一）系统性眩晕

系统性眩晕是眩晕的主要病因，按照病变部位和临床表现的不同又可分为周围性眩晕与中枢性眩晕。前者指前庭感受器及前庭神经颅外段（未出内听道）病变而引起的眩晕；后者指前庭神经颅内段、前庭神经核、核上纤维、内侧纵束、小脑和大脑皮质病变引起的眩晕。

（二）非系统性眩晕

常由眼部疾病（眼外肌麻痹、屈光不正、先天性视力障碍）、心血管系统疾病（高血压、低血压、心律不齐、心力衰竭）、内分泌代谢疾病（低血糖、糖尿病、尿毒症）、中毒、感染和贫血等疾病引起。

【临床表现】

（一）系统性眩晕

周围性眩晕眩晕感严重，持续时间短，常见于梅尼埃病、良性发作性位置性眩晕、前庭神经元炎、迷路卒中等病；中枢性眩晕眩晕感可较轻，但持续时间长，常见于椎 - 基底动脉供血不足、脑干梗死、小脑梗死或出血等病。

（二）非系统性眩晕

表现为头晕、视物模糊、站立不稳，通常无外界环境或自身旋转感或摇摆感，很少伴有恶心、呕吐，为假性眩晕。

二者鉴别见表 1-3-1。

表 1-3-1　周围性眩晕与中枢性眩晕鉴别表

临床表现	周围性眩晕	中枢性眩晕
病变部位	前庭感受器及前庭神经颅外段（未出内听道）	前庭神经颅内段、前庭神经核、核上纤维、内侧纵束及小脑、大脑皮质
常见疾病	迷路炎、中耳炎、前庭神经元炎、梅尼埃病、乳突炎、咽鼓管阻塞、外耳道耵聍等	椎 - 基底动脉供血不足、颈椎病、小脑肿瘤、脑干（脑桥和延髓）病变、听神经瘤、第四脑室肿瘤、颞叶肿瘤、颞叶癫痫等
眩晕程度及持续时间	发作性、症状重、持续时间短	症状轻、持续时间长
眼球震颤	幅度小、多水平或水平加旋转、眼震快相向健侧或慢相向病灶侧	幅度大、形式多变、眼震方向不一致
平衡障碍	倾倒方向与眼震慢相一致、与头位有关	倾倒方向不定、与头位无一定关系
前庭功能试验	无反应或反应减弱	反应正常
听觉受损	伴耳鸣、听力减弱	不明显
自主神经症状	恶心、呕吐、出汗、面色苍白等	少有或不明显
脑功能损害	无	脑神经损害、瘫痪和抽搐等

【处理原则】

1. 安静休息　环境要安静,减少刺激,尽量安置单人房间,患者以最舒适的体位静卧休息。

2. 减少干扰和不良刺激　应注意缓解患者的紧张情绪和恐惧心理,减少声、光刺激。尽量避免头颈部活动及不必要的干扰。

3. 加强病情监测　注意观察病情变化,对于首次发作者尤应加强监护,若能于发病的早期发现威胁患者生命的危重病因,如脑干或小脑卒中等,才能争取时间,及时救治。

4. 控制水钠　应给予低盐、低脂饮食,适量控制水及盐的摄入量,以缓解内耳迷路和前庭核的水肿。

5. 注意防止摔伤和跌倒。

【护理评估】

1. 评估患者病史　评估患者的职业、文化水平与语言背景,如出生地、生长地及方言等;以往和目前的眩晕发作情况;患者的心理状态,观察有无焦虑、抑郁、烦躁及自卑情绪。

2. 评估患者身体状况　护士对患者进行平衡功能检查,听取患者主诉眩晕时的表现、形态、持续时间、发生频次等,是否影响日常生活能力。

3. 评估实验室及其他检查　包括经颅多普勒超声、颅脑 MRI、视频眼震电图。

【护理诊断 / 护理问题】

1. 有受伤的危险　与平衡失调有关。

2. 焦虑　与病程较长有关。

3. 恐惧 与担心疾病有关。

4. 舒适的改变 与头晕有关。

【护理目标】

1. 处理得当,防止患者跌倒及受伤。

2. 配合治疗及时、措施完善,不延误患者的救治时机。

3. 创造良好环境,患者舒适感增强。

4. 患者情绪平稳,能够配合治疗护理工作。

【护理措施】

（一）一般措施

1. 病室干净整洁、空气新鲜,使患者在干净舒适的环境中进行治疗。

2. 将患者安排在单人病房或者双人病房,室内光线柔和,环境安静,避免受到光线、噪声的刺激,使患者得到较好的休息。

（二）应急处理

患者眩晕发作时,应卧床休息,避免头部活动及声光刺激,密切观察并记录患者的一般情况,如瞳孔、意识、言语、体温、血压、心率等,以及眩晕持续时间及伴随症状,安慰患者,指导患者做深呼吸。如发现血压持续升高、视物模糊、肢体麻木、恶心、呕吐,及时报告医生并配合处理。呕吐时立即让患者头偏向一侧,及时清理呕吐物,避免出现窒息的情况,记录呕吐物的量和呕吐次数。

（三）安全护理

发作性眩晕患者,因其平衡能力的改变,极易发生摔伤。因此要在病床旁加设护栏,患者的床铺、座椅不要晃动。病房要布局合理、安全、无障碍物,床头呼叫器设置在触摸方便的位置。地面保持干燥,卫生间设有防滑垫、扶手,防止患者滑倒的情况发生。同时护理人员要对眩晕患者及家属提供安全教育和训练指导。

（四）康复治疗指导

1. 一般康复治疗

（1）患者在经过一段时间的治疗后,病情得到缓解,可以在护理人员指导下进行下床活动,注意动作轻缓,活动量不要过大。耳性眩晕的患者在指导下进行前庭功能的相应锻炼。颈椎损伤患者尽量避免颈部的剧烈活动。低血压的患者要防止过度劳累的情况出现,高血压的患者要尽量保持血压的稳定。

（2）心理咨询康复训练:给予心理咨询和针对性的心理调适,为患者树立起能够适应眩晕的信心,改变患者所认为的仅能依靠药物治疗方可治愈眩晕的误区,以协助患者放弃长期对药物的依赖,嘱咐患者每天坚持各项康复训练,至少坚持一个月以上。

（3）注意力转移训练:指导患者学会转移注意力,在自感眩晕或者想到眩晕时,可即刻进行注意力转移,选择心理暗示和联想的方法,促使自己将注意力转移到别的事物上,如想其他有趣的事情,该种方法能够较好地缓解患者的眩晕情况。

（4）视物平衡训练:包括头动平衡训练和站立平衡训练,在患者的病情得到较好的恢复之后,可以对其进行视物的平衡训练,护理人员指导患者对不同的物体进行凝视的训练,每个物品凝视 5 分钟左右。同时对患者进行口令的指导,使其进行头动和站立的动作训练,使患者保持肢体的平衡。还可指导患者在室内进行速度较慢的行走,或者选择强度较小项目进行锻炼,如太极和健身操。

(5)放松训练:指导患者进行平卧或者闭眼静坐,以意念控制肌肉与神经的紧张性,学会自头皮额部、面部的肌肉逐步放松,然后到上下肢、全身的肌肉逐步放松,每天坚持进行1~3次,每次持续练习10~20分钟。

2. 前庭康复治疗 前庭康复治疗是对眩晕及平衡功能障碍患者所进行的一种物理治疗,综合多种运动训练模式,通过该运动训练加快前庭代偿的产生,在缓解患者眩晕症状的同时帮助大脑重建良好的平衡状态。前庭代偿和前庭习服是中枢神经系统可塑性的表现,中枢神经系统能够对双侧不对称的前庭传入冲动产生适应,是发生于小脑和脑干水平的、复杂的神经元和神经化学反应过程。外周性前庭疾病发生后,前庭功能的恢复有赖于中枢神经的这种适应性改变,而这种改变的产生又需要有适当的、重复的视觉和本体感觉信号对中枢神经系统进行刺激。前庭习服是指前庭在长期反复的相同刺激下反应性降低的现象。前庭康复治疗是通过一系列反复的可诱发眩晕的动作作为刺激信号,促进前庭代偿和前庭习服的产生。

在进行前庭康复治疗的患者中,大部分患者的症状得到轻度至中度缓解,部分患者症状得到显著缓解甚至是完全缓解,而且疗效不受患者的年龄、性别及病程长短影响。不同类型的眩晕患者治疗效果不同,故需根据不同个体,不同病情和病程,制订不同的训练计划。前庭适应训练中较有效的刺激是头部运动伴有视觉刺激,该方法被认为是最好的刺激,可作为单侧前庭病变患者康复的基本训练方法。

(1)前庭康复的强度和时间:康复训练强度和时间视患者的耐受程度决定。前庭功能障碍发病后应尽快进行凝视稳定性训练,训练之初以缓慢的速度进行1分钟,然后休息一段时间,每天2~3次,逐步提高头部运动速度和延长训练时间,当能够较好完成固定靶的头部协调训练后,改为移动靶训练。根据适应情况调整移动速度和频率。在急性期内,短短1~2分钟的刺激便可以诱导前庭适应,在这段大脑试图削弱错误信号的时间里,患者症状可能会有所加重,但必须鼓励他们坚持完成训练。患者上述项目较好完成后,则建立姿势稳定性训练项目,在各种各样的姿势和体位下,通过肌肉骨骼的控制进行重心稳定性训练,逐渐增加难度。姿势稳定性训练是为了增强患者保护性姿势的反应能力,正确的姿态反应能增强身体的稳定性,它涉及踝关节和髋关节,身体的僵硬度以及抗衡反应,保护性姿势反应迈步,抓扶外部支持物,以及当外力对支持面的冲击过重时伸出手臂支撑,以避免摔倒的求助反应,提高患者的生活能力。

(2)避免影响康复训练的不良因素:开始治疗师应加强保护,防止患者跌倒,让患者对治疗过程有体会,取得配合,回去才能继续治疗。治疗过程中还要注意患者精神状态及心理因素,因为与周围性前庭功能失调所致眩晕有关的神经行为症状有疲劳、易怒、沮丧、睡眠不安、抑郁、焦虑和惊慌等。对这类患者进行康复治疗应注意教育、心理咨询,营造宽松环境,有助于患者产生对训练的顺应性。

(3)根据不同患者制订不同的前庭康复治疗计划:疾病不同,患者不同,康复治疗训练计划有所不同,并且需要定期修改训练方案以逐步提高训练难度。前庭系统外损害引起的急性眩晕,治疗的目标是在几周内实现功能康复,24小时后用药减少,应鼓励患者下床活动。梅尼埃病是常见的耳源性眩晕疾病,中枢较难形成稳定的代偿,治疗的目的在于教育预防和自我能力的提高,可在急性期配合药物治疗、低盐饮食,症状有改善后应早期进行前庭康复。良性阵发性位置性眩晕（benign paroxysmal positional vertigo, BPPV）患者，根据体位试验确定 BPPV 类型，进行个体化耳石复位治疗，治疗时患者可能出现恶心，可事先服用止吐药或前庭抑制剂，合并严重颈椎病及年老体弱不宜进行复位治疗的 BPPV 患者，可选择康复治疗缓解症状。老年患者前庭系统的适应性和代偿能力是下降的，治疗训练方案应当包括提高灵敏性，改善力量和耐力，进行有目标的功能活动。患者的疾病种类，以及患者对训练的适应情况，均会影响到患者适应和替代的过程。在治疗的开始以及此后定期对症状的程度进行分级，以便于判断训练有无效果，一旦发现训练可以改善症状，就可以通过调整训练方案以改变视觉和躯体感觉输出的难度，从而有助于形成替代。

对于前庭问题患者的康复，设计个体化康复训练的方案是行之有效的，该方法成为除药物、手术以外治疗眩晕疾病的重要手段，具有简单、经济、易接受等优点。

3. 后循环缺血患者眩晕的康复治疗

（1）指导患者仰卧位注视天花板，眼睛上下左右的顺序移动、观看，长期坚持直至眩晕症状消失。

（2）仰卧位，指导患者手臂前伸，视线由远及近最后停留在自己手指上，循环重复直至眩晕消失；然后再指导患者进行头部运动：先睁眼后闭眼进行头部前后左右四个方向的活动；最后指导患者坐位、站位重复上述动作。

（3）坐位，指导患者左右手传球，睁眼和闭眼重复锻炼。适应坐位后站立位练习。

（4）指导患者先坐位进行左右转身后再站立进行转身运动练习。

（5）指导患者先在室内进行睁眼闭眼行走活动练习，再进行上下坡练习，然后进行下蹲和上下台阶练习。

4. 直立性低血压患者眩晕的康复治疗

（1）患者体位调整需循序渐进根据患者适应程度进行。

（2）以患者平卧位为基础进行体位调整时，首先可阶梯式抬高床头，自 15° 起始，患者无不适，可继续抬高至 30°、45°、60°。当患者床头抬高达到 60° 时，需维持该角度 15 分钟，如无不适可协助患者取端坐位，再次观察 30 分钟以上，如无不适，可请患者家属或医护人员站于患者身旁伸出双臂保护患者，请患者尝试将双脚着地，臀部抬离床面，缓慢站起。

（3）患者每次调整床头角度时应密切观察患者对体位改变后的反应，如发现患者心跳加速、头晕、恶心、面色苍白、出汗、口唇发绀等不适，应将床头高度下调至前一角度，并嘱患者放松。待患者病情平稳后再根据患者情况进行体位调整。

（4）患者站立于床旁时，家属或医护人员应在患者身旁给予适当保护，防止发生跌倒等意外。

（五）心理护理

眩晕类型不同心理反应有所不同，主要因为对病区环境不熟悉、担心疾病的预后以及经济负担等产生恐惧、焦虑、紧张情绪。患者常因这些心理反应致使眩晕反复发作，所以对其进行心理支持非常重要。应针对患者的心理特点，消除思想负担，让患者以积极的心态接受治疗和护理。主动与患者交谈，使患者心情舒畅。加强相关疾病的病因和治疗知识的宣传教育，多鼓励与安慰患者，帮助他们消除悲观情绪，增加治疗信心。向患者、家属讲解疾病的诱因、发病特点，告知疾病通过积极地治疗是可以康复的，增加患者对疾病的认识，增强患者战胜疾病的信心。

（六）饮食护理

病愈后仍需注意饮食调养,应以清淡、细软、富有营养为原则,忌酗酒和进食辛辣食物。呕吐严重时暂禁食,呕吐停止后可进半流食和软食。呕吐患者服中药时可少量频服。

【健康宣教】

1. 根据患者的情况讲解疾病的主要病因,以及临床的相应知识,同时告知患者如何能够减少和避免出现眩晕的情况。指导患者掌握眩晕发作时的应急措施,如立即卧床或扶床栏、墙等物就地坐下,闭目,避免走动,病情稳定下地活动时有人扶助。

2. 缓解期要加强体育锻炼,增强体质。保持良好的心态,环境舒适。饮食要选择营养成分较高,清淡易消化的食物,如新鲜蔬果、鱼肉和瘦肉等。避免食用高脂、油腻、辛辣的食物。还要对水分和盐分进行相应的控制,从而对内耳迷路压力和水肿有一定的减轻,缓解病情。保持大便通畅,防治便秘,必要时服缓泻剂。

3. 眩晕恢复后,仍不宜从事高空作业,避免游泳、观水、乘船及做各种旋转度大的动作和游戏。

第四节　视力视野障碍

视力障碍指单眼或双眼全部视野的视力下降或丧失,可分为单眼视力障碍及双眼视力障碍。视野障碍指视野的缺损,当眼球平直向前注视某一点时所见的全部空间称为视野,视野缺损是指视野的某一区域出现视力障碍而其他区域视力正常。

【病因】

由于视觉径路在脑内所经过的路线是由前向后贯经全脑,所以不同部位的损害可产生不同程度的视力障碍及不同类型的视野缺损。临床上可以根据视力障碍或视野缺损的情况判定出病变的位置,具有很大定位价值。

【临床表现】

（一）视力障碍

1. 单眼视力障碍

（1）突发视力丧失:眼动脉或视网膜中央动脉闭塞;一过性单眼视力障碍,又称一过性黑矇。临床表现为患者单眼突然发生短暂性视力减退或缺失,病情进展快,几秒钟到达高峰,持续 1~5 分钟,进入缓解期,10~20 分钟恢复正常,主要见于颈内动脉系统的短暂性脑缺血发作。

（2）进行性单眼视力障碍:可在几小时或者数分钟内持续进展达到高峰,如治疗不及时,一般为不可逆的视力障碍。多见于①视神经炎:亚急性起病,单侧视力减退,可有复发缓解过程;②巨细胞（颞）动脉炎:本病最常见的并发症是视神经前部的供血动脉闭塞,可导致单眼失明;③视神经压迫性病变:见于肿瘤等压迫性病变,可先有视野缺损,并逐渐出现视力障碍甚至失明;Foster-Kennedy 综合征是一种特殊的视神经压迫性病变,为额叶底部肿瘤引起的同侧视神经萎缩及对侧视盘水肿,可伴有同侧嗅觉缺失。

2. 双眼视力障碍

（1）一过性双眼视力障碍：多见于双侧枕叶视皮质的短暂性脑缺血发作，起病急，数分钟到数小时可缓解，可伴有视野缺损。由双侧枕叶皮质视中枢病变引起的视力障碍又称皮质盲（cortical blindness），表现为双眼视力下降或完全丧失、眼底正常、双眼瞳孔对光反射正常。

（2）进行性视力障碍：起病缓慢，病情进行性加重，直至视力完全丧失。常见于原发性视神经萎缩、颅高压引起的慢性视乳头水肿、中毒、营养缺乏性视神经病（乙醇、甲醇、重金属中毒及维生素 B_{12} 缺乏等）。

（二）视野缺损

1. 双眼颞侧偏盲　多见于视交叉中部病变，此时，由双眼鼻侧视网膜发出的纤维受损，表现为双眼颞侧半视野视力障碍而鼻侧半视力正常。常见于垂体瘤及颅咽管瘤。

2. 双眼对侧同向性偏盲　视束、外侧膝状体、视辐射及视皮质等病变导致双眼病灶同侧视网膜发出的纤维受损，患者表现为病灶对侧半视野双眼视力障碍而同侧半视力正常。枕叶视皮质受损时，患者视野中心部常保留，称为黄斑回避（macular sparing），其可能原因是黄斑区部分视觉纤维存在双侧投射，以及接受黄斑区纤维投射的视皮质具有大脑前 - 后循环的双重血液供应。

3. 双眼对侧同向上象限盲及双眼对侧同向下象限盲　双眼对侧同向上象限盲主要由颞叶后部病变引起，表现为病灶对侧半视野上半部分视力障碍。双眼对侧同向下象限盲主要由顶叶病变引起，表现为病灶对侧半视野下半部分视力障碍。常见于颞、顶叶的肿瘤及血管病等。

【处理原则】

1. 积极治疗原发病。

2. 当眼睑闭合不全时，可使用氯霉素、金霉素或氢化可的松等眼药反复交替点眼，或使用油纱布覆盖双眼，保护眼睛。

【护理评估】

1. 评估视力

（1）远视力检查：采用国际标准视力表，受试者距离视标 5m 测定。

（2）近视力检查：采用标准近视力表，被检眼距离视标 30cm 测定。

视力 0.1 以下者可测定何等距离能辨认检查者的指数或手动。视力严重减退时用手电筒检查，光感消失说明完全失明。检查时注意白内障等影响视力的眼部变化。

2. 评估视野　正常单眼视野范围大约是颞侧 90°，下方 70°，鼻侧 60°，上方约 55°。可采用面对面检查法进行检测。面对面检查法：检查者与被检查者面对面相距 1m 而坐，双方同时闭住或遮盖相对的眼睛（如患者为左眼，则检查者为右眼），另一眼相互对视，检查者用示指在两者之间等距离处分别自上、下、鼻侧、颞侧、颞上、颞下、鼻上、鼻下 8 个方向，从外周向中心移动，至患者能看到检查者的手为度，将被检查者能看到的范围与检查者作对比，测知其视野变化，另一眼检查步骤相同。如有视野缺损，应用视野计进一步检查，以明确视野缺损范围。注意力不集中或不能配合的患者，可以通过观察患者对在不同象限内物体运动的反应，确定视野的大体范围。但此法不适宜发现小的视野缺损，是一种粗测法。

【护理问题】

1. 有跌倒（坠床）的风险   与疾病有关。
2. 有受伤的风险   与视力障碍有关。
3. 部分自理能力缺陷   与视力减退、视野缺损有关。

【护理目标】

1. 通过对环境的管理，为患者提供辅助用具，保证患者不发生跌倒（坠床）意外。
2. 通过对物品定位置放置，饮食温度的控制，防止患者发生烫伤。
3. 评估患者自理能力缺陷程度，协助患者生活护理，满足患者生活需求。

【护理措施】

（一）单侧视力障碍

1. 提供安全、方便的治疗环境，病室、走廊内光线明暗适宜。走道楼梯设置扶手。病房、浴室地面平整、防滑，活动空间不留障碍物，尤其应该随手将床档等归位，正确使用床旁护栏。

2. 协助患者的日常活动，禁止患者独自使用利器，防止引起划伤，并将常用物品放置于视力较好的一侧同时交代并固定物品的位置，暖水瓶等放于安全的地方。

3. 进餐前试好饮食温度，防止由于患者定位不准确引起烫伤。

4. 有一过性黑蒙病史的患者，嘱其行走时扶靠床档、扶手等辅助工具，黑蒙发作时抓紧扶手勿自行移动，无倚扶物时可暂且下蹲，呼唤护理人员协助。

（二）双侧视力障碍

1. 减少独自活动时间，提供患者全部的日常生活帮助，呼叫器放置于患者随手可得的地方，并教会患者正确使用。护理人员应全程陪伴，必要时给予患者手杖等辅助用具，减少患者的恐惧心理。

2. 鼓励患者，给予生理支持，减少患者的恐惧心理。

3. 病房、浴室地面平整、防滑，活动空间不留任何危险物和障碍物。穿合脚防滑的鞋，防止跌倒。

4. 患者服药时一定有医护人员监管，发药到口，防止漏服或者错服药物。

（三）视野缺损

1. 反复向患者宣教物品所摆放的位置，患者活动之前引导患者了解周围的环境，确保安全。在患者周围摆放颜色鲜明的用具，以提示取物时的准确性。

2. 床档等用物使用完毕及时归位，防止跌倒。

3. 患者活动时叮嘱患者增加颈部活动的范围，以增加视野的范围。

4. 注意动作缓慢，以手代眼进行触觉视能训练，减轻空间感的视觉误差，防止受伤。

5. 根据患者视野受损的盲区进行患者安全安置，即左侧视野缺损，护士应将患者所及物品放置在右侧，右侧反之，让患者能够自行获取所需物品，同时防止出现意外。

【健康宣教】

1. 指导患者及家属了解视觉障碍的性质及其伴随症状。

2. 将常用物品放置在易取放的地方。

3. 有视力视野障碍进行性加重时,及时就医治疗。

4. 心理支持 视力视野障碍患者大多数情绪不稳定,伴有不同程度的悲观、烦躁、易怒、脆弱等消极情绪,是造成护理安全意外发生的隐患。因视力视觉障碍导致生活自理能力差、疾病预后较差、经济困难等,易导致患者产生厌世心理,并做出过激行为,因此医护人员在护理中应与患者建立良好的社会支持系统,多与患者交流,加强护患沟通,了解其心理状态进行有针对性的心理疏导,给患者心理、情感和精神上的支持。家属也应多陪伴患者,鼓励患者多听音乐、广播,谈论一些患者感兴趣的事情,多关心患者,鼓励患者积极配合治疗护理,鼓励患者树立战胜疾病的信心。

第五节 抽 搐

抽搐是指全身或局部骨骼肌非自主的抽动或强烈收缩,产生关节运动和强直,是神经科常见的症状之一。按照病因可以分为特发性与症状性两大类。

【病因】

1. 特发性病因 常见于先天性脑部疾病。

2. 症状性病因

(1)脑部疾病

1)感染:如脑炎、脑膜炎、脑脓肿等。

2)外伤:如颅脑外伤、产伤等。

3)肿瘤:原发肿瘤、脑转移瘤等。

4)血管疾病:脑出血、蛛网膜下腔出血、脑血管病、脑缺氧等。

5)寄生虫病:脑血吸虫病、脑包虫病、脑性疟疾、脑囊虫等。

(2)全身性疾病

1)感染:急性胃肠炎、中耳炎、狂犬病、破伤风等。

2)中毒:内源性中毒包括尿毒症、肝性脑病,外源性中毒包括有机磷中毒等。

3)心血管疾病:阿-斯综合征等。

4)代谢疾病:低血糖、低血钙、子痫等。

5)风湿病:系统性红斑狼疮等。

6)其他:热射病、溺水、窒息、触电等。

(3)神经症:癔症等。

【临床表现】

(一)全身性抽搐

1. 全身强直阵挛性抽搐 为临床最常见的抽搐形式。患者表现为意识突然丧失,昏倒在地,全身肌肉发生强直性收缩,强直性抽搐表现为头转向一侧或后仰,双眼侧视或上翻,上肢肩部内收,肘、腕及掌关节内屈,拇指内收,双手握拳。下肢髋关节稍屈曲,膝关节伸直,踝关节及足趾屈曲。呼吸肌强直收缩而出现呼吸停止。瞳孔散大,对光反应消失或迟钝,病理反射阳性。颜面及全身皮肤发绀。强直性抽搐一般持续15~30秒,继而转为阵挛期,头部、躯干及四肢肌肉抽动强烈而有节律,一般持续 30 秒至 3 分钟。抽搐停止后,经过一段时间的深睡后开始清醒。醒后对发作过程无记忆,但可感到头痛、头晕、疲乏、无力等。有些患者可出现反复发作或呈癫痫持续状态。

2. 全身强直性抽搐 表现为全身肌肉张力持续性增高,四肢呈伸性强直,头后仰,上肢内旋,肘关节伸直或半屈,前臂旋前,手指屈曲,下肢髋和膝关节伸直,踝、趾关节屈曲,有时伴角弓反张及呼吸不规则,意识多丧失。每次发作持续十分钟至数十分钟不等。

3. 全身阵挛性抽搐 患者开始发作时,意识丧失或明显障碍,全身肌张力突然降低,跌倒在地,继而全身肌肉阵挛性抽搐,两侧不对称,以一侧或单个肢体较明显,抽搐的幅度和频率时常改变。

4. 全身肌阵挛性抽搐 表现为头、颈、躯干及四肢肌肉短促的抽动,可 1 次或数次连续发生。抽搐时间短,意识无丧失。

(二)局限性抽搐

以身体某一局部连续性肌肉收缩为主要表现,大多见于口角、眼睑、手足,以及向肢体的近端蔓延,扩展到一个或一侧肢体,患者多无意识丧失。

【处理原则】

(一)药物治疗原则

1. 确定是否用药。

2. 尽量单一用药。

3. 小剂量开始。

4. 正确选择药物。

5. 长期规律服药。

(二)手术治疗

1. 基本条件

(1)癫痫灶定位明确。

(2)切除病灶相对局限。

(3)术后无严重功能障碍癫痫患者长时间正规单药治疗,或先后使用两种抗癫痫药物达到最大耐受量,及经过 1 次正规的、联合治疗仍不见效,可考虑手术治疗。

2. 风险 医患需要进行沟通,并在手术前进行签署手术知情同意。

(三)其他治疗

1. 对症处理 保持呼吸道通畅,吸氧,建立人工气道,监测生命体征,行脑电监测,进行相关实验室检查,查找抽搐的原因。

2. 防治并发症 应用脱水药减轻脑水肿,应用抗生素控制感染,物理降温,纠正酸碱失衡和电解质的紊乱,加强营养。

3. 综合康复治疗。

【护理评估】

1. 评估抽搐原因 评估患者的健康史及家族史,是否患有神经系统疾病以及相关的用药史;评估有无抽搐的诱发因素,发热、失眠、饥饿、便秘、饮酒、停药、情绪改变及一过性的代谢紊乱等都可能导致抽搐发作。

2. 评估抽搐表现　评估患者抽搐有无先兆症状,常见的先兆症状包括幻视、幻听、眩晕、肢体麻木、触电感等,可持续 1 秒至数分钟;抽搐发作时评估有无意识障碍、瞳孔改变、生命体征变化、尿便失禁等全身症状;抽搐后期评估意识状态,有无精神行为异常、头痛、乏力、呕吐等其他症状。

3. 评估抽搐时间及时段　评估抽搐持续的时间,若抽搐在短时间内频繁发作,全身性发作在 2 次发作间歇意识不恢复,部分性发作持续 30 分钟以上时,报告医生,确认是否出现癫痫持续状态。评估抽搐发作的时段,有些全身强直 - 阵挛发作多在晨醒及傍晚时分,有的多在入睡和觉醒前,婴儿痉挛常在睡前和醒后发作。

4. 评估辅助检查结果　评估脑电图是否存在棘波、尖波等特殊波形;视频脑电是否可诊断癫痫病灶;CT 或 MRI 检查是否存在脑部器质性改变、占位性病变、脑萎缩等;检查血液(血常规、血糖、血寄生虫等)了解患者有无贫血、低血糖、寄生虫病等。

5. 评估患者及家属的心理及应对　评估患者是否有焦虑、恐惧、自卑等情绪;患者家属在抽搐发作时采取措施是否正确,是否存在自行停药或调药现象。

【护理诊断 / 护理问题】

1. 有受伤的危险　与自身肌肉抽搐、自身控制无能有关。
2. 有窒息的危险　与喉痉挛有关。
3. 疼痛　与身体受伤有关。
4. 潜在并发症:脑水肿、感染、水电解质紊乱。

【护理目标】

1. 患者抽搐发作时得到正确处理,不出现安全意外。
2. 正确识别癫痫持续状态,抢救配合及时、措施完善。
3. 术后患者疼痛减轻,伤口不因护理不当而感染。
4. 患者能够遵医嘱正确服药,配合治疗。

【护理措施】

(一)抽搐发作时的急救护理(图 1-3-2)

1. 抽搐发作,立即平卧,报告医生,解开衣扣。
2. 保持呼吸道通畅。取下义齿及眼镜,使用牙垫,防止舌咬伤。头或身体偏向一侧,利于口腔分泌物流出,备负压吸引器,必要时行气管插管术。
3. 迅速建立静脉通路控制发作,遵医嘱吸氧。
4. 密切观察患者意识、瞳孔、生命体征变化。

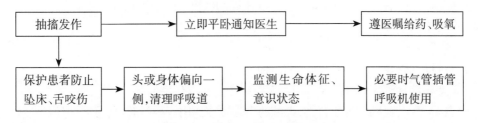

图 1-3-2　抽搐发作的急救流程

（二）预防性安全护理

1. 掌握患者发作类型和时间规律，预见性判断患者有无安全风险，使用安全警示牌。

2. 外出检查时，做好交接，专人陪护。

3. 对精神行为异常的患者，留家属陪住，建立良好护患关系。

（三）用药护理

1. 用药前告知患者用药方法、时间、剂量，注意用药期间有无不良反应及相关的注意事项。

2. 定期进行血液检查及药物的血药浓度监测。

3. 严格执行送药到口，防止漏服药引起的发作。用药过程中随时听取患者主诉，如有不适，严密观察生命体征。

（四）围手术期护理

1. 术前准备　术前 1 天头颅备皮，术前晚 10 点后开始禁食、水、药。

2. 术后护理　①做好术后交接，有无特殊情况、评估意识状态、伤口情况、引流管情况。②术后并发症观察：密切观察伤口有无渗液；有无头痛、高热、恶心、呕吐、高颅内压症状；有无痫性发作及频次；有无语言障碍、偏瘫；有无精神障碍等病情变化。

【健康宣教】

1. 培养良好的生活习惯，戒烟戒酒，生活规律，避免熬夜、疲劳、饥饿、睡眠不足等诱发抽搐；工作生活中避免强声、光刺激，不去游戏厅、舞厅；禁食一些刺激性及易兴奋的食物，如辣椒、芥末、可乐、咖啡等；不可过度饮水，1 次饮水量不超过 200ml；换季时预防感冒。

2. 外出时随身携带健康卡，注明姓名、地址、诊断、联系人方式，随身药物等。

3. 遵医嘱服药，切勿自行停药。

4. 职业选择　不要选择驾驶员、高空作业、电焊工、礼炮手、车工等危险、有强光电刺激的职业。

第六节　吞 咽 障 碍

吞咽障碍（dysphagia/deglutition disorders/swallowing disorders）是指由于下颌、双唇、舌、软腭、咽喉、食管等器官结构和（或）功能受损，不能安全有效地把食物输送到胃内的过程。

【病因】

1. 口、咽、喉部疾病

（1）各种口腔疾病（炎症、溃疡、外伤）。

（2）咽喉部疼痛性和梗阻性病变（扁桃体周围脓肿、咽喉壁脓肿）。

2. 食管疾病

（1）食管炎

1）反流性食管炎（食管裂孔疝、幽门梗阻）。

2）非特异性食管炎（与营养、饮食和口腔卫生习惯有关）。

（2）食管癌：与亚硝酸类化合物、真菌的毒素致癌作用、营养和饮食习惯、遗传易变性有关。

1）贲门癌：类似于食管癌。

2）食管良性肿瘤（乳头状瘤、纤维瘤、血管瘤、脂肪瘤、腺瘤）。

3）食管憩室。

4）食管异物。

5）食管裂孔疝（与肥胖体型、腹内肿瘤、腹部受压、长期咳嗽有关）。

6）食管"良性"狭窄（食管异物、外伤、手术所致瘢痕性狭窄）。

7）食管结核、食管真菌病、食管先天性疾病。

8）Barrett食管（先天性食管黏膜移位、反流性食管炎）。

9）食管受压（纵隔肿瘤、心血管疾病）。

3. 神经、肌肉疾病或功能失常

（1）神经、肌肉器质性疾病

1）中枢神经、脑神经疾病（脊髓灰质炎、脑干梗死）。

2）结缔组织病（皮肌炎、多发性肌炎）。

3）全身性感染（破伤风、狂犬病）。

4）肌肉病变（重症肌无力）。

（2）神经、肌肉功能失常：贲门痉挛、缺铁性吞咽困难、弥漫性食管痉挛、精神性贲门失弛缓症。

【临床表现】

吞咽障碍的临床表现是多方面的，不仅可表现明显的进食问题，也可表现为一些非特异性的症状和体征。

1. 流涎，低头明显。

2. 饮水呛咳，吞咽时或吞咽后咳嗽。

3. 进食时发生哽噎，有食物粘着于咽喉内的感觉。

4. 吞咽后口腔食物残留，在吞咽时可能会有疼痛症状。

5. 频发的清嗓动作，进食费力、进食量减少、进食时间延长。

6. 有口、鼻反流，进食后呕吐。

7. 说话声音沙哑，变湿。

8. 反复发热、肺部感染。

9. 隐性误吸。

【处理原则】

吞咽障碍的干预手段是多方位的，在积极治疗原发病的同时，建议采取综合全面的康复措施，包括营养给予方式的改变、食物的选择以及提高患者吞咽功能的训练手段和改善进食功能的代偿手段和护理等。

【护理评估】

1. 吞咽障碍的筛查与评估　详见第四章第八节常用评估工具。

2. 营养风险的筛查　除吞咽评估，吞咽障碍患者同样需要进行营养风险筛查，以确定进一步营养评估和营养支持方案。详见第四章第八节常用评估工具。

【护理诊断 / 护理问题】

1. 误吸的危险 与呼吸道分泌物黏稠、积聚有关。
2. 营养不良 与摄食困难有关。
3. 有发生喂养并发症的风险 与吞咽障碍有关。

【护理目标】

1. 保证患者营养供给,满足机体需要量。
2. 改善和维持患者口腔卫生。
3. 寻求最适当的、最安全的给药方法。
4. 避免因护理不当导致的并发症发生。

【护理措施】

(一)营养方式选择

轻度吞咽障碍者宜选择柔软、易变形、有适当黏性、不易松散及不易滞留于黏膜的食物。当不能经口获得足够的营养和水分时,可采取管饲营养。对于发病4周后仍不能经口进食,并有误吸危险者,宜改为经皮内镜胃造瘘术进行肠内营养。

(二)营养膳食选择

胃肠道功能正常患者首选含有膳食纤维的整蛋白标准配方;糖尿病或血糖增高患者宜选用糖尿病适用型配方;低蛋白血症患者选用高蛋白配方;糖尿病或血糖增高合并低蛋白血症患者选用糖尿病适用型配方或高蛋白配方。

(三)经口进食患者的护理

1. 食物的形态选择 根据吞咽障碍的程度和阶段,本着先易后难的原则来选择。糜烂食物最易吞咽,固体食物最难吞咽,液体食物易发生误吸。适于吞咽的食物特征为有适当的黏性、通过咽及食管时容易变形、柔软、不易松散、不易在咽及食管黏膜上残留等。进食训练时应根据容积 - 黏度试验(V-VST)结果选择适宜稠度的食物。食物的理想温度在40~55℃,太高会导致黏膜烫伤,过低会引起胃肠功能失调。

2. 每口进食量控制 正常人的一口量约为20ml,对吞咽障碍患者进行摄食训练时,一般先从少量(5ml)开始,然后酌情增加。如一口量过多,口腔控制困难,食物会从口中漏出或引起咽部食物残留导致误咽;一口量过少则难以诱发吞咽反射。

3. 正确的进食方法 采用边缘钝厚、匙柄较长、容量5~10ml的勺子给患者喂食,每次进食约1/2勺,协助患者将食物放在口腔健侧处,放入食物后用匙背轻压舌部,以刺激吞咽,同时要让患者注意力全部集中于吞咽,而不是咀嚼或吸吮。进食速度应由慢开始,不宜过快,避免2次食物在口中重叠。此外,培养良好的进食习惯也至关重要。定时、定量,能坐位进食就不要卧位进食,能在餐桌上进食就不要选择床边进食。日常做好预防,禁止采用吸管饮水,用杯子饮水时,杯内要加满水,如果水没达到半杯,患者饮水时会将头向后仰,该姿势会增加误吸的风险。

4. 摄食的体位 摄食的体位是起到安全保护的重要因素之一。适用于患者的体位并非完全一致,要因人而异。卧床患者可抬高床头30°,头部前屈,偏瘫侧肩部垫枕,该体位易引起咽下反射,且食物不易从口中漏出。能坐起的患者取坐直、头稍前屈位。

5. 去除咽部残留

（1）空吞咽与交互吞咽：当咽部已有食物残留时，如继续进食，则残留积累增多，容易引起误咽。因此，每次进食吞咽后，应反复做几次空吞咽，使食物全部咽下，然后再进食。亦可每次进食后饮少量水（1~2ml），这样既有利于刺激诱发吞咽反射，又能达到除去咽部残留食物的目的，称为"交互吞咽"。

（2）侧方吞咽：咽部两侧的梨状隐窝是最容易残留食物的地方，让患者下颏分别左转、右转做侧方吞咽，可除去隐窝内的残留食物。

（3）点头样吞咽：会厌谷是另一处容易残留食物的部位，当颈部后屈时会厌谷变得狭小，残留食物可被挤出，继之颈部尽量前屈，形似点头，同时做空吞咽动作，可去除残留食物。

（四）鼻饲患者的护理

1. 体位　鼻饲喂养时，需要将床头持续抬高≥30°。

2. 营养液容量　从少到多。即首日500ml，尽早（2~5天内）达到全量。速度从慢到快，即首日肠内营养输注20~50ml/h，次日起逐渐加至80~100ml/h，12~24小时内输注完毕。有条件情况下，使用营养输注泵控制输注速度。每4小时检查鼻胃管深度1次，每4小时用20~30ml温水冲洗管道1次，每次中断输注或给药前后用20~30ml温水冲洗管道。每4小时抽吸胃残留液1次，观察总量、颜色和性状，疑为消化道出血时即刻送检。胃残留液＞200ml时，暂停喂养；超过24小时仍不能改善时，改为鼻肠管或肠外营养。

3. 喂养并发症观察　每4小时记录恶心、呕吐、腹胀、腹泻、呕血、便血等症状体征1次。呕吐和腹胀、腹泻（稀便＞3次/d或稀便＞200g/d）时应减慢输注速度和（或）减少输注总量。便秘（0次/3d）患者需要加强水分补充，选用含有不可溶性膳食纤维的营养配方，必要时予以通便药物、低压灌肠或其他排便措施。部分神经系统疾病合并吞咽障碍患者在发病1~3个月内恢复经口进食，洼田饮水试验评分≤2级时可停止管饲喂养。

（五）预防误吸

1. 指导患者吞咽　咳嗽是异物进入气道的一个表现，但是没有咳嗽并不意味着吞咽是安全的，电视透视检查下发现有的误吸患者并不咳嗽。下列因素提示存在误吸的危险，如湿性、嘶哑的发音，自主咳嗽减弱，喉功能降低的任何表现等。意识水平下降也是误吸危险的预测因素之一。因此指导患者进食时采取声门上吞咽的方法，即进食时先吸气，屏住呼吸，然后吞咽，吞咽结束后紧接着自主咳嗽，可以清除咽部的滞留食物，减少吞咽前、中、后误吸。减少一口吞入量以及增加食物黏稠度，可明显改善吞咽安全，减少误吸的危险。

2. 呛咳的处理　呛咳是吞咽障碍的基本特征，一旦吞咽出现呛咳，让患者弯腰、颈前屈、下颌倾向前胸、身体前倾，通过咳嗽清洁气道，如食物残渣卡在喉部，危及呼吸，患者立即再次弯腰低头，护士连续快速拍击患者两肩胛骨之间位置，使残渣排出，或者站在患者背后，手臂绕过胸廓下双手指交叉，对膈肌施加向上冲击的力量，由此产生的气流经过会厌可排出阻塞物。一旦发生误吸，立即检查口内是否有异物，有异物时用纱布包绕手指将异物取出，不能取出时应叩背并协助患者尽快咳出异物。有误吸风险或误吸的患者床头放置黄色"防止误吸"或红色"误吸"警示牌。

（六）康复训练

吞咽中枢位于双侧大脑皮质运动和运动前区，一侧受损后另一侧可以代偿，这使得脑卒中后吞咽障碍的恢复成为可能。目前国内外主要采用间接和直接吞咽训练方法来促进吞咽功能的恢复。具体训练方法见康复一节。

1. 功能性恢复训练　是指针对与摄食吞咽活动有关的器官进行的间接训练,可以预防失用性吞咽功能低下、改善吞咽过程中的运动协调,为经口摄食训练做准备,也称为摄食前期训练。中度吞咽障碍患者可通过摄食前期训练取得较为满意的效果。

2. 康复训练的时间　临床实践证明,早期、科学及合理的康复训练对于促进大脑的可塑性有好处,便于调动脑组织内残余细胞发挥代偿作用,促进损伤区域组织的重构和细胞的再生,防止口腔和咽部肌群失用性萎缩。其中,脑卒中吞咽障碍康复训练应在患者生命体征平稳、神经系统症状不再发展后 48 小时即可开始。

3. 口舌部肌群主动或被动的功能训练

（1）舌肌的训练:指导患者做舌部前伸、后缩及侧方摆动和舌背卷曲运动。若不能运动,可用干净的湿纱布裹住其舌部做不同方向的牵拉运动,有力时可用压舌板给予阻力,以强化肌肉力量,扩大可动性。

（2）软腭的训练:使用冷冻棉棒蘸少许水轻轻刺激软腭、舌根及咽后壁,然后嘱患者做空咽动作。

（3）喉肌的训练:用手指握住喉结做上下活动,点头空咽动作。通过咽肌群的感觉诱发吞咽反射,发"啊"音有利于咽缩肌开放。

（4）咀嚼肌的训练:可做开闭颌关节、空咀嚼、空吞咽、吹气、鼓腮、缩唇等动作。

（5）各种感觉刺激训练:如热刺激、冷刺激、摩擦感、振动感、拍击感等,能提高患者中枢神经系统对吞咽功能的敏感性,并通过增加本体感觉及口部吞咽意识,降低肌张力或使肌张力正常化。

4. 发音训练　发音肌群与吞咽肌群有共同的作用,很多吞咽障碍患者同时伴有言语障碍。训练时先利用单音单字进行康复训练,如嘱患者张口发"a"音,然后嘴角向两侧运动发"yi"音,再发"wu"音,也可嘱患者缩唇然后发"f"音。其他练习方式还有吹蜡烛、吹口哨以及做缩唇、微笑等动作,可促进唇的运动,加强唇的力量。

5. 呼吸训练

（1）屏气发声运动:患者坐在椅子上,双手支撑椅面做推压运动和屏气,此时胸廓固定、声门紧闭,然后突然松手,声门大开、呼气发声。此运动不仅可以训练声门的闭锁功能,强化软腭的肌力,而且有助于清除残留于咽部的食物。

（2）声门上吞咽:也称为自主气道保护法。训练程序为先吸气,在屏气时做吞咽动作,随后做咳嗽动作。亦可在吸气后呼出少量气体,再做屏气、吞咽及咳嗽动作。

6. 吞咽扩张干预　环咽肌痉挛(失弛缓症),首选局部扩张术。目前临床上可采用球囊导管扩张术或分级多次球囊导管扩张术,但临床上常采用后者。该操作简单、安全可靠,采用注水方式先使放置在环咽肌下端的导尿管球囊充盈,然后自下而上缓慢拉出,重复操作8~10 遍,通过注水量的变化改变球囊直径,逐渐扩张环咽肌,降低肌张力。

7. 直接摄食训练　当患者吞咽功能有明显好转后,即可进行摄食训练。脑卒中吞咽障碍发病后 2 周内恢复最快,6 周以后恢复逐渐减慢,若时间超过 8 周恢复效果将直线下降,即越早进行摄食训练,脑卒中患者恢复效果越好。

（七）心理护理

吞咽障碍患者伴有不同程度的焦虑、恐惧、自卑情绪。护士要关注患者的心理问题,做好心理护理,营造安静、舒适的就餐环境,并进行饮食指导、就餐监护等,增强患者解决进食困难的信心。

【健康宣教】

1. 向患者及家属讲解吞咽障碍患者饮食、服药方法及注意事项,了解药物的服用注意事项,清楚患者所服药物中不能研碎服用的药物,以免影响药效。

2. 向患者、照顾者、家属讲解患者发生误吸(呛噎、咳嗽、气促)后应采取的急救措施。

3. 出院前向家属和患者交代出院后康复训练方法,调动患者的积极性,使吞咽功能早日康复。

第七节　言　语　障　碍

言语障碍(language disorders)可分为失语症和构音障碍。可以是疾病唯一的或首发的症状,也可是多种症状和体征的组成部分。认识失语症和构音障碍并分析其表现特点有助于定位诊断,对某些疾病还有助于定性诊断。

【病因】

(一)失语症

失语症(aphasia)是指意识清楚情况下,由于优势侧大脑半球语言中枢的病变导致的语言表达或理解障碍,表现为听、说、读、写功能残缺或丧失,按其障碍类型分为运动性失语、感觉性失语、命名性失语、失写、失读。

1. 运动性失语　优势侧半球额下回后部的运动性语言中枢(Broca区)病变引起。

2. 感觉性失语　优势侧半球颞上回后部感觉性语言中枢(Wernicke区)病变引起。

3. 命名性失语　优势侧半球颞中回后部病变引起。

4. 失写症　优势侧半球额中回后部病变引起。

5. 失读症　优势侧半球顶叶角回病变引起。

(二)构音障碍

构音障碍(dysarthria)是发音相关的中枢神经、周围神经或肌肉疾病,如发音肌肉的瘫痪、共济失调或肌张力增高等导致的一类语言障碍的总称。

1. 上运动神经元损害　单侧皮质延髓束病变造成对侧中枢性面舌瘫。双侧皮质延髓束损害导致咽喉部肌肉和声带的麻痹(假性延髓麻痹)。由于唇、舌、牙功能受到影响,以及发音时鼻腔漏气,致使辅音发音明显不清晰。

2. 基底核病变　由于唇、舌肌张力增高以及声带不能完全张开导致。

3. 小脑病变　小脑蚓部或脑干内与小脑联系的神经通路病变导致。

4. 下运动神经元损害　支配发音和构音器官肌肉的脑神经核和/或脑神经以及支配呼吸肌的脊神经病变或舌下神经病变、喉返神经单、双侧损害、迷走神经咽支和舌咽神经损害、膈神经损害等。

5. 肌肉病变　重症肌无力、进行性肌营养不良症或强直性肌病累及发音和构音相关的肌肉时可造成构音障碍。

【临床表现】

（一）失语症

1. 运动性失语又称表达性失语或 Broca 失语。患者能够理解他人言语，能够发音，但言语产生困难，或不能言语，或用词错误，或不能说出连贯的句子而呈电报式语言。患者能够理解书面文字，但读错或不能读出。

2. 感觉性失语又称听感觉性失语或 Wernicke 失语。患者听力正常，但不能理解他人和自己的言语。不能对他人提问或指令做出正确反应。自己的言语尽管流利，但用词错误或零乱，缺乏逻辑，让人难以理解。

3. 命名性失语患者对语言的理解正常，自发言语和言语的复述较流利，但对物体的命名发生障碍。表现为能够叙述某物的性状和用途，也能对他人称呼该物名称的对错做出正确判断，但自己不能正确说出该物名称。

4. 失写症又称书写不能。患者手部运动功能正常，抄写能力保留，但丧失书写的能力，或写出的内容存在词汇、语义和语法方面的错误。多合并运动性和感觉性失语。

5. 失读症 患者并无失明，但不能辨识书面文字，不能理解文字意义。轻者能够朗读文字材料，但常出现语义错误，如将"桌子"念成"椅子"，将"上"念成"下"等。重者将口头念的文字与书写的文字匹配的能力也丧失。

（二）构音障碍

构音障碍（dysarthria）为发音含糊不清而用词正确，与发音清楚用词不正确的失语不同，是一种纯语言障碍，表现为发声困难，发音不清，声音、音调及语速异常。

1. 上运动神经元损害 主要表现为双唇、舌、牙承担的辅音部分不清晰，发音和语音共鸣正常。双侧皮质延髓束损害导致咽喉部肌肉和声带的麻痹（假性延髓麻痹），表现说话带鼻音、声音嘶哑和言语缓慢。伴有吞咽困难、饮水呛咳、咽反射亢进和强迫性哭笑等。

2. 基底节病变 说话缓慢而含糊，声调低沉，发音单调，音节颤抖样融合，言语断节，口吃样重复语言。

3. 小脑病变 表现为构音含糊，音节缓慢拖长，声音强弱不等甚至呈暴发样，言语不连贯，呈吟诗样或分节样。又称共济失调性构音障碍。

4. 下运动神经元损害 可造成迟缓性构音障碍，共同特点为发音费力和声音强弱不等。舌下神经病变时所有舌音不清晰，言语含糊，可伴有舌肌萎缩和舌肌震颤。喉返神经单侧损害时表现声音嘶哑和复音现象，双侧病变时无明显发音障碍，但可影响气道通畅而造成吸气性哮鸣。迷走神经咽支和舌咽神经损害时引起软腭麻痹，说话带鼻音并影响声音共鸣。膈神经损害时造成膈肌麻痹，使声音强度减弱，发音费力，语句变短。

5. 肌肉病变 肌肉病变表现类似下神经元损害，按原发病不同伴随其他相应的临床症状。

【处理原则】

1. 积极治疗原发病。

2. 在病情平稳后，尽早进行语言训练。

3. 进行心理支持，鼓励患者恢复信心。

【护理评估】

1. 评估患者病史　评估患者的职业、文化水平与语言背景,如出生地、生长地及方言等;以往和目前的语言能力;患者的意识水平、精神状态及行为表现,是否意识清楚、检查配合,有无定向力、注意力、记忆力和计算力等智力障碍;患者的心理状态,观察有无孤独、抑郁、烦躁及自卑情绪。

2. 评估患者身体状况　评估语言障碍的程度和残存能力,障碍的类型和可以接受的方法;有无听觉和视觉缺损;患者是右利手还是左利手,能否自动书写或听写、抄写;患者能否按照检查者指令执行有目的的动作;能否对话、看图说话、跟读、物体命名、唱歌、解释单词或成语的意义等。评估口、咽、喉等发音器官有无肌肉瘫痪及共济运动障碍,有无面部表情改变、流涎或口腔滞留食物等。

【护理诊断/护理问题】

1. 语言沟通障碍　与失语症或构音障碍有关。
2. 个人应对无效　与个体不能与他人进行正常的言语交流有关。

【护理目标】

1. 选择有效的沟通方式,满足患者的生活需要。
2. 在病情稳定后,尽早进行语言训练。
3. 患者情绪平稳,能够配合治疗护理工作。

【护理措施】

在日常生活中,语言障碍严重影响了患者与他人的人际间交流,使得他们丧失了工作和日常生活能力,甚至最基本的生活也需要专人护理,极大地影响了患者及家属的身心健康。护理失语患者首先要测定失语的严重程度,并注意患者尚保留的最有效的交流方式,其次向护理者传授与患者交流的有效方法。

（一）一般护理

1. 病室安排有言语障碍的患者尽量不要安排在同一病室,以便言语障碍的患者与言语正常的患者有更多的交流机会。

2. 心理护理言语障碍患者会出现不同程度的心理障碍,如紧张、易怒、焦虑、抑郁。患者一般都需要家属陪伴,希望得到更多关心。言语障碍的患者常因无法表达自己的需要和感情而烦躁、自卑,护士应耐心解释不能说话或说话吐词不清的原因,关心、体贴、尊重患者,避免挫伤其自尊心;患者虽无正常的语言交流,但是可以从非语言方式中获取到对方的信息,护士在为患者护理时应该做到热情、微笑、亲切,采取非语言方式在互相交流中建立起可信任的形象。鼓励患者面对现实,维护其自尊心,耐心说服其克服害羞、自卑心理,要尽早开口大声说话,即使不清楚或不流利,也要给以适当的表扬和鼓励,增强患者的自信心。鼓励家属、朋友多与患者交谈,并耐心、缓慢、清楚地解释每个问题,直至患者理解、满意;当患者说话时,要认真倾听,并随时点头表示理解,以减轻其心理负担。如患者进行语言沟通失败多次,要给患者讲一些真实的病例及趣味小故事,缓解尴尬局面。营造一种和谐的亲情氛围和轻松、安静的语言交流环境。用良好的语言、真诚的态度帮助患者树立信心,让患者了解语言功能的恢复需要一个过程,消除其焦虑心理,使患者以各种方式主动参与交流,帮助患者建立信心,积极配合语言功能训练。

(二)沟通方法指导

鼓励患者采取任何方式向医护人员或家属表达自己的需要,可借助卡片、笔、本、图片、表情或手势等提供简单而有效的双向沟通方式。与感觉性失语患者沟通时,应减少外来干扰,如除去患者视野中不必要的物品(如关掉收音机或电视),避免患者精神分散,和患者一对一谈话;对于运动性失语的患者应尽量提出一些简单的问题,让患者回答"是""否"或点头、摇头示意;与患者沟通时说话速度要慢,应给予足够的时间做出反应;听力障碍的患者可利用实物图片法进行简单的交流,文字书写法适应于有一定文化基础、无书写障碍的患者。

1. **手势法** 与患者共同约定手势示意图,如上竖拇指表示大便,下竖拇指表示小便;张口是吃饭,手掌上、下翻动是翻身。手捂前额表示头痛,手在腹部移动表示腹部不适。除偏瘫或双侧肢体瘫者和听理解障碍患者不能应用外,其他失语均可应用(表1-3-2)。

表1-3-2 规范化手势语

手势	代表意义
伸大拇指	大便
伸小拇指	小便
伸示指	有痰
握空心拳(形如水杯)	口渴
握实心拳(形如重锤)	疼痛
用手拍床	想交流
握笔写字式	想写字

2. **实物图片法** 利用一些实物图片,进行简单的思想交流以满足生理需要,解决实际困难。利用常用物品,如茶杯、便器、碗、人头像、病床等,反复教患者使用。如茶杯表示要喝水,人头像表示头痛,病床表示翻身。此种方法最适合于听力障碍的交流。

3. **文字书写法** 适用于文化素质高、无机械书写障碍和视觉空间书写障碍的患者,在认识疾病的特点后,医护人员、护理者有什么要求,可用文字表达,使用提示板书写进行交流,根据病情和需要进行卫生知识宣教。

(三)语言康复训练

良好的心理准备是语言康复训练成功的基础和保障。运动性失语患者能理解他人的语言,但不能用口语表达自己的情感,因此常表现烦躁、易怒、抑郁。因此,帮助患者建立和巩固语言康复的信心和决心非常重要。针对失语症的患者制订个体化的全面语言康复计划,并组织实施;构音障碍的康复以发音训练为主,遵循由易到难的原则。护士每天深入病房、接触患者的时间较多,可以在专业语言治疗师的指导下,协助患者进行床旁训练。

1. **康复训练时间** 根据患者自身状态而定,病情轻者越早越好,患者一旦确诊为失语症,应立即进行语言训练,可加快代偿活动,帮助患者尽早恢复语言理解能力及表达能力。确诊当天即可进行康复训练,训练时患者状态差,提前结束,状态好,可适当延长时间。还需要与药物疗法、运动疗法、作业疗法的训练时间进行统筹安排，一般来说短时间、多频率比长时间、少频率的训练效果好，每天医护人员指导专业训练＞30分钟，而患者家属协助训练的时间＞5小时，总时程大于3个月。

2. 康复具体方法　护士在工作中应根据患者病情安排训练，护理人员要根据患者的临床表现，科学地评估失语的类型和程度。根据其类型和程度采取相应的训练方法，重点应该放在听力理解和口语康复训练上，着重训练患者与人交流的能力，文化水平较高者，在口语训练的基础上配合读和写的训练。运动性失语以语言训练为主，感觉性失语以提高理解能力为主，充分调动患者语言训练的积极性、主动性。具体训练方法见康复一章。

（1）肌群运动训练：指进行唇、舌、牙、软腭、咽、喉与颌部肌群运动。包括缩唇、叩齿、伸舌、卷舌、鼓腮、吹气、咳嗽等活动。2次/d，5min/次，连续3天。口腔是人们发音的共鸣装置，如存在吞咽障碍或球麻痹常累及失音。另外，面瘫也常影响口部运动及言语变化。因此，指导患者进行口部运动是非常重要的。

（2）发音训练：根据发音训练评定等级由训练者按音节难易、音位前后进行练习，让患者模仿正确发音，由训练张口诱发唇音（a、o、u）、唇齿音（b、p、m）、舌音，到发单节音（pa、da、ka），如发音不清，应控制语言速度。当能够完成单音节发音后，让患者复诵简单句，如"早‑早上‑早上好"。因多数患者年龄偏大，没学过现代汉语拼音，选择简易的发音启发患者如yi（依）、a（啊）等，并进行慢速语音练习。由训练者做发音示范，并指导患者通过镜子观察自己发音时的口形，来纠正发音错误。

（3）复述训练：复述单词和词汇，先单词复述，逐步进行短语复述，句子复述，如"门""手""窗户""手机响了""又打雷又下雨"；也可出示与需要复诵内容一致的图片，让患者每次复述3~5遍，重复训练，巩固效果。

（4）视图读音法：训练组由1名护士负责1名患者进行语言练习，每组共有图片20张，内容包括食品类、人物类、日常生活类、植物类等，都与患者生活密切相关。护士手持卡片，让患者看见图片并读出其内容。2次/d，30min/次，每周进行评定。

（5）命名训练：让患者说出家人的姓名，指出常用物品的名称，并解释该物品的用途。

（6）强化刺激法训练：利用人的生物反馈调节，采用刺激‑反应‑刺激方式，给予正确的语言强化训练。采用患者所熟悉的、常用的、有意义的内容进行刺激，要求语速、语调和词汇长短调整合适；刺激后应诱导而不是强迫患者应答；多次反复给予刺激，鼓励患者多说，不用担心是否对错，如发音不正确及时纠正；可利用相关刺激和环境刺激法等，如听语指图、指物、指字。听名指物是在患者面前放置铅笔、钥匙、尺子、纽扣和梳子5样物品，护士随机说出物品名称，要求患者指出相应物品。听名指图是在患者面前放置5张图片，护士分别说出图片的名称，让患者指出相应的图片。对于能发双音节的患者，护士要启发患者说出相关词或短句，必要时可让患者用较快的速度重复说一句话，可配合录音进行模仿练习。通过患者以往所熟悉的声音进行刺激。让患者听广播、听音乐、听他人读报，刺激患者的听觉，强化应答能力，刺激思维，增加语言的理解力。

（7）配合动作训练：动作训练可激发动觉在大脑中的记忆。根据患者的理解能力，从简单开始，如让患者闭上眼睛，举起右手，伸出舌头，用左手摸右耳等。如餐前，可将食物放在患者面前，反复强调"吃饭""拿筷子"等，在帮助患者进行肢体被动运动时，反复强调"上举手臂"；也可在患者面前放铅笔、勺子、梳子、钥匙几样物品，然后说：请把梳子给我，把钥匙放在口袋里等，不断变换指令内容，训练其适应能力。训练对简单句子、故事的理解，根据内容让其回答是与不是或者"请你伸出三个手指"让其说数。通过这种练习方法,可加速脑及语言功能的恢复。

（8）指导患者唱歌训练:可以促进语言功能的恢复,反复多次地跟着唱歌可以唤醒患者脑海中存储的深层记忆,刺激中枢神经,唤醒对语言的理解和发音。

（9）联想训练:将练习的单词、句子,应用于实际生活后进行提问,让患者回答。

（10）阅读训练:单词辨识,即在一组词中,辨认出护士说的词。朗读训练,从单词到短语再短文,解释意思,并且逐渐加快语速。

（11）书写训练:抄写、听写字词;书写熟悉的内容,如自己姓名、工作单位、经常使用的物品名称;看图写出物品名称,并解释其用途;将字拆分成几部分,打乱顺序后让患者组字并写出来。

（12）进行患者自我训练和家庭训练指导:患者家属的积极配合是患者语言恢复达到最好程度的必要条件。为取得较好的训练效果,在训练过程中要教会家属语言训练的方法,让患者家属掌握训练方法、时间、注意事项,以取得配合。使家属能够主动协助医护人员对患者实施康复训练。要根据患者不同时期的进步和表现改变训练计划,逐渐增加训练难度,并根据患者的职业和兴趣爱好,及时调整训练内容,使患者在轻松愉快的环境下进行语言训练,以改善交流能力,充分发挥残存功能,才能使失语症患者语言能力的康复达到最佳水平。家属的支持帮助是患者语言功能恢复的重要保证。

患者的语言训练时间越早,次数越多,时间越长,效果越好。语言康复训练是一个由少到多、由易到难、由简单到复杂的一个循序渐进的过程,训练效果很大程度上取决于患者的配合与参与。因此,训练过程中应根据病情轻重及患者情绪状态,循序渐进地进行训练,根据患者接受能力,不断增加或更新内容,使其能体会到成功的乐趣,循序渐进坚持训练。切忌复杂化、多样化,避免产生疲劳感、注意力不集中、厌烦或失望情绪。对于运动性失语症和感觉性失语症患者进行系统的、频繁的语言康复训练是肯定有效的,通过词汇的反复再现和再积累使患者在残存功能的基础上扩大了语言表达范围,从而可以提高患者的语言交流能力,使患者重新能够与他人交流,使之回归社会、回归家庭、降低致残率,直接提高患者的生活质量。

【健康宣教】

1. 鼓励患者多与周围人交流、沟通,利用听、说、读、写多种手段提高交流能力。
2. 避免疲劳,要密切观察行为变化,及时调整训练时间,变换或缩短康复内容。
3. 教会患者家属语言训练的方法,使其出院后指导患者在家中进行言语训练。

第八节 运 动 障 碍

运动包括随意运动、不随意运动和共济失调,当随意运动功能障碍时,则产生肌力的减弱或丧失,称之为瘫痪。

【病因】

1. 上运动神经元病变是由于上运动神经元,即大脑皮质运动区神经元及其发出的下行纤维病变所致,常见大脑皮质脊髓束、大脑脑干束病变。

2. 下运动神经元病变是由脊髓前角的运动神经元以及它们的轴突组成的前根、神经丛及其周围神经受损所致。

【临床表现】

（一）上运动神经元病变

1. 肌力减弱　一侧上运动神经元受损所致瘫痪可表现为一侧上肢或下肢的瘫痪，称为单瘫；也可表现为一侧肢体的上下肢瘫痪，称为偏瘫；双侧上运动神经元受损表现为双下肢瘫痪，成为截瘫；也可表现为四肢瘫。由上运动神经元受损导致的瘫痪一般只表现在受单侧上运动神经元支配的肢体，而一些双侧支配的运动可不受影响，如眼、下颌、咽喉、颈、胸和腹部等的运动。该类型的瘫痪还有一些特点：瘫痪时肢体远端肌肉受累较重，尤其是手、指和面部等，而肢体近端症状较轻，这是因为肢体近端的肌肉多由双侧支配而远端多由单侧支配。

2. 肌张力增高　患侧肢体肌张力增高，可呈现特殊的偏瘫姿势，如上肢呈屈曲旋前，下肢呈伸直内收。由于肌张力的增高，患肢被外力牵拉伸展时，开始时出现抵抗，当牵拉持续到一定程度时，抵抗突然消失，患肢被迅速牵拉伸展，此现象称之为"折刀"现象。

3. 腱反射活跃或亢进　上运动神经元瘫痪时，腱反射可活跃甚至亢进，还可有反射扩散。腱反射过度亢进还可有阵挛，表现为当牵拉刺激持续存在，可诱发节律性的肌肉收缩，如髌阵挛、踝阵挛等。

4. 浅反射的减退或消失　上运动神经元损伤时，可导致浅反射的减退和消失，包括腹壁反射、提睾反射和跖反射等。

5. 病理反射　正常情况下锥体束对病理反射有抑制作用，当上运动神经元受损时，锥体束受损，病理反射就被释放出来，包括 Babinski 征、Oppenhein 征、Gordon 征、Chaddock 征等。

6. 无明显的肌萎缩　上运动神经元瘫痪时，下运动神经元对肌肉的营养作用仍然存在，因此肌肉无明显的萎缩。当长期瘫痪时，由于肌肉缺少运动，可表现为失用性萎缩。

（二）下运动神经元病变

1. 肌力减退　受损的下运动神经元支配的肌力减退。

2. 肌张力减低或消失　肌肉松弛，外力牵拉时无阻力，与上运动神经元所致的"折刀"现象有明显不同。

3. 腱反射减弱或消失。

4. 肌肉萎缩明显。

【处理原则】

急性期对症治疗，保持肢体功能位；恢复期积极康复治疗。

【护理评估】

1. 评估肌张力（muscle bulk）　肌张力是肌肉松弛状态的紧张度和被动运动时遇到的阻力。肌张力检查必须在温暖的环境中和舒适的体位下进行，嘱患者肌肉放松，用手触摸肌肉硬度，并测定其被动运动时的阻力是正常、增高或降低。肌张力降低主要表现为肌肉弛缓柔软、被动运动时阻力减退、关节运动的范围扩大，见于下运动神经元病变（如多发性神经病、脊髓前角灰质炎）、小脑病变、某些肌源性病变以及脑和脊髓急性病变休克期等。肌张力增高主要表现为肌肉较硬、被动运动时阻力增大、关节运动的范围缩小，见于锥体外系病变。

2. 评估肌力（muscle strength）　肌力是受试者主动运动时肌肉所产生的收缩力。一般以关节为中心检查肌群的伸、屈、外展、内收、旋前和旋后等功能。肌力检查方法让被检查者做肢体关节部分的伸屈动作。检查者从相反的方向测试被检查者对阻力的克服力量（表 1-3-3）。

表 1-3-3　肌力分级

分级	症状
0 级	完全瘫痪
1 级	肌肉可以收缩，但不能产生动作
2 级	肢体能在桌面上移动，但不能抗地心引力，不能抬起
3 级	肢体能抗地心引力而抬离床面，但不能抗阻力
4 级	能做抗阻力的动作，但肌力弱，未达到正常
5 级	正常肌力

3. 评估肌容积（muscle bulk）　观察和比较双侧对称部位肌肉的外形及体积，有无肌肉萎缩、假性肥大，必要时用软尺测量肢体相同部位的周径，相差大于 1cm 为异常。观察有无束颤，还可以用叩诊锤叩击肌腹诱发束颤。

4. 评估共济运动（coordination movement）　单有正常的肌力尚不能做出正确的随意动作，任何动作的准确完成都需要主动肌、协同肌、拮抗肌和固定肌密切协调。协调运动障碍造成动作不准确以致不能顺利完成时，称为共济失调。检查前要观察患者日常生活动作，如吃饭、穿衣、系扣子、取物、书写、站立、姿势等活动是否协调，有无动作性震颤、言语顿挫等，然后进行指鼻试验（finger-to-nose test）、轮替试验、反跳实验、跟 - 膝 - 胫试验（heel-knee-shin test）、起坐试验检查。

5. 评估不自主运动（involuntary movement）　观察患者有无不能控制的动作，包括舞蹈样运动、手足徐动、震颤、扭转痉挛、抽搐、肌束颤动、肌阵挛等。

6. 评估姿势和步态评估　姿态和步态异常最常见于小脑、前庭系统、脑干网状结构、深感觉和肌张力障碍。检查者要求患者快速站起、以较慢然后较快的速度正常行走、转身、走直线、足跟或足尖行走等，从前面、后面、侧面分别观察患者的起步情况、步幅、速度、姿势等，以得到初步判断。常见步态异常有痉挛性偏瘫步态、痉挛性截瘫步态、慌张步态、跨阈步态、摇摆步态等。

7. 跌倒风险评估（表 1-3-4）

表 1-3-4　老年跌倒评估量表

项目	评估内容	分值 / 分
年龄 / 岁	60~69	1
	70~79	2
	≥ 80	3
跌倒史	入院前 6 个月内跌倒 1 次	5

续表

项目	评估内容	分值 / 分
大小便异常	失禁	2
	尿频、尿急、尿潴留	2
	尿频、尿急、尿潴留且失禁	4
药物	正在服用一种高跌倒风险药物	3
	正在服用两种或两种以上高跌倒风险药物	5
	在过去 24h 内给予镇静剂	7
患者护理设备	一种	1
	两种	2
	三种或三种以上	3
移动性	需要协助或监督其移动、转运、下床活动	2
	步态不稳	2
	视觉或听觉障碍影响移动	2
认知	环境的改变	1
	行为易冲动 / 精神状态或意识情况异常	2
	对一个人的身体和认知能力的局限性认识不足	4

特殊说明：完全麻痹、完全瘫痪直接记录为 0 分，视为低风险。入院前 6 个月内有 ≥ 2 次以上的跌倒史，住院期间发生过跌倒、癫痫、TIA、阿 - 斯综合征等直接记录为 30 分，视为高风险。

评估结果：0~5 分低度风险；6~13 分中度风险；大于 13 分高度风险。

【护理诊断 / 护理问题】

1. 有受伤的风险　与肢体运动障碍有关。
2. 自理能力缺陷　与体力下降有关。
3. 知识缺乏：缺乏运动障碍相关知识。
4. 焦虑、抑郁　与担心疾病预后有关。

【护理目标】

1. 及时发现、处理风险，患者未出现跌倒、坠床等意外事件。
2. 抢救配合及时、措施完善，不延误患者的救治时机。
3. 患者肢体良肢位，舒适感增强。
4. 患者情绪平稳，能够配合康复及护理。

【护理措施】

1. 询问运动障碍的性质、时间、频率及其全身并发症状，评估有无因运动障碍引起的烦躁、焦虑等情绪。

2. 基础护理 创造整洁、舒适的居住、治疗环境,减少噪声的污染,护理、治疗操作集中进行,减少对患者的刺激。鼓励患者自我护理,做力所能及的事,如患者存在自理能力缺陷,适当协助患者生活护理。指导患者穿柔软、宽松的棉质衣服,经常清洁皮肤。卧床的患者训练其使用便器,协助床上排便,并在解便与排尿时,教导患者吸气后闭气,利用增加腹压的方法解便与排尿,保持大小便通畅。

3. 安全护理

(1)由于患者行动不便,在病房楼道两旁、门把手附近墙上,增设扶手,以增加患者安全性。必要时为患者配置三脚架、拐杖等助行辅助设备。

(2)配置牢固、高度适中的坐便器、沙发或椅,便于患者自行坐下或站起,并在床边、厕所、浴室增设可扶持之物,且扶持处装保护套。舞蹈症患者应在肢体关节处加用护具,防止有舞蹈症状的肢体磕碰伤。

(3)避免患肢的损伤,尽量不在患肢输液。

(4)有跌倒高危风险的患者要在床头粘贴"小心跌倒"警示牌,呼叫器放于床头,日常生活用品放在患者伸手可及处,做好交接工作,给予患者更多关注。

4. 康复护理 在患者病情、生命体征稳定48小时后开展早期康复护理。由康复科医生制订康复训练计划,讲解、示范康复训练的方法技能,视患者病情的稳定和全身情况,指导其按照计划内容进行被动或主动训练(肢体摆放和定时体位转换、各关节的被动运动、健患侧翻身训练、单双桥式运动、双手交叉上举训练、腕关节背伸等)以及日常生活能力训练(包括穿衣、进食、刷牙等)。康复过程中注意动作由小到大、由简单到复杂,从近端到远端,循序渐进地进行,及时肯定患者为自身康复所做出的努力,将康复效果反馈给患者,帮助患者建立康复信心。

5. 预防下肢静脉血栓 根据肌力情况教会患者床上做钩脚趾、抬腿、床上平移等主动运动,鼓励患者床上锻炼,及早进行肢体康复,早期下床活动;完全瘫痪肢体建议患者应用弹力袜或应用循环压力泵。观察肢体有无肿胀、皮肤温度和颜色有无异常,询问患者有无局部疼痛、肿胀感等。疑有异常可用卷尺精确测量双下肢,以髌骨为中心点,比较其上、下10cm处的腿围有无差异,相差1cm以上应及时联系医生。

6. 失用综合征的预防 早期进行良肢位的摆放,有助于抑制和减轻肢体痉挛姿势的出现和发展,最大限度减少患者的肢体残障,提高后期的生活质量。良肢位摆放:健侧卧位时,患侧在上,身前用枕头支撑,患侧上肢自然伸展,患侧下肢屈曲;患侧卧位时,患侧在下,背后用枕头支撑,患侧上肢伸展,下肢微屈,健侧上肢自然位,下肢呈迈步位;仰卧位时,患侧臀部和肩胛部用枕头支撑,患侧上肢伸展,下肢屈膝,头稍转向患侧;床上坐位时,患侧后背、肩部、手臂、下肢用枕头支撑,患侧下肢微屈。摆放良肢位时应注意平卧屈曲的膝外应放置软枕,防止屈膝控制不住突然外旋造成股内收肌拉伤,不要将患侧手掌放于胸前以防上肢屈肌痉挛。痉挛期肢体置于抗痉挛体位,1~2小时变换1次,必要时选择固定性手矫形器、腕矫形器、踝足矫形器。

7. 用药护理 向患者及家属讲解药物的作用、用法及不良反应,及时给予正确的指导。遵医嘱服药,切勿私自停药或改变服药剂量。有不良反应出现时及时就医。

8. 心理护理 家属及护士应鼓励患者表达其心理感受,及时给予正确的指导。鼓励患者维持自己的兴趣爱好,培养和寻找新的简单爱好,使之生活愉悦。创造良好的人际关系,增加患者战胜疾病的信心。

【健康宣教】

1. 注意饮食状况　能进食者,进清淡易消化饮食,多吃些蔬菜、水果,促进肠蠕动,加强营养;不能进食者,采用鼻饲,并配制营养丰富的鼻饲饮食,如肉汤、牛奶、水果汁等。

2. 培养规律大便习惯　每天定时(如早 7 点)排便,可采用开塞露或按摩等方法促进排便。留置尿管患者应每 2~3 小时放小便 1 次,以免膀胱挛缩,尿管应定期更换,保持会阴部清洁,嘱患者多饮水,预防尿路感染。

第九节　意　识　障　碍

意识是指个体对周围环境及自身状态的感知能力。意识活动包括觉醒和意识内容两方面,前者是指与睡眠呈周期性交替的清醒状态,后者是指感知、思维、记忆、注意、智力、情感和意志活动等心理过程。意识障碍(disturbance of consciousness)是指人体对自身状态及周围环境的识别及觉察能力发生障碍。

【病因】

(一)代谢性疾病

1. 肝性脑病。
2. 肾性脑病(尿毒症、平衡失调综合征、透析性脑病)。
3. 肺性脑病。
4. 心脏性脑病(心肌梗死、心搏骤停、严重心律失常)。
5. 胰性脑病。
6. 糖尿病酮症酸中毒、高渗性非酮症昏迷。
7. 低血糖。
8. 内分泌脑病(垂体性昏迷、黏液性水肿、甲状腺脑病、肾上腺危象)。
9. 缺血性脑病(窒息、溺水、自缢、休克脑病、贫血性脑病、高山病、肺栓塞)。
10. 电解质、酸碱失衡。
11. 体温失衡(中暑、低温昏迷)。
12. 维生素缺乏。

(二)全身性疾病

1. 中毒性脑病

(1)感染中毒性脑病(败血症脑病、中毒性菌痢、中毒性肺炎、流行性出血热、百日咳脑病、伤寒脑病等)。

(2)药物中毒(镇静安眠药、抗精神病药物、阿片类药物、颠茄类药物、抗痉挛药、化疗药物等)。

(3)酒精中毒。

(4)农药中毒(有机磷农药、有机氯农药、杀虫剂、灭鼠药等)。

(5)有害气体中毒。

(6)重金属中毒(铅、汞等)。

(7)动物毒素中毒(毒蛇毒素、鱼胆、河豚毒素等)、植物毒素中毒(毒蕈、臭米面、霉变甘蔗等）。

　　2. 物质依赖。

　　3. 恶性肿瘤。

　　4. 放射损伤。

（三）神经系统疾病

　　1. 脑血管疾病

　　（1）脑出血。

　　（2）蛛网膜下腔出血。

　　（3）脑静脉系统血栓。

　　（4）脑梗死。

　　（5）高血压脑病。

　　2. 颅内感染性疾病

　　（1）脑膜炎（细菌、病毒、真菌、螺旋体、阿米巴、立克次体等感染）。

　　（2）脑炎（单纯疱疹病毒脑炎、森林脑炎、乙型脑炎等）。

　　（3）寄生虫感染（脑囊虫、血吸虫、疟原虫、弓形虫等的感染）。

　　（4）脑脓肿。

　　（5）朊蛋白病（CJD）。

　　3. 脱髓鞘病（急性播散性脑脊髓炎、急性脱髓鞘脑病、巴洛病）。

　　4. 脑外伤（脑震荡、脑挫裂伤、颅内血肿）。

　　5. 癫痫。

【临床表现】

　　当脑干网状结构上的各激活系统被抑制或双侧大脑皮质发生广泛性损害时，即可引起意识障碍。上行网状激活系统（包括脑干网状结构、丘脑非特异性神经核、前脑基底部核团和丘脑下部等）和大脑皮质的广泛损害可导致不同程度觉醒水平的障碍，而意识内容变化则主要是由大脑皮质病变造成。按照由上而下的顺序可将脑干功能分为 6 级，即皮质 - 皮质下平面、间脑平面、间脑 - 中脑平面、中脑平面、脑桥平面以及延髓平面，病变部位越往下预后效果越差。

（一）以觉醒度改变为主的意识障碍

　　1. 嗜睡（somnolence） 是一种病理性思睡，表现为睡眠状态过度延长。当呼唤或者推动患者的肢体时即可唤醒，并能进行正确的交谈或执行指令，停止刺激后患者又继续入睡。

　　2. 昏睡（stupor） 是一种比嗜睡程度深的觉醒障碍。一般外界刺激不能使其觉醒，给予较强烈的刺激时可有短时的意识清醒，醒后可简短回答提问，当刺激减弱后又很快进入睡眠状态。

　　3. 昏迷（coma） 是指意识完全丧失，无自发睁眼，缺乏觉醒 - 睡眠周期，任何感觉刺激均不能唤醒的状态。按其程度可分为：

　　（1）浅昏迷：表现睁眼反射消失或偶见半闭合状态，无自发言语和有目的的活动。疼痛刺激时有回避动作和痛苦表情，脑干反射基本保留（瞳孔对光反射、角膜反射、咳嗽反射和吞咽反射等）。

（2）中度昏迷：对外界一般刺激无反应，强烈疼痛刺激时可见防御反射活动，角膜反射减弱或消失，呼吸节律紊乱，可见到周期性呼吸或中枢神经性过度换气。

（3）深昏迷：对任何刺激均无反应，全身肌肉松弛，眼球固定，瞳孔散大，脑干反射消失，生命体征发生明显变化，呼吸不规则。

（二）以意识内容改变为主的意识障碍

1. 意识模糊（confusion） 注意力减退，定向障碍，情感淡漠，随意活动减少，言语不连贯。对声、光、疼痛等刺激能表现有目的简单动作反应。

2. 谵妄状态（delirium） 对客观环境的认识能力及反应能力下降，注意涣散，定向障碍，言语增多，思维不连贯，多半有觉醒 - 睡眠周期紊乱。常有错觉和幻觉，表现为紧张、恐惧和兴奋不安，大喊大叫，甚至冲动攻击行为。

（三）以意识范围改变为主的意识障碍

1. 朦胧状态。

2. 漫游性自动症。

（四）特殊类型的意识障碍

1. 最低意识状态。

2. 去大脑皮质状态。

3. 植物状态。

【处理原则】

保持呼吸道通畅，维持生命，降低颅内压，根据引起意识障碍的原因和临床表现，积极做出对症和对因处理。

【护理评估】

不同程度的意识障碍直接关系到脑血管意外患者的预后。轻度意识障碍患者的预后总体良好，大部分患者无偏瘫及死亡发生；中度意识障碍患者以发生偏瘫等脑血管意外后遗症为主，患病率高达 94.2%，这将直接影响到患者治疗存活后的生活质量。重度意识障碍患者病情极为严重，无论是发生偏瘫等脑血管意外后遗症的概率还是死亡率都明显高于轻、中度意识障碍者，患病比例分别高达 98% 和 46%。患者入院越早、治疗越及时，发生意识障碍的程度就越轻，相应的发生偏瘫及死亡的概率就越低。在患者入院后的护理过程中，及时发现意识障碍，是最基本且极为重要的护理行为。

评估量表介绍如下：

1. **昏迷量表** 目前，临床使用昏迷量表作为对意识障碍患者进行定量评估的临床工具，具有临床指征量化、简便易行、重复性好等优势。1974 年，随着重症医学的发展，格拉斯哥昏迷评分（Glasgow Coma Scale，GCS）被报道。GCS 能够快速诊断疾病病情，是最早用于评估颅脑创伤意识障碍患者的昏迷量表。GCS 在初期仅用于脑外伤患者的评估，随后它被广泛应用于中枢神经系统损伤和意识障碍状态的评定。此量表由三部分组成，即睁眼反应、言语反应、运动反应，通过所得分数总和来判断意识障碍程度，分数越低病情越重。总分 15 分，最低得分 3 分，通常情况下，GCS 在 8 分及以上的患者恢复机会较大，7 分及以下的患者预后较差，3~5 分并伴有脑干反射消失的患者有死亡的危险（表 1-3-5）。

表 1-3-5　格拉斯哥昏迷评分（Glasgow coma scale, GCS）

睁眼反应		言语反应		运动反应	
自动睁眼	4分	言语正确	5分	遵嘱运动	6分
呼唤睁眼	3分	言语错误	4分	刺痛定位	5分
刺痛睁眼	2分	言语不清	3分	刺痛躲避	4分
不睁眼	1分	言语难辨	2分	刺痛屈曲	3分
		不语	1分	刺痛过伸	2分
				肢体不动	1分

　　除了 GCS 量表外，RLS85 量表、因斯布鲁克昏迷评分（Innsbruck coma scale, ICS）、急性生理和慢性健康评分 II（acute physiology and chronic health evaluation II, APACHE II）、FOUR 量表等多种评分量表在临床工作中也有所使用。GCS 评分量表的临床使用，使护士对患者的病情观察、评估更加全面，对患者的病情变化发现更加及时。当然，不管使用何种量表，运用正确的方法使用量表最为重要，因为很多情况下分数并不能真正反映患者真实的意识障碍的程度。

　　2. 特殊意识障碍的评估　特殊意识障碍患者从表面看状态差别不大，很难区分，其实可从意识、运动功能、听觉、视觉等多个方面之间的差异进行判断，其区别可通过下表清晰显示，并可作为临床判断的依据（表 1-3-6）。

表 1-3-6　特殊意识障碍的评估

	最低意识状态	去大脑皮质状态	植物状态
意识	部分	无，貌似清醒	无
运动功能	疼痛刺激定位	原始反射活动	姿势反射活动
听觉	声源定位	反应性惊觉	反应性惊觉
视觉	视觉追随	无目的活动	反应性惊觉
交流	有意义发声	无	无
情感	有意义哭笑	无意识哭笑	无意识哭笑
睡眠 - 觉醒周期	存在	存在	存在

　　3. 意识障碍程度判断　意识障碍程度判断指标除使用 GCS 评分量表外，建议使用重新建立的意识障碍程度判断指标，进行患者意识障碍程度判断，其指标包括语言刺激、自主运动、定向力、计算力等十项内容，涵盖患者各个层面的评估（表 1-3-7）。

表 1-3-7　意识障碍程度判断指标

判断项目	嗜睡	意识模糊	昏睡	浅昏迷	深昏迷
语言刺激	可唤醒	可唤醒	不易唤醒	无反应	无反应
自主运动	有	有	有	无	无
定向力	正确	障碍	不能	不能	不能

续表

判断项目	嗜睡	意识模糊	昏睡	浅昏迷	深昏迷
计算力	正确	障碍	不能	不能	不能
痛觉试验	明显	迟钝	极迟钝	尚有	无
生理浅反射	正常	正常	尚正常	可存在	消失
生理深反射	正常	尚正常	存在	可存在	消失
病理反射	无	无	一般无	可有	有
瞳孔对光反射	正常	存在	存在	可存在	消失
呼吸、血压	正常	无改变	无明显改变	可有改变	明显改变
大、小便	知道	尚知道	不知道	潴留或失禁	失禁

【护理诊断 / 护理问题 】

1. 意识障碍　与脑出血有关。
2. 清理呼吸道无效　与意识障碍所致咳嗽、吞咽反射减弱或消失有关。
3. 有误吸的危险　与意识障碍所致咳嗽、吞咽反射减弱或消失有关。
4. 口腔黏膜改变　与无能力护理自己口腔及唾液减少有关。
5. 尿失禁　与意识障碍所致排尿失控有关。
6. 排便失禁　与意识障碍所致排便失控有关。
7. 有外伤的危险　与意识障碍所致躁动不安有关。
8. 营养失调：低于机体需要量　与意识障碍不能正常进食有关。
9. 有感染的危险　与意识障碍所致咳嗽、吞咽反射减弱或消失有关。
10. 有皮肤完整性受损的危险　与意识障碍所致自主运动消失、排便与排尿失禁有关。
11. 照顾者角色困难　与长期昏迷导致家属照顾者角色不当有关。
12. 潜在并发症：脑疝、下肢深静脉血栓。

【护理目标 】

1. 患者的生命体征维持稳定范围。
2. 患者的意识与精神状态能恢复到接近正常或正常范围。
3. 患者的身体活动与功能维持于可接受程度。
4. 并发症的发生减低到最小程度。
5. 住院期间未发生意外伤害,执行安全。

【护理措施 】

1. 病情观察　密切关注原发病进展,关注引起意识障碍的病因或诱发因素。动态、正确使用昏迷评估量表评估患者意识障碍程度,观察对各种刺激的反应,随时呼唤患者姓名,如果出现意识障碍加重,瞳孔进行性散大、对光反射迟钝或消失,呼吸、脉搏不规则,血压不稳定时,考虑患者脑疝形成,及时报告医生,并准备好急救药品。动态观察病情,做到定人、定时、定期,做好详细动态记录;严密观察意识和生命体征的变化,依据病情每隔 30~60 分钟观察并定时记录体温、脉搏、呼吸、血压等体征,病情稳定后逐级改为 4~6 小时 1 次。

（1）瞳孔：包括两侧瞳孔的大小和形态以及对光反射及调节反射是否存在。

（2）呼吸：观察患者呼吸型态的变化,可以帮助判断病变部位和病情严重程度：

1）过度换气后呼吸暂停：表现为每 5~10 次深呼吸后,有 12~30 秒的呼吸暂停。为大脑半球广泛损害所致。

2）潮式呼吸：渐增 - 渐减的呼吸频率和呼吸深度,随之有呼吸暂停阶段。见于中线深部结构、双侧大脑半球或弥散性皮质损害。

3）中枢神经源性过度通气：快速节律性过度通气,30~70 次 /min。为中脑到脑桥上部被盖区的病变所致。

4）长吸式呼吸：表现为延长性吸气痉挛,充分吸气后,暂停 2~3 秒才呼气。见于双侧脑桥损害。

5）失调呼吸：表现整个呼吸节律的异常。见于延髓损害。

（3）体温：机体体温保持相对恒定是受下丘脑调节的。正常情况下产热和散热处于一种平衡状态。下丘脑的散热中枢在前内侧区,尤其是视前区,对体温的升高是敏感的。当体温增高时,散热功能即被发动,表现为皮肤血管扩张和大量出汗,通过热辐射和汗液的蒸发散失多余的热量,以维持正常的体温。如此区病变破坏了散热机制,则表现为中枢性高热和不能忍受温暖的环境。下丘脑的产热中枢在后外侧区,对低的温度敏感,当受到低于体温的温度刺激时,则可发动产热机制,表现血管收缩、汗腺分泌减少、竖毛、心率增加、内脏活动增强等,通过这些活动来减少散热和产生热量,以维持正常的体温。如此区病变破坏了产热机制,则可表现体温过低。

患者因体温调节中枢的损伤易出现中枢性高热,多表现为稽留热。高热使脑血流量增加,脑代谢率升高,颅内压增高,从而加快脑细胞损害,因此要密切注意患者体温的变化。研究表明,体温每降低 1℃,心输出量减少 5%,脑代谢降低 6%~10%。在患者出现高热前,即给予降温,如冰帽、冰毯等,使患者脑部处于低温环境,以预防中枢性高热对脑部的损害。降温过程中注意局部皮肤保护,防止发生冻伤。

2. 建立并保持呼吸道通畅,预防肺部感染　在意识障碍的情况下患者常有舌后坠、咽反射迟钝、咳嗽减弱或消失、呕吐物误入呼吸道导致呼吸道梗阻的情况,而呼吸道梗阻可加重脑缺氧、脑水肿,诱发癫痫发作,使病情加重。因此,应密切注意患者的呼吸情况,观察血氧饱和度及血气分析结果。

（1）定时给患者翻身叩背,清除呼吸道分泌物。按需吸痰,过度吸引反而刺激呼吸道黏膜,使分泌物增加,并增加气道损伤,造成低氧血症。指导患者深呼吸及有效咳嗽方法。

（2）注意气道的湿化：可使用盐水或其他药物定时给予雾化吸入,并且清除气道分泌物。人工气道患者可使用人工鼻进行湿化,如效果不好,可采用灭菌注射用水气道内泵入。并根据痰液性质评价湿化效果,避免过度湿化。

（3）呼吸机相关性肺炎的预防

1）定时评估气管插管深度、管路型号、呼吸机辅助呼吸模式、痰液性质等,每 4 小时监测 1 次气囊压力,保持气囊压力在正常水平,并建议使用带有囊上吸引通路的气管插管 / 气管切开套管。

2）呼吸机辅助呼吸患者需保持半卧位,将床头抬高至少 30°,并在床单位周围给予标识,保持抬高水平。变换体位前,先充分气道吸引后再摇平床头,并在变换体位后将床头抬高至标识水平。

3）严格无菌操作，吸痰管一次性使用，吸痰时，先吸净人工气道处，更换手套及吸痰管后再进行口鼻腔分泌物吸引。根据人工气道管路型号选择合适的吸痰管。吸痰过程中查看痰液性质，如痰液为二度、三度痰，可在每次吸痰时给予气道冲洗，并调节加温加湿器湿化水平。

4）呼吸机外管路每7日更换1次，如为隔离患者，应每3日更换1次，更换过程应保持无菌操作，更换前充分评估并清理呼吸道，更换后注意粘贴时间标识并请第二人进行核对。

5）每天进行口腔护理，建议频率为每6小时一次，既能保持口腔清洁，减少感染，又能增加患者舒适度。

（4）振动排痰仪的使用

1）除翻身时给予手法叩背外，振动排痰仪已成为临床中广泛应用的肺部物理治疗方法之一。该仪器可用于急性呼吸衰竭伴分泌物潴留、肺不张、慢阻肺伴无效的呼吸方式、长期卧床、危重患者以及某些大手术后预防性应用。心功能衰竭、房颤急性发作、血栓急性期颅内高压、不稳定的颈部和头部外伤、活动出血、血流动力学不稳定、肋骨骨折等应慎用或禁用。

2）根据叩击部位选择叩击头，根据患者年龄、意识状态、心功能选择使用频率。初次使用者给予低频震动（10~15Cps），观察耐受情况，逐渐过渡到高频振动（25~30Cps）。颅内压高、心功能差的患者在应用振动排痰仪的过程中动作要轻柔，密切观察意识状态、心率/律、血流动力学、呼吸、瞳孔的变化，必要时医护共同完成。

3）使用后可通过评估痰液颜色、性质、量、肺部听诊等方式评价治疗效果，必要时结合体位引流。

3. 用药管理

（1）使用脱水药物，如甘露醇、甘油果糖时，需关注以下几点：

1）每天准确记录患者出入量变化，观察尿液的颜色和量。

2）准确掌握脱水药物应用方法：甘露醇的应用因人而异、剂量适当、速度相宜；防止药物结晶，大剂量甘露醇快速给药后短时间血容量急剧增加，有加重心功能不全的可能；大剂量甘露醇应用可发生甘露醇肾病，对肾衰竭患者严格限制入量，尤其老年人，避免合用肾毒性药物；密切关注尿量、尿常规及肾功能的细微变化。

3）长期脱水疗法过程中，警惕水、电解质失衡，密切关注血压变化，利尿药的长期使用可引起失钾、失氯，应密切监测电解质的变化。出现心力衰竭时输入速度不宜过快，注意观察生命体征变化。

（2）抗凝药物：用药剂量准确，并注意配伍禁忌。严密观察患者的神志改变、生命体征及血氧饱和度的变化，注意检查全身各部位包括皮下、消化道、牙龈是否有出血征象。

4. 营养支持护理　保证营养摄入，做好营养风险筛查（详见吞咽障碍的护理），加强营养支持，多食新鲜水果和蔬菜，多食牛奶等富含蛋白质的食物，补充钙和维生素，保证各种营养物质的供给。

由于患者处于应激状态，神经内分泌功能紊乱，容易导致消化道出血。颅脑损伤患者在出血早期经常出现呕血，抽吸胃内容物时可吸出大量咖啡色液体并有柏油样便。同时患者处于高代谢分解状态，能量消耗急增使患者处于负氮平衡，这些均会使患者的病情加重，因此，早期的营养支持在预防应激性出血中的作用应被高度重视。意识障碍较重、不可经口进食患者可鼻饲补充水分及营养。患者入院 24 小时后即可开始进行鼻饲。坚持从少到多的原则。鼻饲患者给予抬高床头 30°,定时抽吸胃内残留,每次鼻饲前回抽并且观察胃液的性质、颜色,必要时送检,以便早期发现消化道出血。若胃内残留大于 200ml 提示有胃潴留,应延长鼻饲间隔时间。采用肠内营养泵持续泵入营养液,可防止发生液体反流,引起误吸。患者出现颅内压增高,恶心、呕吐时,注意将头偏向一侧,同时暂停肠内营养的供给,及时吸净口、鼻腔残留物,防止误吸。

5. 维持正常排尿、排便　关注患者尿量,定时检查患者膀胱有无尿潴留。当患者出现排尿困难时,首先应给予诱导排尿,如变换体位,给予温水冲洗会阴部等,必要时给予留置尿管,并做好管路维护。

便秘患者嘱其多食用粗纤维食物,按摩下腹部促进排便,遵医嘱使用口服缓泻剂或使用开塞露辅助排便;腹泻患者需及时留取化验标本,查找腹泻原因,及时清理排泄物,于肛周涂抹保护剂并给予氧疗。

6. 预防压疮(详见第八章第五节压疮与失禁性皮炎)。

7. 口眼鼻的护理　患者抵抗力低下,口腔细菌大量繁殖,易出现感染,给予口腔护理至少 2 次 /d。口腔护理溶液一般选择生理盐水及各种漱口液。如果咽拭子标本培养结果出现致病菌,要选择有对抗作用的口腔护理液:厌氧菌生长可使用过氧化氢、生理盐水,铜绿假单胞菌感染应使用硼酸溶液,假丝酵母菌生长应使用碳酸氢钠。张口呼吸的意识障碍患者,口部要外敷双层湿润的纱布,有利于呼吸道黏膜的保护。纱布不可过湿、过小,防止误吸。

眼睑闭合不全的患者,为预防角膜损伤,应保持湿润和清洁,遵医嘱涂抗生素眼膏,给予油纱或纱布遮盖双眼,病室光线柔和,避免强光刺激。

8. 下肢静脉血栓的预防　临床中诊断下肢静脉血栓最可靠的方法为下肢静脉超声检查,其结果有助于指导相应护理措施的实施。

(1)预防下肢静脉血栓可将下肢抬高 15°~30°,高于心脏水平,下肢远端高于近端。

(2)鼓励患者深呼吸、咳嗽及早期下床活动。

(3)帮助患者在床上做主动屈曲,下肢做背屈、内外翻运动,足踝的环转运动;对患肢肌肉进行轻柔有节奏的按摩,自上而下周而复始,使腿部肌肉收缩;根据患者髌骨上、下 10cm 腿围,选择大小适宜的弹力袜,每天穿着 12 小时;使用抗血栓压力泵,发挥泵功能,对外周血管壁施加压力,促进血液循环防止产生栓子。

(4)尽量避免下肢静脉穿刺,特别是股静脉穿刺。需长期输液者,应避免在同一静脉反复穿刺,使用对静脉有刺激的药物(如甘露醇等)时更应注意,从而预防下肢静脉血栓的发生。

9. 呼唤式护理及相关功能锻炼

(1)昏迷期:将意识障碍患者看作是认知功能正常者来进行护理,对患者的康复是十分有益的。患者在意识丧失期间,可能会出现一些深层的机能性心理过程,一些患者可能会听到声音或闻及气味。因此,护士应在护理意识障碍患者时,任何护理操作均应呼唤患者的姓名,同时给患者作解释工作;并可以轻柔地抚触患者,为其翻身、拍背,使患者尽早康复。通过音乐或告知家属尽量多与患者交谈,唤其早醒。

(2)苏醒期:在患者意识恢复的过程中,使用言语的暗示或实物行视觉、听觉、味觉的刺激。如可以应用带铃的塑料彩球诱发患者听觉、视觉、定向力恢复。管饲饮食的患者,根据洼田饮水实验结果评价患者吞咽功能,及早拔除胃管,尽早从口进食,以促进味觉及咀嚼能力的恢复。鼓励患者活动四肢,对于偏瘫的患者及早做功能锻炼。

（3）恢复期：鼓励患者早期下床活动，开始可协助患者，逐渐地让患者自己穿衣服、系扣子、用勺子吃饭和捡拾地上的东西。患者自己在病室或在他人的陪同下在走廊或室外散步。右侧偏瘫的患者，先鼓励其练习左手写字，然后再让其练习用右手写字，逐渐恢复肢体功能。

10. 管路的维护

（1）各管路均应保持通畅，根据患者意识状态、肌力、配合程度等因素选择适宜的固定方式。

（2）按要求进行管路的维护与观察。

11. 安全防护昏迷者应绝对卧床休息，保持环境安静、避免各种刺激；肢体运动障碍患者需评估患者跌倒风险，根据风险等级粘贴提示牌，指导患者穿合适衣裤、防滑鞋，下床活动时，使用辅助用具或有人搀扶；躁动不安患者加用床档，去除义齿、发卡，修剪指甲。必要时应给予保护性约束，专人陪伴。

当患者产生错觉，如把输液器看成蛇，而产生恐惧并大声喊叫时，护士应尽快转移患者视线，引导患者正确认识事物，防止发生越窗坠楼、自伤、伤人、走失或其他危险行为；对易激惹患者，减少言语、行为刺激，当患者情绪激动时，及时给予安慰。

12. 基础护理卧床患者每天早晚进行身体擦拭，出汗较多患者可在身下衬垫吸水性好的毛巾被，定时更换。每天扫床 2 次，并在每次翻身时整理床单位，保证床单平整、清洁。每周至少洗头 1 次，定时剪指甲等，保持皮肤清洁。

13. 心理护理 实施心理护理干预，对待患者有热情和耐心，不歧视患者，及时给患者正向引导。加强与患者及家属的沟通，给予精神上的关心。进行必要的健康教育，改变患者消极态度，树立积极乐观的心态，帮助患者建立战胜病魔的勇气和信心。做好心理疏导工作，以患者感兴趣的话题展开交谈，尊重患者，陪伴患者，使他们对所患疾病有正确的认识，消除紧张、恐惧心理，主动配合治疗。

【健康宣教】

1. 指导照顾者对患者进行细致的护理，同时指导坚持对患者进行肢体功能训练、语言训练的重要性。

2. 长期卧床的患者，指导患者家属或照顾者掌握预防压疮及肺部感染的方法。

第十节 认知障碍

认知是指人脑接受外界信息，经过加工处理，转换成内在的心理活动，从而获得知识或应用知识的过程。它包括记忆、语言、视空间、执行、计算和理解判断等方面。认知障碍是指上述几项认知功能中的一项或多项受损，当上述认知域有两项或两项以上受累，并影响个体的日常或社会能力时可考虑为痴呆。临床上，根据认知障碍的程度不同分为轻度认知障碍（mild cognitive impairment, MCI）和痴呆。

【病因】

1. 帕金森病、阿尔茨海默病、肝豆状核变性等。
2. 血管性痴呆 多发性硬化、腔隙状态、脑淀粉样血管病等。

3. 感染　单纯疱疹病毒性脑炎、病毒性脑炎等。

4. 脱髓鞘　多发性硬化和脑白质营养不良。

5. 神经系统意外损伤　闭合或开放性脑外伤后、缺血性脑病等。

6. 中毒　一氧化碳中毒、依赖性酒精中毒、重金属中毒。

7. 占位病变　慢性硬膜下血肿、颅内原发或转移瘤。

8. 代谢、内分泌病维生素 B_{12} 缺乏、叶酸缺乏、甲状腺疾病。

9. 其他原因　正常颅内压脑积水、癫痫、贝赫切特综合征、系统性红斑狼疮等。

【临床分类】

（一）轻度认知障碍

是介于正常衰老和痴呆之间的一种中间状态，是一种认知障碍综合征。与年龄和教育程度匹配的正常老人相比，患者存在轻度认知功能减退，但日常能力没有受到明显影响。轻度认知障碍的核心症状是认知功能的减退，根据病因或大脑损害的部位不同，可以累及记忆、执行功能、语言、运用、视空间结构技能等其中一项或一项以上，导致相应的临床症状。

（二）痴呆

痴呆（dementia）是由于脑功能障碍而产生的获得性、持续性智力损害综合征，可由脑退行性病变引起，也可由其他原因导致。与轻度认知障碍相比，痴呆患者必须有两项或两项以上认知域受损，并导致患者的日常或社会能力明显减退。

1. 血管性痴呆（vascular dementia, VD）　多在 60 岁以后发病，有卒中史，呈阶梯式进展，表现为认知功能损害达到痴呆标准，并伴有局灶性神经系统受损的症状体征。患者的认知功能障碍表现为执行功能受损显著，可有表情淡漠、少语、焦虑、抑郁或欣快等精神症状。

2. 阿尔茨海默病（Alzheimer disease, AD）　是发生于老年和老年前期、以进行性认知功能障碍和行为损害为特征的中枢神经系统退行性病变。表现为记忆障碍、失语、失用、失认、视空间能力损害、抽象思维和计算力损害、人格和性格改变等。AD 是老年期最常见的痴呆类型，占老年期痴呆的 50%~70%。

3. 额颞叶痴呆（frontotemporal dementia, FTD）　是一组与额颞叶变性有关的非阿尔茨海默病痴呆综合征。包括两大类以人格和行为改变为主要特征的行为异常型和以语言功能隐匿下降为主的原发性进行性失语。

4. 路易体痴呆（dementia with lewy bodies, DLB）　是一种神经系统变性疾病，临床主要表现为波动性认知障碍、帕金森综合征和以视幻觉为突出表现的精神症状。

5. 帕金森病痴呆（Parkinson disease dementia, PDD）　指帕金森病患者的认知损害达到痴呆的程度。

【处理原则】

1. 对症和神经保护性治疗。

2. 恢复和维持神经递质的正常水平。

3. 进行认知功能训练。

【护理评估】

（一）评估量表

MoCA 主要包括视空间执行能力、命名、记忆、注意、语言流畅、抽象思维、延迟记忆、定向力等多个方面的认知评估（表 1-3-8）。由 12 道题组成，共 30 个单项，每项回答正确者得 1 分，回答错误或答不知道者评 0 分。量表总分范围为 0~30 分，≥ 26 分为认知正常，若受教育年限 ≤ 12 年，则分界值为 25 分。该量表能够灵敏地发现早期认知功能损害的患者。

表 1-3-8　蒙特利尔认知评估量表（MoCA）

姓名：		性别：	年龄： 岁	受教育程度：	日期：	总分：

视空间与执行功能 / 得分

复制立方体　画钟表（11 点过 10 分）（3 分）

轮廓 [ ]　指针 [ ]　数字 [ ]

＿/5

命名

[ ]　　　[ ]　　　[ ]　　＿/3

记忆	读出下列词语，然后由患者重复上述过程重复 2 次，5 分钟后回忆。		面孔	天鹅绒	教堂	菊花	红色	不计分
		第一次						
		第二次						

注意	读出下列数字，请患者重复（每秒 1 个）。	顺背 [ ]　21854	＿/2
		倒背 [ ]　742	
	读出下列数字，每当数字出现 1 时，患者敲 1 下桌面，错误数大于或等于 2 不给分。	[ ]　52139411806215194511141905112	＿/1

100 连续减 7	[ ]93	[ ]86	[ ]79	[ ]72	[ ]65	__/3
4~5 个正确给 3 分，2~3 个正确给 1 分，全部错误为 0 分。						

语言	重复：我只知道今天张亮是来帮过忙的人。[ ] 当狗在房间的时候,猫总是躲在沙发下面 [ ]					__/2
	流畅性：在 1 分钟内尽可能多地说出动物的名字。[ ] _____ （N ≥ 11 名称）					__/1

抽象	词语相似性：香蕉—橘子 = 水果 [ ] 火车—自行车 [ ] 手表—尺子					__/2

延迟回忆	回忆时不能提醒	面孔 [ ]	天鹅绒 [ ]	教堂 [ ]	菊花 [ ]	红色 [ ]	仅根据非提示记忆得分	__/5
	分类提示：							
	多选提示：							

定向	日期 [ ] 月份 [ ] 年代 [ ] 星期几 [ ] 地点 [ ] 城市 [ ]					__/6

总分						__/30

（二）病情评估

1. 记忆障碍评估

（1）定义：记忆是信息在脑内存储和提取的过程,分为瞬时记忆、短时记忆和长时记忆三类。瞬时记忆为大脑对事物的瞬时映像,有效作用时间不超过 2 秒,所记的信息内容不构成真正的记忆。短时记忆时间也很短,不超过 1 分钟,如记忆电话号码。短时记忆中的信息经过反复学习、系统化,在脑内存储,进入长时记忆,可持续数分钟、数天、甚至终生。

（2）常见表现

1）患者回忆不起刚吃过药、喝过水,刚见过的人。

2）患者回忆不起护士刚做过的健康教育内容。

3）患者回忆不起年代、日期。

4）患者对事件发生的时间记忆错误。

5）患者将未发生过的事情回忆为确有其事。

2. 失语评估（详见第三章第七节言语障碍）

3. 视空间障碍评估

（1）定义：视空间障碍指患者因不能准确地判断自身及物品的位置出现的功能障碍。

（2）常见表现

1）患者判断错方向,不能从卫生间或护士站返回病房。

2）患者不能准确地将暖瓶、饭盒放在桌子上。

3）患者存在穿衣困难,不能判断衣服的上下左右,将衣服裤子穿反。

4. 执行功能障碍评估

（1）定义:执行功能是指确立目标、制订和修正计划、实施计划从而进行有目的的活动的能力,是一种综合运用知识、信息的能力。

（2）常见表现

1）患者做事无计划、无创新。

2）患者不能对多件事情统筹安排。

3）患者不能按照要求完成复杂的任务。

5. 计算力障碍评估

（1）定义:计算能力取决于患者本身的智力、先天对数字的感觉和数学能力,以及受教育水平。计算力障碍指计算能力减退,以前能做的简单计算现在无法正确做出。

（2）常见表现

1）患者不能正确计算出 100-7,或者连续减五次的结果。

2）每天配餐员到患者床前为患者订餐,患者不能计算出每餐的餐费,不能自行订餐。

6. 失认评估

（1）定义:是指患者无视觉、听觉和躯体感觉障碍,在意识正常情况下,不能辨认出以往熟悉的事物。

（2）常见表现

1）患者不认识熟悉的物品,如手机。

2）患者不能辨别以前熟悉的声音。

7. 失用评估

（1）定义:是指在意识清楚、言语理解功能及运动功能正常情况下,患者丧失完成有目的的复杂活动的能力。

（2）常见表现

1）患者失去原有的书写技能。

2）患者做动作的先后次序混乱。

【护理诊断／护理问题】

1. 有受伤的危险　与个人防御能力下降有关。
2. 走失的危险　与记忆力下降有关。
3. 自理能力缺陷　与患者认知能力丧失有关。
4. 记忆受损　与记忆障碍有关。

【护理目标】

1. 合理搭配饮食,保证患者营养均衡。
2. 满足患者日常生活需要,减缓病情发展。
3. 采取有效的措施,防止患者走失。
4. 做好患者生活护理,严防意外。

【护理措施】

(一)轻度认知障碍患者

轻度认知障碍,识别轻度认知障碍患者将有助于早期干预和治疗。

1. 早期识别

(1)早期识别的重要性:轻度认知障碍不是老年痴呆,它可以通过认知训练延缓认知功能下降的发展。不要忽视轻度认知障碍,如果置之不理就会发展为老年痴呆。

(2)常见表现:转瞬即忘,常常忘事,事后想不起来,而且反复问一个问题,忘掉了早先的答案;还会忘记将饭菜端上餐桌,甚至忘掉已做好的饭菜;词不达意;简单的字词也会忘记,或者不会使用适当的语句表达;时间和地点概念混乱,可能在家附近的街道迷路;判断力降低,可能轻易上当受骗;抽象思维能力丧失,可能会忘掉自己设置的银行卡密码,忘记自己的存款数额;随手乱放物品,常将物品放置在不恰当的位置,或将废纸、废物当作宝贝珍藏;脾气和行为变化无常,在短时间内,行为、情绪可能从平静状态变为泪流满面或拍案而起;性格变化,可能会发生不合情理的变化,如疑神疑鬼;失去主动性:常会变得比原来懒惰,不愿意参加任何活动,对人不热情。情感反应:焦虑,表现为易出现失落和不安感,坐立不安,不停搓手,来回走动;抑郁,表现为呆滞、退缩、食欲缺乏、心烦、睡眠障碍;淡漠,表现为退缩、孤独、回避与人交往,对环境缺乏兴趣。

2. 防止认知功能下降的几种方法

(1)多咀嚼:咀嚼能使人放松,人在紧张时常通过咀嚼东西缓解自己的情绪。如果咀嚼得少,体内的荷尔蒙就会增高,造成短期记忆力衰退。

(2)运动健身:人的大脑随着年龄的增长逐渐衰退,认知功能也随之下降,锻炼身体可以促进大脑的更新。

(3)认知功能训练。

(二)痴呆患者

1. 住院期间护理

(1)防走失:入院时将患者安置在距离护士站最近的病房,距离门口最近的床,每次患者要离开病房时,护士能及时发现并将患者劝回。留1名家属24小时陪护在患者身边,看护患者,保证患者不离开家属的视线。在床头粘贴黄色警示牌"谨防走失",提醒当班护士此患者存在的安全隐患。护士做好交接班工作,严格交接,明确观察重点。

(2)防烫伤:每天配餐员送开水时,患者的暖瓶不放置在床头桌上,将其放置在床头桌旁边地面上。护士或陪住家属协助患者倒开水,避免患者自行拿取暖瓶。每日三餐由配餐员将饭菜送到患者床前,护士摆好餐具协助患者进食。在床头粘贴黄色警示牌"谨防烫伤",提醒护士注意。

(3)用药安全:各班护士严格执行输液、服药、注射的流程及查对制度。护士发放口服药做好"发药到口,咽下再走,确认签字"。如果患者对发放的药物或正在输注的药物提出疑问,查清后方可执行。严格实施交接班制度,各班护士对患者的用药情况做好交接。患者提出疑问,护士与家属或同病房的知情人核实,方可执行。

2. 居家护理

(1)环境设置:患者在熟悉的环境中生活,避免更换住所。室内物品摆放位置固定,不要随意挪动。居室宽敞,光线充足,室内设施简单,无障碍物,以免绊倒。睡床尽量离卫生间近。居室内、卫生间地面干燥,最好装有扶手。患者学会辅助器具的使用,例如老花镜、放大镜、助行器、拐杖、助听器。

（2）家务安全:生活中处处给患者一个小提示。在热水的水龙头上面写"热"并粘贴红色标识。反之,冷水水龙头上写"冷"。燃气灶上方墙上贴上"关火、危险"几个字。家门内侧面用大字写上"别忘了带钥匙！"。

（3）用药安全:在显眼的地方挂上日历,一旦吃过药,就在日历上画下记号。请求家人提醒按时服药。使用摆药盒,将一周内要服用的药物放进药盒,并区分每天不同时间所需要服用的药物,从而确定已经服过药。

（4）外出安全:患者外出时随身携带联系卡,卡片的内容包括姓名、地址、亲属的电话号码,将卡片挂在胸前或装在衣服兜中。或者佩戴电子防走失手镯,定位患者所处的位置,防止患者走失。平时熟记家庭住址和电话。记地址有技巧,首先记住住所附近的明显标记物,附近的知名公共建筑,其次记住经常乘坐的公共汽车号码,最后记居住小区、楼号、门牌号。

（5）行为异常的护理:患者常见的行为异常表现为激越行为。包括踢、推、抓、咬、打人、撕东西和破坏物品等;身体非攻击行为包括徘徊、坐立不安、重复动作、试图走到其他地方、不恰当地处理物品及不恰当地穿脱衣服等;语言激越行为包括持续要求帮助或引人注意、重复语言或问题、抱怨、消极待人或待物及尖叫等。攻击行为是危险的行为异常,因此,为了较好地预防激越行为的发生应该尽量避免一切应激原。如病房环境应尽量按患者原有的生活习惯设置,使其感受到家的氛围,以有利于患者适应性行为的产生,减少生理因素对患者行为的影响。还应尽量满足患者的生理需要,鼓励患者自己完成日常生活任务,可使患者易于配合护理和较少有激越行为。在有激越行为的患者中,试图去转移患者的注意力,让其注意力集中在感兴趣的方面,也可有效地减少激越行为的发生。

【健康宣教】

1. 健康指导　有效的健康指导是关键。出院后指导患者及照顾者做好血管性危险因素的干预,如高血压、糖尿病、吸烟和高脂血症等。

2. 居家护理　认知障碍患者在医院住院治疗的时间是短暂的,出院后长期的照料任务大多数由家庭负担。照顾者的行为对患者可造成积极或消极的影响。对于生活基本能自理的患者,可组织各种有趣活动,如打牌、下棋、看电视、听音乐、摆拼图。天气晴朗时可带患者到户外活动,让他们与自然环境接触,可减缓病情进展。对于易走失的患者,可使用手表带,在上面注明姓名、地址和电话,以防走失后无法回家。对于生活自理能力差的患者要注意饮食护理和日常生活的护理,保持口腔、会阴和皮肤清洁,细心观察患者大小便,有便秘者应调节饮食或给予通便药物,有尿潴留者,应及时给予留置导尿并做好会阴护理,防止泌尿道感染。长期卧床患者定时翻身叩背并按摩受压部位,防止压疮、坠积性肺炎的发生。

第十一节　感　觉　障　碍

感觉(sensation)是指作用于躯体感受器的各种刺激在人脑的反应。感觉障碍是指机体对痛、温、触、压、位置、震动等刺激无感知、感觉减退或异常的综合征。感觉障碍分为一般感觉和特殊感觉,一般感觉又包括浅感觉、深感觉和复合感觉。浅感觉指来自于皮肤和黏膜的痛觉、温度觉及触觉。深感觉指来自肌腱、肌肉、骨膜和关节的运动觉、位置觉和振动觉。复合感觉又称皮质感觉,指大脑顶叶对深浅感觉分析、比较、整合而成的实体觉、图形觉、两点辨别觉、定位觉和重量觉等。

【临床表现】

1. 抑制性症状　感觉径路破坏时功能受到抑制。

(1)感觉缺失或感觉减退:痛、温、触和深感觉。

(2)完全性感觉缺失:同一部位各种感觉缺失。

(3)分离性感觉障碍:同一部位只有某种感觉障碍而其他感觉保存。

2. 刺激性或激惹性症状　感觉传导径路受到刺激或兴奋性增高时出现的刺激性症状。

(1)感觉过敏:轻微刺激引起强烈感觉,常见于浅感觉障碍。

(2)感觉倒错:对刺激感觉的错误认识。

(3)感觉过度:一般发生在感觉障碍的基础上,具有潜伏期长、感受性低、刺激呈暴发性、扩散性等特点。常见于神经痛、带状疱疹及丘脑血管性病变。

(4)感觉异常:无外界刺激而发生的异常感觉。主要见于周围神经病。

(5)疼痛:感觉纤维受到刺激时的躯体感受,是机体的防御机制。

1)局部疼痛:局部病变的局限性疼痛,如三叉神经痛的局部疼痛。

2)放射性疼痛:中枢神经、神经根或神经干被病变刺激时,疼痛不仅发生在局部,而且扩散到受累神经的支配区,如神经根受到肿瘤的压迫或椎间盘的压迫,脊髓空洞症的痛性麻痹。

3)扩散性疼痛:刺激由一个神经分支扩散到另一个神经分支而产生的疼痛。

4)牵涉痛:内脏病变时出现在相应体表的疼痛。

5)患肢痛:截肢后,感到被切掉的肢体仍然存在,且出现疼痛。

6)灼性神经痛:为烧灼样剧痛。常见于神经纤维较多的周围神经不全损伤时,如正中神经、坐骨神经损伤。

7)中枢痛:当病变累及感觉传导束、感觉神经元时,不受外界刺激即可发生强烈的疼痛感,如丘脑腹后外侧核病变时出现的丘脑性疼痛。

【处理原则】

1. 积极处理原发病。

2. 保证患者的安全,防止意外发生。

3. 制订有效的肢体锻炼计划,促进患者康复。

【护理评估】

1. 评估患者感觉障碍的原因,注意感觉障碍的分布、性质、程度、频度,发作性还是持续性,有无加重或减轻的因素。

2. 评估患者的主诉,有无感觉消退或消失、增强、异物感或疼痛、麻木感。当患者主诉疼痛时,可应用疼痛程度数字评分法(numeric rating scale, NRS)或改良面部表情(faces pain

scale-revised,FPS-R）进行疼痛的评估。

3. 评估患者的心理精神因素,有无因感觉异常感到烦闷、焦虑或者躁动不安。

4. 评估相关的体格检查

（1）浅感觉:可用大头针检查痛觉,棉签或软纸片检查触觉,用装热水（40~50℃）与冷水（5~10℃）的试管检查温度觉。如痛、触觉无改变,一般可不做温度觉检查。

（2）深感觉

1）运动觉:嘱患者松弛、勿动、闭目,轻轻夹住患者的手指或足趾两侧,上下移动5°左右,嘱其说出移动的方向。

2）位置觉:患者闭目,检查者将其肢体放于某一位置,嘱患者说出所放的位置,或用另一肢体模仿。

3）振动觉:将振动的音叉置于患者骨突起处,询问患者有无振动感觉,并进行双侧对比。

（3）复合感觉

1）形体觉:闭眼抚摸物体后辨别是何物,并叙述物体大小、形状和名称。

2）定位觉:用棉签或手指轻触患者皮肤后,由患者指出刺激部位。

3）两点辨别觉:用叩诊锤的尖部1针或2针交替地碰触皮肤,让患者报"1"或"2",并缩短碰触的距离至最小辨别能力。身体辨别能力不一,指尖2~8mm,手背2~3mm,上臂、大腿6~7mm。

【护理诊断/护理问题】

1. 感知觉紊乱　与脑、脊髓病变及周围神经受损有关。
2. 有受伤的危险　与患者浅感觉障碍有关。
3. 焦虑　与担心疾病预后有关。

【护理目标】

1. 患者能说出感觉异常,或疼痛缓解。
2. 患者的生活需要得到满足。
3. 患者皮肤完整,未发生因感觉障碍导致的意外。

【护理措施】

1. 创造舒适、安全的环境　保持床单位的整洁,及时清理排泄物,翻身时动作轻柔,防止牵拉、拖拽等过猛动作。

2. 安全护理　感觉障碍的肢体注意保暖,尽量不使用热水袋,擦浴时注意水温保持在50℃以内,防止烫伤;避免过冷刺激,使用冰袋时勿直接接触肢体,防止冻伤;对骨突处或受压部位进行局部保护,防止压疮发生;尽量不在患侧肢体输液,防止药液外渗后患者不能及时感知。

3. 感知觉训练　与康复师一起制订训练计划,合理进行肢体的主动、被动运动。同时可进行按摩、理疗、针灸等物理治疗方法。

【健康宣教】

1. 生活指导　注意安全,防止受凉感冒、疲劳。

2. 药物指导　按时服药,定时复诊。

3. 康复指导　坚持康复锻炼,加强营养,适当进行体育锻炼。

4. 给予患者心理支持,帮助患者树立战胜疾病的信心。

第十二节　排便、排尿障碍

排尿、排便障碍,主要由自主神经功能紊乱所致,病变部位在皮质、下丘脑、脑干和脊髓。尿便障碍不是一种病,而是由其他疾病引起的一个症状。

【病因】

排尿是一个复杂的过程,当排尿神经路径有病变或膀胱贮尿与排尿功能异常,均可引起排尿障碍,可由排尿中枢或周围神经病变所致,也可由膀胱或尿路病变引起。由神经系统病变导致的排尿障碍称为神经源性膀胱。

排便障碍的原因是多方面的,包括大脑半球、脊髓的病变;饮食过于精细少渣、液体量不足、不良的排便习惯;精神心理障碍等。

【临床表现】

（一）排尿障碍

1. 尿失禁　是指膀胱括约肌损伤或神经功能障碍而丧失排尿的控制力,尿液不自主地流出。尿失禁在脑卒中后排泄障碍中的发病率占首位,严重地影响患者的生活自理能力。临床将尿失禁分为以下几种:

（1）无抑制性神经源性尿失禁:大脑损伤时,脊髓上反射对脊髓反射中枢的抑制作用减弱。多见于肿瘤、颅脑手术后、脊髓高位损伤恢复期。

（2）松弛性尿失禁:脊髓横贯性损害早期,逼尿肌失去张力,而出现尿液潴留、膀胱过度充盈。当膀胱充盈达到一定压力时,即可不自主流出尿液,膀胱始终处于空虚状态。见于脊髓损伤、脊髓休克、脊髓炎症、脊髓肿瘤等。

（3）充盈性尿失禁:脑干受损导致逼尿肌失去张力,而出现尿液潴留、膀胱充盈。当膀胱充盈达到一定压力时,即可不自主流出尿液;压力降低时,排尿停止,膀胱仍胀满,尿液不能排空,多见脑卒中。

（4）反射性尿失禁:膀胱内压力增加而容量减少,骶2~4以上脊髓神经损伤。见于脊髓损伤、炎症、肿瘤。

（5）功能性尿失禁:即痴呆性尿失禁,患者无器质性病变,由于认知障碍,精神行为异常而导致的尿失禁。

（6）感觉麻痹性尿失禁:支配膀胱的神经损伤。见于脊髓梅毒等。

2. 尿潴留　是指尿液大量存留在膀胱内而不能自主流出。术后膀胱内充满尿液不能自行排出者,称为术后尿潴留。全麻术后由于药物残余作用,在中枢神经系统的抑制作用未消除之前,患者对膀胱充盈不敏感易出现尿潴留。另外颅内肿瘤切除术、椎管内肿瘤切除术均可由于中枢神经功能的障碍而引起尿潴留。查体可见耻骨上膨隆,叩诊浊音。

（二）排便障碍

1. 便失禁　指粪便在直肠肛门时,肛门括约肌处于弛缓状态,排便不受意识控制,不时流出,一般为稀软便。在神经系统疾病中,大便失禁常见于深昏迷或癫痫发作者,也可见于先天性腰骶部脊膜膨出、脊柱裂的患者。

2. 便秘　指 2~3 天或数日排便 1 次,粪便干硬。主要表现为便量减少、过硬及排出困难,可伴有腹胀、食欲缺乏、直肠会阴坠胀感及心情烦躁症状。

3. 自动性排便　脊髓病变引起高级中枢对脊髓排便反射的抑制中断,排便反射增强,引起不受意识控制的排便。见于各种脊髓病变。

4. 排便急迫　多由于躯体疾病引起,也可见于腰骶部神经刺激性病变,此时常伴有鞍区痛觉过敏。

【处理原则】

1. 失禁性皮炎(IAD, incontinence associated dermatitis)　是尿便失禁后常见的并发症之一。对于失禁患者要做好肛周及会阴部的护理,防止尿液及粪便对皮肤的浸渍,减少 IAD 的发生。

2. 尿潴留　留置导尿并进行膀胱功能训练。

3. 便秘　通过药物、灌肠及人工协助的方法使患者排出粪便。

【护理评估】

（一）排尿评估

1. 尿失禁程度分级（表 1-3-9）

表 1-3-9　尿失禁程度分级

分级	内容
0 级	完全节制排尿
1 级	经常节制排尿,失禁次数每周小于或等于 1 次
2 级	偶尔失禁、尿失禁次数每周大于或等于 2 次且每天 < 1 次
3 级	经常失禁,每天都有尿失禁,但还有节制性排尿
4 级	排尿完全失去控制

2. 一般评估

（1）患者排尿障碍类型。

（2）排尿次数、频率、时间、尿量和颜色等。

（3）排尿过程:尤其是全麻术后及颅内肿瘤、脊髓肿瘤切除术后的患者评估有无排尿困难、疼痛感、尿失禁及残余尿等情况。

（4）留置导尿患者,评估置管时间以及有无尿路感染的征象。

（二）排便评估

1. 患者排便障碍的类型。

2. 既往的排便习惯及进食情况。

3. 近日的排便次数、时间、性质。

4. 肠鸣音的次数及性质。

（三）皮肤的评估

1. 肛周淹红的分级（表 1-3-10）。

表 1-3-10　肛周淹红的分级

分级	表现
Ⅰ级	肛周皮肤潮湿、发红、瘙痒
Ⅱ级	肛周皮肤破溃
Ⅲ级	肛门皮肤破溃达到肌层或破溃延伸至阴囊、阴唇、腹股沟部等

2. IAD 评估

（1）严重程度分类（表 1-3-11）。

表 1-3-11　严重程度分类

严重程度	表现
有风险：无发红、皮肤完好	与身体其他部位相比，皮肤是正常的（无 IAD 迹象）
温和：发红但皮肤完好	红斑、水肿
中重度：发红且皮肤破裂	水疱、大疱、皮肤溃烂、皮肤剥脱、皮肤感染

（2）IAD 与压疮的鉴别（表 1-3-12）。

表 1-3-12　IAD 与压疮的鉴别

	IAD	压疮
病史	大/小便失禁	暴露于压力/剪切力
位置	会阴、生殖器周围；臀部；臀沟；大腿上部内侧和后方；下背部；可能延伸到骨突	通常覆盖骨突处或与医疗设备相关
形状/边缘	边缘界限模糊，可能有污渍	边缘或边界清晰
表现/深度	带红斑（苍白或非苍白）的完整皮肤，有/没有浅表性、部分皮层丧失	带非苍白红斑的完整皮肤、全部皮肤层丧失等，伤口基底可能有坏死组织
其他	可出现继发浅表性皮肤感染	可能出现继发性软组织感染

【护理诊断 / 护理问题】

1. 尿潴留　与尿液无法正常排出有关。
2. 完全性尿失禁　与膀胱括约肌损伤丧失排尿的控制力有关。
3. 排便失禁　与肛门括约肌松弛、排便不受控制有关。

4. 便秘　与排便次数减少有关。

5. 有皮肤完整性受损的危险　与尿液及粪便对皮肤的浸渍有关。

6. 有感染的危险　与皮肤受损有关。

7. 焦虑　与担心疾病导致的并发症及预后有关。

8. 自理能力受限　与体力下降有关。

【护理目标】

1. 尿便失禁的患者,保持皮肤的完整,预防 IAD 的发生。

2. 尿潴留患者能够及时排尿,留置尿管后不发生尿路感染。

3. 便秘患者能够排便,并保持大便的通畅。

4. 尿便障碍患者的基本生活需要得到满足,心情平和,能够积极配合治疗。

【护理措施】

(一)排尿障碍

1. 尿失禁的护理

(1)尿液的收集:男性患者可以使用假性导尿装置(尿套)或者保鲜袋进行尿液收集,尿套可 24 小时更换 1 次,保鲜袋 2 小时更换 1 次,同时观察局部皮肤。女性患者可以使用一次性纸尿裤,根据纸尿裤的尿液吸收情况进行更换。

(2)皮肤护理:及时清理尿液,清洁局部皮肤,同时外用皮肤保护剂,防止 IAD 的发生。

(3)膀胱训练:指导患者憋尿,使每次排尿间隔时间逐渐延长,直至正常。

(4)习惯训练:让患者在发生尿失禁的时间之前排尿。根据患者尿失禁的类型及频次安排时间,可采用不固定的时间,或缩短排尿的间隔时间,控制尿失禁。

2. 尿潴留的护理

(1)尿潴留预防

1)做好术前准备:解释手术过程、可能出现的情况及应对措施,不习惯卧床排尿的患者术后发生尿潴留的概率为 32.2%,在术前对患者进行卧床排尿的训练,并解释其必要性,鼓励自主排尿。

2)避免麻醉因素的影响:应在满足手术的前提下,使用短效的局麻药物。全麻清醒后,尽量少用强镇静药物,有利于恢复自主排尿。

3)手术影响:对于明确术后会出现尿潴留的手术,术前给予留置尿管。

(2)尿潴留的处理

1)诱导排尿:利用条件反射,如听流水声等方法诱导排尿,也可对膀胱进行热敷或按摩。

2)调整体位排尿:不习惯仰卧位排尿的患者,可通过调整为侧卧位,减轻膀胱对尿道的压迫,利于自主排尿。

3)药物疗法:新斯的明等药物有兴奋平滑肌,缓解尿道痉挛,刺激膀胱逼尿肌促进排尿的作用,可进行肌内注射缓解尿潴留。

4)穴位疗法:针灸针刺法,穴位注射新斯的明等药物促进自主排尿。

3. 留置导尿的护理

(1)定期更换尿管、集尿袋;保持引流畅通,避免导尿管受压、扭曲;离床活动时,妥善固定;注意集尿袋的位置不能超过膀胱的高度;观察尿液的颜色及性状,发现浑浊、沉淀、结晶时及时处理;每次更换尿管前观察患者排尿情况,如膀胱功能恢复,不需再导尿。

（2）保持尿道口的清洁,每天2次进行会阴部的护理,用碘伏擦拭尿道口。

（3）保证患者每天饮水约2 000ml,自然冲洗尿路。

（二）排便障碍

1. 便失禁护理

（1）粪便的收集

1）引流法:肛管引流可用于肛门括约肌紧张的患者,将肛管按照灌肠的方法放置在肛门内,另一端接尿袋;导尿管引流用于肛周括约肌松弛的患者,用导尿管插入肛门6~7cm,将水囊注气4~5ml,定时放气,另一端接引流袋。

2）填塞法:用于肌肉无力或脊髓病变的患者,可使用女士OB卫生棉条放置在患者肛门内,定时更换。

（2）皮肤护理:皮肤在大便中浸渍时间较长会出现淹红,每次排便后应及时清理,必要时给予皮肤保护剂外用;可应用氧气疗法,吸氧管连接墙壁氧源,流量5~6L/min,保持肛周会阴的干燥,防止IAD的发生。

（3）定期进行肛门括约肌及盆底部肌肉收缩的锻炼。

2. 便秘护理

（1）药物治疗:口服缓泻剂或者应用开塞露肛门给药。

（2）腹部按摩:双手置于右下腹沿升结肠、横结肠、降结肠、乙状结肠方向按摩,每天1次,每次10~15分钟,早餐后30分钟,或排便前10分钟进行。

（3）合理搭配饮食,多进食水果、蔬菜等高纤维食物,饮水量每天大于1 500ml。

（4）服药无效,长时间便秘,粪便崁顿在肠内的患者可进行人工协助排便。

【健康宣教】

1. 少进食刺激、辛辣食物,多饮水。

2. 养成良好的排便、排尿习惯,适当进行相关肌肉训练。

3. 留置尿管患者注意多饮水,预防尿路感染。

4. 家属积极配合治疗,促进患者建立康复信心。

第十三节　呼　吸　障　碍

中枢神经系统的延髓和脑桥,具有吸气中枢、呼气中枢、呼吸调节中枢,它们密切协调,产生正常的呼吸节律。神经科常见的呼吸障碍一类是维持正常呼吸的泵结构发生障碍,另一类是呼吸道阻塞及肺循环障碍。

【病因】

呼吸驱动功能障碍多与大脑半球、脑干、脊髓、周围神经、神经肌肉接头和呼吸肌等部位受损有关,当这些部位因血管疾病、炎症、肿瘤或中毒而受到严重影响时,可引起中枢性呼吸障碍。此外,神经系统疾病常常并发非感染性急性肺损伤和下呼吸道感染,亦可导致呼吸障碍的发生。

【临床表现】

1. 肺衰竭　常见于呼吸道误吸反复发作引起的肺炎。

2. 泵衰竭　由于呼吸驱动力下降或呼吸肌无力引起。常见于呼吸中枢受累的中枢神经系统或脊髓前角、周围神经、神经 - 肌肉接头和致肌肉受累的脊髓、周围神经系统疾病。临床表现为呼吸困难、发绀、抽搐、精神异常甚至昏迷。呼吸泵衰竭时,可出现潮式呼吸、中枢神经源性过度呼吸、长吸气式呼吸、丛集式呼吸和共济失调式呼吸等节律异常性呼吸。

【处理原则】

1. 保证呼吸道通畅,及时建立人工气道,机械通气治疗。

2. 监测生命体征,控制感染。

3. 积极治疗原发病。

【护理评估】

1. 评估患者呼吸形式、频率、深度、节律和波形。

2. 评估患者生命体征、血氧饱和度、血气分析指标变化。

3. 评估患者意识水平,有无呼吸道梗阻。

4. 评估患者末梢循环情况,有无皮肤、黏膜、口唇、甲床发绀。

【护理问题】

1. 低效型呼吸型态　与呼吸驱动功能障碍导致的限制性通气有关。

2. 清理呼吸道无效　与神经系统受损导致咳嗽无效、不能或不敢咳嗽有关。

3. 有感染的危险　与呼吸道误吸反复发作引起的肺炎有关。

【护理目标】

1. 患者缺氧得到改善,呼吸道通畅。

2. 建立有效人工气道,及时清理呼吸道分泌物。

3. 机械通气治疗期间,有效防止呼吸机相关肺炎的发生。

【护理措施】

1. 病情观察　密切观察患者生命体征,尤其是呼吸的观察,注意呼吸的频率、胸廓的起伏,以及有无呼吸困难、心率加快、大汗等缺氧的症状,根据医嘱进行氧疗。

2. 清除呼吸道分泌物　吸痰时严格无菌操作,选择合适的吸痰管,吸引时间不超过 15 秒,吸痰过程中观察患者的面色、口唇以及末梢皮肤颜色。

3. 及时建立人工气道　当患者出现呼吸衰竭时,立即报告医生,并配合建立人工气道,必要时给予机械通气治疗。

（1）妥善固定,防止非计划性拔管,对于躁动或依从性差的患者,必要时给予适当的约束或给予药物镇静。

（2）保证人工气道的通畅,做好气道湿化,防止痰痂堵管。目前气道湿化最优方式为主动加温加湿的方式。

（3）机械通气的患者，预防呼吸机相关性肺炎，抬高床头约 30°；做好呼吸机外管路管理，定期按规定一次性处理或消毒后再用，集水管放在管路最低位，并及时倾倒。

（4）气管插管患者每 4~6 小时进行口腔护理；每 4 小时用气囊压力表监测气囊压力，保证压力在 25~30cmH$_2$O。有条件可选择带囊上吸引的导管，进行间断或持续声门下吸引。

（5）监测生命体征，根据血气分析及呼吸能力调整呼吸机参数，当患者具备完全自主呼吸及清理呼吸道能力后，循序渐进进行撤机，及早拔管。

【健康宣教】

1. 养成良好生活习惯，改正吸烟、嗜酒等不良嗜好。
2. 生活规律，情绪稳定；避免受凉感冒、过度疲劳，诱发疾病发作。
3. 积极配合进行呼吸训练，按时服药，定期复诊。

第四章 神经系统体格检查及常用评估工具

第一节 一 般 检 查

一、病史采集

（一）主诉（chief complaint）

患者在疾病过程中感受最痛苦的部分，主要包括症状、发病时间和变化情况。对于叙述凌乱的患者，医生进行归纳与分析。主诉是疾病定位和定性诊断的第一线索。

（二）现病史（history of present illness）

现病史是主诉的注释和延伸，包括发病后到本次就诊时症状发生、发展和演变的全过程，以及各种症状发生的时间关系和相互关联。病史采集过程中应重点询问以下问题：

1. 症状的发生情况　首发症状发生时间、起病方式（急性、亚急性或慢性；发作性、间歇性或周期性）和患者能够想到的可能原因和诱因。

2. 症状的特点　包括性质、部位、范围、严重程度。

3. 症状的发展和演变　症状加重、减轻或是无变化，以及症状加重或减轻的变化过程及其影响因素。

4. 伴随症状及其相互关联　主要症状之外的伴随症状的特点、发生时间及相互影响。

5. 既往诊治情况　包括病程各阶段的检查发现、曾经诊断、具体治疗方法及其疗效。

6. 与现病有关的躯体疾病情况　是否存在心、肝、肺、肾等其他重要脏器疾病，以及与现病发生、发展和变化的联系。

7. 病程中一般情况　饮食、大小便、睡眠、体重和精神状态等，对婴幼儿或者幼年起病的成人患者尚需了解发育情况。

（三）既往史（history of previous illness）

询问以往的健康水平及患过疾病，分析既往病史特点及与现在疾病的关系。应特别注意与神经系统疾病有关的病史，如心脑血管病、高血压、糖尿病、脑炎、结核病、风湿病、肿瘤、甲亢、血液病、中毒、头部外伤以及手术史。除了了解曾经明确诊断的疾病，还应注意询问曾经发生但未接受诊治的疾病表现。需对发生时间、详细过程和医疗处置情况加以记录。

药物也可以造成神经系统损害，应注意询问患者既往用药情况。如长期服用异烟肼可能引起周围神经病；碳酸锂可能导致震颤和共济失调；镇静剂可造成多种形式运动障碍。

（四）个人史（personal profile）

包括出生地、居住地、文化程度、职业、是否到过疫区、生活习惯和性格特点等。儿童患者应询问围生期、疫苗接种和生长发育的情况。对女性患者询问月经史和婚育史。

待建立信任后,需要详细询问家庭和职业场所可能接触的化学物质、嗜烟酒情况,是否有药物或毒物依赖、有无冶游史、是否过度应激等。

(五)家族史(family history)

许多神经系统疾病具有遗传性或与遗传有关,询问家族史对于确定诊断有重要价值。某些疾病,如癫痫,可能被视为家庭隐私。因此,应当谨慎接受患者对于类似疾病家族史的否认。应当询问和记录所有一级和二级亲属的年龄、死亡原因和任何有意义的神经系统疾病或躯体疾病。

二、神经系统体格检查

(一)一般情况

患者的一般检查内容包括发育、营养、意识状态、面容、体位、皮肤黏膜、浅表淋巴结等。

1. 发育 是指身高、体重、智力和第二性征与一定年龄是否相应来判断。正常人体型分为瘦长(无力)型、均衡(正力)型和矮胖(超力)型。

2. 营养 观察全身营养状况,依据皮肤、皮下脂肪与肌肉等分为良好、中等和不良;注意有无消瘦(体重低于正常人20%)、恶病质或明显肌肉萎缩,有无肥胖(体重超过正常人20%)或不均匀脂肪沉积。

3. 意识状态 是否意识清晰、能否配合检查、应答是否切题。

4. 面容 是否存在急性病容、慢性病容、二尖瓣狭窄面容、甲状腺功能亢进面容、肢端肥大面容、伤寒面容、脱水面容等。

5. 体位 活动是否自如,是否存在被动体位或强迫体位,如仰卧位、俯卧位、端坐位、侧卧位、辗转体位和角弓反张位等。

6. 皮肤与黏膜 皮肤是否有苍白、发红、发绀、黄染、色素沉着与色素脱失、湿疹等情况,是否存在出血点、紫癜、瘀斑或皮下血肿等情况,是否存在蜘蛛痣、水肿、皮下气肿等情况;皮肤湿度、弹性是否正常。

7. 浅表淋巴结 自上而下,左、右对比,有顺序地进行浅表淋巴结(耳前、耳后、乳突后、枕骨下区、颈后三角、颈前三角、锁骨上窝、腋窝、腹股沟和腘窝等)的检查。要注意其大小、数目、硬度、活动度、有无黏连与压痛,其表面皮肤有无红肿、瘢痕与瘘管等。

(二)精神状态

1. 行为和外表 行动增多或减少,衣着是否整洁,是否与年龄、性别、社会职业和环境相称。

2. 言语交流 交流是否正常进行,言语是否减少或被动,语速是否增快或减慢,言语内容是否缺乏中心或脱离交谈目标。

3. 情绪变化 是否存在欣快、易激惹、沉默、哭泣或愤怒等情绪,情绪反应是否与交谈内容协调或不稳定。

4. 感知和思维 是否有错觉、幻觉、妄想和疑病观念。

(三)头部和颈部

1. 头颅 观察有无头颅畸形(如小颅、尖颅、方颅、巨颅、长颅或变形颅),有无颅骨内陷,有无局部肿块或压痛;婴幼儿需要检查囟门张力,颅缝有无分离,头皮静脉有无怒张。

2. 面部 注意有无面部发育异常、血管痣、皮脂腺瘤、皮下组织萎缩、角膜缘色素环、眼睑水肿、眼球突出、眼球下陷、巩膜黄染、结膜充血、口唇疱疹、外耳道分泌物及鼻窦和乳突压痛等。

3. 颈部 注意有无头部活动受限或不自主运动。头位异常可见于痉挛性斜颈和强迫头位。

4. 脊柱 有无畸形、侧弯、棘突偏歪、触痛和叩击痛,活动是否受限,软组织有无红肿,有无异常皮毛。

第二节 脑神经功能检查

脑神经共 12 对,分别为:Ⅰ嗅神经、Ⅱ视神经、Ⅲ动眼神经、Ⅳ滑车神经、Ⅴ三叉神经、Ⅵ外展神经、Ⅶ面神经、Ⅷ前庭蜗神经、Ⅸ舌咽神经、Ⅹ迷走神经、Ⅺ副神经、Ⅻ舌下神经。

一、嗅神经

一般先询问患者有无主观嗅觉障碍,观察鼻腔是否通畅,然后嘱患者闭目,闭塞其一侧鼻孔,将装有香水、松节油、薄荷水等挥发性气味、但无刺激性液体的小瓶,或牙膏、香皂、樟脑等,置于患者另一侧鼻孔下,嘱其说出闻到的气味或物品的名称。然后再按同样方法检查对侧。结果有正常、减退、丧失。嗅觉正常时可正确区分各种测试物品的气味,否则为嗅觉丧失,又可分为单侧或双侧嗅觉丧失。嗅觉丧失常由鼻腔病变引起,如感冒、鼻炎等,多是双侧性。在无鼻腔疾病的情况下,单侧嗅觉减退或缺失更有临床意义,多为嗅球或嗅丝损害,可见于前颅凹骨折、嗅沟脑膜瘤等。嗅觉减退尚可见于老年帕金森病患者。在颞叶海马回遭受病变刺激时则可出现幻嗅。嗅觉过敏多见于癔症。

二、视神经

视神经的检查包括视力、视野、眼底的检查。

（一）视力

1. 远视力检查 通常采用国际标准视力表,自上而下分为 12 行,受试者距视力表 5m,按视标大小相对应的视力以小数记录。如果受试者不能看清最大视标,嘱其走近视力表,直至能看清为止,并记录被检眼与视力表的距离,按如下公式计算视力:视力 =0.1 × 被检眼与视力表的距离（m）/5。

2. 近视力检查 采用标准近视力表,被检眼距视标 30cm 测定,自上而下逐行认读视标,直至不能分辨的一行为止,前一行标明的视力即代表患者的实际视力。正常视力在 1.0 以上,小于 1.0 即为视力减退。若在视力表前 1m 处仍不能识别最大视标,可从 1m 逐渐移近辨认检查者的指数或手动,记录指数（CF）或手动（HM）/ 距离表示视力。如不能辨认眼前手动,可用手电筒照射眼,记录看到光亮为光感,光感消失为失明。

（二）视野

是双眼平视前方固定不动时所能看到的空间范围,分为中心视野和周边视野。中心视野应用平面视野计检查。周边视野有如下两种检查方法:

1. 手动粗略测试法 嘱患者背光与检查者相距约 1m 相对而坐,测试其左眼时,检查者遮盖左眼,互相直视,检查者用示指或视标在与患者间等距离处分别由颞上、颞下、鼻上、鼻下从外周向中央移动,嘱患者看到后告知,与检查者的正常视野范围相比较,判断患者是否存在视野缺损。

2. 周边视野计精确测试法　常采用弓形视野计,受检眼注视视野计中心白色固定点,另一眼盖以眼罩,通常先用 3~5mm 直径白色视标,沿金属板的内面在各不同子午线上由中心注视点向外移动,直到患者看不见视标为止,或由外侧向中心移动直至患者能看见视标为止,将测定的视野记录在视野表上。以此方法每转动视野计 30° 检查 1 次,最后把视野表上所记录的各点以连线连接起来,即该眼视野的范围。正常单眼视野范围大约颞侧 90°,下方 70°,鼻侧和上方各 60°。

（三）眼底

1. 视盘　观察形态、大小、色泽、隆起和边缘情况。正常呈圆形或椭圆形,直径 1.5mm,边缘整齐,色浅红。

2. 黄斑　位于视盘颞侧,距视盘约 3mm 处稍偏下,直径约 1.5mm。正常黄斑较眼底其他部分色泽较深,周围有一闪光晕轮,中央一明亮反光点,称为中央凹反光。

3. 视网膜　正常呈粉红色。观察有无渗出物、出血、色素沉着及剥离等。

4. 视网膜血管　包括视网膜中央动脉和静脉。正常血管走行呈自然弯曲,动静脉管径之比约为 2：3,无动静脉交叉压迹。观察有否动脉狭窄、静脉淤血、动静脉交叉压迹。

三、动眼、滑车、展神经

此三条神经共同管理眼球运动,故同时检查。

（一）眼裂和眼睑

嘱患者双眼平视前方,观察两侧是否对称,有无增宽或变窄,上睑有无下垂。

（二）眼球

1. 眼球位置　观察有无突出或内陷,是否存在斜视或偏斜。

2. 眼球运动　嘱患者向各个方向转动眼球,然后在不转动头部的情况下注视置于患者眼前 30cm 处的检查者示指,向左、右、上、下、右上、右下、左上、左下八个方向移动。最后检查辐辏运动。分别观察两侧眼球向各个方向活动的幅度,正常眼球外展时角膜外缘到达外眦角,内收时瞳孔内缘抵上下泪点连线,上视时瞳孔上缘至上睑缘,下注视时瞳孔下缘达下睑缘。有无向某一方向运动障碍,如果不能移动到位,应记录角膜缘（或瞳孔缘）与内、外眦角（或睑缘）的距离。注意两侧眼球向各个方位注视时是否同步协调,有无复视。若有复视,应记录复视的方位、实像与虚像的位置关系。

3. 眼球震颤　分为水平性、垂直性、斜向性、旋转性和混合性。根据移动形式可分为摆动性（往复速度相同）、冲动性（往复速度不同）和不规则性（方向、速度和幅度均不恒定）。观察有无震颤并记录方向和形式。

（三）瞳孔

1. 正常瞳孔　呈圆形,边缘整齐,直径 3~4mm,双侧等大。< 2mm 为瞳孔缩小,大于 5mm 为瞳孔扩大。

2. 对光反射　用电筒从侧面照射瞳孔,正常即刻可见瞳孔缩小。照射侧瞳孔缩小为直接对光反射,对侧瞳孔同时缩小为间接对光反射,应分别记录。

3. 调节和辐辏反射　嘱患者注视正前方约 30cm 处检查者的示指,然后迅速移动至患者鼻根部,正常时可见双瞳孔缩小（调节反射）和双眼内聚（辐辏反射）。

四、三叉神经

(一)感觉功能

用针、棉絮和盛冷、热水的玻璃试管测试面部皮肤的痛觉、触觉和温度觉,注意两侧对比,评价有无感觉过敏、感觉减退或消失,并划出感觉障碍的分布区域,判断是三叉神经周围支配区域的感觉障碍还是核性感觉障碍。尚有用棉签轻触口腔黏膜(颊、腭、舌前 2/3)检查一般感觉。

(二)运动功能

观察两侧颞部和颌部的肌肉有无萎缩,嘱患者做咀嚼动作,以双手指同时触摸颞肌或咬肌,体会其收缩力量的强弱并左右比较。其后患者张口,以上下门齿的中缝线为标准,观察下颌有无偏斜。若存在偏斜,应以下门齿位移多少(半个或 1、2 个齿位)标示。一侧三叉神经运动支病变时,病侧咀嚼肌的肌力减弱,张口下颌偏向患侧,病程较长时可能出现肌肉萎缩。

(三)反射

1. 角膜反射 双眼向一侧注视,检查者以捻成细束的棉絮由侧方轻触其注视方向对侧的角膜,避免触及睫毛、巩膜。正常反应为双侧的瞬目动作,触及角膜侧为直接角膜反射,未触及侧为间接角膜反射。角膜反射通过三叉神经眼支的传入,中枢在脑桥,经面神经传出,反射径路任何部位病变均可使角膜反射减弱或消失。

2. 下颌反射 患者微张口,检查者将拇指置于患者下颏正中,用叩诊锤叩击拇指背。下颌反射的传入和传出均经三叉神经的下颌支,中枢在脑桥。正常反射动作不明显,阳性反应为双侧颞肌和咬肌的收缩,使张开的口闭合,见于双侧皮质脑干束病变。

五、面神经

(一)运动功能

观察两侧额纹、眼裂和鼻唇沟是否对称,有无一侧口角低垂或歪斜。皱眉、闭眼、示齿、鼓腮、吹哨等动作,能否正常完成及左右是否对称。一侧面神经周围性(核或核下性)损害时,病灶侧所有面部表情肌瘫痪,表现为额纹消失或变浅、皱额抬眉不能、闭眼无力或不全、鼻唇沟消失或变浅,不能鼓腮和吹哨,示齿时口角歪向健侧。中枢性(皮质脑干束)损害时仅表现病灶对侧眼裂以下面肌瘫痪。检查时应特别注意鉴别。

(二)味觉

准备糖、盐、奎宁和醋酸溶液,嘱患者伸舌,检查者用棉签依次蘸取上述溶液涂在舌前部的一侧,为了防止溶液流到对侧或舌后部,患者辨味时舌部不能活动,仅用手指出预先写在纸上的甜、咸、酸、苦四字之一。每测试一种溶液后用清水漱口。舌两侧分别检查并比较。一侧面神经损害时同侧舌前 2/3 味觉丧失。

六、前庭蜗神经

(一)耳蜗神经

1. 粗测法 棉球塞住一耳,用语音、机械表音或音叉振动音测试另一侧耳听力,由远及近至能够听到声音为止,记录其距离。再用同法测试对侧耳听力。双耳对比,并与检查者比较。如果发现听力障碍,应进一步行电测听检查。

2. 音叉试验　常用 C_{128} 或 C_{256} 的音叉检测

（1）Rinne 试验：将振动的音叉柄置于耳后乳突上（骨导）。至听不到声音后再将音叉移至同侧外耳道口（与其垂直）约 1cm（气导）。正常情况下，气导时间比骨导时间（气导＞骨导）长 1~2 倍，称为 Rinne 试验阳性。传导性耳聋时，骨导＞气导，称为 Rinne 试验阴性；感音性耳聋时，虽然气导＞骨导，但气导和骨导时间均缩短。

（2）Weber 试验：将振动的音叉柄放在前额眉心或颅顶正中。正常时两耳感受到的声音相同。传导性耳聋时患侧较响，称为 Weber 试验阳性；感音性耳聋时健侧较响，称为 Weber 试验阴性。

（3）Schwabach 试验：比较患者和检查者骨导音响持续的时间。传导性耳聋时间延长，感音性耳聋时间缩短。

（二）前庭神经

为前庭系统的周围部分，其感受器位于半规管壶腹嵴、椭圆囊及球囊的囊斑，功能较复杂，涉及躯体平衡、眼球运动、肌张力维持、体位反射和自主神经功能调节等。前庭神经病变时主要表现眩晕、呕吐、眼球震颤和平衡失调，检查时应重点注意。

1. 平衡功能　前庭神经损害时表现平衡障碍，患者步态不稳，常向患侧倾倒，转头及体位变动时明显。Romberg 试验：闭目双足并拢直立至少 15 秒，依次转 90°、180°、270°、360°，再重复 1 次，身体向一侧倾斜（倒）为阳性。前庭神经病变倾倒方向恒定于前庭功能低下侧。

2. 眼球震颤　前庭神经病变时可出现眼球震颤，眼震方向因病变部位和性质而不同。

3. 星形步态及偏斜试验　闭目迈步前进、后退各 5 步共 5 次，观察步态有无偏斜及其方向和程度。正常人往返 5 次后不见偏斜，或不固定轻度偏右或偏左，其角度不超过 10°~15°，前庭神经病变，恒定偏向功能低下侧。

4. 诱发试验

（1）旋转试验：患者坐转椅中，闭目，头前倾 30°（测水平半规管），先将转椅向右（顺时针）以 2 秒 1 周的速度旋转 10 周后突然停止，并请患者立即睁眼注视前方。正常可见水平冲动性眼震，快相和旋转方向相反，持续 20~40 秒，如果小于 15 秒提示半规管功能障碍。间隔 5 分钟后再以同样方法向左旋转（逆时针），观察眼震情况。正常时两侧眼震持续时间之差应小于 5 秒。

（2）冷热水试验即 Barany 试验：检查患者无鼓膜破损方可进行本试验。用冷水（23℃）或热水（47℃）0.2~2ml 注入一侧耳道，至引发眼球震颤时停止注入。正常情况下眼震持续 1.5~2.0 分钟，注入热水时眼震快相向注入侧，注入冷水时眼震快相向对侧。半规管病变时眼震反应减弱或消失。

七、舌咽、迷走神经

舌咽、迷走神经的解剖和生理关系密切，通常同时检查。

（一）运动功能

询问患者有无吞咽困难、饮水呛咳、鼻音或声音嘶哑。嘱患者张口发"啊"音，观察双侧软腭位置是否对称及动度是否正常，悬雍垂是否偏斜。一侧舌咽和迷走神经损害时，病侧软腭位置较低、活动度减弱，悬雍垂偏向健侧。

（二）感觉功能

用棉签轻触两侧软腭、咽后壁、舌后 1/3 黏膜检查一般感觉，舌后 1/3 味觉检查方法同面神经的味觉检查法。

（三）咽反射

嘱患者张口发"啊"音，用棉签轻触两侧咽后壁黏膜，引起作呕及软腭上抬动作，反射传入和传出均经舌咽及迷走神经，中枢在延髓。观察并比较刺激两侧咽后壁时引出的反射活动，舌咽和迷走神经周围性病变时患侧咽反射减弱或消失。

八、副神经

副神经支配胸锁乳突肌和斜方肌的随意运动。一侧胸锁乳突肌收缩使头部转向对侧，双侧同时收缩使颈部前屈；一侧斜方肌收缩使枕部向同侧倾斜，抬高和旋转肩胛并协助上臂上抬，双侧收缩时头部后仰。

首先观察患者有无斜颈或垂肩，以及胸锁乳突肌和斜方肌有无萎缩。然后嘱患者做转头和耸肩动作，同时施加阻力以测定胸锁乳突肌和斜方肌的肌力，并左右比较。

九、舌下神经

舌下神经支配所有舌外和舌内肌群的随意运动。观察舌在口腔内的位置、形态以及有无肌纤维颤动。然后嘱患者伸舌，观察有无向一侧的偏斜、舌肌萎缩。最后患者用舌尖分别顶推两侧口颊部，检查者用手指按压腮部测试其肌力强弱。一侧舌下神经周围性病变时，伸舌偏向患侧，可有舌肌萎缩及肌纤维颤动。

一侧舌下神经核上性病变时，伸舌偏向病灶对侧，无舌肌萎缩和肌纤维颤动。双侧舌下神经病变时舌肌完全瘫痪而不能伸舌。

第三节　运动神经功能检查

运动基本上是四肢及躯干的骨骼肌功能，运动系统检查包括肌肉容积、肌张力、肌力、共济运动、不自主运动、姿势及步态等。

一、肌肉容积

观察肌肉有无萎缩或假性肥大。选择四肢对称点用软尺测量肢体周径，以便左右比较和随访观察。如发现肌肉萎缩或肥大，应记录其部位、分布和范围，确定是全身性、偏侧性、对称性还是局限性，是限于某周围神经支配区，还是限于某个关节活动范围。如果可能，应确定具体受累的肌肉或肌群。右利手者，右侧肢体比左侧略粗，一般不超过 2cm，且活动正常。

二、肌张力

肌张力是指肌肉在静止松弛状态下的紧张度。检查时，根据触摸肌肉的硬度和被动活动的阻力进行判断。肌张力降低时，肌肉松弛，被动活动时的阻力减低，关节活动范围增大。见于肌肉、周围神经、脊髓前角和小脑等病变。肌张力增高时，肌肉较硬，被动活动时阻力增加。根据肢体被动活动时的阻力情况可分为折刀样肌张力增高、铅管样肌张力增高和齿轮样肌张力增高。锥体束损害时表现上肢屈肌和下肢伸肌的张力明显增高,被动活动开始时阻力大,终末时突然变小,称为折刀样肌张力增高;锥体外系病变时,表现肢体伸肌和屈肌的张力均增高,整个被动活动过程中遇到的阻力是均匀一致的,名为铅管样肌张力增高;如果同时存在肢体震颤,则肢体被动活动过程中出现规律间隔的短时停顿,犹如两个齿轮镶嵌转动,称为齿轮样肌张力增高。

三、肌力

肌力是主动运动时肌肉产生的收缩力。通常观察患者随意运动的速度、幅度和耐久度等一般情况,后嘱患者做某种运动并施以阻力,测试肌力大小;或让患者维持某种姿势,检查者用力使其改变,判断肌力强弱。如果不能抗阻力,可让患者做抗引力动作,抬起肢体的高度或角度;若抗引力动作也不能进行,则应观察肢体在有支持的平面上运动程度。检查肌力时应左右对比较为客观,尚需注意右利或左利的影响,两侧肢体(特别是上肢)肌力强弱存在正常差异。

(一)肌力分级

是受试者主动运动时肌肉所产生的收缩力。一般以关节为中心检查肌群的伸、屈、外展、内收、旋前和旋后等功能。肌力检查方法让被检查者做肢体关节部分的伸屈动作。检查者从相反的方向测试被检查者对阻力的克服力量(表 1-3-3)。

(二)肌群肌力检查

一般以关节为中心检测肌群的伸屈、外展、内收、旋前、旋后等力量,临床常用的检查方法见表 1-4-1。

表 1-4-1　肌群肌力检查

部位	检查方法
肩	外展、内收
肘	屈、伸
腕	屈、伸
指	屈、伸、外展、内收
髋	屈、伸、外展、内收
膝	屈、伸
踝	背屈、跖屈
趾	背屈、跖屈
躯干	不借助上肢活动,仰卧位抬头和肩,测试腹肌收缩力;俯卧位抬头和肩,测试脊柱旁肌肉的收缩力

俯卧位抬头和肩时应左右对比较为客观,尚需注意右利或左利的影响。

(三)单块肌肉肌力检查

各块肌肉的肌力可选用其相应的具体动作来检测(表 1-4-2)。并非对每一位患者均要测试所有肌肉的肌力,需针对病情选择重点检查。

表 1-4-2　单块肌肉肌力检查

肌肉	脊髓节段	神经	功能	检查方法
冈上肌	C_{4-5}	肩胛上神经	上臂外展	上臂取垂直位外展,并施加阻力
冈下肌	C_{5-6}	肩胛上神经	上臂外展	上臂垂直,屈肘90°。上臂用力外旋,将前臂向内侧推
前锯肌	C_{5-7}	胸长神经	肩胛下角外展和向前	伸臂前推,施以阻力,患侧渐渐离开胸壁呈现翼状肩胛
背阔肌	C_{6-8}	胸背神经	上臂内收、伸直和内旋	上臂自水平外展位向下用力,并施加阻力
胸大肌	$C_5 \sim T_1$	胸前神经	上臂内收、屈曲和内旋	臂部向前平伸,将臂部向外侧推
三角肌	C_{5-6}	腋神经	上臂外展	上臂水平外展位,将肘部向下压
肱二头肌	C_{5-6}	肌皮神经	前臂屈曲和外旋	肘部屈曲、前臂外旋位,使其伸直
肱三头肌	C_{7-8}	桡神经	前臂伸直	肘部伸直位,将其屈曲
肱桡肌	C_{5-6}	桡神经	前臂屈曲和内旋	前臂旋前后屈肘,并施加压力
旋前圆肌	C_{6-7}	正中神经	前臂旋前	肘部半屈,前臂内旋,施加压力
腕伸肌	C_{6-8}	桡神经	腕部伸直	腕部背屈位,自手背向下压
指总伸肌	C_{6-8}	桡神经	示指至小指的掌指关节伸直	前臂旋前位,维持指部伸直,在近段指节处下压
拇长伸肌	C_{7-8}	桡神经	拇指远端指节伸直	伸直拇指远端指节,并施加阻力
拇短伸肌	C_{7-8}	桡神经	拇指远端指节伸直	伸直拇指远端指节,并施加阻力
拇长展肌	C_{7-8}	桡神经	拇指外展	拇指外展,在第一掌骨予阻力
桡侧腕屈肌	C_{6-7}	正中神经	腕屈曲和外展	腕屈曲,在桡侧掌部施压
尺侧腕屈肌	$C_7 \sim T_1$	尺神经	腕屈曲和内收	腕屈曲,在尺侧掌部施压
指浅屈肌	$C_7 \sim T_1$	正中神经	示指至小指的近端指间关节屈曲	屈曲中段指节,并施加阻力
指深屈肌	$C_7 \sim T_1$	正中(示、中指)、尺(无名、小指)神经	远端指间关节屈曲	屈曲中段指节,并施加阻力
拇长屈肌	C_{6-8}	正中神经	拇指远端指节屈曲	屈曲拇指远端指节,并施加阻力

续表

肌肉	脊髓节段	神经	功能	检查方法
拇短屈肌	$C_8 \sim T_1$	正中、尺神经	拇指近端指节屈曲	屈曲拇指近端指节,并施加阻力
对掌拇肌	C_{6-7}	正中神经	第一掌骨向掌前转动	各指尖关节伸直,拇指和无名指远端指节掌侧互相贴紧,并将其分开
蚓状肌	$C_7 \sim T_1$	正中神经(示、中指)尺神经(无名、小指)	指间关节伸直	近端指间关节伸直,并施加阻力
手背侧骨间肌	$C_8 \sim T_1$	尺神经	手指分开(拇指和小指除外)	手指伸直并分开,检查者将中间三指聚拢
手掌侧骨间肌	$C_8 \sim T_1$	尺神经	手指聚拢(拇指除外)	伸直的手指夹住纸条,将其拉出
小指展肌	$C_8 \sim T_1$	尺神经	小指外展	伸直的小指外展,并施加阻力
髂腰肌	L_{1-3}	腰丛、股神经	髋部屈曲	仰卧、屈膝、屈髋,并施加阻力
股四头肌	L_{2-4}	股神经	膝关节屈伸直	仰卧、屈膝,施予屈曲
股内收肌群	L_{2-5}	闭孔、坐骨神经	股部内收	仰卧,伸直下肢,两膝并拢,将其分开
臀中、臀小肌	$L_4 \sim S_1$	臀上神经	股外展和内旋	仰卧,伸直下肢,分开两膝,使其并拢
臀大肌	$L_4 \sim S_2$	臀下神经	髋部伸直	仰卧,下至伸直,抬高下肢,并施加阻力
胫前肌	L_{4-5}	腓深神经	足背屈	维持足部背曲,将足背下压
拇长伸肌	$L_4 \sim S_1$	腓深神经	拇趾和足的背屈	足部固定于中间位,背屈足趾,并施加阻力
趾长伸肌	$L_4 \sim S_1$	腓深神经	第2~5足趾和足的背屈	足部固定于中间位,背屈足趾,并施加阻力
腓肠肌、比目鱼肌	$L_5 \sim S_2$	胫神经	足部趾屈	膝伸直,足部趾屈,并施加压力
蹈长屈肌	$L_5 \sim S_2$	胫神经	蹈趾趾屈	足部固定于中间位,蹈趾趾屈,在蹈趾远端趾节施加压力
趾长屈肌	$L_5 \sim S_2$	胫神经	足趾趾屈	足部固定于中间位,足趾趾屈,并施加阻力
胫后肌	$L_5 \sim S_1$	胫神经	足部内翻	足部趾屈位,内旋足部,在足内缘施加阻力

续表

肌肉	脊髓节段	神经	功能	检查方法
腓骨肌群	$L_4{\sim}S_1$	腓神经	足部外翻	足部趾屈位,外旋足部,在足外缘施加阻力
股二头肌	$L_5{\sim}S_2$	坐骨神经	膝部屈曲	仰卧位,维持膝部屈曲,向足侧方向推小腿

（四）轻瘫试验

对轻度瘫痪用一般方法不能确定时,可进行下述试验。

1. 上肢　①上肢平伸或手旋前试验,双上肢平伸,掌心向下,持续数分钟后轻瘫侧上肢逐渐下垂及旋前;②分指试验:手指分开伸直,双手相合,数秒钟后轻瘫侧手指逐渐并拢屈曲;③数指试验:手指全部屈曲或伸直,然后依次伸直或屈曲,做计数动作,轻瘫侧动作笨拙或不能;④环指试验:患者拇指分别与其他各指组成环状,检查者以一手指穿入环内快速将其分开,测试各指肌力。

2. 下肢　①外旋征,仰卧,双下肢伸直,轻瘫侧下肢呈外旋位;② Mingazini 试验:仰卧,双下肢膝、髋关节均屈曲成直角,数十秒钟后轻瘫侧下肢逐渐下垂;③ Barre（a）试验或膝下垂试验:俯卧,维持双膝关节屈曲 90°,持续数十秒钟后轻瘫侧小腿逐渐下落;④ Barre（b）试验或足跟抵臀试验:俯卧,尽量屈曲膝部,使双侧足跟接近臀部,轻瘫侧不能抵近臀部。

四、共济运动

任何动作的准确完成要在动作的不同阶段担任主动、协同、拮抗和固定作用的肌肉密切协调参与,协调作用障碍造成动作不准确、不流畅以至不能顺利完成时,称为共济失调。主要见于小脑半球或其与额叶皮质间的联系损害、前庭系统病变以及深感觉传导路改变。此外,视觉障碍、肌张力改变等也可以影响动作协调和顺利完成。

一般观察观察患者穿衣、扣纽扣、取物、写字、站立和步态等动作的协调准确性。主要检查如下:

（一）指鼻试验

嘱患者外展伸直一侧上肢,以示指尖触摸自己的鼻尖,先睁眼后闭眼重复相同动作。注意比较两侧上肢的动作。小脑半球病变时,患侧指鼻不准,接近鼻尖时动作变慢,并可出现动作性震颤,睁、闭眼无明显差别。感觉性共济失调引起的指鼻不准在睁眼和闭眼时有很大差别,睁眼时动作稳准,闭眼时很难完成动作。

（二）过指试验

患者上肢向前平伸,示指掌面触及检查者固定不动的手指,然后维持上肢伸直并抬高,使示指离开检查者手指至一定高度的垂直位置,再次下降至检查者手指上。先睁眼后闭眼重复相同动作,注意睁、闭眼动作以及两侧动作准确性的比较。前庭性共济失调者,双侧上肢下落时示指均偏向病变侧;小脑病变者,患侧上肢向外侧偏斜,深感觉障碍者,闭眼时不能触及目标。

（三）轮替试验

观察患者快速、往复动作的准确性和协调性:①前臂的旋前和旋后,嘱患者用手掌和手背快速交替接触床面或桌面；②伸指或握拳，快速交替进行。小脑性共济失调患者动作缓慢、节律不匀和不准确。

（四）跟膝胫试验

嘱患者仰卧，抬高一侧下肢，屈膝后将足跟置于对侧膝盖上，然后贴胫骨前缘向下移动至踝部。小脑性共济失调患者抬腿和触膝时动作幅度大，不准确，贴胫骨下移时摇晃不稳。感觉性共济失调患者难以准确触及膝盖，下移时不能保持和胫骨接触。

（五）反跳试验

嘱患者用力屈肘，检查者握其腕部向相反方向用力，随即突然松手，正常人因为对抗肌的拮抗作用而使前臂屈曲迅速终止，阳性表现为患者的力量使前臂或掌部碰击到自己身体，可见于小脑病变患者。

（六）平衡性共济失调试验

1. 闭目难立征即昂伯征　双足跟及足尖并拢直立，双手向前平伸，先睁眼后闭眼，观察其姿势平衡。睁眼时能保持稳定的站立姿势，而闭目后站立不稳，称 Romberg 征阳性，见于感觉性共济失调。小脑性共济失调患者无论睁眼还是闭眼都站立不稳。一侧小脑病变或前庭病变时向病侧倾倒，小脑蚓部病变时向后倾倒。

2. 仰卧 - 坐起试验　不能借助手支撑，由仰卧位坐起。正常人于屈曲躯干的同时下肢下压，而小脑性共济失调患者在屈曲躯干的同时髋部也屈曲，双下肢抬离床面，无法完成坐起动作，称联合屈曲现象。

五、不自主运动

不自主地出现一些无目的异常运动，注意其形式、部位、程度、规律和过程，以及与活动、情绪、睡眠、气温等的关系。临床常见的如下：

1. 痉挛和抽动　痉挛是肌肉或肌群间歇或持续的不随意收缩，呈阵挛性或强直性。可以是全身的或局部的。抽动为单一或多块肌肉的快速收缩动作，可固定于一处或游走性，甚至多处出现，如挤眉、努嘴、耸肩等。

2. 震颤　不自主的节律性振动。静止性震颤见于旧纹状体损害（如震颤性麻痹），运动性震颤见于小脑病变。

3. 舞蹈样动作　无目的、无定型、突发、快速、粗大的急跳动作，为新纹状体病损引起。

4. 手足徐动　肢体远端游走性肌张力增高和降低动作，呈现缓慢的扭转样蠕动。典型表现为手指或足趾间歇、缓慢的扭转动作，为基底节损害的一种表现。

5. 其他　扭转痉挛是肌肉异常收缩引起缓慢扭转样不自主运动，表现为躯干和肢体近端扭转。偏身投掷运动，为肢体近端粗大的无规律投掷样运动，见于侧丘脑底核损害。

六、姿势和步态

观察患者卧、坐、立和行走的姿势，可能发现对于诊断有价值的线索；步态检查可嘱患者按指令行走、转弯和停止，注意其起步、抬足、落足、步幅、步基、方向、节律、停步和协调动作的情况。根据需要尚可进行足跟行走、足尖行走和足跟挨足尖呈直线行走。常见步态异常如下：

1. 痉挛性偏瘫步态　上肢内收旋前，指、腕、肘关节屈曲，行走时下肢伸直向外、向前呈划圈动作，足内翻，足尖下垂。见于一侧锥体束病变。

2. 痉挛性剪式步态 双下肢强直内收,行走时两足向内交叉前进,形如剪刀样。常见于脊髓横贯性损害或两侧大脑半球病变。

3. 蹒跚步态 又称共济失调步态。站立两足分开,行走时步基增宽,左右摇晃,前扑后跌,不能走直线,犹如醉酒者,故又称"醉汉步态"。见于醉酒(可在窄基底面上行走短距离并保持平衡,有别于小脑病变)、小脑或深感觉传导径路病变(看地慢行,闭目不能行走为特点)。

4. 慌张步态 走时躯干前倾,碎步前冲,双上肢缺乏联带动作,起步和止步困难。由于躯干重心前移,致患者行走时往前追逐重心,小步加速似慌张不能自制,又称"前冲步态"。见于帕金森病。

5. 摇摆步态 由于骨盆带肌群和腰肌无力,行走缓慢,腰部前挺,臀部左右摇摆,像鸭子走路又称鸭步。见于肌营养不良症。

6. 跨阈步态 足尖下垂,行走时为避免足趾摩擦地面,需过度抬高下肢,如跨越门槛或涉水时之步行姿势。见于腓总神经病变。

7. 癔症步态 表现奇特,不恒定易变,步态蹒跚,向各方向摇摆,欲跌倒状而罕有跌倒。见于癔症等心因性疾病。

第四节 感觉神经功能检查

感觉是感受器受到刺激在脑中的综合反应,包括特殊感觉(嗅、视、味、听)和一般感觉两大项,这里限于躯体的一般感觉。感觉系统检查的主观性强,受理解能力、文化教育程度、年龄等影响。因此,检查前应耐心向患者解释检查目的、过程和要求,以取得患者的充分合作。检查必须在安静环境中进行,使患者能够全神贯注,认真回答对各种刺激的感受。检查过程中应嘱患者闭目,切忌暗示性提问,以避免影响患者的真实性感受。检查时应注意左右、上下、远近端等的对比,以及不同神经支配区的对比。痛觉检查应先由病变区开始,向正常区移行(如感觉过敏则应由健区向病变区检查)。先查出大概范围,再仔细查出感觉障碍的界限,并应准确画图记录其范围,必要时需多次复查核实。检查结果以正常、减弱、消失、过敏等表示。

一、浅感觉

1. 触觉 用一束棉絮轻触皮肤或黏膜,询问是否察觉及感受的程度。也可嘱患者说出感受接触的次数。

2. 痛觉 用大头针轻刺皮肤,询问有无疼痛以及疼痛程度。如果发现局部痛觉减退或过敏,嘱患者比较与正常区域差异的程度。

3. 温度觉 用盛冷水(5~10℃)和热水(40~45℃)的玻璃试管分别接触皮肤,嘱患者报告"冷"或"热"。

二、深感觉

1. 运动觉 患者闭目,检查者用手指轻轻夹住患者指、趾的两侧,向上、向下移动5°左右,嘱其说出移动的方向。如果患者判断移动方向有困难,可加大活动的幅度,再试较大的关节,如腕、肘、踝和膝关节等。

2. 位置觉 患者闭目,检查者移动患者肢体至特定位置,嘱患者报告所放位置,或用对侧肢体模仿移动位置。

3. 振动觉 将振动的音叉(128Hz)柄置于患者骨隆起处,如足趾、内踝、外踝、胫骨、髌骨、髂棘、手指、尺骨茎突、桡骨茎突、肋骨、脊椎棘突、锁骨和胸骨等部位,询问有无振动的感觉,注意感受的程度和时限,两侧对比。

4. 压觉 用手指或钝物(如笔杆)轻触或下压皮肤,让患者鉴别压迫的轻重。

三、复合感觉

1. 实体觉 患者闭目,用单手触摸常用熟悉的物体,如钢笔、钥匙、纽扣、硬币或手表等,说出物体的大小、形状和名称。

2. 定位觉 患者闭目,用竹签轻触患者皮肤,让患者用手指出触及的部位。正常误差在 1.0cm 以内。

3. 两点分辨觉 患者闭目,用分开一定距离的钝双脚规接触皮肤。如果患者能感受到两点时再缩小间距。直到感受为一点为止,此前 1 次的结果即为患者能分辨的最小两点间距离。正常值:指尖 2~4mm,指背 4~6mm,手掌 8~12mm,手背 2~3cm,前臂和小腿 4cm,上臂和股部 6~7cm,前胸 4cm,背部 4~7cm,个体差异较大,注意两侧对比。

4. 图形觉 患者闭目,用竹签在患者的皮肤上画各种简单图形,如圆形、四方形、三角形等,请患者说出所画图形。

5. 重量觉 用重量不同(相差 50% 以上)的物体先后放入一侧手中,说出区别。有深感觉障碍时不做此检查。

第五节 反射功能检查

神经系统检查中,反射检查的结果比较客观,较少受到意识状态和意志活动的影响,但仍需患者保持平静和肌肉松弛,以利反射的引出。根据反射改变分为亢进、增强、正常、减弱、消失和异常反射。

一、深反射

深反射又称腱反射,检查结果可用消失(−)、减弱(+)、正常(++)、增强(+++)、亢进(++++)、阵挛(+++++)来描述。

1. 肱二头肌腱反射 患者坐位或卧位,肘部半屈,检查者将左手拇指或中指置于患者肱二头肌腱上,右手持叩诊锤叩击手指。反射活动表现为肱二头肌收缩,前臂屈曲。

2. 肱三头肌腱反射 患者坐位或卧位,肘部半屈,检查者以左手托住其肘关节,右手持叩诊锤叩击鹰嘴上方的肱三头肌腱。反射活动表现为肱三头肌收缩,前臂伸展。

3. 桡骨膜反射 患者坐位或卧位,肘部半屈,前臂略外旋,检查者用叩诊锤叩击其桡骨下端或茎突。反射活动表现为肱桡肌收缩,肘关节屈曲,前臂旋前,有时伴有手指屈曲动作。

4. 膝反射 患者坐位时膝关节屈曲 90°,小腿自然下垂,或仰卧位,检查者左手托其膝后使膝关节成 120° 屈曲。叩诊锤叩击膝盖下方的股四头肌肌腱。反射活动表现为股四头肌收缩,小腿伸展。

5. 踝反射　患者仰卧位或俯卧位,屈膝90°;或跪于椅面上,双足距凳约20cm。检查者左手使其足背屈,右手持叩诊锤叩击跟腱,反射活动表现为腓肠肌和比目鱼肌收缩,足跖屈。

6. 阵挛　是腱反射极度亢进的表现,正常时不出现,主要见于锥体束病变。

二、浅反射

1. 腹壁反射　患者仰卧,双膝半屈,腹肌松弛。检查者用竹签沿肋缘下、平脐和腹股沟上方,由外向内轻而快速地划过腹壁皮肤,反射活动表现为该处腹肌收缩,分别称为上、中、下腹壁反射。

2. 提睾反射　患者仰卧,双下肢微分开。检查者用棉签在患者骨内侧近腹股沟处,由上而下或由下而上轻划皮肤,反射活动表现为同侧提睾肌收缩,睾丸上提。

3. 肛门反射　患者膝胸卧位或侧卧位,检查者用棉签轻划患者肛门周围皮肤,反射活动表现为肛门外括约肌的收缩。

4. 跖反射　仰卧,膝部伸直,用竹签或叩诊锤柄的尖端轻划患者足底外侧,由足跟向前至小趾跟部转向内侧,正常反射为所有足趾的跖屈。

第六节　自主神经功能检查

一、一般检查

1. 皮肤　注意观察色泽、温度、质地、汗液分泌和营养情况。有无苍白、潮红、发绀、色素沉着或色素缺失;有无局部温度升高或降低;有无变硬、增厚、菲薄或局部水肿;有无潮湿或干燥;有无溃疡或压力性损伤。

2. 毛发与指甲　观察有无多毛、脱发或毛发分布异常,有无指甲变形、变脆及失去正常光泽等。

3. 括约肌功能　有无尿潴留或尿失禁,有无大便秘结或大便失禁。

4. 性功能　有无阳痿或月经失调,有无性功能减退或性功能亢进。

二、自主神经反射

1. 眼心反射　压迫眼球引起心率轻度减慢的变化,称为眼心反射。反射弧传入经三叉神经,中枢在延髓,传出经迷走神经,嘱患者安静卧床10分钟后计数1分钟脉搏。再请患者闭眼后双眼下视,检查者用手指压迫患者双侧眼球(压力不致产生疼痛为限),20~30秒后再计数脉搏,正常情况每分钟脉搏减慢10~12次。迷走神经功能亢进者每分钟减慢12次以上。迷走神经麻痹者脉搏无变化,交感神经功能亢进者脉搏不减慢,甚至加快。

2. 卧立试验　受试者由平卧突然直立。变换体位后,如果每分钟脉搏增加超过12次提示交感神经功能亢进。再由直立转为平卧,变换体位后,如果每分钟脉搏减慢超过12次,提示副交感神经功能亢进。

3. 皮肤划痕试验　用竹签适度加压在皮肤上划一条线,数秒钟后出现先白后红的条纹为正常。如果出现白色条纹持续时间超过5分钟,提示交感神经兴奋性增高,如果红色条纹增宽、隆起,持续数小时,提示副交感神经兴奋性增高或交感神经麻痹。

4. 立毛反射　搔划或用冰块刺激受试者颈部或腋下皮肤,引起立毛反应,如鸡皮状,7~10 秒最明显,15~20 秒后消失。立毛反应扩展至脊髓横贯性损伤的平面即停止,可帮助判断脊髓病灶部位。

第七节　神经病理反射检查

一、病理反射

1. 巴宾斯基征(Babinski)用竹签轻划患者足底外侧,由足跟向前至小趾跟部转向内侧,正常(阴性)反应为所有足趾屈曲,阳性反应为踇趾背屈,其余各趾呈扇形展开。

2. 霍夫曼征(Hoffmann)检查者以左手握住患者腕上方,使其腕部略背屈,检查者右手示指和中指夹住患者中指第二指节,拇指向下迅速弹刮患者的中指指盖,阳性反应为除中指外其余各指的屈曲动作。

二、脑膜刺激征

软脑膜和蛛网膜的炎症或蛛网膜下腔出血,使脊神经根受到刺激,导致其支配的肌肉反射性痉挛,从而产生一系列阳性体征统称脑膜刺激征。

1. 颈强直　患者去枕头仰卧,双下肢伸直,检查者轻托患者枕部并使其头部前屈。正常人下颏可触及胸骨柄。如颈有抵抗,下颏不能触及胸骨柄,表明存在颈强直(需排除颈椎病)。颈强直程度可用下颏与胸骨柄间的距离(几横指)表示。

2. 克尼格征(Kernig)　患者仰卧,检查者托起患者一侧大腿,使髋、膝关节各屈曲成90°,然后一手固定其膝关节,另一手握住足跟,将小腿慢慢上抬,使其被动伸展膝关节。如果患者大腿与小腿间夹角不到135°就产生明显阻力,并伴有大腿后侧及腘窝部疼痛,则为阳性。

3. 布鲁金斯基征(Brudzinski)患者去枕头仰卧,双下肢伸直,检查者托其枕部并使其头部前屈。如患者颈部有抵抗及颈后疼痛感,同时双侧髋、膝关节不自主屈曲,则为阳性。

第八节　常用评估工具

一、压疮评估

压疮是指身体局部组织长期受压,血液循环障碍,局部组织持续缺血、缺氧、营养缺乏,致使皮肤失去正常功能而引起的组织破损和坏死,是长期卧床患者或躯体移动障碍患者皮肤易出现的最严重问题。虽然近年来医疗护理服务水平已有很大提高,但从全球范围看,压疮的发病率并无下降趋势,因此,压疮的评估对于预防压疮的发生,降低患者压疮的发病率有重大意义。

评估量表

1. Braden 压疮危险因素评估表(表 1-4-3)。

表 1-4-3　Braden 压疮危险因素评估表

项目	1 分	2 分	3 分	4 分
感觉	完全受限	非常受限	轻度受限	未受损
潮湿	持续潮湿	潮湿	有时潮湿	很少潮湿
活动力	限制卧床	可以坐椅子	偶尔行走	经常行走
移动力	完全无法移动	严重受限	轻度受限	未受限
营养	非常差	可能不足够	足够	非常好
摩擦力和剪切力	有问题	有潜在问题	无明显问题	

2. 压疮风险判定　满分 23 分，> 18 分无风险，轻度危险 15~18 分，中度危险 13~14 分，高度危险 10~12 分，极度危险 ≤ 9 分。

二、营养评估

怀疑患者存在营养问题，需要进行营养风险筛查，以确定进一步营养评估和营养支持方案。目前临床进行营养评估主要使用营养风险筛查工具（nutrition risk screening, NRS2002）评估量表，此工具包含了 4 个方面内容，分别在初筛和终筛时进行评估。初筛能简单反映住院患者的营养状况，并能预测营养不良风险。终筛是依据患者目前的营养状况和疾病损伤的风险而定，NRS2002 具有花费时间少、易使用等优点，但是针对卧床、水肿、腹水等可能会影响体重测量，以及意识不清无法回答评估者的问题时，该工具的使用将受到限制。现在 NRS2002 于 2006 年被肠外肠内营养学分会推荐为医生、营养师和护士都可以操作的临床患者营养筛查工具，因此要充分发挥护士在营养筛查中的重要作用（表 1-4-4）。

（一）营养风险筛查表（NRS2002）

表 1-4-4　营养风险筛查（NRS2002）

姓名：_____　　性别：_____　　年龄：_____岁　　病床：_____				
联系方式：_____　　科室名称：_____　　病例号：_____				
主要诊断：1. _____　　2. _____　　3. _____				
风险初筛： 以下任一项答"是"，则进入最终筛查；答"否"，应每周重复调查一次。				
是否 BMI < 20.5 ？（kg/m²）			是□	否□
患者在过去 1~3 个月有体重下降吗？			是□	否□
患者在过去的 1 周内有摄食减少吗？			是□	否□
患者有严重疾病吗（如 ICU 治疗）？			是□	否□
一、疾病有关评分：				
评分 0 分：营养需要量正常 评分 1 分：营养需要量轻度增加 髋骨骨折□　　慢性疾病急性发作或有并发症者□　　COPD□　　血液透析□				

续表

肝硬化□　　长期血液透析□　　糖尿病□　　一般肿瘤患者□
评分2分：营养需要量中度增加
腹部大手术□　　脑卒中□　　重度肺炎□　　血液恶性肿瘤□
评分3分：营养需要量重度增加
颅脑损伤□　　骨髓移植□　　ICU患者（APACHE>10分）□
小结：疾病有关评分
二、营养状况评分：
1. BMI（kg/m²）（体重kg，身高m）
□ 18.5~20.5（2分）　　□ 小于18.5（3分）
注：因严重胸腹水、水肿得不到准确BMI值时，用血清白蛋白替代：
_____ g/L（<30g/L，3分）
2. 近期（1~3个月）体重是否下降？（是□，否□）；若是，体重下降_____kg
体重下降>5% 是在：□ 3个月内（1分）□ 2个月内（2分）□ 1个月内（3分）
3. 一周内进食量是否减少？（是□，否□）如果是，较从前减少
□25%~50%（1分）□50%~75%（2分）□75%~100%（3分）
综合：营养受损评分□ 0分　□ 1分　□ 2分　□ 3分
（注：上述3个小结评分取1个最高值）
三、年龄评分：□ 70岁以上（1分）　　□ 70岁以下（0分）
营养风险总评分：分（疾病有关评分+营养状况评分+年龄评分）

（二）NRS2002对于疾病严重程度的评分及其定义

1. 1分　慢性疾病患者因出现并发症而住院治疗。患者虚弱但不需要卧床。蛋白质需要量略有增加，但可以通过口服补充剂来弥补。

2. 2分　患者需要卧床，如腹部大手术后，蛋白质需要量相应增加，但大多数人仍可以通过肠外或肠内营养支持得到恢复。

3. 3分　患者在加强病房中靠机械通气支持，蛋白质需要量增加而且不能被肠外或肠内营养支持所弥补，但是通过肠外或肠内营养支持可使蛋白质分解和氮丢失明显减少。

（三）评分结果与营养风险的关系

1. 总评分≥3分（或胸水、腹水、水肿且血清蛋白<35g/L者）表明患者有营养不良或有营养风险，即应该使用营养支持。

2. 总评分<3分，每周复查营养评定。以后复查的结果如果≥3分，即进入营养支持程序。

3. 如患者计划进行腹部大手术，就在首次评定时按照新的分值（2分）评分，并最终按新总评分决定是否需要营养支持（≥3分）。

三、跌倒 / 坠床评估

（一）约翰霍普金斯大学跌倒风险评估量表（表 1-4-5）。

表 1-4-5 约翰霍普金斯大学跌倒风险评估量表

参数	分值	评估	说明
年龄	1	60~69 岁	
	2	70~79 岁	
	3	≥ 80 岁	
跌倒史	5	入院前 6 个月内有一次跌倒史	
大小便异常	2	失禁	
	2	尿急 / 尿频 / 尿潴留	
	4	尿急 / 尿频 / 尿潴留且失禁	
药物	3	正在服用一种高跌倒风险药物	包括镇静药 / 阿片制剂、抗惊厥药、泻剂、镇静剂、精神类药品
	5	正在服用两种或两种以上高跌倒风险药物	
	7	早过去 24 小时内给予镇静药物	
患者护理设备	1	一种	患者所有的管路设备（例如静脉输液、胸腔引流管、心脏导管、导线等）
	2	两种	
	3	三种或三种以上	
移动性	2	需要协助或监督其移动、转运、下床活动	多项选择所有使用的选项并累加所对应的分数
	2	步态不稳	
	2	视觉或听觉障碍影响移动	
认知	1	环境的改变	多项选择所有适应的选项并累加所对应的分数
	2	行为易冲动 / 精神状态或意识情况异常	
	4	对一个人的身体和认知能力的局限性认识不足（对自身评价过高且忘记自身所受限制；不正确地回答问题或指令）	

（二）跌倒风险判断标准

轻度风险 0~5 分，中度风险 6~13 分，高度风险 > 13 分。遇有以下情况直接评估：

1. 完全麻痹，完全瘫痪患者直接记录为 0 分，视为低风险。

2. 入院前 6 个月 ≥ 2 次以上的跌倒史，住院期间发生过跌倒、癫痫、短暂性脑缺血发作（TIA）、阿 - 斯综合征等患者直接记录为 30 分，视为高风险。

四、吞咽能力评估

吞咽评估包括仪器评估和临床吞咽评估。临床吞咽评估方法有各种饮水试验、评价量表，如洼田饮水试验、吞咽障碍 7 级评价法、吞咽障碍程度分级、吞咽困难评价方法、标准吞咽功能评定量表（SSA）、苏格兰国家指南评定量表（scottish intercollegiate guidelines，SIG）、临床护理吞咽评估工具（clinical nursing swallowing assessment tool, CNSAT）等。但是从诸多量表中发现,洼田饮水试验是经典的床旁检查方法之一,其操作简单、分级清楚,适用于神志清楚、检查合作的患者。洼田吞咽能力评定量表项目容易理解,操作方便、可靠,可推荐为临床康复过程中的首选。进行吞咽评估时,应注意保证患者的安全,在 GCS 评估 ≥ 12 分时,方可进行各种饮水试验的评估（表 1-4-6）。

表 1-4-6　洼田饮水试验

分级	症状
1 级	1 次饮完,无呛咳
2 级	分两次或以上饮完,无停顿呛咳
3 级	能 1 次饮完,但有呛咳
4 级	分两次或以上饮完,有呛咳
5 级	多次呛咳,难以饮完

进行吞咽评估时让患者按习惯饮温水 30ml,根据有无呛咳及分饮次数进行评定。

五、日常生活能力评估

（一）Barthel 指数评定量表

Barthel 指数不仅可以用来评定治疗前后的功能状况,而且可以预测治疗效果、住院时间及预后。包括十项内容,根据是否需要帮助及其帮助程度分为 0、5、10、15 分四个功能等级,总分为 100 分（表 1-4-7）。得分越高,独立性越强,依赖性越小。如果患者不能达到项目中规定的标准时,给 0 分。

表 1-4-7　Barthel 指数评定量表

序号	项目	完全独立	需部分帮助	需极大帮助	完全依赖帮助
1	进食	10	5	0	–
2	洗澡	5	0	–	–
3	修饰	5	0	–	–
4	穿衣	10	5	0	–
5	控制大便	10	5	0	–
6	控制小便	10	5	0	–
7	如厕	10	5	0	–
8	床椅转移	15	10	5	–
9	平地行走	15	10	5	–
10	上下楼梯	10	5	0	–

Barthel 指数总分：分

（二）判定标准

20 分以下者生活完全需要帮助，20~40 分者生活需要很大帮助，40~60 分者生活需要帮助，60 分以上提示患者生活基本可以自理。Barthel 指数 40 分以上者康复治疗的效益最大。

六、疼痛评分

（一）疼痛程度数字评分法（numeric rating scale，NRS）

NRS 将疼痛程度用 0~10 共 11 个数字表示，0 表示无痛，10 表示最痛，疼痛评估时由患者根据自身疼痛程度选择一个最能表达其疼痛程度的数字。NRS 简单实用，易于记录，在临床和科研中使用较为广泛。NRS 通常也应用于术后患者的疼痛评估。

（二）主诉疼痛程度分级法（verbal rating scale，VRS）

VRS 包括 4 分类、5 分类、6 分类、12 分类和 15 分类评分多种，该评分方法由一系列描述疼痛程度的形容词组成，按照最小程度到最大程度排列。常用的 4 分类疼痛程度分为无痛、轻度疼痛、中度疼痛、重度疼痛。疼痛评估时，由患者从中选择一个最能描述其疼痛程度的词语。医护人员或研究者在进行统计时，需要将不同程度的词语转化为数字来记录，通常将疼痛程度最轻的词记为 0，每增进一级增加 1，依此类推。

（三）面部疼痛表情量表法（faces pain scale-revised，FPS-R）

由 6 个面部表情来表达疼痛程度，从微笑（代表不痛）到最后痛苦的哭泣（代表无法忍受的疼痛）。适用于任何年龄、无特定的文化背景及性别要求、各种急慢性疼痛的患者，特别是老人、小儿以及表达能力丧失者，患者能立即指出能反映他疼痛的那张面部表情图（图 1-4-1）。

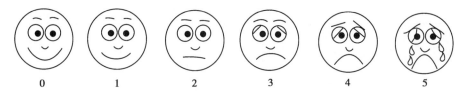

0　　　1　　　2　　　3　　　4　　　5

图 1-4-1　面部疼痛表情量表法

七、镇静评分

镇静治疗需要定时进行镇静程度评估。指导调整镇静药物及其剂量。以达到预期目标，避免镇静不足或者镇静过度。目前临床常用的镇静评估工具包括主观性镇静评估和客观性镇静评估两大类。

（一）主观性镇静评估

临床常用的主观性镇静评估工具有 Ramsay 评分、Riker 镇静 - 焦虑评分法（sedation-agitation scale，SAS）和 Richmond 躁动镇静评分（richmond agitation-sedation scale，RASS），其中 SAS 与 RASS 是目前认为成人 ICU 最有效、最可靠的主观性镇静评估工具。

1. Ramsay 评分　分为 6 级，分别反映 3 个层次的清醒状态和 3 个层次的睡眠状态（表 1-4-8）。

2. 镇静躁动评估（SAS）　根据镇静患者神志及肢体反应，将镇静深度由高到低划分为 7 个等级（表 1-4-9）。

表 1-4-8　Ramsay 评分表

分数	状态描述
1	患者焦虑、躁动不安
2	患者配合，有定向力、安静
3	患者对指令有反应
4	嗜睡，对轻叩眉间或大声听觉刺激反应敏捷
5	嗜睡，对轻叩眉间或大声听觉刺激反应迟钝
6	嗜睡，无任何反应

表 1-4-9　镇静躁动评估表

分值	描述	定义
7	危险躁动	拉拽气管内插管，试图拔除各种导管，翻越床栏，攻击医护人员，在床上辗转挣扎
6	非常躁动	需要保护性束缚并反复语言提示劝阻，咬气管插管
5	躁动	焦虑或身体躁动，经言语提示劝阻可安静
4	安静合作	安静，容易唤醒，服从指令
3	镇静	嗜睡，语言刺激或轻轻摇动可唤醒并能服从简单指令，但又迅速入睡
2	非常镇静	对躯体刺激有反应，不能交流及服从指令，有自主运动
1	不能唤醒	对恶性刺激无或仅有轻微反应，不能交流及服从指令。恶性刺激：指吸痰或用力按压眼眶、胸骨或甲床 5s

3. Richmond 躁动镇静评分（表 1-4-10）

表 1-4-10　Richmond 躁动镇静评分表

分值	定义	描述
+4	有攻击性	有暴力行为
+3	非常躁动	试着拔除呼吸管、胃管或者静脉点滴
+2	躁动焦虑	身体激烈移动，无法配合呼吸机
+1	不安焦虑	焦虑紧张，但身体只有轻微移动
0	清醒平静	清醒，自然状态
−1	昏昏欲睡	没有完全清醒，但可保持清醒超过 10s
−2	轻度镇静	无法维持清醒超过 10s
−3	中度镇静	对声音有反应
−4	重度镇静	对身体刺激有反应
−5	昏迷	对声音及身体刺激都无反应

（二）客观性镇静评估

客观性评估是镇静评估的重要组成部分，仅用于无法进行主观评估的情况，如使用神经肌肉阻滞剂后。目前临床上使用较多的客观性镇静评估工具是脑电双频指数（bispectral index，BIS），它是一种脑电信号分析方法，分析脑电信号的频率、波幅以及频率与波幅之间的相位关系等指标，通过计算机技术转化为一个量化指标。BIS 值无单位数值，范围从 0~100（表 1-4-11）。

表 1-4-11　脑电双频指数表

数值	描述
0	表示完全无脑电活动
< 40	表示麻醉过深或者大脑皮质处于抑制状态
40~64	麻醉状态
65~84	睡眠状态
85~100	表示完全清醒

八、谵妄评分

谵妄作为急性脑功能障碍的一种表现，是 ICU 患者临床转归不良的一个重要的独立预测因子，包括住院死亡率、住院时间、医疗成本的增加，以及长期认知功能障碍与痴呆状态的持续存在。临床常用的谵妄评估量表包括重症监护谵妄筛查量表（ICDSC）和 ICU 意识模糊评估法（CAM-ICU）。

（一）重症监护谵妄筛查量表

包含八个项目，敏感度达 99%，特异度达到 64%，精确度达到 0.94。8 个项目中每一项根据存在与否，评 1 分或者 0 分，然后计算总分。总分 ≥ 4 分，提示存在谵妄（表 1-4-12）。

表 1-4-12　重症监护谵妄筛查量表（ICDSC）

项目及评判标准
1. 意识变化水平（如果为 A 或者 B，该期间暂时终止评价） 　A. 无反应。评分：0 分 　B. 对于加强的和重复的刺激有反应。评分：0 分 　C. 对于轻度或中度刺激有反应。评分：1 分 　D. 正常清醒。评分：0 分 　E. 对正常刺激产生夸大的反应。评分：1 分
2. 注意力不集中（评分：0 分或者 1 分）
3. 定向力障碍（评分：0 分或者 1 分）
4. 幻觉 - 幻想性精神病状态（评分：0 分或者 1 分）
5. 精神运动型激越或者阻滞（评分：0 分或者 1 分）
6. 不恰当的言语和情绪（评分：0 分或者 1 分）
7. 睡眠 - 觉醒周期失调（评分：0 分或者 1 分）
8. 症状波动（评分：0 分或者 1 分）

（二）ICU 意识模糊评估法

适用于不能说话但是可以唤醒的患者,包括意识状态、注意力、思维逻辑性和意识清晰度四个方面内容的评估（表 1-4-13）。其敏感度及特异性＞ 90%,简便易行,准确性高。听力障碍、视力障碍、昏迷、痴呆患者不能利用此方法进行评估。

表 1-4-13 ICU 意识模糊评估法（CAM-ICU）

临床特征	评价指标
1. 精神状态突然改变或起伏不定	患者是否出现精神状态的突然改变 过去 24 小时是否有反常行为,如:时有时无或者时而加重时而减轻 过去 24 小时镇静评分（SAS/RASS）或昏迷评分（GCS）是否有波动
2. 注意力散漫	患者是否有注意力集中困难 患者是否有保持或转移注意力的能力下降 患者注意力筛查（ASE）得分多少（如:ASE 的视觉测试是对 10 个画面的回忆准确度;ASE 的听觉测试患者对一连串随机字母读音中出现 "A" 时点头或捏手示意）
3. 思维无序	若患者已经脱机拔管,需要判断其是否存在思维无序或不连贯,常表现为对话散漫离题、思维逻辑不清或主题变化无常 若患者在带呼吸机状态下,检查其能否正确回答以下问题 （1）石头会浮在水面上吗? （2）海里有鱼吗? （3）一磅比两磅重吗? （4）你能用锤子砸烂一颗钉子吗? 在整个评估过程中,患者能否跟得上回答问题和执行指令: （1）你是否有一些不太清楚的想法; （2）举这几个手指头（检查者在患者面前举两个手指头）; （3）现在换只手做同样的动作（检查者不用再重复动作）。
4. 意识程度变化 （指清醒以外的任何意识状态,如警醒、嗜睡、木僵或昏迷）	清醒:正常、自主的感知周围环境,反应适度; 警醒:过于兴奋; 嗜睡:瞌睡但易于唤醒,对某些事物没有意识,不能自主、适当的交谈,给予轻微刺激就能完全觉醒并应答适当; 昏睡:难以唤醒,对外界部分或完全无感知,对交谈无自主、适当的应答。当给予强烈刺激时,有不完全清醒和不适当的应答,强刺激一旦停止,又重新进入无反应状态; 昏迷:不可唤醒,对外界完全无意识,给予强烈刺激也无法进行交流。

若患者有特征 1 和 2,或者特征 3,或者特征 4,就可诊断为谵妄。

九、认知评估

（一）蒙特利尔认知评估量表

对认知功能异常进行快速筛查的评定工具。包括了注意与集中、执行功能、记忆、语言、视结构技能、抽象思维、计算和定向力等 8 个认知领域的 11 个检查项目（表 1-3-8）。总分 30 分，≥ 26 分正常，其敏感性高、覆盖重要的认知领域、测试时间短，适合临床运用。但其也受教育程度的影响、文化背景的差异、检查者使用量表的技巧和经验、检查的环境及被试者的情绪及精神状态等均会对分值产生影响，对于轻度认知功能障碍（mild cognitive impairment，MCI）的筛查更具敏感性。

（二）简易精神状态检查

1. 简易精神状态检查量表（MMSE）　又称简易治理状况检查法（mini-mental state examination），该量表简单易行，国内外广泛应用，是痴呆筛选的首选量表。其主要包括 7 个方面：时间向力、地点向力、即刻记忆、注意力及计算力、延迟记忆、语言、视空间（表 1-4-14）。共 30 题，每项正确回答得 1 分，回答错误或者不知道得 0 分。

表 1-4-14　简易精神状态检查量表

序号	问题	答案	得分	
1	今年是哪一年		1	0
2	现在是什么季节		1	0
3	今天是几月份		1	0
4	今天是几号		1	0
5	今天是星期几		1	0
6	你现在在哪个省（市）		1	0
7	你现在在哪个县（区）		1	0
8	你现在在哪个乡（镇、街道）		1	0
9	你现在在几层楼		1	0
10	这里是什么地方		1	0
11	复述：皮球		1	0
12	复述：国旗		1	0
13	复述：树木		1	0
14	计算：100-7=		1	0
15	-7=		1	0
16	-7=		1	0
17	-7=		1	0
18	-7=		1	0
19	回忆：皮球		1	0
20	回忆：国旗		1	0
21	回忆：树木		1	0
22	辨认：手表		1	0
23	辨认：铅笔		1	0
24	复述：四十四只狮子		1	0
25	按卡片上的指令去做"闭上您的眼睛"		1	0

续表

序号	问题	答案	得分	
26	用右手拿这张纸		1	0
27	再用双手把纸对折		1	0
28	将纸放在大腿上		1	0
29	请说一句完整的句子		1	0
30	请你按样子画图		1	0

2. 判定标准　量表总分范围为0~30分。测量成绩与文化水平密切相关,正常界值划分标准为:文盲>17分,小学>20分,初中及以上>24分。

其他评分标准:27~30分,正常;<27分,认知功能障碍;21~26分,轻度智障;10~20分,中度智障;0~9分,重度智障。

十、寒战评估

寒战可增加氧的消耗,升高眼内压和颅内压、加剧疼痛等,临床常用的寒战评估工具为床旁寒战评估量表(the bed-side shivering assessment scale, BSAS)(表 1-4-15)。

表 1-4-15　床旁寒战评估量表

分级	界定
0 级	无:触摸患者咬肌,颈部或胸壁没有寒战
1 级	轻度:寒战只局限在颈部和(或)胸廓
2 级	中度:周围肢体或胸部寒战
3 级	重度:不可控制的全身寒战

十一、肛周皮肤评估

文献报道,国内外住院患者失禁性皮炎(incontinence-associated dermatitis, IAD)发生率为25%~55%,并随着人口老龄化而呈逐年上升趋势。患者一旦发生 IAD 将会对患者产生多重负面影响,包括加剧患者痛苦、增加经济负担和延长患者住院时间等。对 IAD 的准确识别,直接影响医疗护理质量。目前临床上常用的评估工具为会阴部评估工具(PAT)、IAD 严重程度评估量表(IADS)、IAD 干预工具(IADIT)。

(一)会阴部评估工具(PAT)

此为 IAD 的风险评估量表。于 2003 年由 Nix 以循证为基础设计用于评估发生 IAD 危险因素的量表(表 1-4-16)。

表 1-4-16　会阴部评估工具

评估项目	1 分	2 分	3 分
刺激物类型	成形的粪便或尿液	软便混合或未混合尿液	水样便或尿液
刺激时间	床单 / 尿布 Q8h	床单 / 尿布 Q4h	床单 / 尿布 Q2h

续表

评估项目	1分	2分	3分
会阴皮肤状况	皮肤干净、完整	红斑、皮肤合并或不合并假丝酵母菌感染	皮肤脱落、糜烂合并或不合并皮炎
影响因素：低蛋白、感染、鼻饲营养或其他	0~1个影响因素	2个影响因素	3个以上影响因素

（二）AD 严重程度评估量表（IADS）

该表为 2010 年 Borchert 等在美国伤口造口失禁护理大会上提出，主要将会阴及肛周分为 13 个好发区域（肛周皮肤、臀裂、左下臀、右下臀、左上臀、右上臀、生殖器（阴囊 / 阴唇）、下腹部 / 耻骨上、腹股沟、左侧大腿内侧、右侧大腿内侧、左侧大腿后侧、右侧大腿后侧），对每个区域的皮肤进行颜色（无变色、粉红色、红色、鲜红色）、皮肤破损和皮疹三方面的评估，判断 lAD 的严重程度。此量表效度为 0.98，是有效、可靠的评估工具，适合专科护理人员使用。

（三）AD 干预工具 IADIT

此工具是由 Junkin 等于 2008 年提出，由美国国家压疮顾问小组颁布的实用诊断性工具。量表对 IAD 的高危人群及严重程度进行了详细的描述，既可作为临床高危患者筛选做参考，也可作为 IAD 严重程度的评估工具。此量表的最大特色是对 IAD 四个分级有详细的描述和处理意见供临床护理人员参考，使用方便、直观，适合临床护理人员使用。但目前国内外均缺乏对此量表的信效度检验结果。

（四）选择合适时机评估及评估部位

1. 时机建议入院 2 小时内初次评估，之后每班或每发生变化后评。

2. 部位尿失禁引起的失禁性皮炎通常在大阴唇、阴囊皱褶处，便失禁引起的失禁性皮炎常发生在肛门周围。

第五章　神经系统辅助检查及护理配合

神经系统疾病的临床表现错综复杂，需要相关的辅助检查作为诊断依据，所以辅助检查在神经系统疾病诊断中的作用是至关重要的。神经系统的辅助检查主要包括神经影像学检查（如 CT、MRI、普通 X 线等）、神经电生理检查（脑电图、肌电图等）、脑血流检查、诱发电位、脑脊液检查等。

第一节　神经系统影像学检查及护理配合

神经系统疾病的诊断有其独特性，通过神经系统辅助检查可进一步验证医生和护士的判断或确定问题，护士须熟悉和了解各项辅助检查的目的、方法和注意事项，做好准备工作，按时完成检查。

一、电子计算机断层扫描

（一）检查原理

电子计算机断层扫描（computed tomography，CT）是用 X 线对人体某一部位按一定层厚扫描，由探测器接收透过该层面的 X 线并将其转变为可见光，然后由光电转换器将电流转换为电流，输入计算机处理。图像的处理有如把选定层面分成若干个体积相同的长方体（即体素），扫描所得信息经计算而获得每个体素的 X 线衰减系数或吸收系数，再排列成矩阵，储存于磁盘，经数字模拟转换器把矩阵中的每个数字转为黑到白不等灰度的小方块即像素，并按矩阵排列构成 CT 图像。CT 图像以不同的灰度表示，黑影表示低吸收区，白影表示高吸收区。CT 的密度分辨率高，可以很好地显示出软组织构成的器官如脑脊髓等。

（二）检查方法

CT 扫描方法很多，技术较为复杂，可分为以下几种：普通扫描、增强扫描、定位扫描、薄层扫描、重叠扫描、双电压扫描。

1. 普通扫描　以 OM 线（眼外眦至同侧外耳道连线）为基线，向顶部按 1cm 为层厚连续横断扫描 8~10 层，所得图像为横断扫描图像。

2. 增强扫描　先经静脉给予造影剂，通过血液循环使造影剂分布于全身各部位的组织中。由于组织中造影剂的分布量不同，从而增加了组织间的对比度，这对于区分病变组织与正常组织、病变组织与病变组织有更重要的临床意义，可为病变的定位及进一步的定性诊断提供更有价值的信息。

（三）临床应用

1. 颅内肿瘤　为诊断颅内肿瘤的首选方法，能确定颅内肿瘤的部位、数目和大小，显示肿瘤所致的继发变化，并且还常常能做出定性诊断。

2. 脑血管疾病　因其快速准确和安全是大部分脑血管病的首选辅助检查，但小脑幕下病变由于骨伪影的干扰效果不理想。

3. 颅脑外伤。

4. 颅内炎症。

5. 脊柱和脊髓病变。

（四）护理配合

1. 检查前嘱患者去掉活动性义齿，女性患者不要佩戴发卡、耳环。

2. 检查时应嘱患者固定不动，必要时可遵医嘱于检查前给患者适量镇静药。

3. 禁止服用不透 X 线的药物，如含钙、铋、碘、铁的药物。

4. 检查当日常规口服药可照常服用，必要时需准备适量的糖果或饼干以免发生低血糖。

5. 增强扫描者　糖尿病患者服用双胍类药物需停药 48 小时以上；检查当日禁食固体食物 4 小时以上，水和牛奶可随时饮用；应做好碘过敏试验，阳性者及高危、高龄患者宜选用非离子型造影剂；检查结束后嘱患者多饮水将造影剂排出。

二、磁共振成像

（一）检查原理

人体内存在大量氢质子，氢质子的磁性较强，是构成水、脂肪和碳水化合物等有机物的基本成分。氢质子被看作是一个具有固定质量、带单位正电荷、不停绕自身轴旋转的小磁针，临床主要利用氢质子进行磁共振成像。磁共振成像是多层面同时选择、多层面成像同时显示。所选层面中各点共振频率不同。其发射的电磁波也就不同，这些电磁波通过接收线圈传递给计算机，计算机通过二维傅里叶转化，将波幅 - 时间曲线变为信号强度 - 频率曲线。因为已知每一种频率对应着人体中不同的点，因此计算机就能决定哪一种信号位于什么部位。磁共振图像由此产生。

（二）检查方法

临床最常用的脉冲序列是自旋回波（SE）序列，常规行 T1 加权像和 T2 加权像扫描。T2 加权像多以快速自旋回波（FSE）序列代替，以加快扫描速度根据临床的不同要求及病变的不同，选取横轴位、矢状位、冠状位以及各方位的斜断切层。发现病变后，一般行增强扫描。磁共振血管造影（magnetic resonance angiography，MRA）通常主要用于血管病变的筛选和治疗后的随访，以及不能行 X 线的血管造影者，但对脑动脉瘤、脑肿瘤、脑血管主支病变等，则基本上能取代 X 线血管造影检查。

（三）临床应用

1. 颅内肿瘤　各种颅脑原发性肿瘤和脑转移瘤。

2. 脑血管疾病　脑出血、脑梗死、动脉瘤、脑血管畸形、静脉窦血栓形成。

3. 颅脑外伤　脑外血肿、脑挫裂伤、外伤性脑内血肿。

4. 颅内感染　脑膜炎、脑脓肿。

5. 脊柱和脊髓病变。

（四）护理配合

1. 检查前向患者介绍检查的经过，减少患者的恐惧心理。

2. 嘱患者凡做过脑动脉瘤夹闭、装有心脏起搏器、术后体内留有金属异物的患者需由医生明确材质后方可做此检查。严重驼背、特重特胖及不合作患者不宜做此检查。

3. 检查时应嘱患者固定不动，必要时可遵医嘱于检查前给患者适量镇静药。

4. 需做增强的患者，检查前禁食水 4 小时，需家属陪同。

5. 检查前必须除去手表、硬币、手机、磁卡、发卡、眼镜、项链、耳环、活动义齿，胸部检查的女性患者需脱掉胸罩、带子母扣的衣服，腰骶、盆腔检查需脱掉带金属钩的裙裤；带有避孕环的女性患者需要到妇产科取出后再进行检查。

三、正电子发射计算机断层扫描

PET 是正电子发射计算机断层扫描（positron emission tomography）的简称，是继 CT 之后迅速发展起来的一种神经影像学检查方法。CT 用于检查解剖结构性病变，而 PET 侧重诊断生理生化方面异常，如局部脑血流（rcBF）、局部血容量（rcBV）、局部氧吸收率（roER）、局部氧代谢率（rcMRO$_2$）、局部葡萄糖代谢率（rcMRGL）和局部 pH 等。目前，还利用 PET 对脑内受体（如多巴胺受体）、递质（如内啡肽）、镇静安眠药、抗癫痫药及各种疾病的生化改变进行研究，可望为神经生理、生化、药理及临床开辟一条新的途径。

（一）检查原理

正电子是一种微小粒子，质量与电子相等，电荷与电子相反。某些放射性核素衰变过程中放射正电子，用这些放射性核素标记的化合物进入脑组织后，发射的正电子与电子碰撞而湮灭，湮灭过程中产生一对高能量的光子，这一对光子向相反方向移动而形成 γ 射线。排列成圈的 PET 探测器可在不同的时间从各个不同的角度同时接受这些 γ 射线。然后输入计算机，经过与 CT 相似的转换处理后，重建脑组织切面图像，并可根据脑组织和动脉血中放射性核素的浓度计算出各种生理指标如 rcBF, rcBv, roER, rcMRO$_2$, rcMRGL 等。PET 显示的脑切面为彩色图像。白色或褐红色代表高浓度区，说明该区发射的 γ 射线多。淡蓝色代表低浓度区，说明该区发射的 γ 射线少。

（二）检查方法

氟代脱氧葡萄糖（FDG）通过静脉按 0.1mCi/kg 注射于人体，为人体的脑细胞所摄取。40 分钟后，FDG 在脑细胞内达到最大量。此时，通过 PET 扫描仪探测大脑各部位的 FDG 分布。通过计算机重建，获得大脑横断层、矢状断层、冠状断层三方位的影响。

（三）临床应用

1. 脑肿瘤诊断和鉴别诊断，特别是脑转移瘤、复发瘤者常有高度阳性结果。

2. 脑梗死病程动态观察。

3. 脑血管疾病。

4. 癫痫的定位诊断。

5. 阿尔茨海默病、帕金森病诊断和治疗的动态观察。

6. 代谢性脑病、脑积水及其他脑病的脑功能研究。

（四）护理配合

1. 检查前要向患者讲解检查过程及相关事项。

2. 嘱患者携带好以往的检查资料及病历。

3. 全身及头部检查的患者嘱其检查前至少禁食 6 小时以上,禁食期间可以引用不含糖的水。

4. 头部检查需要停服神经兴奋剂或抑制剂 2 天,其他检查可正常用药,但应向检查医生说明用药情况,以帮助图像分析。

5. 嘱患者检查前 2 小时禁止做剧烈运动,显像前需完全休息半小时。

6. 糖尿病患者需特别说明,提前与 PET 中心联系,根据检查项目对血糖浓度加以控制。

第二节　神经系统电生理检查及护理配合

一、脑电图

(一)检查原理

脑电图(electroencephalography,EEG)是借助电子放大技术,将脑部自发性生物电放大 10 万倍描记于纸上。主要用于检查局限性或弥散性脑功能障碍,对癫痫、脑炎及某些累及脑功能障碍疾病有相当重要的诊断价值。

(二)检查方法

1. 常规脑电图　常规方法是按国际 10/20 系统法将电极置于头皮上。采用参考电极导联法及双极导联法,在觉醒、安静、闭目状态下进行记录,必要时加用适当的诱发方法(如睁闭眼、过度换气、闪光刺激、睡眠、药物等诱发)。

2. 皮质电图　系指开颅术中,将电极直接置于大脑皮质表面所记录到的电位活动。与头皮导出的脑波波形相似,但其波幅要高得多,约为头皮记录的 10 倍。因此在头皮上难于记录到或难于辨认的脑波,在皮质电图上可显示得十分清楚。常用于癫痫放电本质的研究、癫痫手术、立体定向手术和脑瘤手术等。

3. 深部电图　通常是指通过颅脑手术方法,将多极针电极插入皮质下及其深部结构所记录到的一种电位活动。其波形随部位不同而异。通常从大脑皮质到丘脑不同深度的电位活动与大脑皮质电图相似。主要用于立体定向手术及脑功能研究。

(三)临床应用

1. 癫痫　不仅能提供癫痫诊断的条件,而且有助于分型。

2. 颅内肿瘤。

3. 颅内炎症。

4. 脑血管病。

5. 脑外伤。

6. 睡眠障碍。

7. 精神障碍。

8. 意识障碍。

(四)护理配合

1. 检查前要向患者讲解检查目的及相关事项。

2. 检查前一日洗净头发,忌用头油。

3. 检查前 24 小时停服镇静剂、兴奋剂及其他作用于神经系统的特殊药物,不宜停药者应告知服用的药名和剂量。

4. 应在饭后 3 小时内检查,空腹或不能进食者可口服些食糖。

5. 检查时不合作者可遵医嘱给予药物,使患者处于中度睡眠为止。

二、肌电图

肌电图(electromyography, EMG)利用电子仪器记录神经、肌肉生物电活动的一项检查。

(一)检查原理

肌电图是应用电生理技术记录周围神经支配骨骼-肌肉过程中的电活动变化,以针性电极插入骨骼-肌肉,记录和观察插入电位、静息电位,以及肌肉轻度、重度收缩时肌肉电活动的变化。亦可应用圆形针电极插入到两根肌纤维之间,记录单根肌纤维的兴奋传递,称为单纤维肌电图。

(二)检查方法

检查时将观察共轴针电极插入肌肉,或将片状电极放置于肌肉表面的皮肤上。测定周围神经传导速度,以及脊髓前角、周围神经、神经-肌肉接头和肌肉的功能状态。

(三)临床应用

常用于检测脊髓、神经根病变和肌源性疾病。

(四)护理配合

1. 检查前要向患者讲解检查目的及相关事项。

2. 肌电图是测定肌肉在各种不同生理状态下(安静或随意运动)的肌肉反应。需特制电极插入肌肉内,并需配合随意运动,应打消患者的恐惧心理,鼓励患者做好心理准备,配合检查。

3. 严重高血压、心脏病患者检查中如有不适应立即停止检查,给予处理。

第三节 脑血流检查及护理配合

一、多普勒超声检查

(一)检查原理

经超声探头发出低频(2MHz)脉冲超声束,经额骨及枕骨大孔将声束射入颅底,这些声束被血管内流动着的红细胞反射回来,并由探头接收。此项检查摒弃了血管造影的创伤性,又弥补了 CT、MRI 等影像技术的不足,能实时动态地显示生理病理情况下的颅底大动脉的血流状态,且可重复检查。

(二)检查方法

1. 颅外颈动脉 包括颈总动脉(CCA)、颈外动脉(ECA)和颈内动脉(ICA)颅外段。患者仰卧,将 4MHz 探头置于锁骨上缘、胸锁乳突肌内侧,声束斜向上,深度 20~30mm 可探及 CCA,再由近及远进行多点探测。探头置于下颌角的 CCA 分叉处,可分别探及 ECA 和 ICA 颅外段。

2. 颅内动脉 探测颅内动脉时,须经特定的声窗,才能将声束射入颅底。常用的声窗主要有额窗、枕窗、眶窗等。

(1)颞窗:为基本检查窗,位于颧弓上方,眼眶外缘至耳郭前缘之间,是颞骨骨质最薄的区域,对声束衰减最少。此窗又分为前、中、后三个窗。前窗位于颧骨额突后方,后窗位于耳屏前,前后窗之间为中窗。一般中窗最常用。但老年人因骨质增厚,声窗变小,有时只能在前窗或后窗探测。经额窗可探测大脑中动脉(MCA)、ICA 终末段、大脑前动脉(ACA)、大脑后动脉(PCA),其检出率与年龄、性别等因素有关。健康人中有 5%~15% 额窗缺如,以老年女性居多。

(2)眶窗:将探头轻置于闭合的眼睑上,使声束通过眼眶经视神经孔射入颅底。经此窗可探测眼动脉(OA)、颈内动脉虹吸段(CS)。眶窗检出率近 100%。

(3)枕窗:患者取俯卧位或坐位,探头置颈后部枕骨粗隆下,声束对准枕骨大孔,可探测基底动脉(BA)、椎动脉(VA)和小脑后下动脉(PICA)。检测成功率可达 99%。

(三)临床应用

1. 脑动脉硬化。
2. 短暂性脑缺血发作。
3. 动脉狭窄。
4. 血管性头痛。
5. 脑动静脉畸形。
6. 高血压。
7. 蛛网膜下腔出血。
8. 颅内压增高。

(四)护理配合

1. 检查前要向患者讲解检查目的及相关事项。
2. 检查 3 天内禁止服用收缩或扩张血管的药物,不宜停药者应注明药物名称及剂量。
3. 检查前一日内禁烟酒及刺激性食物,洗净头发,忌用头油,保证充足睡眠。
4. 检查当日不宜空腹。
5. 检查前去除头部发卡等金属饰物,并嘱患者全身放松。

二、MR 灌注成像

(一)检查原理及方法

灌注成像有两个内容,一种是利用磁共振造影剂的血管内注射和快速成像程序相结合,另一种利用血流内水分子自旋标记技术来观察微循环的灌注情况。常用的方法为动态对比增强磁敏感加权灌注 MRI。基本原理为静脉团注顺磁性对比剂后,立即用平面回波成像(echo planar imaging, EPI)进行快速扫描,获得对比剂首先通过感兴趣区血管床的图像。由于顺磁性对比剂可使脑局部磁场不均匀,引起去相位,T2 时间缩短,致信号降低,其降低程度与正常脑组织局部对比剂浓度呈正比,因而能反映局部脑组织灌注的血容量。

(二)临床应用

1. 缺血性脑血管病。
2. 脑肿瘤。
3. 脑中毒。

(三)护理配合

1. 检查前向患者介绍检查的经过,减少患者的恐惧心理。
2. 嘱患者凡做过脑动脉瘤夹闭、装有心脏起搏器、术后体内留有金属异物的患者需由医生明确材质后方可做此检查。严重驼背、特重特胖及不合作者不宜做此检查。

3. 检查时应嘱患者固定不动,必要时可遵医嘱于检查前给患者适量镇静药。

4. 需做增强的患者,检查前禁食水 4 小时,需家属陪同。

5. 检查前必须除去手表、硬币、手机、磁卡、发卡、眼镜、项链、耳环、活动义齿,胸部检查的女性患者需脱掉胸罩、带子母扣的衣服,腰骶、盆腔检查需脱掉带金属钩的裙裤;带有避孕环的女性患者需要到妇产科取出后再进行检查。

三、MR 弥散成像

(一)检查原理及方法

弥散是指分子随机侧向运动,即布朗运动。该词常用来描述粒子由高浓度区向低浓度区的微观运动。在活体组织里这种运动是一种具有方向性、不等量运动,其空间状态为能量。磁共振弥漫成像实际上是测量水分子之间运动的信号。其成像基础在于 MR 在磁场不均匀的情况下,对移动水所携带的质子在横向磁化上产生的相位位移的敏感性,相位位移越大,信号衰减就越明显。通过 EPI 技术可得到反映这种水分子弥散运动的图像,并通过数学方法可计算出反映水分子相位位移量,即运动自由度的表观弥散系数(apparent diffusion coefficient, ADC)。水分子弥散运动的自由度大小,是通过 ADC 值量化表达的,该值的大小反映了不同病理基础的病变,并可反映同一病理基础的病变不同的病理阶段,在临床诊断中具有重要意义。

(二)临床应用

1. 缺血性脑血管病。

2. 脑肿瘤。

3. 脑中毒。

(三)护理配合

1. 检查前向患者介绍检查的经过,减少患者的恐惧心理。

2. 嘱患者凡做过脑动脉瘤夹闭、装有心脏起搏器、术后体内留有金属异物的患者需由医生明确材质后方可做此检查。严重驼背、特重特胖及不合作患者不宜做此检查。

3. 检查时应嘱患者固定不动,必要时可遵医嘱于检查前给患者适量镇静药;需做增强的患者,检查前禁食水 4 小时,需家属陪同。

4. 检查前必须除去手表、硬币、手机、磁卡、发卡、眼镜、项链、耳环、活动义齿,胸部检查的女性患者请脱掉胸罩、带子母扣的衣服,腰骶、盆腔检查请脱掉带金属钩的裙裤;带有避孕环的女性患者需要到妇产科取出后再进行检查。

第四节　诱发电位检查及护理配合

诱发电位(evoked potential, EP)系指应用闪光刺激视觉、声音刺激听觉或躯体系统所记录到的脊髓、脑干或大脑皮质的一组神经元或神经束的电位活动。目前在临床应用广泛的有听觉诱发电位(BAEP)、视觉诱发电位(VEP)、躯体感觉诱发电位(SEP)、运动诱发电位(MEP)。

一、检查原理

指给身体以某种刺激后所诱发出的一种脑电活动的改变。其电位极小、波幅很低,通常被比其波幅高得多的自发脑电活动所掩盖,用肉眼难于观察和分析。但是由于其与刺激信号之间有着恒定的时锁关系,可通过电子计算机的特殊处理,把这种有规律的诱发电位从背景波(自发脑电活动)中抽取出来,并加以分析和计算。当神经通路及其中枢在某一水平发生病变或功能有障碍时,诱发电位相应部分就会出现潜伏期、波幅及波形等改变,因此可以通过对其观察与分析,从而了解脑部的病变和功能状况。

二、检查方法

受试者仰卧于床上,闭目,放松,安静不动。对烦躁不安、意识障碍、不能配合者,可给予镇静剂使之安静。

1. 躯体感觉诱发电位刺激方法　以脉冲电流或磁场刺激上肢的正中神经或下肢的胫神经,电刺激频率为 1Hz,强度 10~20mA。

2. 视觉诱发电位刺激方法　通常采用电视屏幕上显示的黑白棋盘方格图形翻转刺激方法,两眼分别刺激。对不合作者及昏迷患者可用护目镜式刺激器进行刺激。

3. 听觉诱发电位刺激方法　通过耳机输出短声分别进行单耳刺激,对侧用白噪声掩蔽。短声刺激频率为 10~15Hz,刺激强度 50~80dB,以 75dB 常用。

4. 运动诱发电位刺激方法

(1)电刺激:通常使用高输出电压(750~1 500V)的短脉冲,刺激电极(正极)置于相应的皮质运动区,脊髓 C_{5-6} 或 L_{1-2} 棘突皮肤上,负极在运动区前 6cm 或脊髓刺激电极下方。

(2)磁刺激:用直径如 90mm 螺旋形线圈作为刺激电极,用单脉冲强电流最大 5 000A 通过线圈,产生 2~4Tesle(特斯拉)磁场强度,线圈置于头顶中央(大鱼际肌群记录时)或中线顶后(胫前肌群记录时)5~6cm 处。改变线圈电流方向可分别刺激左右半球。对颅内有金属异物,装有心脏或膈肌起搏器者禁用。

三、临床应用

1. SEP 可根据波的潜伏期长短、波幅等变化用于中枢感觉通路及周围神经功能进行测定,以协助诊断周围神经丛、根、干的病变,脊髓、脑干、丘脑及大脑皮质病灶的定位,严重程度的判断,脊髓、脊柱、脑干手术的监护,疗效的观察等。

2. VEP 在神经系统疾病中主要用于如下疾病诊断　视觉通路疾病定位,多发性硬化、视觉通路上压迫性病变等的检出,功能性和器质性视觉障碍的鉴别诊断。

3. AEP 临床应用

(1)后颅凹肿瘤。

(2)脑干病变。

(3)多发性硬化。

(4)昏迷及麻醉。

(5)脑死亡。

(6)测定听力功能。

4. MEP 临床应用　脑部病变、脊髓病变、手术监护。

四、护理配合

1. 检查前要向患者讲解检查目的及相关事项,缓解患者的紧张情绪,配合检查。

2. 检查前搞好个人卫生,清洁头发、面部等尽量不用润肤油。

3. BAEP 在隔音室进行,要求相对安静,应密切配合。

第五节　腰椎穿刺及护理配合

一、检查原理

腰椎穿刺是用腰穿针经腰椎间隙刺入椎管内,通过蛛网膜下腔获取脑脊液进行化验检查或向蛛网膜下腔注射药物等所采取的一种诊疗技术。常用于检查脑脊液的性质,对诊断脑炎、脑膜炎、脑血管病变、脑瘤等有重要意义,也可测定颅内压力和了解蛛网膜下腔是否阻塞等,有时也用于鞘内注射药物。

二、检查方法

患者侧卧位,尽量屈髋、屈膝、屈颈,背部要与检查床垂直,脊柱与床平行,两侧髂嵴最高点连线与脊柱中线相交处为第 4 腰椎棘突,选择第 4、5 腰椎间隙进针。若失败可以选择第 3、4 腰椎间隙或腰 5、骶 1 间隙。常规消毒皮肤,铺无菌洞巾,用 2% 利多卡因局部浸润麻醉。麻醉生效后操作者用左手固定穿刺点皮肤,右手持针,针头斜面向上刺入皮肤后,针头略向头部倾斜缓慢进针,刺入韧带时可感受到一定的阻力,当阻力突然减低时提示进入蛛网膜下腔。抽出针芯,可见脑脊液流出,接测压管测定压力,测压后留取适量脑脊液做常规、生化以及相应的检查。测终末压,插回针芯。拔出穿刺针,用无菌纱布覆盖按压,确定无出血后胶布固定,嘱去枕平卧 4~6 小时。

三、临床应用

(一)适应证

1. 中枢神经系统炎性病变,如多种原因引起的脑膜炎和脑炎。

2. 怀疑蛛网膜下腔出血,而头颅 CT 尚不能确定时或与脑膜炎等鉴别有困难时。

3. 脱髓鞘疾病、中枢神经系统血管炎及脑膜癌瘤病的诊断。

4. 脊髓病变和多发性神经根病变的诊断及鉴别诊断。

5. 怀疑颅内压异常。

6. 脊髓造影和鞘内给药。

(二)禁忌证

1. 高颅内压伴有明显的视盘水肿、怀疑后颅窝占位病变,或已有早期脑疝迹象者。

2. 穿刺部位皮肤、软组织或脊柱有感染性病变者。

3. 有出血倾向者。

4. 休克、衰竭或濒临死亡的患者。

(三)并发症

1. 低颅内压性头痛　是最常见的并发症。发生机制通常是脑脊液放出过多或穿刺部位渗漏,引起颅内压降低牵拉三叉神经感觉所支配的脑膜及血管所致。大多在穿刺后 24 小时出现,严重者可伴恶心、呕吐症状,平卧位可缓解,可持续数天。嘱患者大量饮水,必要时可静脉输入生理盐水。

2. 出血 腰穿出血大多数为损伤蛛网膜或硬膜的静脉所致,通常出血量较少,不引起明显的临床症状,有出血倾向患者出血量可较多。

3. 感染 较少见,见于消毒不彻底或无菌操作不当;或者局部有感染灶,可能导致腰穿后感染。

4. 脑疝 是腰穿最危险的并发症,见于颅内压明显增高的患者。如高颅内压患者必须腰穿才能明确诊断时,一定在穿刺前先使用脱水剂。

四、护理配合

1. 告知患者腰椎穿刺术的目的、过程、配合方法、意义及操作中可能出现的意外,缓解患者的紧张情绪,配合检查。

2. 物品准备 一次性腰穿包、麻药、注射器,必要时准备急救物品。

3. 操作过程中观察患者的病情变化,如患者出现不适,可嘱患者深呼吸,扶持患者,防止断针等意外发生。

4. 密切观察患者面色、脉搏、呼吸、意识,如有异常及时报告医生。

5. 术后嘱患者去枕平卧 4~6 小时,并鼓励患者饮水,防止穿刺后低颅内压性头痛。

6. 及时送检脑脊液化验。

7. 指导患者保持穿刺点敷料干燥,观察渗出情况,24 小时内不宜沐浴。

第六节 全脑血管造影术

数字减影血管造影(digital substraction angiography, DSA)是通过计算机把血管造影片上的骨骼与软组织影像消除,在影像片上仅突出血管影像的一种新的摄影技术。1977 年由 Nudelman 获得第一张数字减影图像。

一、检查原理

把同一组织在没有经血管造影前和经血管造影后的图像,通过两次不同的数字矩阵,经计算机进行数字减影处理,使两个数字化图像中代表骨骼及软组织像素的数字互相抵消,仅保留组成血管影像像素的数字,经 D/A 转换器转换,使血管影像突出,骨骼与软组织影像消除的过程。

二、检查方法

造影剂注入的途径可分为静脉数字减影(IVDSA)和动脉数字减影(IADSA)两种。IADSA 比 IVDSA 成像清晰,应用范围大,造影剂的浓度与剂量均低,操作简单,并发症少。

数字减影血管造影常用时间减影法,即向血管内快速注入造影剂,在造影剂到达责任血管之前至血管内造影剂浓度处于高峰至廓清这一段时间,连续成像,在这一系列的成像中,取一帧不含造影剂的图像和一帧含造影剂剂量最多的图像,进行数字减影,达到减影的目的。

三、临床应用

(一)适应证

(1)颅内血管性疾病,如动脉粥样硬化、栓塞、狭窄、闭塞性疾病、动脉瘤、动静脉畸形、动静脉瘘等。

（2）颅内占位性病变，如颅内肿瘤、脓肿、囊肿、血肿等。

（3）颅脑外伤所致各种脑外血肿。

（4）手术后观察脑血管循环状态。

（二）禁忌证

（1）有造影剂过敏者。

（2）严重高血压，舒张压＞110mmHg。

（3）严重肝、肾功能损害。

（4）近期内有心肌梗死和严重心肌疾病，以及心力衰竭及心律不齐者。

（5）甲状腺功能亢进及糖尿病未控制者。

第六章　神经外科常见急症的护理

第一节　颅内压增高

颅内压（intracranial pressure，ICP）是指颅腔内的脑组织、脑脊液及血液对颅腔壁产生的压力。正常成人在身体松弛状态下侧卧时的腰穿或平卧时侧脑室内的压力为 6.0~13.5mmHg（81.6~183.6mmH$_2$O），儿童为 3.00~6.75mmHg（40.8~91.8mmH$_2$O）。平卧时成人颅内压持续超过正常限度 15mmHg（204mmH$_2$O），即为颅内压增高。轻度颅内压增高，压力为 15~20mmHg（204~272mmH$_2$O）；中度颅内压增高，压力为 21~40mmHg（273~544mmH$_2$O）；重度颅内压增高，压力为大于 40mmHg（> 544mmH$_2$O）。

颅内压增高是很多颅脑疾病共有的表现，也是引起神经外科患者死亡的重要原因。颅内压增高如未能及时发现并处理，可导致脑灌注压降低、脑血流减少、脑缺血缺氧，造成患者昏迷、脑功能障碍，甚至发生脑疝，危及患者生命。

颅内压监测的方法可分为无创及有创两大类，无创监测方法，如前囟测压、测眼压、生物电阻抗法等，但是其稳定性与精确性还无法判断，临床上主要采用有创监测。根据压力传感器是否植入颅内分为两大类，即植入法和导管法。植入法就是经颅钻孔或开颅将压力传感器直接植入颅内进行监测；导管法就是将导管放置于脑室、脑池或蛛网膜下腔，压力传感器在颅外，导管内充满脑脊液或液体进行测压。临床首选脑室置管测压，此方法操作简单、精确度高，测压的同时还可以放出脑脊液降低颅内压。

【病因】

1. 颅腔内容物的体积增加

（1）脑组织体积增加：脑组织损伤、颅内炎症、缺血缺氧、代谢失调等导致脑水肿发生。

（2）脑脊液增多：脑脊液是颅内三种内容物中最易变动的成分，脑脊液分泌过多、吸收障碍、脑脊液循环受阻导致颅内脑脊液增多，形成脑积水。

（3）脑血流量增多：患者脑损伤呼吸中枢受到影响，产生高碳酸血症时血液中二氧化碳分压增高、脑血管扩张致脑血流量增多。

2. 颅内占位性病变　各种颅内肿瘤、血肿、脓肿、寄生虫及大面积凹陷性颅骨骨折等，导致颅内容积相对减少，形成颅内压增高。

3. 先天性颅腔病变　如狭颅症、颅底凹陷症等先天颅腔畸形致颅腔颅内体积减少，限制脑组织的正常发育。

【临床表现】

颅内压增高的三主征是：头痛、呕吐、视盘水肿，随着病情的发展相继或同时出现。

1. 头痛 是颅内压增高最常见的症状之一，程度不同。主要是由于颅内压增高使脑膜血管与神经受刺激和牵拉，尤以清晨或晚间较重，头痛部位多为额部及颞部，可从枕部向前方放射至眼眶，为持续性胀痛和撕裂痛多见，头痛程度随着颅内压的增高而进行性加重，当用力咳嗽、弯腰、剧烈运动时加重。

2. 呕吐 当头痛剧烈时可见喷射性呕吐，易发生于饭后，主要是由于迷走神经受刺激所致。

3. 视盘水肿 是颅内压增高的客观体征，主要表现为视盘充血、边缘模糊不清、中央凹陷变浅或消失、视盘隆起、视网膜静脉怒张，系视神经受压、眼底静脉回流受阻导致。若长期、慢性颅内压增高导致视神经受压，可导致患者出现失明。

4. 意识障碍及生命体征的变化 慢性颅内压增高的患者可表现为嗜睡、反应迟钝；急性颅内压增高的患者可见昏睡、昏迷、进行性意识障碍，并伴有瞳孔散大、对光反应消失的体征出现。疾病发展过程中可见典型的生命体征变化即颅内压增高危象三联征（Cushing 综合征），即血压升高、心率减慢、呼吸慢且不规律。

5. 其他症状和体征 头皮静脉怒张、头晕、猝倒等。婴幼儿颅内压增高时可见囟门饱满、张力增高和骨缝分离。

【处理原则】

密切观察患者生命体征变化，病情允许的情况下，尽早明确病因，以明确诊断，积极处理原发病，发生脑疝时，应紧急行手术处理降低颅内压。

（一）非手术治疗

主要用于颅内压增高但是暂时无法明确病因或虽已查明原因但仍需非手术治疗的患者。

1. 降颅内压治疗 一般常用高渗性和利尿性脱水剂，使脑组织间多余水分通过渗透作用进入血液循环再经由肾脏排出体内，从而达到缩小脑组织体积降低颅内压的目的。常见的脱水剂有：20% 甘露醇、高渗性氯化钠注射液、呋塞米注射液等。对于清楚且颅内压增高不明显，可选择口服脱水剂降低颅内压；对于意识障碍、颅内压增高明显，宜采用静脉注射或肌内注射。

2. 激素的治疗 肾上腺皮质激素可通过稳定血 - 脑屏障、预防与缓解脑水肿，有助于缓解颅内压增高，常用激素有：地塞米松、氢化可的松、泼尼松。

3. 低温治疗 使用药物和物理降温的方法降低患者的体温，有利于降低脑组织的耗氧量，防止脑水肿的发生与发展，可达到降低颅内压的作用。

4. 辅助过度通气 有助于增加血中氧分压、排出 CO_2，使脑血管收缩，减少颅内血流量，使颅内压降低。

5. 抗感染 严格无菌操作，积极控制颅内感染或预防颅内感染，合理使用抗生素，做好肺部护理。

6. 对症治疗 针对患者的主要症状进行治疗，对于疼痛可以给予患者镇痛药，避免使用对呼吸中枢有抑制作用的镇痛药；对于躁动的患者，适当给予镇静剂。

（二）手术治疗

对于颅内占位性病变的患者，首先考虑手术将病变部位切除，解除压迫。有脑积水的患者可行脑脊液分流术，颅内血肿已发生脑疝时，应紧急行手术处理，缓解颅内高压。

【护理评估】

1. 术前评估　观察意识、瞳孔、生命体征、肢体活动、精神、语言状况，如为枕部骨折特别注意呼吸的改变，观察偏瘫、失语、癫痫等受损功能区出现的对应表现，观察头痛、呕吐、意识障碍加重程度等颅内压增高和脑疝症状。

2. 术后评估　评估手术方式、麻醉方式及术中情况；了解引流管放置的位置、目的及引流情况；观察有无并发症的迹象；监测颅内压 ICP 和脑灌注压（cerebral perfusion pressure，CPP）：ICP 高于 20~25mmHg，报告医生。成人的 CPP 维持 60~70mmHg。

3. 评估辅助检查结果　血常规检查患者是否存在凝血障碍，血生化检查患者是否出现水、电解质紊乱；了解患者脑血管造影、CT、MRI 等相关检查结果。

【护理诊断/护理问题】

1. 脑组织灌注异常　与颅内压增高有关。
2. 有体液不足的危险　与频繁呕吐及脱水剂的使用有关。
3. 疼痛　与颅内压增高刺激和牵拉神经有关。
4. 潜在并发症：脑疝。

【护理目标】

1. 患者脑组织灌注压维持正常范围，未出现脑组织的进一步损害。
2. 患者生命体征平稳，未因频繁呕吐出现水电解质紊乱。
3. 患者主诉疼痛缓解或颅内压增高得到有效控制。
4. 患者未出现脑疝或出现脑疝时及时得到处理未致脑组织进一步损害。

【护理措施】

1. 降低颅内压，保持颅内压稳定于正常范围

（1）一般护理：严格卧床休息：抬高床头 15°~30°，有利于静脉回流，减少不必要的活动。尽量减少外界不良因素的刺激，保持情绪稳定，防止颅内压剧烈增高。

（2）为了保证脑组织供血出现的脑血管自动调节反应，当 ICP 下降时血压也随着下降，所以首先应进行脱水、降颅内压治疗，暂不适用降压药，调控血压应视患者的年龄、既往有无高血压、有无颅内压增高、出血原因、发病时间等情况而定。一般可遵循以下原则：

1）应先降颅内压后，再根据血压情况决定是否进行降血压治疗。

2）血压 ≥ 200/110mmHg 时，在降颅内压的同时可慎重平稳降血压治疗使血压维持在稍高于发病前水平或 180/105mmHg 左右。血压降低幅度不宜过大，否则可能造成脑低灌注。

3）血压过低者应升压治疗，以保持脑灌注压。

（3）降颅内压常见措施

1）降低体温：体温每下降 1℃，颅内压平均下降约 5.5%。

2）过度换气：利用人工呼吸器，过度换气，降低动脉血 CO_2 分压，维持在 25~35mmHg 为宜。

3）脱水药物治疗：甘露醇、呋塞米、甘油果糖、胶体渗透性脱水剂等。

4）激素：适用于头痛呕吐明显、意识障碍较重、有脑疝早期表现者，注意观察激素诱发应激性胃溃疡出血等不良反应。

2. 低温治疗护理

（1）环境：室温 18~20℃为宜。

（2）降温期护理：行低温治疗前给予气管插管，呼吸机辅助呼吸。中心温度维持在 32~35℃，注意：

1）冬眠药物适量，根据病情遵医嘱调整冬眠药物、镇静药和肌松药物的速度、剂量，严防寒战发生。

2）严密观察患者体温变化，适时调整降温毯。

3）尽快降至目标温度。

（3）低温期护理

1）心电监护，严密观察意识、瞳孔、生命体征、颅内压的变化。

2）监测动脉血气分析、电解质情况。

3）冰毯使用的护理：冰毯置于患者身下，其上覆盖一层翻身布与身体隔离；使用 ALLON 冰毯衣需要与患者皮肤紧密贴合，观察冰毯运转状态是否正常，管道是否扭曲，温度传感器放置位置是否正确，一般使用肛温监测温度，传感器插入肛门深度约 10cm，不能超过 15cm；观察降温效果以患者不出现寒战、温度在目标范围内为宜，观察肢体末端和耳郭处血液循环情况。

4）气道护理：保持呼吸道通畅，及时吸痰，定时翻身、叩背，以促进排痰，机械通气时做好人工气道管理，防 VAP 发生。

5）胃肠营养支持：早期留置胃管、鼻饲；胃排空延迟时给予鼻肠管。鼻饲时观察有无腹胀、便秘出现，必要时使用缓泻剂。评估胃内残留量 Q6 小时，当胃内残留量＞200ml 时，减量或暂停喂养。

6）基础护理：做好患者皮肤护理，每天 4 次口腔护理，每天会阴擦洗 2 次。

7）并发症观察：心率减慢、心律失常、血压下降、电解质紊乱、凝血障碍、感染、胃肠道并发症（腹胀、便秘、胃潴留、应激性溃疡等）。

（4）复温期护理

1）复温原则：先停用降温仪器等降温措施，然后逐渐停用冬眠药。

2）室温应控制在 25~28℃为宜。

3）复温法有自然复温法、电热毯、热辐射、热输液等。复温速度不宜过快，停用降温毯后，每 4 小时上升 1℃，防止复温过程中血流量迅速增加引起急性脑水肿。但如冬眠程度过深，体温过低，停止冬眠药物后，体温不能恢复，应进行辅助复温，可加盖被子或加用温水袋于两腋下，使体温恢复至 36℃。

【健康宣教】

1. 避免导致颅内压增高危险因素 指导患者尽量避免使血压骤然升高的各种因素。如保持情绪稳定和心态平衡，避免过分喜悦、愤怒、焦虑、恐惧和悲伤等不良心理和惊吓等刺激；建立健康的生活方式，保证充足睡眠，适当运动，避免体力和脑力的过度劳累和突然用力过猛；养成定时排便的习惯，保持大便通畅，避免用力排便，戒烟酒。

2. 照顾者指导　家属应关心体贴患者,为其创造良好的修养环境,发现颅内压增高征象及时就诊。

第二节　脑　疝

脑疝(brain hernia)是脑水肿、颅内压增高的最严重后果,在临床工作中应及时发现并妥善处理,才有可能降低脑损伤挽救患者生命。脑疝为神经外科最常见的急危重症之一。当颅腔内某分腔有占位性病变或其他原因导致该分腔的压力高于邻近颅内分腔压力时,脑组织从高压力区向低压区移动时,其中某一部分的脑组织被挤入颅内生理空间或腔隙中,压迫局部脑组织,产生相应的症状与体征,称为脑疝。根据移位的脑组织及其通过的硬脑膜间隙和通道,将脑疝分为小脑幕切迹疝、枕骨大孔疝、大脑镰下疝。①小脑幕切迹疝又称颞叶沟回疝,是发生于小脑幕切迹缘的颞叶的海马回、沟回疝入小脑幕裂孔下方;②枕骨大孔疝又称小脑扁桃体疝,是小脑扁桃体及延髓经枕骨大孔被挤入椎管内;③大脑镰下疝又称沟带回疝,是一侧半球的扣带回经镰下孔被挤入对侧分腔。

【病因】

颅腔内各种占位性病变进行性变化导致颅内各分腔压力不均衡可引起脑疝。常见原因:

1. 颅内占位性病变　颅内血肿、颅内脓肿、颅内肿瘤、颅内寄生虫等。

2. 医院性因素　对于颅内压力增高的患者,行腰穿术易导致颅内各腔压力差变大,加快脑疝的发生。

【临床表现】

不同类型的脑疝,其临床特点各不相同,其中以小脑幕切迹疝、枕骨大孔疝最多见。本节主要述及该两种脑疝的表现。

（一）小脑幕切迹疝

1. 颅内压增高的症状　主要表现为剧烈头痛,进行性加重,伴躁动不安,与进食无关的喷射性呕吐。

2. 瞳孔改变　初期由于患侧动眼神经受压导致患侧瞳孔缩小,晚期随着颅内压力进行性增高,患侧动眼神经被挤压麻痹,导致瞳孔逐渐增大,对光反应消失。

3. 意识障碍　由于脑干上行网状系统受累,患者随脑疝的进展出现嗜睡、昏睡、昏迷。

4. 运动障碍　表现为病变对侧肢体肌力减弱或瘫痪,病理征阳性,主要由于沟回直接压迫大脑脚,锥体束受累导致。

5. 生命体征紊乱　由于脑干受压,脑干生命中枢功能紊乱或衰竭,出现颅内压增高危象体征:血压升高、心率减慢、呼吸减慢或不规则。

（二）枕骨大孔疝

由于颅后窝容积较小,因此,在颅内压进行性增高时其代偿能力相对也较小,病情变化更快。因为主要是小脑扁桃体及延髓生命中枢受压,枕骨大孔疝的患者生命体征紊乱出现较早,意识障碍出现较晚。患者早期即可突发呼吸骤停导致死亡。

【处理原则】

1. 早期发现及时处理 脑疝是由于颅内压增高引起的,当出现脑疝的典型症状时,应及时给予脱水降颅内压治疗,争取时间,尽早行手术治疗,去除病因。

2. 如难以确定诊断或虽确诊但病变原因无法去除者,可通过姑息性手术,如侧脑室外引流术、脑室 - 腹腔分流术、开颅减压术等降低颅内压、治疗脑疝。

【护理评估】

1. 评估患者颅脑生命体征 观察意识、瞳孔、生命体征、肢体活动、精神、语言状况,认真做好临床观察,及时发现脑疝前的征兆,给予及时处理。

2. 评估辅助检查结果 X 线检查、CT 或 MRI 检查外伤后是否存在颅骨、脑组织的损伤;血常规检查患者是否存在凝血障碍,血生化检查患者是否出现水、电解质紊乱。

【护理诊断 / 护理问题】

1. 脑组织灌注异常 与颅内压力增高、脑疝有关。

2. 潜在并发症:意识障碍、呼吸、心搏骤停。

【护理目标】

1. 患者脑灌注压维持在正常范围内,颅内压得到有效控制未进行性发展。

2. 患者未发生脑疝或脑疝发生时及时发现并给予妥善处理,脑组织无继发性损伤。

【护理措施】

(一)脑疝急救护理

1. 立即建立静脉通路,快速滴注脱水药物,并配有以激素使用,有效降低颅内压增高。

2. 消除引起颅内压增高的危险因素

1)清除口鼻腔分泌物,保持呼吸道通畅,防止窒息。

2)保持血压的稳定,必要时使用血管活性药物,以保证颅内灌注压的稳定。

3)高热、水电解质紊乱可加重颅内压力增高,应采取有效措施,确保颅内压稳定。

3. 准确记录出入量,密切观察患者生命体征变化情况。

(二)脑疝的监测

1. 意识的监测 意识反映的是大脑皮质与脑干网状结构的功能状态,意识障碍的进行性加重是脑疝的出现前的一个重要表现。

2. 瞳孔的监测 瞳孔反映的是大脑的功能状态。小脑幕切迹疝时,患者常较早出现瞳孔缩小,随着病情进展,瞳孔逐渐扩大。

3. 生命体征监测 脑疝是随着颅内压力进行性增高导致颅内压力分布不均而发生的。随着颅内压的增高,患者可出现颅内压力增高危象即 Cushing 综合征:心率、呼吸减慢,血压升高。

4. 肢体活动监测 由于脑疝导致锥体束受影响出现肢体肌力下降或瘫痪。

【健康宣教】

1. 限制探视人员,保持病房安静。
2. 指导患者安全意识,进行运动时防止发生外伤。
3. 告知患者脑疝相关知识,经常头痛、恶心的患者,应及时就医,排除相关因素。

第七章　神经外科常见手术的护理配合

第一节　神经外科手术物品准备

神经外科的手术要想顺利、成功的实施,术前的物品准备至关重要,常用物品分为以下四大类。

一、敷料类

基础敷料类包括:开颅包、开颅单、手术衣、小单等。特殊敷料类包括:特殊手术根据手术术式选择敷料。

二、器械类

基础器械类包括:开颅基础器械、动力系统器械(钻铣磨)、软轴牵开器械、颅骨固定器械、神经外科显微器械、头架系统等。特殊器械类包括:超声震动取瘤刀、超声骨刀激光刀器械、导航器械、脑室镜器械、超声监测器械、电生理监测器械、动脉瘤器械等。

三、一次性耗材类

基础一次性耗材类包括:纱布类、棉条类、负压引流管、单极电凝、手术贴膜类、各型号手套、缝针缝线类、刀片类、冲洗器、骨蜡、明胶海绵、导尿包等。特殊一次性耗材类包括:止血耗材、自体血回输耗材、颅骨固定耗材、人工硬脑膜、人工骨、动脉瘤夹等。

四、仪器设备类

常规仪器设备类包括:单双极电凝、动力系统、头架系统、显微镜。特殊仪器设备类包括:超声震动取瘤刀、超声骨刀激光刀系统、导航系统、脑室镜系统、超声监测系统、电生理监测系统。

第二节　神经外科手术体位的摆放及注意事项

神经外科的手术体位因为病变部位、手术方式等不同,而要求有所不同,常用体位有四种。

一、仰卧位

1. 常见手术　幕上肿瘤切除术、脑室 - 腹腔分流术、颈间盘摘除术(前路法)、颞浅 - 大脑中动脉搭桥术、颈动脉内膜剥脱术、颅咽管瘤切除术、经鼻鞍区肿瘤切除术等。

2. 摆放要点　骶尾部压疮预防、腓神经保护、下肢静脉血栓预防。

3. 用物准备　硅胶枕、硅胶垫（彩图 1-7-1）。

4. 体位摆放　见彩图 1-7-2，彩图 1-7-3。

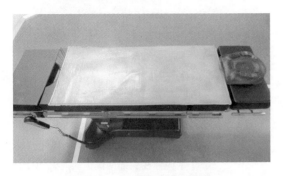

彩图 1-7-1　硅胶枕和硅胶垫

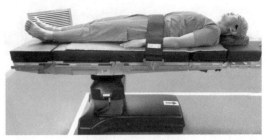

彩图 1-7-2　仰卧位

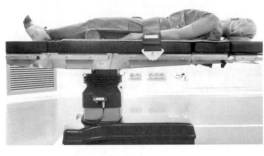

（A）

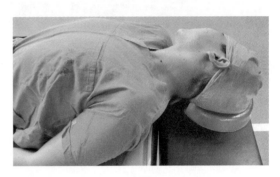

（B）

彩图 1-7-3　仰卧位（头偏向一侧）

二、俯卧位

1. 常见手术　椎管内肿瘤切除术、脊髓肿瘤切除术、硬脊膜动 - 静脉瘘切除术、脊髓动 - 静脉畸形切除术、颈 / 胸 / 腰间盘摘除术（后路法）、小脑扁桃体下疝切除术、小脑肿瘤切除术等。

2. 摆放要点　避免眼睛受压，保护双髂嵴部、双膝部皮肤，保护男性患者会阴部不受压、女性患者乳房不受压。

3. 用物准备　硅胶俯卧位头枕、硅胶垫、硅胶腋枕、俯卧垫（可拆卸型）、方枕（彩图 1-7-4）。

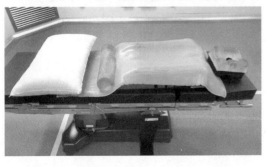

（A）

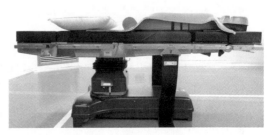

（B）

彩图 1-7-4　俯卧位手术床准备

4. 体位摆放　见彩图 1-7-5~1-7-9。

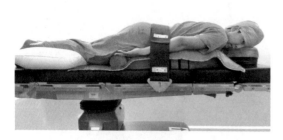

彩图 1-7-5　颈段及上胸段手术 - 俯卧位
（手背在身体两侧）

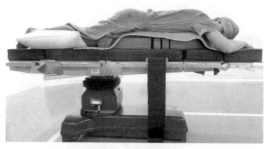

彩图 1-7-6　下胸段及腰骶段手术 - 俯卧位
（手向前在头部两侧）

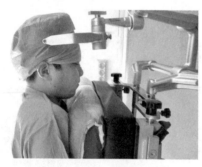

（A）

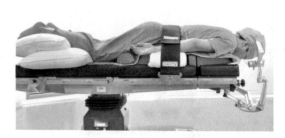

（B）

彩图 1-7-7　头颈部病变需头架弓固定 - 俯卧位

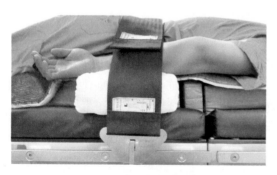

彩图 1-7-8　避免尺神经受压

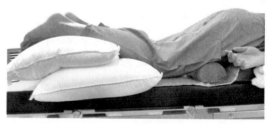

彩图 1-7-9　避免腓神经受压

三、侧卧位（侧俯卧位）

1. 常见手术　CPA 区脑肿瘤切除术（听神经瘤、胆脂瘤、三叉神经鞘瘤等）、幕下肿瘤切除术、神经血管减压术（三叉神经痛、面肌痉挛、舌下神经痛）等。

2. 摆放要点　保护髂嵴部皮肤不受压、保护臂丛神经、注意气道压力、预防坠床、保护耳部、眼部。

3. 用物准备　侧卧位垫、硅胶垫、硅胶腋枕、下肢隧道枕（1 个）、方枕（3 个）、高低托手架、约束带（2 对）（彩图 1-7-10、彩图 1-7-11）。

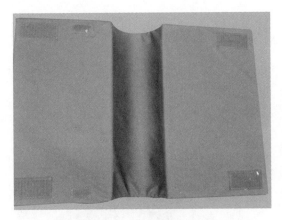

彩图 1-7-10　侧卧位垫

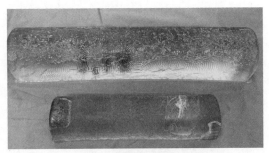

彩图 1-7-11　硅胶腋垫

4. 体位摆放见　彩图 1-7-12、1-7-13。

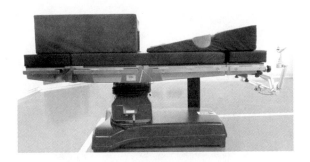

彩图 1-7-12　放置侧卧位垫于手术床上

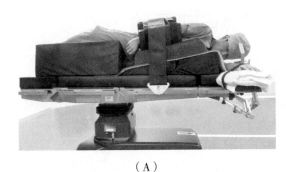

（A）　　　　　　　　　　　　　（B）

彩图 1-7-13　安置患者于手术床上

四、半坐位

1. 常见手术　桥小脑区（CPA 区）脑肿瘤切除术（听神经瘤切除术常用体位）、小脑肿瘤切除术、颈髓肿瘤切除术等。

2. 摆放要点　预防骶尾部压疮,腘窝下垫腋枕以保证腓神经功能位,穿弹力袜预防下肢静脉血栓,注意气道压力,预防坠床。

　　3. 用物准备　硅胶垫、硅胶腋枕、方枕和高托手架(2个)(彩图 1-7-14)。

　　4. 体位摆放　见彩图 1-7-15、1-7-16。

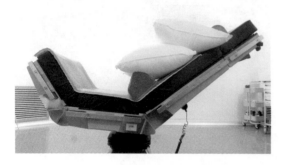

彩图 1-7-14　(半)坐位手术用物准备

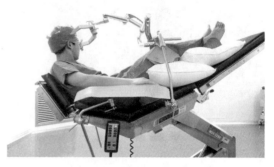

彩图 1-7-15　V 型半坐位

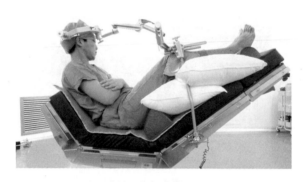

彩图 1-7-16　U 型半坐位

第三节　显微神经外科手术的护理配合

一、显微神经外科手术特点

　　显微镜下实施手术,组织被放大,不仅能看清手术野肉眼看不清的微小组织,而且还有立体感,有利于外科医生精确地解剖、切开和缝合各种组织。然而在显微镜下视野小,手术器械和针线常超出视野范围而难以找到;由于景深有限,略有上下移动即出现手术野模糊;肉眼所不能看见的抖动在显微镜下却很显著,细微的抖动就会影响操作;由于眼肌对不同焦距有相应调节过程,眼睛离开目镜后再返回,不能立即看清微细结构,这些都是显微神经外科手术特点(彩图 1-7-17)。

二、显微神经外科手术的配合要点

(一)显微手术配合基本要求

　　1. 显微神经外科手术　操作精细复杂,手术部位深,手术难度大,时间长。患者需要长时间制动,要求麻醉平稳,镇痛完善,确保术中绝对安全。

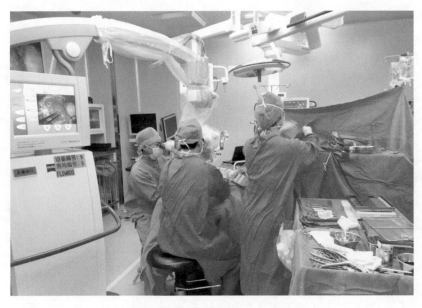

彩图 1-7-17 显微神经外科手术

2. 显微神经外科手术精度要求高,难度大,配合显微神经外科手术时,传递器械动作要轻柔,并准确地传到术者手中,应当做到手眼配合不分离。

3. 在显微神经外科中,密切观察手术进程是配合手术的重要环节,只有密切观察,才能做到传递器械准确及时,方向正确。

4. 保持手术区域的稳定,特别是在血管、神经较丰富的部位操作时应排除可能碰及手术床、显微镜及术者的一切因素。

5. 熟悉手术者的操作过程及习惯,尽可能地避免手术中传递器械的失误。

6. 摆好患者的手术体位,随之将其手术部位固定好,以保证手术区域的稳定,一般需要头架系统来维持术中的稳定性。

(二)器械护士配合要点

1. 手术前要细致、全面检查所有显微器械性能的完好性。

2. 手术前了解术者的手术操作习惯,术中密切观察,全神贯注配合手术。

3. 手术前准备好显微镜,完成调试,提前套好无菌保护罩,保证手术使用。

4. 手术前备齐术中常规使用手术器械及特殊手术器械,提前检查好器械完整性、功能性,熟练掌握神经外科显微器械的使用方法及特点。

5. 手术配合中传递器械要准确、轻巧、稳定,避免动作幅度过大、过快,精准地传递到术者手中,及时到位。

6. 手术配合中观看显示屏,随时关注手术步骤及手术进展,预知下一步将要使用的手术器械,提前做好准备。

7. 手术配合中及时清洁显微器械上的血迹,动作轻柔,并注意显微器械的正确使用和保护。

8. 手术配合中根据手术需要,提前准备好各种形状及大小不等的棉片。

9. 与巡回护士共同完成清点工作。

10. 术后做好手术器械的清点交接工作。

（三）巡回护士配合要点

1. 术前检查术中可能用到的仪器设备的性能是否完好，如发现异常及时调配、送修。

2. 协助医生摆放患者的手术体位，同时用约束带将患者固定好，避免因体位的变化而影响手术进展。

3. 因显微神经外科手术时间长、手术部位深、视野小、风险大，术中应注意有效循环血量的维持。

4. 应防止手术患者出现压疮及电灼伤，对压疮的好发部位，要有意识地加以保护，加垫体位垫及减压贴。

5. 根据显微手术进展，及时供应台上各种手术用物。术者要求对双极电凝器的输出功率进行调节时，要有应有答。

6. 密切观察患者生命体征变化，如体温、呼吸、脉搏、血压等；必要时采取血、尿标本等进行化验检查。

7. 及时输注抗生素及其他治疗药物。

8. 维护手术环境，减少噪声及手术间内的人员流动。

9. 术后要对显微系统设备进行清洁与保养。

第四节　微创神经外科手术的护理配合

微创手术具有创伤小、疼痛轻、恢复快、住院时间短等特点，但微创手术一般需要一些先进的医疗设备作为辅助才能顺利完成。如内镜系统、导航系统、C 型臂、O 型臂及一些特殊的手术器械等。本节以神经内镜手术为例，进行详细阐述。

一、神经内镜手术特点

神经内镜手术根据内镜手术操作的途径分为镜内内镜神经外科和镜外内镜神经外科。前者在手术过程中内镜是唯一的照明设备，所有的手术操作都是通过内镜的工作管道来完成；后者在手术过程中内镜是唯一的照明设备，所有的手术操作是在内镜管道之外来完成。

二、神经内镜手术的配合要点

（一）神经内镜手术配合的基本要求

1. 护士应掌握内镜及内镜器械的性能、使用及保养方法，严格执行仪器操作流程。

2. 正确连接好仪器的各部分。光纤勿折，摄像头和内镜要轻拿轻放避免撞击，镜面避免用粗糙物品擦拭，防止出现划痕，严防碰撞以延长使用寿命。

（二）器械护士配合要点

熟悉内镜器械的名称及使用方法，了解内镜手术的手术过程做到心中有数，应对自如，手术配合上才能更加默契。

（三）巡回护士配合要点

熟悉内镜系统的连接与调试，协助医生合理安置患者体位，保护患者皮肤、神经等不受压。

护士应掌握导航系统、C 型臂及 O 型臂等仪器的使用方法,熟悉相应器械安装与使用方法,了解如何避免射线的伤害,备齐防护用具,保护患者及自身。

第五节　神经外科复合手术的特点

复合手术把原本需要在不同手术室、分期才能完成的手术,合并在一个手术室里一次完成。复合手术室并不是简单的两个不同手术室仪器设备、人员的合并,而是打破了学科壁垒,借助全新的复合手术设施,以患者为中心的多学科联合,将多学科治疗的优点有效结合起来。

一、复合手术间

复合手术间包括:手术床 / 造影床、造影机、手术显微镜、外科吊塔、麻醉吊塔、吊臂显示器等(彩图 1-7-18)。

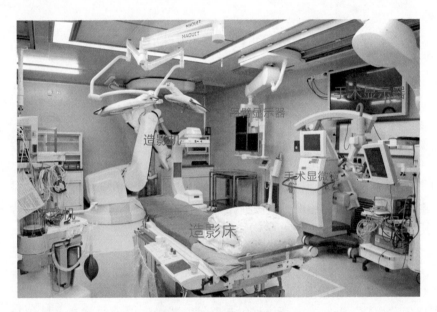

彩图 1-7-18　复合手术间

二、复合手术人员

复合手术人员包括:外科医生、介入医生、麻醉医生、监测医生(超声、电生理、脑电等医生)、放射技师、手术室护士、介入护士等(彩图 1-7-19)。

手术人员布局:主刀医生左手侧为一助,右手侧为器械护士及无菌器械台,所有仪器设备在患者尾侧,麻醉医生及麻醉机在患者面部侧方,电生理监测在医生和设备患者尾侧的左右两侧均可,超声监测医生和设备最好与麻醉机在同一侧。

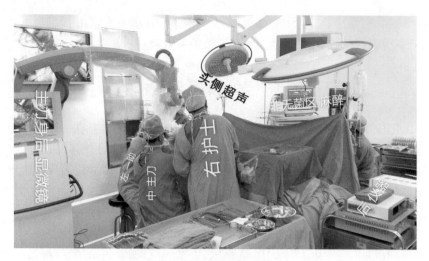

彩图 1-7-19   复合手术人员

第六节   神经外科介入手术的护理配合

根据疾病的不同、手术的不同,除按有序的细化护理常规,根据疾病在介入诊疗中的注意要点、手术步骤、可能会出现的并发症所强调的重点作为术中护理观察要点。有针对性地,并非千篇一律的固定模式,实施于每一个介入诊疗中,并以阶段性的、随着患者的需要、手术的进展而随时调换的护理模式配合手术、服务于患者。

1. 生命体征的监护要贯穿介入手术的始终   电极片和连线需根据穿刺的部位和手术中投照的角度放置和固定,既不能影响透视也不能因呼吸的动度而使心电监护图像的基线不稳。无创压的袖带要固定在没有输液通路的上肢,所有电极连线均应集中放置于右上肢的专用手托内,不可散放在球管和影像增强器的视野中,以免影响透视和图像。

2. 按要求打开介入敷料包、手术器械包   覆盖在患者身上的无菌单尤其与机器球管接近的位置,不可下垂太重,以免机器转动时被卷入机器的缝隙内,影响手术的进行。协助医生穿好手术衣,套好屏风和机器套。

3. 严格无菌操作下开启术中所需材料和器材   开封前注意查对,尤其特殊材料要在操作者确认后开启,避免误开,造成不必要的浪费。

4. 高压灌注线的连接   神经系统的造影和治疗连接高压灌注线,并加压至 39 900Pa 使压力袋中的盐水呈持续滴注状态,以冲洗同轴导管内的血液避免血栓形成。同样也是不能有气体存在,在更换压力袋中的盐水时要及时并通知操作者关闭灌注线。

5. 术中精力要集中   密切观察患者血压、心律、心率和神志,倾听患者的主诉,紧跟手术的每一步骤,注意导管在体内的行进情况,争取在第一时间发现并发症并给予及时的处理。

6. 要坚持保护性医疗的原则   患者在局麻下手术,神志始终处于清醒状态,要不断地安慰患者,了解患者心理状态,避免不良语言对患者的刺激。不能大声喧哗和有不严肃的行为,使患者烦躁不安。

7. 保持患者镇静　神经系统的患者如神志不清,应将地西泮 10mg 与 5% 的葡萄糖稀释后缓慢注射,不能镇静者再将地西泮 30~40mg 加入 5% 葡萄糖 250ml 中,根据患者的精神状态调整输液滴数,直至患者镇静,再保持一个稳定的维持量。但在推注地西泮的过程中,一定连接氧饱和监护,注意患者的呼吸动度,仍不能镇静者请麻醉师给予镇静,否则不宜三维成像。

8. 将痛苦最大限度地降到最低　对每一种疾病,每一种治疗,要掌握某一部位的解剖特点、病理特点、治疗的过程和有可能出现的风险,根据患者的情况、手术的进展阶段性地调整护理计划或护理模式,使患者在医源性体位限制及手术的艰难中得到安慰、感觉到安全,将痛苦最大限度地降到最低。

9. 手术中细节的要求

(1)在建立输液通路的时候要观察血液的黏稠度,了解术前抗血小板凝集药物的使用情况,避免术中血栓的形成。

(2)当术中患者不断地打哈欠时要考虑到有否脑缺氧的存在,因为手术在血管里操作,抗凝血药物使用不到位、患者处高凝状态,很容易形成纤维蛋白包裹导致血栓的形成,或介入材料在血管里行进,使血管壁上的小斑块脱落,形成脑梗死。避免血压过低导致的低灌注等现象。

(3)憋尿会使患者烦躁、血压升高。

(4)静脉给予全身肝素化时,尤其使用三通的患者,一定注意三通的方向,准确无误地将肝素注入患者的体内。任何一个细小环节的疏忽都会给患者带来巨大的损失。

(5)对实施全麻气管插管,麻醉比较深的患者术中需要屏气(停呼吸以免呼吸动度大影响影像效果),应及时通知麻醉师恢复呼吸,以免遗忘造成恶性后果。

所以,一个优秀的导管室护士不是重复程序的机器人,而是有责任心、有同情心并善于观察和思考的白衣使者。

10. 不同疾病不同治疗　要掌握各种疾病和各种治疗中的特点、解剖要点、并发症的特点,针对每一种疾病制订相应的护理措施。

举例:动脉瘤栓塞的护理配合

(1)麻醉方式及手术体位

1)麻醉方式:气管内插管全身麻醉。

2)手术体位:仰卧位,双下肢外展并轻度外旋。

3)介入手术穿刺点:腹股沟处股动脉穿刺。

(2)手术物品准备

1)手术敷料:介入敷料包、手术衣

2)手术器械:介入手术器械

3)介入耗材:6F、8F 股动脉鞘、Cordis 公司 4FMPA 造影导管、超滑导丝、指引导管、微导丝、微导管、各规格弹簧圈、弹簧圈解脱装置。

(3)手术护理配合(表 1-7-1)

表 1-7-1 手术护理配合

手术步骤	护理配合
1. 消毒范围	上至肚脐线,下至大腿上 1/3 处,两侧至腋中线,自切口向外 15~20cm
2. 手术铺单	(1)治疗巾 5 块:四折 1 块竖铺遮盖会阴部,1/4 折 4 块分别横铺手术切口下方、上方、对侧、近侧 (2)双管球罩套于手术床操作面板和管球 (3)大单 3 块:双折分别横铺于手术切口上方、下方,双折纵向铺于脚侧并与第 2 块大单重叠 30cm,勿遮盖操作面板 (4)中单 2 块:分别铺于切口两侧 (5)套铅挡板放置于合适位置
3. 股动脉穿刺、置入股动脉鞘,放置指引导管,行脑血管造影	置入动脉鞘前常规准备 3~4 路高压灌注用水,用来冲洗指引导管和微导管,防止导管内形成血栓,造成人工脑梗
4. 建立 3 天图像,测量动脉瘤的直径	保证墨菲滴管中液体的滴速可见,输液器中不能有气泡,定期观察加压灌注系统中余液量及压力
5. 放置指引导管	指引导管放置成功后,遵医嘱静脉给予肝素,全身肝素化
6. 置入微导管,微导管造影,冲洗微导管,送入弹簧圈,再次造影确定位置,解脱弹簧圈	(1)及时遵医嘱给予肝素,保证加压输注装置输注正常 (2)遵医嘱递送可能更换的导管、导丝,递送栓塞材料、支架或球囊辅助材料 (3)及时添加对比剂,协助安置解脱泵,保证烧水壶内蒸汽,方便医生术中必要时导管塑形
7. 复查造影,穿刺点止血包扎	(1)防止患者苏醒过程中躁动、坠床 (2)密切观察患者生命体征,是否出现并发症 (3)穿刺点局部止血后观察,防止局部出血

第八章 | 神经外科术后常见并发症及护理

开颅术后并发症直接影响患者预后。微创神经外科理念、术前周密准备、爱护组织以及精细的操作等是减少术后并发症关键。术后严密观察病情变化和及时准确治疗,是减少术后并发症重要环节。

手术结束拔气管内插管时应避免患者剧咳,尽快使患者脱离麻醉状态后苏醒,以便及时评价手术引起的神经系统功能缺损。理想的麻醉技术是在手术结束缝合硬脑膜时麻醉变浅;缝合头皮时患者出现反应;找出气管时患者有咳嗽反射。拔管后患者仰卧,头稍偏向一侧。待患者完全清醒后转入麻醉复苏室或 ICU。如果患者手术后迟迟不醒,应该及时行 CT 检查。手术后应观察患者脉搏、血压、呼吸、神志和神经系统表现。术后早期观察间隔时间 15 分钟 1 次。患者恢复良好,可半小时至 2 小时观察 1 次,术后 24 小时后观察间隔可延长。观察的目的是及早发现术后并发症,如术后颅内血肿、癫痫等。为便于观察,术后尽量不使用镇静药和强镇痛药。清洁伤口术后不必常规使用抗生素预防感染。

患者完全清醒后,血压正常时可鼓励患者坐起,在床上活动预防发生肺炎、深静脉血栓。患者术后在麻醉复苏室或 ICU 观察 1 天,病情平稳可返回病房。

神经外科已进入微创手术时代,手术并发症不断降低。但任何手术都会有创伤。患者手术后能否顺利康复,不仅与医生手术技巧有关,还与麻醉、能否及时发现和准确治疗术后并发症以及患者体质密切相关。

神经外科手术并发症多发生在手术后 7 天内,手术结束至 48 小时为早期并发症;48 小时以后为晚期并发症。术后并发症可能发生在病房、手术室、麻醉恢复室、ICU 等不同单位。需要在不同环境中,进行相应并发症的观察与处理。有些术后并发症较轻,可治愈;而有些却很严重,甚至可造成患者死亡。这些术后并发症的发生有的和手术直接相关,有的和病情、自身状况有关,本章详细介绍以下几种:术后血肿、开颅术后感染、术后脑脊液漏、下肢深静脉血栓形成等。

第一节 术 后 血 肿

开颅术后血肿(postoperative hematoma)是颅脑手术后严重的并发症。颅内可代偿空间有限,20~30ml 术后血肿即可造成病情恶化,如发现或处理不及时,对患者术后康复极为不利,甚至危及患者生命。

【原因】

1. 术中止血不彻底是发生术后颅内血肿最常见的原因。神经外科手术止血比较困难，完全切除肿瘤后，脑表面的止血不彻底；部分切除肿瘤，肿瘤残面出血都会造成硬脑膜下或脑内血肿。硬脑膜下穿刺引流和颅内压监测装置也会引起脑内血肿。

2. 脑静脉血回流受阻术中过度牵拉脑组织，损伤主要静脉，如颞下入路损伤 Labbe 静脉后，术后脑组织发生淤血性坏死。这种血肿多发生于脑内，同时伴有脑挫伤。

3. 头皮颞肌止血不彻底或板障渗血关颅过程中血液流入骨瓣下、硬脑膜悬吊不确实、硬脑膜剥离等都可能造成术后硬脑膜外血肿。因此在开关颅过程中应严格止血、妥当悬吊硬脑膜、注意防止硬脑膜的过度剥离，板障渗血处可用骨蜡封堵。

4. 皮质引流静脉断裂多发生于术前伴有颅内压增高的患者，如切除后颅窝肿瘤后，脑脊液梗阻解除、颅内压下降、幕上脑组织塌陷，皮质引流静脉断裂，出现远隔手术区部位血肿。为防止此类情况的发生，术中注意避免导致颅内压下降过快，如放脑脊液时不宜过快、脑脊液量不宜过多等。

5. 凝血功能异常、脑动脉硬化、糖尿病这些情况均可使术中止血困难，易发生术后血肿。患者术前合并肝炎、肝功能异常，或刚接受完化疗的患者，免疫功能和骨髓功能受到抑制；长期服用阿司匹林等，都可能影响患者的凝血功能，容易发生术后血肿。患者术中发生弥散性血管内凝血（disseminated intravascular coagulation, DIC）时，可导致脑内多发性出血，使术中止血困难。血化验检查可发现血纤维蛋白原减少、纤维蛋白降解产物增多。手术中大量输血发生溶血反应，也可以导致凝血功能障碍。患者合并高血压和动脉硬化，也是影响术中止血的重要原因。对于各种可能影响凝血功能的合并症，术前应给予适当的治疗。

【临床表现】

开颅术后血肿可以发生在头皮帽状腱膜下、硬脑膜外、硬脑膜下和脑内。开颅手术后血肿多发生在手术后 3 天内，个别病例可发生在手术后 1 周，如颅内大动脉（颈内动脉）破裂应用生物胶修补。术后早期幕上血肿表现为手术结束后，患者意识迟迟不清醒；或术后患者已经麻醉清醒，继之意识逐渐变差，肢体运动障碍，病理征阳性。后颅窝的术后血肿，病情变化快，患者可能突然呼吸停止。

上述开颅后临床表现，也可发生在手术后脑水肿、原发脑损伤和脑积水等手术后并发症。CT 扫描可为术后血肿、局部脑水肿以及脑积水提供可靠的鉴别诊断依据。

【处理原则】

（一）帽状腱膜下血肿

开颅术后单纯帽状腱膜下血肿（subgaleal hematoma）不会危及患者生命，但影响伤口愈合，增加感染的机会。帽状腱膜下出血还会流入硬脑膜外造成硬脑膜外出血。术中仔细止血，帽状腱膜下血肿是可以预防的。头皮深部肌肉的血管和头皮主要动脉如眶上、颞浅、枕动脉出血是帽状腱膜下出血的主要来源。为彻底止血，头皮应双层缝合。帽状腱膜缝合的针距为 1cm。头皮缝合可防止皮缘渗血。如敷料无渗血，24 小时内不要拆除敷料，以保证头皮止血效果，并避免伤口污染。

发生帽状腱膜下血肿一般不需要切开止血,少量出血可吸收,出血量较多时,可穿刺抽出积血,然后加压包扎。

(二)硬脑膜外血肿(epidural hematoma)

开颅手术后硬脑膜外会有少量血液积聚,但一般不会对硬脑膜造成压迫。开颅时骨瓣边缘应用骨蜡止血。沿骨窗四周置明胶海绵、悬吊硬脑膜等是防止发生硬脑膜外血肿的可靠措施,这一步骤应在开颅时进行。如果开颅时不及时悬吊硬脑膜,手术过程中出血会流入硬脑膜外形成血肿。

在骨瓣中央钻孔,悬吊硬脑膜能使硬脑膜与颅骨内面紧贴,可有效地减少硬脑膜外积血。

硬脑膜外不应放置过多的明胶海绵和其他止血材料,因为这些止血材料本身有占位效应,若放置过多术后复查 CT 时,表现为硬脑膜受压现象。切开的硬脑膜边缘和其表面出血可电凝止血。为避免过多电凝硬脑膜,影响硬脑膜缝合,剪开硬脑膜时,对硬脑膜切口边缘出血可以先采用银夹暂时夹闭,待缝合硬脑膜时,再电凝出血点。

术中应用头架固定头部时,若头钉穿破颅骨后,板障出血可渗入骨板下方、或因头钉刺破硬脑膜造成硬膜外出血,甚至造成硬脑膜与颅内板剥离,逐渐形成血肿。预防的办法是按要求装置头架,头钉的固定点应避开颞肌,防止头钉穿破颅骨。尤其对婴幼儿开颅时更应警惕,须使用儿童专用的头架。

对伴有梗阻性脑积水的后颅窝肿瘤,手术切除肿瘤后,流失大量脑脊液,虽然脑积水得以改善,但有时会引起硬脑膜的剥离,造成远隔部位硬脑膜外血肿,手术中出现急性颅内压增高。为防止上述意外发生,切除后颅窝肿瘤前先行侧脑室 - 腹腔分流术,既可缓解颅内压增高,又能防止 1 次手术脑脊液迅速流失造成颅内血肿。

(三)硬脑膜下 / 脑内血肿

发生术后硬脑膜下 / 脑内血肿(subdural hematoma/parenchymal hemato)有三种原因。首先,肿瘤切除后关闭硬脑膜前,止血不彻底,血肿位于硬脑膜下和脑内肿瘤残腔。其次,术中主要静脉损伤或对脑组织牵拉过重,脑组织挫伤较重,血肿多在硬脑膜下或 / 和脑内。第三,脑积水患者经脑室腹腔分流术后、或伴脑积水的后颅窝肿瘤切除后,脑积水得以改善,但脑脊液过度引流,还可能肿瘤切除后过度减压,使颅内动力平衡突然发生变化,脑组织明显塌陷移位,造成大脑皮质桥静脉断裂,出现硬脑膜下血肿,甚至发生于远隔部位。

硬脑膜下血肿较大时其占位效应明显,临床症状迅速恶化,可在手术后几小时出现。第三种原因造成的血肿可能发生在术中,表现为术中脑急性膨出。出现上述异常情况,须立即在术野中探查,如未见异常,迅速关颅后行 CT 检查。

术后颅内血肿量较大时(幕上血肿 30ml,幕下血肿 10ml),占位效应明显者,须立即手术清除血肿。再次手术时注意仔细止血,并清除硬脑膜下血肿及坏死脑组织。再次开颅手术,会增加伤口感染的机会,术后应给予抗生素。术后少量硬脑膜下血肿,患者无临床症状,可严密观察,血肿有自行吸收可能,但少数可发展为慢性硬脑膜下血肿。

(四)脑室内血肿

术中脑室未开放,一般不会发生脑室内血肿(ventricular hematoma)。脑室一旦开放,应及时用棉条将脑室破口封闭,以防血液流入脑室。

脑室内手术止血较脑表面困难,当切除脑室内肿瘤或血管畸形时,对术野必须仔细止血。因为脑室内含脑脊液,止血材料,尤其是明胶海绵会因脑脊液而飘浮,失去压迫止血作用。脑室内止血应尽量采用电凝和止血纱布。脑室内的手术操作过程中,需随时以棉片阻塞室间孔和导水管开口,以防血液进入脑室系统。

脑室开放,术后脑室内可放置脑室引流管,头皮另行切口将其穿出。脑室引流除引流血性脑脊液外,还可连接颅内压监测器检测脑室内压力。术后 CT 随访,可估计脑室内积血量,观察出血吸收情况。脑室内出血会造成脑脊液循环通路受阻或脑脊液吸收障碍,形成术后脑积水。

【预防】

1. 搬运　在进行手术处理后,若需要搬运患者,护理人员的动作必须轻稳,尽量避免患者的颈部受到震动或扭转。

2. 咳嗽护理当患者咳嗽比较剧烈时,会增加颅内压,按医嘱给予雾化吸入,以促进患者气道内分泌物的排出。

3. 积极控制血压　患者在手术后,认真监测其生命体征变化情况,尤其是血压的变化情况。若患者血压较高,可按医嘱服用降压药,将血压控制在合适水平。护理人员要为患者提供心理护理服务,以免患者情绪激动而使血压增高。

4. 避免引起颅内压升高的因素　要避免患者在术后出现便秘。

【护理措施】

1. 术后密切观察患者的意识、瞳孔、生命体征及肢体活动情况。

2. 遵医嘱准确输入脱水药物,可合并利尿剂以及激素冲击。

3. 保持呼吸道通畅,遵医嘱给予吸氧,翻身时动作轻稳,避免头部扭曲使呼吸不畅。

4. 保持良好抢救环境,镇痛,癫痫高发人群预防给药,解除紧张,使之配合抢救,同时采取适当安全措施,以保证抢救措施的落实。

5. 病情允许抬高床头 30°。

6. 控制或减少癫痫发作。

7. 正确护理各种引流管,维持正常的颅内压,防止引流液反流;不可牵拉引流袋,保持引流管通畅在位;准确记录引流液的量、颜色、性质。

8. 积极治疗原发病,需行去骨瓣减压术患者遵医嘱做好术前准备。

第二节　开颅术后感染

开颅术后感染分为直接感染和间接感染。直接与手术相关的感染有头皮切口感染、脑膜炎、脑脓肿等神经系统感染。另外,开颅手术后还可继发呼吸系统、泌尿系统的感染,以神经系统感染最严重。感染一般发生在术后 30 天之内;体内有植入物如分流管、人工颅骨,术后一年内感染,均可认为与手术有关。

【原因】

1. 开颅术后感染与手术室环境、无菌操作不严等有关;与颅内留置各种导管时间过长以及头皮消毒不严等有关,患者烦躁不安引起引流管接头松脱污染等因素均易发生颅内感染。

2. 脑脊液漏和切口漏　切口硬脑膜敞开或缝合不严,缝合头皮切口时,帽状腱膜缝合不严密,都易发生漏。有脑脊液漏者术后颅内感染发生率明显增加。此外,皮下缝线残留过长,遗留头皮缝线未拆等因素造成头皮感染。

3. 颅内置管　在开颅术后置管时间较长者易合并感染。

4. 术前上呼吸道感染未得到彻底控制、慢性肺部疾病、泌尿系统的感染等。

【临床表现】

1. 切口感染　发生于头皮和帽状腱膜。早期症状多不明显,数日后头皮出现红肿,渗出不明显。如头皮下积脓,患者会出现发热、白细胞增高。

2. 细菌性脑膜炎　多发生在术后 3 天,患者表现为突然高热、颈强直、精神淡漠、脑脊液白细胞数增多、氯化物和糖定量降低、蛋白量增高。

3. 硬脑膜外积脓　局限于硬脑膜外腔,多伴游离骨瓣骨髓炎。如硬脑膜缝合不严,则感染可能向硬脑膜下扩散。患者表现为局部炎症和体温升高。对开颅手术后切口长期不愈合者,须拍 X 线头颅平片,以除外颅骨骨髓炎。CT 检查可见硬脑膜外有积脓征象。硬脑膜外积脓妨碍骨瓣愈合。

4. 开颅术后脑脓肿　为罕见并发症,多与脑室引流管和硬脑膜下引流的放置时间较长有关。硬脑膜下引流的目的是引流积脓,引流物应每天进行培养。开颅术后患者发热、癫痫,临床怀疑术后脑脓肿,应及时行 CT 或 MRI 检查。

【治疗】

1. 切口感染　头皮下积脓需行穿刺抽吸放出脓(积)液,并行细菌培养。选用适当的抗生素,如治疗及时,有些头皮感染不需切开引流。头皮感染转为慢性,伤口经久不愈,应拍颅骨平片或 CT 骨窗扫描,以确定是否存在颅骨骨髓炎。如有骨髓炎,应及时去除骨瓣。通常骨瓣去除后伤口很快愈合。骨瓣去除后影响患者外貌,脑组织失去保护,颅骨修补术应在感染控制后 6~12 个月施行。

对感染过的伤口再次开颅手术时,要特别注意预防切口感染的发生,为降低伤口感染发生,术中必须确切止血,不留死腔,准确分离,并尽量减少损伤头皮。

2. 细菌性脑膜炎　脑脊液应行细菌培养,针对细菌对抗生素敏感程度,选用透过血-脑屏障能力较强的抗生素,如头孢噻肟、头孢呋肟(头孢呋辛钠)、万古霉素等控制颅内感染。

定时腰椎穿刺放出炎性脑脊液,对脑室炎的患者进行脑室引流等,均能有效降低颅内压并引流感染脑脊液,对治疗也有帮助。颅内存在异物时,使化脓性脑膜炎治疗极为困难,必要时应去除。

3. 硬脑膜外积脓　除应用抗生素治疗外,必要时应去除骨瓣,清除硬脑膜外积脓,刮除炎性肉芽组织彻底清创。

4. 开颅术后脑脓肿　确诊为脑脓肿可先给予抗感染治疗,待脓肿局限后、或伴有颅内压增高时可手术切除脓肿,并彻底冲洗,严密缝合硬脑膜。

【预防与护理】

术后感染影响预后,例如急性化脓性脑膜炎治疗不及时或细菌对抗生素耐药会转变为慢性脑膜炎,经久不愈。能有效通过血-脑屏障的抗生素类型较少,使化脓性脑膜炎的治疗往往成为临床棘手的问题。因此需要加强术后感染的预防,对于已经存在的感染加强护理。

1. 保持手术室的无菌环境,定期监测。

2. 严格无菌操作。

3. 对无污染的手术,术前半小时快速静点头孢曲松预防感染。手术超过 4 小时,可再补充 1 次剂量。

4. 术后应密切观察患者生命体征,特别是体温,如术后 3 天患者出现低热,体温在 38℃以下为手术热,如果术后出现 39℃以上体温,并持续上升,排除其他原因(如肺部感染、泌尿系感染),应予以高度警惕,及时报告医生。进行脑脊液细胞数、生化及细菌培养和药敏等项检查,选用敏感抗生素治疗。

5. 高热者可用冰敷或亚低温治疗,必要时遵医嘱给予药物降温。对感染同时存在其他合并症的患者,应早期发现、早期处理。

6. 颅内压的观察　由于炎症刺激脑膜黏连,致脑脊液吸收障碍而循环受阻,出现颅内压增高,临床表现头痛、呕吐、意识障碍、颈抵抗等,如发现患者出现这些症状应及时报告医生,做好降颅内压的处理。

7. 引流管的观察和护理　脑室引流是颅内感染的重要诱因,严格无菌操作,做好脑室引流管的护理。

8. 脑脊液漏、切口漏的预防　术前应对手术区域头皮有初步估计,术中硬脑膜严密缝合至关重要,注意头皮切口的血运,缝合不宜过紧过密,以保证头皮的 I 期愈合。术后密切观察切口敷料有无渗液、渗血,敷料潮湿时及时更换,保持切口无菌。

第三节　术后脑脊液漏

开颅术后脑脊液漏的发生率为 1%~10%。其原因是硬脑膜的破损,蛛网膜下腔循环流动的脑脊液向外流失。脑脊液漏可造成低颅内压综合征及反复感染。从鼻孔内漏出无色或淡红色不凝固液体,称脑脊液鼻漏;从耳流出不凝固液体,称为脑脊液耳漏;从切口、引流口的皮缘或针眼,渗出或流出透明不凝固液体,称为脑脊液切口漏;如果脑脊液漏于皮下,虽然不流出体外,但如果积存过多,也可造成症状,称为脑脊液皮下漏,或术后皮下积液。

【原因】

1. 硬脑膜未缝合或缝合不严密　常见于开放性颅脑损伤造成的硬脑膜缺损术中未予修补,各种手术特别是减压手术中剪开硬脑膜未严密缝合硬脑膜外各层组织。

2. 引流不当　可由于引流不畅,拔除引流管后局部漏液所致;也可因引流口周围组织愈合差或坏死引起;若引流时间过长,局部形成窦道,与手术部位的蛛网膜下腔相通,也能形成脑脊液漏;还可因选择引流口不当、引流管拔除后没有皮下组织的填补保护等。

3. 切口愈合不佳　见于术后颅内压过高,手术局部张力过大,切口愈合不佳裂开;或切口感染、皮缘坏死。还见于低蛋白血症、糖尿病等全身性疾病。

【临床表现】

1. 术后漏液　从耳、鼻手术切口流出不凝固液体,手术切口渗出不凝固液体。一般经蝶入路的鞍区手术中发现脑脊液漏时,术后才能出现脑脊液鼻漏。极少数有术中无漏而术后漏液的。

2. 低颅内压综合征　脑脊液的丢失,破坏其正常的分泌 - 循环 - 吸收过程,生理功能受到影响,颅内压降低。可产生头痛、眩晕、恶心、耳鸣等症状,坐位更为明显,平卧时消失,称为直立性头痛。通过腰椎穿刺可确定颅内压,鞘内注射生理盐水可缓解头痛。

3. 继发感染　感染可沿漏口逆行进入蛛网膜下腔,引起脑膜炎。出现高热、寒战、脉快、甚至意识障碍等全身中毒症状,头痛、恶心、呕吐、颈项强直等颅内感染症状,有明显的脑膜刺激征,白细胞计数和中性粒细胞显著增高。

4. 其他损害　持续的脑脊液漏导致体内蛋白丢失,虽无严重并发症但有社会 - 心理障碍等。根据术后局部漏液、低颅内压性头痛头晕、继发颅内反复感染等症状不难诊断,必要时需与渗出液、泪液鉴别,特征性的是用葡萄糖氧化酶试纸做糖定性试验,脑脊液为阳性(表 1-8-1)。

表 1-8-1　糖定性试验

	脑脊液漏	术野渗出液	泪腺
性状	无色或淡血性水样液	黄色黏稠液体	无色水样液
特点	间断性,与体位变化有关	持续性,与体位变化无关	间断性,双侧
流出量	多,数滴甚至更多	少,缓慢流出	少,与刺激有关
糖定性试验	阳性(+~++)	阴性	阴性

【治疗措施】

有的脑脊液漏可以自然闭合,其主要条件一是漏口小,二是人为的使脑脊液减少或流向别处,削减其对漏口的冲击力。而对于漏口较大、长期不愈、反复感染的脑脊液漏,则应行手术治疗将其封闭。

1. 非修补治疗法

(1)一般方法:术后取头高卧位。对于伤口漏,首先补缝伤口,术部覆盖无菌敷料。应用抗生素控制和预防感染;甘露醇脱水,降低颅内压;口服抑制脑脊液分泌的药物如乙烯唑胺;嘱患者不要用力咳嗽、打喷嚏、擤鼻涕,保持正常通便,以待漏孔自然黏连愈合。

(2)腰池持续引流法:通过腰椎穿刺术,在脊髓蛛网膜下腔的最下端 - 腰池,置管体外持续引流。引流瓶高度与腋中线相平,维持每天的引流量在 150~350ml,7~12 天可治愈。引流期间患者取头高卧位,抗生素治疗。若引流后数小时脑脊液漏停止,连续观察 3 天无漏液时可抬高引流袋高度,但不宜超过室间孔水平(相当于双侧外耳孔连线与冠状缝的交点),避免反流。再观察 24 小时无脑脊液漏时夹管,夹管 24 小时无脑脊液漏时拔管。若再出现脑脊液漏,应放平引流袋继续引流。这种方法虽然是处理术后脑脊液漏简单、安全、有效的方法,但也可能发生引流量过多引起的颅内压过低、颅内逆行感染、张力性气颅、引流管阻塞(打弯、破碎组织碎片所致)、神经根刺激症状等并发症。要求必须掌握好引流量、引流维持时间和引流管的高度,并应严格无菌操作。如果患者头痛、呕吐,可能因引流过多引起低颅内压时,可暂时夹闭引流或提高引流袋高度;如果合并感染,则应拔除,用腰穿放液和鞘内注射抗生素的方法治疗。

(3)脑室穿刺引流:针对后颅窝手术后发生的脑脊液切口漏或脑脊液皮下漏的治疗方

法,通常采用脑室额角穿刺外引流。脑脊液漏停止时,应观察一定时间,提高引流高度,再关闭、拔除。通过脑室穿刺外引流的方法可以有效地减低颅内压,减轻术部张力,减少漏液,促进漏口局部组织的愈合。

2. 修补手术治疗 一旦发现敷料变湿,就应更换敷料。发现脑脊液切口漏,及时在无菌操作下加固缝合。对于脑脊液鼻漏或耳漏,应选择适应证,通过再次手术,修补硬脑膜缺损漏口。

(1)适应证

1)漏液4周以上不愈。

2)反复并发颅内感染。

(2)方法

1)脑脊液鼻漏修补术:经蝶窦入路的鞍区肿瘤术后发生的脑脊液鼻漏,应经原切口开颅寻找漏口,用筋膜、肌肉碎末加医用生物粘合胶封闭硬脑膜裂损,覆以明胶海绵加生物粘胶加固,再用肌肉末填塞蝶窦骨孔。对于外伤术后仍存在的脑脊液鼻漏,多采用额部骨瓣开颅,用筋膜、肌肉的碎末或片修补或覆盖破裂处。对于额窦骨折所致者,应保留好额窦前壁,摘除其他的碎骨片,严密缝合硬脑膜裂口;将额窦黏膜刮除或下推,填塞骨蜡条,封闭额窦上口;对于筛窦骨折所致者,可经硬膜外或硬膜下游离至破口,用肌肉碎末填塞筛窦;对于蝶窦骨折所致者,如果漏孔在鞍结节处,可用肌肉片覆盖或填塞;如果在颅中窝底,经颞入路,用肌肉或筋膜片覆盖、填塞。

2)脑脊液耳漏修补术:脑脊液耳漏的发生与邻近部位的手术直接相关,往往需从原切口入路,寻找漏口部位,用脑膜替代品修补,或用明胶海绵加生物粘胶封闭。对于外伤术后仍存在的脑脊液耳漏,确定漏口在颅中窝者,经颞部骨瓣开颅修补;漏口在颅后窝者,单侧枕下骨窗开颅修补。若难以确定漏孔部位,经颞枕开颅,沿岩骨嵴切开小脑幕,用大片筋膜片覆盖。

3)脑脊液切口漏修补术:若严密加强仍不愈,应原切口入路探查,逐层清除坏死组织,检查到硬脑膜缺损处,重新缝合,外层组织加固。

【护理评估】

1. 评估患者既往史 评估造成脑脊液漏的主要病因。

2. 评估患者全身症状 进行患者意识、瞳孔、生命体征、漏出液的评估。正常脑脊液为清水样透亮液体,伤时血性液体自鼻腔、耳部流出,痕迹的中心呈红色而周边清澈,或鼻孔流出的无色液体干燥后成不结痂状,在低头用力、压迫颈静脉等情况下流量增加。脑脊液不断流失而引发头痛。或漏水较少,但晨起时发现枕边潮湿。也有仅表现为反复颅内细菌性感染,鼻漏并不明显。

3. 评估患者局部表现评估及明确有脑脊液外漏,流出的脑脊液少而血液较多时,常和单纯出血难以鉴别,这时可将流出的液体滴在吸水纸上或纱布上,如在血迹外有较宽的淡黄色浸渍圈,并且被脑脊液浸湿的手帕没有干后变硬的现象,即可认为有脑脊液外漏。漏液流量多而快时,瘘孔常较大,可能与蝶窦、颅底脑池相通。恒定由一侧鼻孔漏液者,瘘孔常在该侧。鼻内镜检查常用于脑脊液鼻漏的定位诊断,量多的脑脊液鼻漏可见清亮液体自某一位置流出或呈搏动性溢出,按压同侧颈内静脉有助于脑脊液鼻漏的定位诊断。

4. 评估辅助检查结果 X线检查、高分辨率CT或MRI脑池造影也有助于脑脊液漏的定位诊断;血常规检查患者是否存在凝血障碍,血生化检查患者是否出现水、电解质紊乱。

据临床表现确定是否为脑脊液鼻漏,依据葡萄糖定量分析,其含量需在 1.7mmol/L 以上,排除泪液及血液的污染即可确诊为脑脊液。耳鼻漏的排除除询问有无耳聋、耳闷、头晕等症状外,可行耳镜检查。

【护理诊断 / 护理问题】

1. 潜在并发症:感染、颅内压增高。
2. 焦虑　与担心疾病预后有关。

【护理目标】

1. 患者处理得当,不应护理不善发生感染。
2. 抢救配合及时、措施完善,不延误患者的救治时机。
3. 患者疼痛减轻,舒适感增强。
4. 患者情绪平稳,能够配合治疗护理工作。

【护理措施】

(一)术前护理

1. 一般护理　注意观察意识、瞳孔和生命体征变化;遵医嘱常规性给予抗生素;预防逆行颅内感染,严格观察脑脊液的颜色、量及性质,有颅内感染时脑脊液变浑浊、量多,患者应平卧,忌用力活动避免低头;给予患者适当解释,缓解患者紧张、焦虑的心理。

2. 针对性护理

(1)非手术护理,体位要求:脑脊液漏者可借助脑的重力作用压闭漏口。清醒患者取半卧位或坐位,昏迷患者抬高床头 15°~30°,头偏向一侧避免脑脊液反流借助重力作用使脑组织移向颅底,贴附在硬膜漏孔区,促使局部黏连而封闭漏口;有利于颅内静脉回流或减轻脑水肿。头高位持续在脑脊液漏停止 3~5 天。

(2)避免颅内压升高:颅内压增加使颅内外压力差加大,可以促使脑脊液外流,使漏口不易愈合,还有可能诱发新的脑脊液漏。因此在护理过程中保持颅内压的平稳,防止颅内压骤升是十分重要的,及时有效地降颅内压,遵医嘱及时准确地应用脱水剂,减轻脑组织对修补漏口的压力。

(3)呼吸道管理:避免受凉、感冒、打喷嚏,避免用力咳嗽、咳痰。指导清醒患者,让患者掌握咳痰的技巧:患者取半卧位或卧位,两肩放松,咳嗽前先深呼吸 4~5 次,在深呼吸后张口,浅咳一下将痰咳至咽部,再迅速咳出,咳嗽无力者可将痰咽下,必要时结合雾化吸入,祛痰药物或经口腔吸痰,禁止经鼻吸痰,预防感染,避免屏气、抠鼻、擤鼻涕。

(4)保持大小便通畅,多吃蔬菜、水果,清晨空腹喝温开水或将一匙蜂蜜兑入温开水中服下,预防便秘,避免用力大便,必要时遵医嘱给予开塞露或缓泻剂,禁用高压灌肠。

(5)对躁动不安的患者,给予适当的束缚或镇静剂。

(二)术后护理

1. 定时进行生命体征的观察,遵医嘱准时给予抗生素及镇痛治疗,防止感染的发生,减轻患者疼痛。

2. 引流管护理　患者置管后,应绝对卧床至少 2 周,保持引流通畅,做好引流管的观察与护理。同时注意保持引流管通畅,匀速引流,并观察引流液量及色的改变情况。对于伴有明显躁动表现的患者,以及对治疗、护理欠合作的患者,应注意监测血电解质,及时发现和纠正电解质失衡,并适当使用约束带,防止牵拉及误拔引流管现象的发生。

3. 预防并发症护理　护理人员对病房定期消毒杀菌,通常每天 2 次,尽可能减少不必要人员的走动;保证置管部位敷料干燥,密切观察置管部位皮肤是否出现红、肿、热、痛的情况;在搬动患者时,先对引流管进行夹闭后再搬动,对引流袋更换时也应先夹闭引流管,防止气体进入颅内造成气颅或颅内感染,严格按照无菌操作原则进行各类测定。

4. 拔管护理　根据患者的不同情况选择合适的拔管时间;在拔管后,护理人员嘱患者常规平卧 6 小时,加强对患者平卧期间的情况进行观察,在此期间未出现头痛、呕吐、心慌等不适症状时,则可下床活动。

【健康宣教】

1. 饮食护理　加强对患者的营养支持,根据患者个体病情对饮食方案进行调整,以富含高蛋白、高纤维素、高维生素的食物为主,避免食用刺激性较大、过于辛辣的食物,多食用新鲜的水果及蔬菜,少食多餐,避免每日进食量过大。

2. 避免打喷嚏用力咳嗽,以免颅内压骤然升高,空气逸入颅内引起外伤性气颅或感染。禁止冲洗滴药,避免严堵深塞,可在鼻前庭或外耳道处放一干棉球,脑脊液浸透后及时更换。持续半卧位至脑脊液漏停止后 3~5 天。

第四节　下肢深静脉血栓形成

深静脉血栓形成是指血液在深静脉腔内异常凝结,阻塞静脉管腔,导致静脉回流障碍,引起远端静脉高压、肢体肿胀、疼痛及浅静脉扩张等临床症状,多见于下肢,可造成不同程度的慢性深静脉功能不全,严重时可致残。下肢深静脉血栓形成又称下肢深静脉血栓,是常见病,是指血液在下肢深静脉血管内的异常凝结。此病可遗留下肢水肿、继发性静脉曲张、皮炎、色素沉着、淤滞性溃疡等。

【病因】

19 世纪中期(1946—1956 年),Virchow 提出静脉血栓形成的三大因素,即静脉血流滞缓、静脉壁损伤和血液高凝状态。近年来,通过大量临床与实验观察,不仅使各因素有了具体内容,而且可用检测方法予以证实。

（一）静脉血流滞缓

引起血液淤滞的原因很多,如长时间的制动、因病卧床、久坐、静脉曲张等。手术患者手术中脊髓麻醉或全身麻醉导致周围静脉扩张,静脉流速减慢;手术中由于麻醉作用致使下肢肌肉完全麻痹,失去收缩功能;术后又因切口疼痛和其他原因卧床休息,下肢肌肉处于松弛状态,致使血流滞缓,诱发下肢深静脉血栓形成。

（二）静脉壁的损伤

1. 化学性损伤　静脉内注射各种刺激性溶液和高渗溶液,如各种抗生素、有机碘溶液、高渗葡萄糖溶液等均能在不同程度上刺激静脉内膜,导致静脉炎和静脉血栓形成。

2. 机械性损伤　静脉局部挫伤、撕裂伤或骨折碎片创伤均可引起静脉血栓形成。

3. 感染性损伤　化脓性血栓性静脉炎由静脉周围感染灶引起,较为少见。

（三）血液高凝状态

这是引起静脉血栓形成的基本因素之一。先天性高凝状态原因有血栓抑制剂的缺乏、血纤维蛋白原的异常、纤维蛋白溶解异常等，后天性高凝状态原因有创伤、休克、手术、肿瘤、长期使用雌激素、妊娠等。各种大型手术后血小板黏聚能力增强；术后血清前纤维蛋白溶酶活化剂和纤维蛋白溶酶两者的抑制剂水平均有升高，从而使纤维蛋白溶解减少。大剂量应用止血药物，也可使血液呈高凝状态。

综合上述，静脉血流滞缓和血液高凝状态是静脉血栓形成的两个主要原因。单一因素尚不能独立致病，常常是 2 个或 3 个因素的综合作用造成深静脉血栓形成。

【临床表现】

（一）症状

最常见的主要临床表现是一侧肢体的突然肿胀，局部感疼痛，行走时加剧。轻者局部仅感沉重，站立时症状加重。

（二）体征

1. 患肢肿胀　患肢肿胀的发展程度，须依据每天用卷带尺精确地测量，并与健侧下肢对照粗细才可靠，单纯依靠肉眼观察是不可靠的。这一体征对确诊深静脉血栓具有较高的价值，小腿肿胀严重时常致组织张力增高。

2. 压痛　静脉血栓部位常有压痛。因此，下肢应检查小腿肌肉、腘窝、内收肌管及腹股沟下方股静脉。

3. Homans 征　将足向背侧急剧弯曲时，可引起小腿肌肉深部疼痛，小腿深静脉血栓时，Homans 征常为阳性。这是由于腓肠肌及比目鱼肌被动伸长时，刺激小腿血全静脉而引起。

4. 浅静脉曲张　深静脉阻塞可引起浅静脉压升高，发病 1~2 周后可见浅静脉曲张。

【处理原则】

1. 卧床休息和抬高患肢　腿部抬高和初期卧床休息可缓解伴有急性腿部肿胀的深静脉血栓患者的疼痛，建议严格卧床休息 1~2 周以防止肺栓塞的传统方法遭到了质疑，肺部扫描显示卧床并没有降低肺栓塞的发生率。此外，与卧床相比，早期下床活动可使患者的疼痛和肿胀改善得更快。深静脉血栓患者穿用弹力袜可改善疼痛和肿胀，长期穿用可能会抑制血栓增长并减少血栓后综合征。

2. 抗凝疗法　这是深静脉血栓形成现代最主要的治疗方法之一。正确地使用抗凝剂可降低肺栓塞并发率和深静脉血栓形成的后遗症。其作用在于防止已形成的血栓继续滋长和其他部位新血栓的形成，并促使血栓静脉较迅速地再管化。一般急性期使用肝素或低分子肝素，过渡到口服抗凝药物，如华法林，由于华法林与药物或食物相关作用复杂，个体剂量差异大，有出血风险，需要监测，近年来，研制出许多新型口服抗凝药物，如利伐沙班等。利伐沙班极少受药物或食物影响，一般无需检测，使用方便。

3. 溶栓治疗　包括系统溶栓和导管接触性溶栓，使用的药物多是尿激酶等。系统溶栓经静脉全身溶栓：通过浅静脉进行全身给药，使药物随血液循环在体内均匀分布，达到溶栓目的。介入溶栓多指保留导管接触性溶栓又称 CDT，经近端深静脉置管逆行插入肢体远端深静脉，先利用导丝和导管对血管腔内的物理性开通部分解除流出道梗阻，再通过置入溶栓导管使药物与血栓直接接触，将急性期疏松新鲜的血栓溶解，及时恢复通畅主干静脉。有学者认为,导管溶栓治疗髂股静脉血栓比单纯抗凝可改善生活质量。

4. 深静脉血栓的长期治疗　深静脉血栓抗凝治疗持续时间仍有争议,长期抗凝有助于减少深静脉血栓的复发以及血栓后综合征。对于简单因素如手术或静止导致的深静脉血栓,抗凝时间需持续 3 个月,对于特发性深静脉血栓,建议抗凝时间需持续 6~12 个月。对于恶性肿瘤患者,低分子肝素优于华法林,用药时间为 3~6 个月。对于首次发作的深静脉血栓,但具有抗凝脂抗体或两项以上血栓形成危险因素,建议抗凝时间需持续至少 12 个月,而对于有两次深静脉血栓病史的患者,应终生抗凝治疗。

【护理评估】

1. 评估患者　既往病史　评估患者是否有重大手术、大创伤或下肢创伤、制动、下肢瘫、静脉压迫、妊娠期及产后、含雌激素的口服避孕药或激素替代治疗、留置中心静脉导管、原发性或获得性血栓形成倾向、肥胖等。

2. 评估患者全身症状　下肢深静脉血栓形成有三种类型,即周围型、中心型和混合型。

(1)周围型:也称小腿静脉丛血栓形成。血栓形成后,因血栓局限,多数症状较轻,临床上主要表现为小腿疼痛和轻度肿胀,活动受限。症状与血栓形成时间一致。主要体征为足背屈时牵拉腓肠肌引起疼痛(Homan 征阳性)及腓肠肌压痛(Neuhof 征阳性)。

(2)中心型:也称髂股静脉血栓形成。左侧多见,表现为臀部以下肿胀,下肢、腹股沟及患侧腹壁浅静脉怒张,皮肤温度升高,深静脉走向压痛。血栓可向上延伸至下腔静脉,向下可累及整个下肢深静脉,成为混合型。血栓脱落可导致肺栓塞,威胁患者生命。

(3)混合型:即全下肢深静脉及肌肉静脉丛均有血栓形成,可以由周围型扩展而来。开始症状较轻,未引起注意,以后肿胀平面逐渐上升,直至全下肢水肿始被发现。因此,出现发病时间及临床表现与血栓形成一致,也可以由中心型向下扩展所致,其临床表现不易与中心型鉴别。

3. 评估下肢局部表现　血栓部位压痛,沿血管可扪及索状物,血栓远侧肢体或全肢体肿胀,皮肤呈青紫色,皮温降低,足背、胫后动脉搏动减弱或消失,或出现静脉性坏疽。血栓伸延至下腔静脉时,则两下肢、臀部、下腹和外生殖器均明显水肿。血栓发生在小腿肌肉静脉丛时,Homans 征和 Neuhof 征阳性。

4. 评估辅助检查结果　下肢静脉超声、血管造影、造影 X 线检查是否存在下肢静脉血栓;实验室检查患者 D- 二聚体是否升高增加血液高凝状态。

【护理诊断 / 护理问题】

1. 疼痛　与下肢静脉血栓有关。
2. 潜在并发症:出血。
3. 焦虑　与担心疾病预后有关。

【护理目标】

1. 患者疼痛减轻,舒适感增强。
2. 抢救配合及时、措施完善,不延误患者的救治时机。
3. 患者处理得当,在抗凝期间不发生出血症状。
4. 患者情绪平稳,能够配合治疗护理工作。

【护理措施】

（一）一般护理

1. 病室安静、整洁、减少不良刺激，使患者保持良好的精神状态，有利于气血运行及疾病的康复。

2. 急性期患者应绝对卧床 1~14 天，患肢抬高，待血栓机化黏附于静脉内壁，以防栓子脱落引起肺栓塞。膝关节屈曲 15°，使髂股静脉呈松弛不受压状态，并可缓解静脉牵拉。避免膝下垫枕，以免影响小腿静脉回流。

3. 每次使用抗凝药物前，应测定出凝血时间；使用抗凝剂后，注意有无出血倾向。

4. 说服患者严格戒烟。烟草中的尼古丁可使血管强烈收缩，指、趾皮温降低 2.5~3.5℃。

5. 注意患肢搏动、皮温及肿胀程度。急性期每天测量并记录患肢不同平面的周径，并与前日记录和健侧周径相比较，以判断治疗效果。如患肢高度肿胀、皮肤苍白或呈暗紫色、皮温降低、足背动脉搏动消失，说明有发生股青肿或股白肿的可能，应立即报告医生紧急处理。

6. 血栓机化的过程一般需 2 周左右完成，而静脉血栓的附壁性在 1~2 周内最不稳定，极易脱落，因此在血栓形成后的 1~2 周内及溶栓治疗早期，应绝对卧床休息，床上活动时避免动作过大，禁止按摩患肢，以防血栓脱落造成肺动脉栓塞。肺栓塞典型症状：呼吸困难、胸痛、咳嗽、咯血。但有时肺栓塞症状并不典型。对突然发生的呼吸困难、发绀，高度提示肺栓塞，应立即使患者平卧，避免做深呼吸、咳嗽、剧烈翻动，同时给予高浓度氧气吸入，积极配合抢救。

（二）术后护理

1. 用药前了解患者有无出血性疾病，用药后观察有无临床出血倾向或出血发生，观察有无牙龈出血、鼻出血、伤口渗血或血肿、泌尿道或消化道出血，要特别注意有无头痛、呕吐、意识障碍、肢体瘫痪麻木等颅内出血迹象，对老年人及儿童，即使凝血指标正常，也应密切观察患者神志、瞳孔、血压及四肢活动等情况，一旦出现头痛、呕吐、血压突然升高或意识障碍，应立即报告医生及时处理。

2. 溶栓药物的化学性质大多不稳定，制作均为干燥结晶体，溶解后于常温状态下很容易失去活性，因此应选用新鲜溶液，现用现配。穿刺患肢浅静脉，用弹力绷带加压包扎阻断浅静脉血流后，用输液泵持续滴注溶栓药物，可使溶栓剂流经血栓表面。为防止出血，减少穿刺次数，穿刺后静脉局部加强压迫 5 分钟，动脉穿刺后压迫 10~15 分钟。

【健康宣教】

1. 弹力袜使用 急性期过后，开始下床活动时，需穿医用弹力袜或使用弹力绷带，通过将外部压力作用于静脉管壁来增加血液流速和促进血液回流，及维持最低限度的静脉压，有利于肢体肿胀的消退。应注意，包扎弹力绷带或穿弹力袜应在每天晨起床前进行，若患者已起床，则应嘱其重新卧床，抬高肢体 10 分钟，使静脉血排空，然后再包扎。弹力袜大小必须适合患者腿部周径。包扎弹力绷带应从肢体远端开始，逐渐向上缠绕，注意松紧适度，平卧休息时解除。应用期间应注意肢端皮肤色泽及患肢肿胀情况。

2. 卧床期间定时进行下肢肢体的主动活动或被动活动，护士进行指导、监督并检查患者的活动情况。定时更换体位，1~2h/次，膝下垫枕，避免过度屈髋，鼓励患者进行深呼吸及咳嗽，各种术后患者应慎用止血药物，长期卧床的患者应鼓励患者作足背屈活动，必要时对小腿进行按摩,使小腿肌肉被动收缩,防止静脉血栓形成。需长期输液或经静脉给药者,避免在同一部位、同一静脉处反复穿刺,尤其是使用刺激性药物更要谨慎。

3. 尽早下床活动是预防下肢深静脉血栓形成的最有效措施。

4. 低脂饮食,宜清淡,忌辛辣刺激、肥腻之品,多食纤维素丰富食物,必要时用开塞露、芦荟胶囊等,避免因排便困难引起腹压增高,影响静脉回流。

5. 勿使用过紧衣物避免血液瘀滞;高危患者应适当服用活血化瘀中药或抗凝药物。

6. 由于烟中尼古丁刺激血管收缩,影响静脉回流,故应告知患者及时戒烟。

第五节　压疮与失禁性皮炎

皮肤指身体表面包在肌肉外面的组织,是人体最大的器官。主要承担着保护身体、排汗、感觉冷热和压力等功能。皮肤覆盖全身,它使体内各种组织和器官免受物理、机械、化学因素影响和病原微生物性的侵袭。人的皮肤由表皮、真皮(中胚层)、皮下组织三层组成。

压疮又称压力性损伤(pressure injury),是位于骨隆突处、医疗或其他器械下的皮肤和(或)软组织的局部损伤。可表现为完整皮肤或开放性溃疡,可能会伴疼痛感。损伤是由于强烈和(或)长期存在的压力或压力联合剪切力导致。软组织对压力和剪切力的耐受性可能会受到微环境、营养、灌注、合并症以及软组织情况的影响。

失禁相关性皮炎(incontinence-associated dermatitis, IAD)是皮肤暴露于大小便中而引起的一种刺激性皮炎,是潮湿相关性皮肤损伤的一种临床表现,常发生在患者会阴部、骶尾部、臀部、腹股沟、男性阴囊、女性阴唇、大腿的内侧及后部,是失禁患者普遍存在的问题。

【病因】

(一)压力性损伤

1. 压力因素

(1)垂直压力:引起压疮最主要的原因是局部组织遭受持续性垂直压力,特别在身体骨头粗隆凸出处。如果长期卧床或坐轮椅、夹板内衬垫放置不当、石膏内不平整或有渣屑、局部长时间承受超过正常毛细血管的压迫,均可造成压疮(一般而言皮肤层下的血管可承受的压力为32mmHg左右,假若超过以上的压力,局部血管便可能扭曲、变形而影响到血流的通过,则有缺血的现象)。

(2)摩擦力:摩擦力作用于皮肤,易损害皮肤的角质层。当患者在床上活动或坐轮椅时,皮肤可受到床单和轮椅垫表面的逆行阻力摩擦,如皮肤被擦伤后受到汗、尿、粪等的浸渍时,易发生压疮。

(3)剪切力:所谓剪切力是一个作用力施于物体上后导致产生一平行反方向的平面滑动,是由摩擦力与垂直压力相加而成。它与体位关系密切,例如:平卧抬高床头时身体下滑,皮肤与床铺出现平行的摩擦力,加上皮肤垂直方向的重力,从而导致剪切力的产生,引起局部皮肤血液循环障碍而发生压疮。

2. 营养状况　全身营养缺乏,肌肉萎缩,受压处缺乏保护,如长期发热及恶病质等。全身营养障碍,营养摄入不足,出现蛋白质合成减少、负氮平衡、皮下脂肪减少、肌肉萎缩,一旦受压,骨隆突处皮肤要承受外界压力和骨隆突处对皮肤的挤压力,受压处缺乏肌肉和脂肪组织的保护,引起血液循环障碍出现压疮。

3. 皮肤抵抗力降低 皮肤经常受潮湿、摩擦等物理性刺激,如石膏绷带和夹板使用不当、大小便失禁、床单皱褶不平、床上有碎屑等,使皮肤抵抗力降低。

（二）失禁性皮炎

1. 尿失禁 尿液 pH 4.8~8.0,尿液中 50% 含有尿素氮、电解质、肌酐等刺激皮肤物质,皮肤暴露于尿液中处于潮湿刺激环境,同时皮肤与床单或衣服的摩擦力也是增加失禁性皮炎的一个因素。

2. 便失禁 水样粪便呈碱性含有大量蛋白水解酶和脂肪分解酶,削弱了皮肤角质层的防护作用,同时粪便中还含有大量的大肠埃希氏菌和各种真菌,容易引起继发性感染。

【临床表现】

（一）压力性损伤的临床分期

1. Ⅰ期 局部皮肤完好,出现压之不变白的红斑,深色皮肤表现可能不同;指压变白红斑或者感觉、皮温、硬度的改变可能比观察到皮肤改变更先出现。此期的颜色改变不包括紫色或栗色变化,因为这些颜色变化提示可能存在深部组织损伤。

2. Ⅱ期 部分皮层缺失伴真皮层暴露。伤口床有活性、呈粉色或红色、湿润,也可表现为完整的或破损的浆液性水疱。脂肪及深部组织未暴露。无肉芽组织、腐肉、焦痂。该期损伤往往是由于骨盆皮肤微环境破坏和受到剪切力,以及足跟受到的剪切力导致。该分期不能用于描述潮湿相关性皮肤损伤,比如失禁性皮炎,皱褶处皮炎,以及医疗黏胶相关性皮肤损伤或者创伤伤口（皮肤撕脱伤,烧伤,擦伤）。

3. Ⅲ期 全层皮肤缺失。常常可见脂肪、肉芽组织和边缘内卷。可见腐肉和 / 或焦痂。不同解剖位置的组织损伤的深度存在差异;脂肪丰富的区域会发展成深部伤口。可能会出现潜行或窦道。无筋膜、肌肉、肌腱、韧带、软骨和 / 或骨暴露。如果腐肉或焦痂掩盖组织缺损的深度,则为不可分期压力性损伤。

4. Ⅳ期 全层皮肤和组织缺失。可见或可直接触及到筋膜、肌肉、肌腱、韧带、软骨或骨头。可见腐肉和 / 或焦痂。常会出现边缘内卷、窦道和 / 或潜行。不同解剖位置的组织损伤的深度存在差异。如果腐肉或焦痂掩盖组织缺损的深度,则为不可分期压力性损伤。

5. 不可分期 全层皮肤和组织缺失,由于被腐肉和 / 或焦痂掩盖,不能确认组织缺失的程度。只有去除足够的腐肉和 / 或焦痂,才能判断损伤是Ⅲ期还是Ⅳ期。缺血肢端或足跟的稳定型焦痂（表现为干燥、紧密黏附、完整无红斑和波动感）不应去除。

6. 深部组织损伤 完整或破损的局部皮肤出现持续的指压不变白呈深红色、栗色或紫色,或表皮分离呈现黑色的伤口床或充血水疱。疼痛和温度变化通常先于颜色改变出现。深色皮肤的颜色表现可能不同。这种损伤是由于强烈和 / 或长期的压力和剪切力作用于骨骼和肌肉交界面导致。该期伤口可迅速发展暴露组织缺失的实际程度,也可能溶解而不出现组织缺失。如果可见坏死组织、皮下组织、肉芽组织、筋膜、肌肉或其他深层结构,说明这是全皮层的压力性损伤（不可分期、Ⅲ期或Ⅳ期）。该分期不可用于描述血管、创伤、神经性伤口或皮肤病。

7. 附加的压力性损伤定义 医疗器械相关性压力性损伤:该概念描述了损伤的原因。医疗器械相关性压力性损伤,,是指由于使用用于诊断或治疗的医疗器械而导致的压力性损伤,损伤部位形状通常与医疗器械形状一致。这一类损伤可以根据上述分期系统进行分期。

黏膜压力性损伤:由于使用医疗器械导致相应部位黏膜出现的压力性损伤。由于这些损伤组织的解剖特点,这一类损伤无法进行分期。

(二)失禁性皮炎

1. 高危(high-risk) 指皮肤无红斑或局部温度不高于周围皮肤,但可表现出以往患失禁性皮炎和或已愈合压疮所留下的痕迹或颜色改变;无法恰当地护理或无法自我照顾及沟通者;24 小时内出现 3 次以上无法控制水样便的排泄也属于高危失禁性皮炎。

2. 早期失禁性皮炎(early IAD) 暴露于大小便的皮肤变得潮湿但仍完整,无水疱,但呈粉红色并向周围扩展,边界不规则;对于深色皮肤患者,颜色改变较难判别,此时宜触诊,可感知皮温高于未受尿液、粪便刺激部位。感知功能及沟通能力正常的患者可诉有烧灼感、针刺感等。

3. 中度失禁性皮炎(moderate IAD) 受刺激的局部皮肤发亮或呈明显红色,但在深色部位,可表现为发白、发黄或深红/紫色;局部皮肤光亮潮湿可伴有血水渗出或针尖状出血,或呈凸起状或有水疱;可伴有皮肤缺损(少量);患者常伴有明显疼痛。

4. 重度 IAD(severe IAD) 受刺激的部位出现部分皮层缺损,呈红色伴渗出或出血;深色皮肤患者,可表现为发白、发黄或深红褐色/紫色;渗出液中的蛋白黏附于干燥皮肤表面可引起皮肤层的脱落。

5. IAD 合并真菌性皮炎 可伴有任何程度的失禁性皮炎损伤皮疹,通常位于发红部位的边缘(深色皮肤患者,可表现为发白、发黄或深红褐色/紫色),可表现为丘疹或仅为平坦的斑点(白/黄);清醒患者常诉有痒感;老年女性患者多见。

【处理原则】

1. 压力性损伤 根据不同的分期给予不同的措施,进行有效的评估,对于高风险人群进行压疮预防措施。早期皮肤发红,采取翻身、减压等措施后可好转。当皮肤出现浅表溃烂、溃疡、渗出液多时,遵循湿性愈合理念促进患者皮肤的愈合。

2. 失禁性皮炎 对于高风险人群进行风险评估,对于皮肤问题,永远是预防胜于治疗。2012 年美国伤口造口失禁护士协会发布了 IAD 预防护理循证指南,但国内文献对大小便引起的皮肤问题尚无统一定义。目前针对 IAD 推荐的预防方案主要包括皮肤评估、清洗、滋润、保护剂的使用、吸收器的使用。

【护理评估】

1. 评估患者既往史 评估患者有无重大疾病、肥胖、卧床、制动、尿失禁、便失禁等。

2. 评估患者全身症状 评估患者意识、生命体征、皮肤状况、所患疾病、各种压疮风险等,有助于评估患者的压力性损伤的分期及失禁性皮炎的分期。

3. 评估患者皮肤局部表现 评估皮肤损伤的部位、大小、深浅度情况以及损伤的面积,伤口初步处理情况。

【护理诊断/护理问题】

1. 疼痛 与皮肤损伤有关。

2. 潜在并发症:感染。

3. 焦虑 与担心疾病预后有关。

【护理目标】

1. 患者处理得当,不应护理不善发生感染。
2. 患者疼痛减轻,舒适感增强。
3. 患者情绪平稳,能够配合治疗、护理工作。

【护理措施】

(一)压力性损伤

1. 心理护理　压力性损伤一直是长期卧床患者最常见的并发症,也是护理工作最棘手的难题,加上因长期卧床,患者的生活质量降低,经济负担和心理负担较重,使患者一度丧失治疗的勇气和信心。一旦压力性损伤形成,往往由于家属和患者的不配合而使创面感染难以愈合,严重者可危及生命。首先,护理人员要主动热情地与患者进行有效的沟通,使其情绪稳定,鼓励患者树立战胜疾病的信心,积极配合治疗和护理。对待患者要诚恳、关心、体贴、言语温和,要尊重他们的生活习惯,理解他们因病痛而做出的一些违背常理的现象,谅解他们的过失和不配合。向他们介绍压疮对康复的影响,耐心讲解压疮形成的因素和预防措施,使之了解护理技术的重要性和必要性。对沟通不便的患者,可用手势等方式与患者沟通。

2. 预防肺部感染　患者运动能力丧失、并发多种疾病,可影响深呼吸及有效咳嗽,痰液不能排出,导致呼吸道感染,尤其是下呼吸道感染。护理措施要到位,以预防肺部感染。

3. 间歇地解除压力　预防压疮关键有效的措施是清除压迫,恢复受压部位的血液供应。对不能自行翻身患者应 2 小时协助翻身 1 次,变动体位时局部应架空,减轻受压部位压力。瘫痪的清醒患者或躁动患者易向患侧翻身而使患侧受压,影响血液循环,而患侧肢体通常有营养不良或水肿,一旦受压易发生压疮。平卧位时在患侧身下垫软垫,使患者处于患侧稍高于健侧的体位,侧卧位翻身时使人体与床成 30°,以减轻局部所承受的压力,仰卧位时可在背后垫棉垫缓冲重力对骶骨的压迫。病情危重不宜翻身时应每 1~2 小时用约 10cm 厚软垫于患者肩胛、腰骶、足跟部,增加局部的通透性、减轻受压部的压力、使软组织交替受压。

(二)失禁性皮炎

1. 给予皮肤保护剂　IAD 的预防措施大多也适用于治疗。许多临床护理人员指出,润肤剂要比保湿剂更加有效,因为失禁时的皮肤并不需要那么多水分。目前临床治疗常用的皮肤保护剂有油剂、粉剂、膏剂、透明膜超薄敷料类、抗生素类、无痛皮肤保护膜类六大类。每一种保护剂各有其特点,临床上有单独使用,也有联合使用。①造口粉能缓解皮肤红肿和溃烂,并能促进创面的愈合。郑丹等研究认为造口粉作为一种以羧甲基纤维素钠为主要成分的粉剂,吸收力较强,可持久保持皮损处干爽,降低细菌滋生,减轻皮肤炎症。该药剂对患处几乎无刺激,患者使用后能有效改善皮肤红肿、瘙痒、丘疹、溃疡等症状的发生。②透明超薄敷料类具有高潮气通透率,使水蒸汽能更快穿透薄膜;其不透细菌,可防止外界细菌侵袭;且防水性能良好,可有效隔绝大小便对肛周皮肤的浸渍。③抗生素类主要通过抑制对细菌体内蛋白质的合成过程而形成不利于细菌的外环境,如红霉素、庆大霉素等。④无痛皮肤保护膜在皮肤表面可形成无色透明的薄膜,该膜可防水、防摩擦,氧气能渗透至膜下,膜下的水疱和二氧化碳通过该膜挥发,能有效阻隔大小便对皮肤的浸渍,避免细菌感染,便于反复擦拭。

2. 给予辅助器具　在治疗 IAD 时除了使用吸收性产品外还包括容器（如造口袋、内置卫生棉条）和引流装置（如尿管或大便引流装置）。研究表明，造口袋能有效收集粪水，预防皮肤损伤，并能减轻皮炎、促进损伤愈合，减轻护理工作量，但排泄物易外漏。卫生棉条填塞肛门法适用于重症伴腹泻患者，但不适用于括约肌过度松弛和消化道出血患者。

3. 心理护理　由于失禁患者无法自由活动，只能卧床休息，因此，患者生理和心理都承受着非常大的压力。为了提高患者的依从性，医护人员必须多和患者进行沟通交流，以便及时了解患者的心理变化，对其进行相应的心理疏导。此外，还需要叮嘱患者家属，多关怀患者，使患者感受到生活中的温暖，有助于患者保持乐观心理。

【健康宣教】

1. 请勿食用刺激食物（如辣椒、芥末、胡椒等）及吸烟、饮酒或咖啡等刺激物，以防血管收缩，影响病情。

2. 避免敷料脱落、污染、受潮湿，不可抓、挠伤口。定期换药，做好皮肤保护工作。

3. 对患者和家属进行健康宣教，正确指导其如何做好压力性损伤及 IAD 的预防和护理。

第六节　肺 部 感 染

神经外科患者病情危重且发展迅速，多伴有不同程度的意识障碍、肢体功能障碍、吞咽功能障碍，加之不同种类的侵入性操作较多，疾病的应激作用，机体抵抗力减弱，呼吸道正常细菌及外来细菌容易导致肺部感染。一旦发生肺部感染，对患者的生命健康和预后造成极为不利的影响。

肺部感染诊断标准：X 线胸片显示肺部有感染性浸润性病变，肺部可闻及湿啰音，并具有下列条件之一者即确诊：①发热；②白细胞总数增高 $> 10 \times 10^9/L$；③脓性支气管分泌物；④肺部啰音；⑤痰液培养连续 2 次分离到相同病原体。

【病因】

1. 水代谢紊乱　由于神经外科患者大量脱水剂、利尿剂的使用及大量呕吐，体内水分丧失严重，易导致患者体内各种物质的浓度偏高，如痰液黏稠度增加，不易排出，坠积在肺部，造成肺部感染。

2. 免疫力下降　由于神经外科患者在治疗过程中，为避免脑水肿加重，除了脱水利尿，还会使用一些激素来预防和治疗脑水肿，激素的使用会使机体的 RNA 与 DNA 的合成速率降低。由于 RNA 和 DNA 的合成速率降低，会影响到体内淋巴细胞的转化和分化，直接影响到 T 细胞的分化。同时，皮质激素对单核细胞的释出、巨噬细胞的移动吞噬、细胞内杀菌及处理抗原作用都有抑制作用。由于激素药物的使用会造成机体免疫能力的低下，从而引起肺部的感染。

3. 机械通气　患者行气管切开后，口鼻咽部失去了正常的加温加湿及防御功能，导致呼吸道干燥，易导致细菌的入侵。此外，经口气管插管的患者，插管的过程及吸痰时可能会损伤气道黏膜，致屏障功能降低。

4. 使用 H_2 受体拮抗剂为预防颅脑损伤患者应激性胃溃疡的发生，常规使用 H_2 受体拮抗剂，导致胃酸分泌减少，胃内定植菌增加，发生胃食管反流时，细菌进入气道造成肺部感染。

5. 吞咽功能障碍　神经外科患者基于病变部位的特殊性,大部分患者存在吞咽功能障碍,加之颅内占位性病变等原因导致颅内高压,使得胃肠运动减弱,胃贲门括约肌松弛,胃内容物流程反流,易发生吸入性肺炎。

6. 其他　患者的年龄、吸烟史、住院时间、预防应用抗菌药物等均是重症颅脑损伤肺部感染发生的相关因素。

【临床表现】

细菌性肺部感染的患者,症状变化较大,可轻可重,主要取决于病原体和宿主的状态。常见症状为咳嗽、咳痰,并出现脓性痰或血性痰,伴或不伴胸痛,严重者可出现呼吸加快,呼吸困难,发绀,痰液增多。多数患者有体温升高及血常规升高,肺部听诊湿性啰音或肺部 X 线见点状、片状阴影。

【处理原则】

抗感染是肺部感染治疗的主要环节,初期可选择广谱的强力抗菌药物,足量、联合用药,而后根据病原学结果调整抗生素使用,抗生素治疗后 48~72 小时应对病情进行评价,治疗有效表现有:体温下降、症状改善、血常规异常。抗生素治疗的同时,应积极处理原发病,降低颅内压,有效阻断肺脑损害这一恶性循环。在病情允许的情况下,应加强肺部的物理治疗。

【护理评估】

1. 评估患者病史及目前病情,有无肺部感染史,是否使用机械通气,目前在使用的药物。

2. 评估患者一般状况　评估患者意识状态、生命体征、咳嗽反射、痰液性状及导致肺部感染的危险因素,如鼻饲、长期卧床、各种侵入性操作等。

3. 评估辅助检查结果　评估患者影像学检查肺部感染状态,以及是否存在肺部感染以外的感染灶,血常规检查患者是否存在凝血障碍,血生化检查患者是否出现水、电解质紊乱。

【护理诊断 / 护理问题】

1. 体温过高　与肺部感染有关。
2. 清理呼吸道无效　与气道内分泌物增多、黏稠及自身疲乏有关。
3. 气体交换受损　与肺实质炎症,呼吸面积减少有关。
4. 潜在并发症:感染性休克、低氧血症。

【护理目标】

1. 患者体温降至正常温度范围。
2. 患者存在咳嗽反射且可进行有效咳痰,呼吸平稳,呼吸音清。
3. 患者可进行有效通气,肺实变面积未增加。
4. 患者发生休克时可被及时发现并做出处理,减少不良预后发生。

【护理措施】

(一)一般护理

患者肺部感染的早期症状难以察觉,因此,护士应密切观察患者的脉搏、呼吸频率、呼吸音及体温等体征,早期发现肺部感染征兆,及时给予干预。

(二)针对性护理

1. 体温过高

(1)保持病房安静,床单位干燥整洁。躁动患者在病情允许的情况下,给予镇静剂,以减少耗氧量,减少产热。做好口腔护理,保证患者舒适及避免口腔分泌物误吸入肺,预防继发感染发生。

(2)保证补充足够水分及营养,补充因发热丧失较多的水及电解质。清醒患者可适当饮水,不能经口进食的患者根据情况,控制补液速度,避免发生肺水肿。

(3)降温护理:高热状态下,明确导致高热原因,可以使用酒精擦浴、温水擦浴、冰袋物理降温,仍无法降到目标温度时,可以考虑使用冰毯、冰帽物理降温,辅以药物降温,缓慢降温为宜,以防止虚脱。

(4)药物使用护理:遵医嘱使用抗生素,并严密观察药物的不良反应,及时报告医生并给予处理。

2. 清理呼吸道无效

(1)保证患者营养摄入,减少躁动等导致的能量消耗。同时,患者病情允许的情况下,保证每天补液量在 1 500ml 以上,防止气道内分泌物过于干燥。

(2)加强营养提高免疫力:在合理使用抗生素基础上,应注意患者的营养供给,提高患者免疫力,以抵抗细菌的感染。

(3)促进患者有效排痰

1)体位引流:在确保患者安全的情况下,根据患者肺部感染部位(听诊、胸片)协助患者采取合适的体位,以利于肺部痰液的引流。

2)叩背:主要是利用手腕的力量,将手掌弯起通过拍的动作使不同振幅及频率的波穿过胸壁,减少分泌物附着于气道内,将气道内分泌物排出。叩背时应注意,以不产生疼痛或不适为宜,且避开伤口及引流处。叩背宜在餐后 1 小时进行;鼻饲患者,在叩背前应暂停鼻饲半个小时以上。

【健康宣教】

1. 肺部感染预防　积极控制原发病,吞咽障碍的患者避免发生误吸,抵抗力低下患者应适时保暖,做好口腔护理以防止口腔分泌物流入气道。长期需要卧床的患者,应定时给予翻身叩背,以咳出气道内的痰液、预防压疮的发生。

2. 了解疾病相关知识　遵医嘱按时定量服药,了解服用药物的作用、用法及不良反应。遵医嘱定期复诊,出现不明原因发热、咳嗽、咳痰、胸痛等不适症状时,应及时就医。

第九章 特殊神经外科治疗技术及护理

第一节 放射治疗

【概述】

放射治疗是指用放射线治疗恶性肿瘤(有时也可以治疗良性病变)的临床策略,以给予肿瘤精确剂量照射的同时尽可能保护周围正常组织为目的,既根治了肿瘤,延长患者的生存时间,又保证患者较高的生存质量。

立体定向放射治疗是应用立体定向外科三维图像定位方法,把高能量放射线准确地汇聚于颅内特定的靶点上,毁损靶点内组织,而对靶点周围正常组织不产生影响,从而达到治疗目的。

【目的】

1. 根治性放疗 是将恶性肿瘤细胞的数目减少至可获得永久性局部肿瘤控制的水平。对某些比较早期的肿瘤单独放疗能获得完全治愈。

2. 姑息放疗 主要是止血、镇痛、对转移性淋巴结局部照射可对肿瘤生长有抑制作用,目的是设法缓解症状、减轻痛苦、改善生存质量及延长生存期。

3. 放疗的禁忌证 肿瘤患者已出现恶病质、大出血或大量胸水腹水,则为放疗禁忌。

【方法及流程】

1. 临床检查及诊断 明确诊断,判断肿瘤范围,做出临床分期,了解病理特征。

2. 确定治疗目的和方式 根据患者的病情,特别是肿瘤的临床分期明确治疗目的,确定治疗方案,选择治疗方式。

3. CT模拟定位 通过CT扫描获取病变图像,多用增强扫描,层厚3~5mm。体位一般采用仰卧位,制作患者的固定装置,并将患者的姓名记录在固定装置上。

4. 制订治疗计划,设计照射野并选择最佳照射剂量。

5. 验证治疗计划后实施治疗。

6. 每周检查患者(必要时调整治疗计划)。

7. 治疗结束时进行总结、随诊。

【护理评估】

1. 评估全身情况　评估心、肺、肝、肾等重要脏器的状况及水电解质酸碱平衡、全身营养等状况。评估肿瘤标志物、胸片、CT、病理检查等阳性结果。评估患者有无手术史。

2. 评估专科情况　评估照射区域有无皮肤疾病和局部感染、手术切口愈合是否良好，如已定位则应检查局部定位线是否清晰；全脑全脊髓放疗患者评估有无头痛、头晕、恶心、呕吐以及四肢肌力下降等情况；头颈部放疗患者评估口腔黏膜是否完整，有无义齿、龋齿、口腔炎症等。

3. 评估心理-社会状况　评估患者情绪、治疗依从性、社会支持程度等。

【护理措施】

1. 饮食护理　指导患者进食清热解毒、滋阴生津的食物，如藕汁、萝卜汁、冬瓜、西瓜等；多食一些鱼、肉、蛋、奶、新鲜蔬菜、水果等高蛋白、高维生素食物；忌食热性食物，如狗肉、羊肉、兔肉、龙眼等；忌食辛辣香燥等刺激性食物。

2. 休息与活动　指导患者充分休息（放疗后卧床休息半小时）、适当的活动（如每天适当的步行、做操、打太极拳、上下楼梯等）和相应功能锻炼（语言、肢体、张口等）。

3. 放疗前讲解放疗时做到三位（定位时、画野时、照射时）配合方法；患者放疗中保持摆位时体位，切忌自行移动。

4. 皮肤护理　着棉质、宽松内衣，照射野皮肤保持清洁、干燥，忌用强碱性肥皂、酒精等刺激性化学物品，避免摩擦、抓挠、阳光直接暴晒；保持照射野标记清晰，如标记线模糊及时找医生补画，切忌私自添加及涂改；讲解放疗结束后半年内需继续保护照射野皮肤。干性皮肤反应时，保持局部干燥，忌撕脱皮，明显瘙痒时可用皮肤保护剂涂患处；湿性皮肤反应时，局部涂皮肤保护剂、表皮生长因子等；溃疡坏死时，局部换药，予消炎及表皮生长因子等治疗。

5. 口腔护理　指导头颈部患者放疗前拔除龋齿，治疗破损的牙或牙周炎。指导患者用软毛牙刷刷牙，每天漱口4~5次，放疗开始后用漱口液漱口。

6. 颅内压增高　常见于脑部肿瘤放疗患者。表现为头痛、恶心、呕吐等。应严密观察病情变化，如意识、瞳孔、生命体征等，必要时遵医嘱使用利尿剂、脱水剂、激素等药物。

7. 心理护理　讲解放射治疗的目的、配合方法、操作过程，消除患者思想顾虑。

【健康宣教】

告知患者放疗期间出现的并发症和后遗症，保持定位线清晰。放疗期间饮食管理、皮肤护理及坚持功能锻炼的重要性。防止感染，以免影响放疗的进度。

第二节　化 学 治 疗

【概述】

化学治疗简称化疗，即用化学合成药物治疗疾病的方法，包括对病原微生物、寄生虫、恶性肿瘤所致疾病的治疗。狭义的化疗指应用化学药物治疗恶性肿瘤的方法，通过化疗杀死肿瘤细胞、抑制肿瘤细胞生长繁殖和促进肿瘤细胞分化，从而达到治愈或延长生存时间的目的。化疗常采用静脉、动脉、腔内、肌内、鞘内及口服途径给药,其中静脉给药是最多见的化疗途径。静脉给药有 3 种方法:静脉注射、静脉冲注、静脉滴注。

【目的】

1. 根治性化疗　是尽可能地杀灭肿瘤细胞,并采用巩固和强化化疗,以期达到治愈。根治性化疗的对象一般是对化疗敏感的肿瘤。

2. 辅助化疗　是针对肿瘤原发灶手术切除或放疗后的化疗,也称为术后或放疗后化疗。目的是消灭术后或放疗后残留的肿瘤病灶或亚临床微小转移灶,有助于减少术后或放疗后复发和转移,提高治愈率。

3. 新辅助化疗　是在手术前应用化疗使肿瘤缩小及降低临床分期,增加手术切除机会或缩小手术切除范围;同时还可消灭亚临床灶及远处微小转移灶,减少局部复发和全身转移机会。

4. 姑息性化疗　是对晚期肿瘤患者的基本治疗。目的在于减轻症状、缓解并发症、改善生活质量和延长生存时间。

5. 研究性化疗　是为了寻找高效低毒的新药和新方案所进行的探索性的临床试验。

【方法及流程】

1. 化疗前测量体重、身高以计算所需要的药物剂量,测量生命体征,进行全身体格检查。

2. 详细了解患者过去有关肿瘤的病史及治疗。

3. 充分了解化疗药物的作用机制、常规剂量、给药途径以及毒副作用;熟练掌握给药方法、给药顺序、用药的注意事项以及出现各种情况的处理方法。在用各种新化疗药之前应详细阅读说明书,以准确用药。

4. 静脉化疗评估穿刺部位血管、皮肤的状况,建议采用深静脉置管。

5. 遵医嘱配药,准确稀释药物,现配现用,做好职业防护,环境符合无菌技术要求。

6. 先输注生理盐水,再输入化疗药物,药物输入完毕后再用生理盐水冲管。

【护理评估】

1. 评估全身情况　评估患者心、肺、肝、肾等重要脏器的状况及水电解质酸碱平衡、全身营养状况等。评估肿瘤标志物、胸片、CT、病理检查等阳性结果。评估患者过敏史、手术史。

2. 评估化疗药的性质,合理选择输液工具。

3. 评估心理 - 社会状况　评估患者情绪、治疗依从性、社会支持程度等。

【护理措施】

1. 饮食护理

(1)化疗期间给予清淡、营养丰富、易于消化的食物,注重食物的色、味、香、形,以增进食欲,保证营养。必要时遵医嘱给予支持治疗。

(2)间歇阶段宜多给具有补血、养血、补气作用的食物,以提高机体的抗病能力。

2. 休息与活动

(1)因化疗反应致体虚加重、生活不能自理的患者,应协助做好生活护理,尽量创造良好的生活环境。

（2）组织患者散步及参加娱乐活动,尽量使患者在接受化疗过程中处于最佳身心状态。

3. 药物护理 化疗药物有多种途径方法给药,其中以静脉给药常见。

（1）局部不良反应:多数抗肿瘤药物对血管刺激性较大,静脉注射时易造成静脉炎,表现为从注射部位沿静脉走向的皮肤血管发红、疼痛、色素沉着及血管变硬等。如药物不慎外渗至血管旁或皮下组织,则可引起疼痛、肿胀,甚至局部组织溃疡、坏死。具体护理措施如下:

1）根据患者情况选择合适的注射部位,避开关节、瘢痕及术侧患肢,避免同一部位多次注射。建议患者建立 PICC、CVC 等。

2）输注药物严格按照浓度剂量要求,禁过快、过浓给药。

3）做好患者宣教工作,活动中防止针头及管道滑出,给药过程中如有不适及时告知。

4）化疗前后用生理盐水充分冲洗管道,须确认针头在血管内,化疗后应确保输液管及针头内的药液完全进入体内,以减少拔针时药物渗出造成组织损害。

5）防止局部渗漏如疑有外渗或已发生外渗时,应立即停药保留针头,尽量回抽药物以减少药物存留,根据不同药物选择对抗剂,如阿霉素、长春新碱可选用地塞米松 5mg 或碳酸氢钠 5ml,丝裂霉素选用 10% 硫代硫酸钠 4ml 或维生素 C 50mg,并立即从原静脉通路注入;局部冷敷 24 小时;抬高患肢;局部涂氢化可的松软膏,24 小时后涂金黄散加液状石蜡,或用 50% 硫酸镁湿敷;如局部已形成溃疡,则应外科换药处理。

6）防止栓塞性静脉炎,严格按规程操作。经常更换注射部位,下肢静脉易发生栓塞,一般不宜采用。如发现有静脉炎症状应局部用金黄散或硫酸镁湿敷。

（2）骨髓抑制:尤其是引起白细胞严重减少,甚至出现骨髓抑制患者,应采取保护性隔离措施,宜住在无菌层流病房或单间,减少探视,加强口腔、皮肤和肛周皮肤的清洁。

（3）胃肠道反应:表现为恶心、呕吐、口腔炎、胃肠道溃疡、腹痛、腹泻等。具体措施如下:

1）做好宣教工作。

2）随时听取患者主诉,观察其不良反应。

3）化疗期间指导患者少食多餐、多饮水。

4）指导戒烟、戒酒,保持口腔清洁。

5）化疗前可预防性给予止吐药。

（4）心脏毒性:输注有心脏毒性的化疗药时须缓慢滴注,观察面色和心率。

（5）脱发及皮肤反应:告知患者治疗前剪短发,化疗导致的脱发于化疗结束后可再生,可根据自己的喜好选择戴假发、头巾、帽子等。

（6）鞘内注射化疗药物,注射后去枕平卧 4~6 小时,观察有无头痛、呕吐发热等。

4. 体位护理 股动脉导管给药,患者应取平卧位,手术肢体严禁屈曲移动,创口部位放置沙袋压迫止血 24 小时。观察创面如有渗血或出血应立即报告医生,给予重新处置。

5. 心理护理 讲解化疗的方法、注意事项及不良反应的应对,消除患者思想顾虑;耐心倾听患者主诉,帮助树立战胜疾病的信心。

【健康宣教】

1. 注意保暖,避免受凉,减少探视,家属需戴口罩以避免感染发生。

2. 饮食宜高蛋白、高热量、高维生素,多饮水,多食蔬菜、水果,保持大便通畅。

3. 向患者及家属讲解中心静脉置管留置期间的注意事项。

第三节　神经内镜治疗

【概述】

神经内镜治疗具有创伤小、安全、康复快、费用低等优点,利用内镜在显微手术时可以观察显微镜看不到的角度。主要适应于颅内肿瘤、颅内血肿、脑积水、第三脑室造瘘、脊髓病变及活检术等。

神经内镜手术方式可分为四种:①单纯内镜手术又称脑室镜手术,是指手术在脑室镜下使用微型手术器械操作完成,如三脑室造瘘术、脑室内蛛网膜囊肿切开术等。②内镜辅助显微神经外科手术,是指手术在显微镜和内镜协作下操作完成,适用于所有显微外科手术。③内镜监视显微外科手术,是指使用常规显微外科手术操作器械,通过内镜监视器完成整个手术,如内镜下经鼻蝶垂体瘤切除手术。④内镜观察手术,可用于所有神经外科手术,作术中观察,确认手术效果。

【目的】

通过光学系统,把病变部位及邻近结构的关系显示出来,使手术者在直视下进行视察和操作,从而避免了盲目穿刺可能造成的重要脑神经和脑血管损伤,减少了手术并发症。

【术前护理】

(一)护理评估

1. 评估全身情况　评估心、肺、肝、肾等重要脏器的状况,评估过敏史及手术史。
2. 评估专科情况　评估意识、瞳孔、四肢肌力及感觉、生命体征、头痛情况等。
3. 评估心理-社会状况　评估患者情绪、治疗依从性、社会支持程度等。

(二)护理措施

1. 协助患者完成术前必要检查。
2. 术前训练患者在床上排便。
3. 检查手术野的皮肤,常规备皮,经鼻腔蝶窦入路需剪鼻毛。
4. 术前一日洗澡、全麻术前禁食 12 小时,禁水 4 小时,以防止术中术后呕吐。
5. 术前排空大小便,更换干净的病号服,取下项链、义齿和其他饰物。
6. 心理护理　讲解内镜手术的目的、意义、优点,消除患者思想顾虑。

【术后护理】

(一)护理评估

1. 评估体各器官功能情况　评估意识、瞳孔、生命体征、神经功能有无异常。
2. 评估伤口情况　评估有无出血、感染、脑脊液漏。

(二)护理措施

1. 术后密切观察病情变化,如发现头痛加重、意识改变、生命体征变化应警惕可能发生颅内出血,要及时报告医生给予处理。
2. 观察伤口敷料情况,有渗血渗液及时更换。

3. 保持病室环境清洁、空气新鲜,减少人员流动,防止交叉感染。

4. 遵医嘱合理应用抗生素,预防感染。

5. 脑脊液漏的护理 嘱患者卧床休息,观察漏出液的颜色、量及性状。禁忌用力打喷嚏、咳嗽及用力排便。

(三)健康宣教

保持伤口清洁、干燥以预防感染。按时服药,坚持功能锻炼。

第四节 立体定向技术

【概述】

脑立体定向术,又称神经外科立体定向术,是 20 世纪中叶发展起来的一种特殊技术。它采用空间一点的立体定位原理,确定颅脑内靶点位置的一种手术方法。Leksell 提出的脑立体定向术包括立体定向神经外科手术、立体定向放射外科手术和立体定向显微神经外科手术。近年来,立体定向和功能性神经外科发展迅速。目前应用较多的立体定向技术是 CT 扫描定位,其次是 MRI。

【目的】

应用开颅手术、立体定向毁损术、慢性深部电刺激、脑组织移植和基因治疗等方法,阻断其兴奋灶或调整神经功能紊乱和缺失,神经功能缺失再构筑或修复,从而达到一定的治疗目的。

【方法及流程】

1. 入手术室时画出矢状线和切口线。

2. 局麻,安装立体定向框架。

3. CT 或 MRI 扫描定位靶点,扫描线应与框架水平平行。选取靶点,计算坐标及进针角度。

4. 返回手术室,头部手术野连同立体定向框架常规消毒、铺巾。

【术前护理】

(一)护理评估

1. 评估全身情况 评估患者心、肺、肝、肾等重要脏器的状况,评估过敏史及手术史。

2. 评估专科情况 评估意识、瞳孔、四肢肌力及感觉、生命体征、头痛情况等。

3. 评估心理 - 社会状况 评估患者情绪、治疗依从性、社会支持程度等。

4. 评估手术设备性能是否良好,用物是否齐全。

(二)护理措施

1. 患者完成术前必要检查。

2. 检查手术野的皮肤,常规备皮。

3. 术前一日洗澡、全麻术前禁食 12 小时,禁水 4 小时,以防止术中术后呕吐。

4. 术前排空大小便,更换干净的病号服,取下项链、义齿和其他饰物。

5. 紧张的患者术前晚间可服用镇静剂,有癫痫的患者术前应遵医嘱给予肌内注射苯巴比妥。

6. 心理护理　讲解手术的目的、意义、优点、操作过程,消除患者思想顾虑。

【术后护理】

(一)护理评估

1. 评估神志、生命体征、神经功能有无异常。
2. 评估伤口情况,有无颅内出血、脑水肿及颅内感染等并发症。

(二)护理措施

1. 术后应密切观察患者生命体征、意识、瞳孔的变化。
2. 针对运动障碍性疾病,密切观察肢体的肌力、肢体活动和反射情况。
3. 掌握各种仪器使用,与放射线诊断进行密切协作,安全进行立体定向术,提高疗效,降低死亡率。
4. 术后密切观察局部伤口的渗血情况,及时更换敷料,定期消毒,防止伤口及头皮感染。
5. 术后指导患者卧床休息 6~12 小时,当患者出现头痛、呕吐等异常情况时应及时报告医生,给予处理。
6. 颅内出血是立体定向手术的严重并发症,脑水肿可以引起颅内压升高、意识障碍和神经功能障碍加重,因此应密切观察患者的病情变化。

(三)健康宣教

保持伤口清洁、干燥以预防感染。按时服药,坚持功能锻炼。

第五节　脑室引流系统

【概述】

脑室为脑实质内的自然间隙,其间充满脑脊液,有营养代谢的作用。脑室系统由双侧侧脑室、第三脑室、第四脑室及其间的连接孔道组成。脑室周围均为重要神经结构,一旦损伤,会造成严重的神经功能损害。脑脊液主要由脑室的脉络丛组织分泌,其流动具有一定方向性,即经侧脑室、室间孔到第三脑室,再经导水管进入第四脑室,最后经正中孔和外侧孔到达蛛网膜下腔,经蛛网膜颗粒吸收进入血液循环。正常脑脊液为无色透明水样液体,每天分泌量为 400~500ml,与颅内压和脑组织血液供应有关。颅内脑脊液通道若受阻,颅内压可急剧升高,加重脑水肿,甚至发生脑疝。脑室引流是神经外科最常见的治疗和急救措施。

【目的】

1. 引流脑室内积血,可减轻积血对周围脑组织的压迫,缓解颅内压增高,避免积血造成脑脊液循环通路梗阻,并减少交通性脑积水的发生机会。
2. 对于颅内占位病变引起的脑积水,通过脑室外引流可暂时缓解颅内压增高,给手术治疗创造机会,争取时间。
3. 通过脑室引流装置可以监测颅内压力变化,指导临床合理治疗。
4. 可通过脑室外引流,采集脑脊液标本行化验检查。

5. 可通过脑室引流管向脑室内注射一定量的药物,如尿激酶用于治疗脑室出血、抗生素用于治疗脑室感染等。

【方法及流程】

1. 完成剃头、皮试、禁食等术前准备。
2. 用物准备　脑室引流器、骨钻、一次性弯盘、安尔碘、棉球、缝合包、胶布、局麻药、无菌手套、手消毒液、甲紫。
3. 监测意识、生命体征及瞳孔,遵医嘱给予术前用药。
4. 摆放患者体位,常规消毒、铺无菌巾局部麻醉并进行钻孔,一般刺入 4~5cm 可刺到脑室。
5. 放置引流管,观察颜色、性状及量,连接引流袋后夹闭引流。
6. 固定引流管,调节好高度,进行持续引流。
7. 需持续监测颅内压时连接压力传感器。
8. 手术中随时监测生命体征、血氧等,必要时停止手术进行抢救。
9. 整理用物、记录。

【护理评估】

1. 评估全身情况　评估患者心、肺、肝、肾等重要脏器的状况,评估过敏史及手术史。
2. 评估专科情况　评估患者意识、瞳孔、四肢肌力、生命体征及头痛情况等。
3. 评估病室环境是否符合要求。
4. 评估心理 - 社会状况　评估患者情绪、治疗依从性、社会支持程度等。

【护理措施】

1. 完善术前准备。
2. 护士协助患者摆放去枕仰卧位,固定头部,躁动者给予约束。
3. 术中及术后观察意识、瞳孔、生命体征及头痛情况。
4. 观察脑脊液引流量,每天不超出 500ml 为宜,并记录引流液的性质、量。如果引流量过少,可能有引流管的阻塞或脑脊液分泌不足;如有出血观察引流管位置是否过低;如有脑脊液浑浊并伴有发热,应警惕颅内感染。
5. 脑室外引流装置的更换应首先夹闭引流管,防止空气进入及引流液反流。引流瓶置于穿刺水平 10~15cm。观察若有脑脊液流出及脑脊液波动,证明脑室引流系统通畅。
6. 观察伤口敷料情况,有渗出,应及时请医生换药。
7. 意识不清、躁动或儿童可酌情予以约束,防止意外拔管和坠床。
8. 持续引流不超过 1 周,开颅术后脑室引流一般 3~4 天拔管。拔管前一日夹闭引流管,并观察患者有无头痛、呕吐等症状,以便了解是否有再次颅内压升高。
9. 心理护理　讲解脑室引流的目的及意义,消除患者思想顾虑。

【健康宣教】

翻身动作轻,减少头部活动,防止管路脱出。

第六节　光动力诊断与治疗

【概述】

光动力学诊断是利用光敏剂在特定波长的光照射下能够发出荧光的特点来进行的。其原理是由于肿瘤组织和正常组织的不同生化代谢特点,肿瘤组织能选择性地吸收潴留光敏剂,在特定波长的激光照射下,光敏剂发生一系列光化学反应和光生物学反应,发射出特定波长的荧光,在内镜下将肿瘤和正常组织区分开来。

光动力学治疗技术是光动力反应应用于临床(主要是肿瘤治疗)的一种特殊类型的治疗方法,是一种新的两步法治疗手段。即首先给予一种主要定位于肿瘤的光敏药物(或称光敏剂),根据肿瘤部位选择性产生外源性光致敏性分子(卟啉、二氢卟酚、酞菁等)或通过应用前体药物如 5- 氨基乙酰丙酸(5-ALA)或其衍生物产生内源性致敏剂,利用特定波长的可见光激活光敏剂,而发生一系列光化学和光生物学反应,导致肿瘤组织的不可逆损伤。

【目的】

在光敏剂和分子氧的参与下由光引起的一种化学反应,可使有机体、细胞或生物分子发生功能及形态变化,严重的可致受伤或坏死,这种光敏反应导致肿瘤细胞被破坏而达到治疗癌症的目的。

【方法及流程】

1. 先用血卟啉衍生物(HPD)原液在前臂内侧皮肤作划痕试验,阳性反应不宜用药,阴性反应作静脉给药。血卟啉衍生物按 5mg/kg 体重计算,加入 5% 葡萄糖液稀释后慢滴,60 滴 /min。注射药物后 48~72 小时按不同要求进行光照诊断或治疗。

2. 用药后 24 小时进行第 1 次光照;肿瘤组织内照射方法为将 HPD 稀释成 0.5% 溶液,在肿瘤组织内及基底多点注射,使 HPD 浸润于肿瘤组织中,在注药后 1 小时可进行激光照射。体表、黏膜外生性的肿瘤大都可采用此方法。注意事项:HPD 不能过浓,否则注射后容易致局部剧烈疼痛。注射血卟啉衍生物后 48~72 小时,肿瘤内 HPD 含量达最高峰,而从肿瘤内排出体外比正常组织晚 72 小时。

3. 静脉注射血卟啉衍生物 48~72 小时后用紫或蓝绿光照射肿瘤部位,有恶性肿瘤组织处即产生红色的荧光,可以诊断、定位恶性肿瘤;用红光照射肿瘤部位,则会使恶性肿瘤发生坏死。这是因为血卟啉衍生物经静脉注射后,于 48~72 小时期间一般肿瘤部位的浓度比正常的肌肉、皮肤等其他组织里的浓度高得多;而且血卟啉衍生物被一定波长的紫、蓝绿或紫外光照射后能发出一定波长的红色荧光,被一定波长的红光照射时,因为红光穿透组织的深度较高,且能使血卟啉衍生物放出能量而破坏含血卟啉衍生物浓度较高的肿瘤组织,从而选择性地破坏肿瘤组织。

【护理评估】

1. 评估全身情况　评估患者心、肺、肝、肾功能,评估血常规、凝血功能、心电图等结果。
2. 评估专科情况　评估患者意识、瞳孔、四肢肌力及感觉、生命体征,对患者的神经功能进行简要评定。

3. 评估患者既往史　有无高血压、糖尿病、脑梗死等,手术史,药物过敏史以及是否发生过严重的不良反应。

4. 评估心理 - 社会状况　评估患者情绪、治疗依从性、社会支持程度等。

【护理措施】

1. 药物护理

(1)药物变态反应:大多数文献报道在注射血卟啉衍生物中发现过敏性休克,也发现缓慢性出现的胸闷、心悸不适等表现,因此必须在用药前严格药物皮肤过敏试验,阴性反应方可用药。用药后一旦出现以上症状,经及时对症处理可很快缓解。反应极严重者,应终止用药并按休克处理。

(2)发热反应:有 3% 患者直接静脉注射血卟啉衍生物,在用药当天可出现低热,采取缓慢静滴可减轻发热反应;如发热 38℃ 以上者可用少量退热药如阿司匹林,发热轻者不必用药降温,常可自然退热。

(3)皮肤光毒反应:发生皮肤光毒反应的约占 2%。主要是在注射血卟啉衍生物后避光不当所致,在用药后 1 周内由于白炽光或阳光直接照射、接触温水,均可出现皮肤痒感、红斑、水肿,严重者可起水疱,溃破后形成糜烂或溃疡。因而在注射血卟啉后必须避光 3 周,有的避光时间还要稍长,约 4 周,有条件的可定期检测血药浓度。如光毒反应强者口服氯雷他定片、苯海拉明、氯苯那敏(扑尔敏)及皮质激素类药物可减轻,一般轻者可自愈。

(4)皮肤色素沉着:经注射血卟啉物的患者,约有半数出现皮肤黑色素沉着,2~3 个月后自然消退。

(5)SGPT 升高:应用血卟啉物的患者约有 2% 出现 SGPT 升高,适当保肝治疗后可逐渐下降。其原因是血卟啉物通过肝脏代谢,可能对肝细胞有干扰作用,致 SGPT 升高。

2. 心理护理　讲解治疗的目的、方法、可能出现的不良反应,消除患者思想顾虑。

【健康宣教】

治疗期间需严格避光。

第七节　脑肿瘤基因治疗

【概述】

基因治疗一般是指将限定的遗传物质转入患者特定的靶细胞,以期达到预防或治疗疾病为目标的方法。基因治疗的基本方法有体内法和体外法。体内法指的是直接将目的基因导入体细胞。体外法是指从机体内取出靶细胞,在体外进行培养并插入目的基因,然后将经过修饰的细胞移植回患者体内。

【脑肿瘤基因治疗的目的】

将外源性目的基因引入肿瘤细胞或其他体细胞内以纠正过度活化或补偿缺陷的基因,从而达到治疗肿瘤的目的。

【方法及流程】

1. 药物需在 20℃冷藏储存,治疗前将药物放置室温静置 5 分钟左右待融化,切忌反复冻融,待完全融化后轻轻混匀,医生根据肿瘤位置和大小确定配制生理盐水用量。

2. 溶药时避免产生泡沫,注意药液完全抽尽。

3. 配制药物时按化疗配制规范处理,戴口罩、帽子、手套,若药液不慎造成操作者皮肤及面部的污染,立即用酒精纱布擦拭,并用清水冲洗。若药液不慎溅入眼睛,立即用生理盐水冲洗。

【护理评估】详见本章第六节。

【护理措施】

1. 药物护理

(1)变态反应:常见反应为红肿、皮疹,甚至全身瘙痒、荨麻疹,应立即减慢滴数或停止输注,遵医嘱予抗过敏治疗。过敏性休克较罕见,一旦出现应积极抗休克治疗。

(2)流感样症状:若体温≤ 38℃,无需特殊处理,鼓励患者多饮水,加强营养;若体温>38.5℃,持续时间较长,采用物理降温或解热药后可缓解,但不可用激素类药物。为了预防此症状,取回细胞或疫苗时须立即使用,运输时注意低温避光保存。输入时不能与其他药液混合。

(3)呼吸系统症状:严密观察患者呼吸次数,若呼吸> 40 次/min,及时报告医生并保持呼吸道通畅,给予氧气吸入及解痉止喘处理;有哮喘病史的患者要慎行生物治疗;合理饮食、营养,做好口腔护理,指导患者进行有效的咳嗽训练。

(4)皮肤症状:常见症状为皮疹、皮肤瘙痒、皮肤干燥、毛发异常、甲沟炎等,此类反应在靶向药物治疗中较多见,用苯海拉明等抗组织胺药,也可用止痒霜涂擦,嘱患者穿宽松衣服,禁用刺激性洗涤剂等。

(5)消化道症状:个别患者有腹泻、恶心、呕吐、食欲缺乏、口腔溃疡等不良反应,该不良反应在靶向药物中多见,给予地西泮口服、甲氧氯普胺肌内注射缓解症状,腹泻致脱水时及时补充电解质。注意饮食调节,给予清淡、易消化饮食,少量多餐。

(6)血液系统:主要有骨髓抑制、出血、出血性膀胱炎等,在治疗期间应密切观察患者血常规及血压变化,隔日查血常规,必要时每天必查,若既往曾行骨髓抑制治疗患者,使用时应谨慎。

许多生物因子制剂需低温避光保存,且有效期较短,严格按照药品管理制度进行注意无菌操作和核对制度。严密观察患者的生命体征及全身反应,治疗前检查急救药品是否到位。

2. 心理护理 讲解治疗的目的、方法、可能出现的不良反应,消除患者思想顾虑。

【健康宣教】

多食富含营养、易消化、清淡的食物,多食水果及蔬菜,饮水 1 500~2 000ml/d,食欲缺乏明显者给予营养支持治疗。

第八节 高压氧治疗

【概述】

高压氧治疗是指患者在超过一个大气压的环境里吸入 100% 的氧气,以提高人体氧分压、增强血氧弥散和组织的氧含量而治疗疾病的过程。凡各种因素致使机体组织、器官、细胞缺血缺氧所导致的疾病均可采用高压氧治疗。氧舱内设有治疗舱、手术舱和过渡舱,可以进行手术、治疗、抢救。用压缩净化空气进行加压,患者在舱内戴上密封式呼吸面罩,吸高压纯氧。高压氧疗法常适用于一氧化碳中毒、缺血性脑血管病、脑炎、中毒性脑病、神经性耳聋、多发硬化、脊髓及周围神经外伤,老年痴呆等患者。

【目的】

1. 提高脑组织与脑脊液中的氧分压。
2. 增加氧储备,纠正脑缺氧,减轻脑水肿,降低颅内压。
3. 促进觉醒反应和神经功能的恢复。

【方法及流程】

1. 详细了解患者的诊断及病情。
2. 测量患者的体温、脉搏、呼吸与血压。
3. 遵医嘱行血气分析。
4. 嘱患者更衣换鞋及排尽大小便。
5. 教会患者做咽鼓管打开的动作,如吞咽、捏鼻、鼓气等。
6. 对患者进行防火安全教育与检查。嘱患者免带火种、电动或机械玩具、手表、钢笔及其他不耐压和易燃、易爆物品。
7. 备齐舱内抢救治疗所需药品与器械。给患者备好座椅(或床位)及吸氧面具。
8. 检查吸痰系统及其他抢救设备是否正常。
9. 给昏迷、气管插管患者吸痰、维持呼吸道通畅,将气囊的空气抽出注入等量的水。危重患者输液应用塑料瓶。
10. 护送患者入舱并安排座位。

【护理评估】

1. 评估全身情况 评估配合程度、有无鼻咽部炎症、气管插管是否通畅等。
2. 评估专科情况 评估意识、瞳孔、四肢肌力、生命体征等。
3. 评估心理 - 社会状况 评估患者情绪、治疗依从性、社会支持程度等。
4. 评估患者准备及用品准备是否到位。

【护理措施】

1. 加压 操舱人员应严格按操作规程行事,开始加压前,应通知舱内"开始加压",以便舱内人员及时进行咽鼓管开启动作。加压时经常询问患者情况,如有耳痛、头痛立即停止加压,嘱患者吞咽或捏鼻鼓气,鼻腔滴入呋麻液,经处理后仍感耳痛可适当减低压力,待症状消失后再继续加压。

2. 稳压　待舱内升压至预定治疗压力即停止升压,关闭进气阀使舱内压力保持稳定,然后让患者戴好吸氧面罩,送入纯氧,按治疗方案进行吸氧,一般为吸纯氧 30 分钟,其次为吸空气 10~15 分钟,再吸氧 30 分钟,如此间断吸氧总共 75 分钟,特殊患者则可延长或缩短治疗时间。

3. 减压　吸氧治疗结束后即可打开排气阀,使舱内逐步减压,为预防减压病,减压要按规定实行阶段减压法,对高压氧治疗的病员,没有特殊情况,决不允许快速减压出舱。减压全程时间 25~40 分钟,当舱内气压降至常压时,即可打开舱门将患者接送出舱。

（1）减压过程中不得屏气,以防"肺气压伤"。

（2）减压过程中保持呼吸道通畅,防止气管痉挛或阻塞,以防"肺不张"。

（3）输液患者在减压过程中,由于输液瓶内气体膨胀,有造成气体进入静脉的危险,应密切注意。

（4）有引流管的患者减压时应随时注意管路的通畅。

（5）减压时空气膨胀吸热,使舱温降低,相对湿度升高,引起皮肤末梢血管收缩,促发减压病。因此要注意保暖,减少裸露部分。身体任何部分不能靠在金属舱壁上,以免局部皮肤温度降低。

（6）出舱后询问患者有无不适。

【健康宣教】

出舱后饮热饮或热水浴;血压和眼压过高、感冒、咳嗽、高热、腹泻、急性传染病患者暂停治疗。女性月经期不宜进舱。

第十章　神经外科的用药管理

第一节　概　述

神经外科疾病在治疗上以手术为主，同时辅以药物治疗，药物的正确使用对疾病的治疗起至关重要的作用。本章节通过介绍抗生素的使用、甾体类药物的使用、脱水类药物的使用、抗凝药物及抗血小板药物的应用和电解质的管理，以期达到正确用药的目的。

第二节　抗生素的使用

抗生素指某些微生物在代谢过程中产生的具有抑制或杀灭其他病原微生物作用的化学物质。包括天然抗生素和人工半合成抗生素。临床常用的抗生素包括β- 内酰胺类、氨基糖苷类、大环内酯类、林可霉素类、多肽类、四环素类、喹诺酮类、磺胺类、抗真菌药物、抗病毒药物等。

抗生素种类繁多，如果不加选择地应用抗生素，会增加致病菌对药物的耐药性，并能引起人体正常菌群的失调，引发二重感染，不合理用药也是造成院内感染的主要因素之一。一些药物具有耳毒性或肝、肾毒性、神经毒性等，如使用不当，会导致造血系统、神经系统、肝肾损害等不良反应，因此在使用抗生素的过程中，必须明确抗生素的应用指征，尽早查明感染病原体，综合患者病情、病原菌种类及抗生素特点制订抗生素的治疗方案。神经外科手术患者抗生素的合理使用十分重要，本章第二节详细介绍神经外科抗生素使用注意事项。

【使用原则】

外科预防性用药的目的，主要是预防手术切口感染以及污染手术后的手术部位感染以及手术后可能发生的全身性感染。神经外科术后患者一旦发生颅内感染，一般都很严重而且预后差。由于很多抗菌药物不能透过血 - 脑屏障，在脑脊液中达不到有效治疗浓度，因此治疗困难，死亡率高。

（一）手术分类

神经外科手术分为三类：Ⅰ类为清洁切口，非外伤的常规开颅术、脑积水分流术、脊髓脊柱手术。Ⅱ类为可能污染的切口，经鼻蝶窦手术、经口咽手术、术中有明确鼻窦开放的开颅手术，开放性颅脑外伤手术。Ⅲ类为污染切口，垂体脓肿、脑脓肿、硬膜下脓肿、硬膜外脓肿、脊髓腔脓肿、明确的骨髓炎和伤口感染清创术等。

（二）预防抗生素的选择

Ⅰ类切口，以一代或二代头孢菌素为首选，头孢菌素过敏者，可选用克林霉素；Ⅱ类、Ⅲ类手术，宜根据相应危险因素和常见致病菌特点选择用药。当病区内发生耐甲氧西林葡萄球菌（MRS）株细菌感染流行时（如病区 MRS 株分离率超过 20% 时），应选择万古霉素作为预防用药。经口咽部或者鼻腔的手术多有厌氧菌污染，须同时覆盖厌氧菌，可加用针对厌氧菌的甲硝唑。

（三）预防性用药的方法

抗生素应该在手术切开皮肤或黏膜前 30 分钟，静脉给药，30 分钟内滴注完，如手术延长到 3 小时以上，或失血量超过 1 500ml，儿童患者失血量超过体重的 25%，可以术中补充 1 次剂量，并依此重复给药。Ⅰ类清洁切口术后不应继续使用。如选择万古霉素，则应在术前 2 小时进行输注。

（四）感染后的用药

当患者体温＞ 38℃或＜ 36℃，出现了明确的脑膜刺激征、相关的颅高压症状或临床影像学证据，并且结合患者血常规、脑脊液、切口分泌物检查结果，明确患者出现颅内感染时应该使用治疗性抗菌药物。抗菌药物的选择为易透过血 - 脑屏障的产品，推荐采用静脉途径，一般不推荐腰穿鞘内注射，除非临床上抗菌药物治疗无应答＞ 72 小时者。必要时可增加脑室内注射途径，适合脑室或者鞘内途径的抗生素有阿米卡星、庆大霉素、多黏菌素 E、万古霉素、两性霉素。并且根据病原菌药敏结果及时调整治疗方案。当患者明确颅内感染时，一般建议使用最大药物剂量以及长程治疗（典型感染的治疗时程 4~8 周）。

【使用】

（一）β - 内酰胺类抗生素

β- 内酰胺类抗生素包括青霉素类与头孢菌素类等，这些药物的化学结构中均有 β- 内酰胺环。这类抗生素中的青霉素 G 及第一代头孢菌素主要用于革兰氏阳性菌感染，但它们人工半合成品的抗菌谱不断扩大，不但对革兰氏阴性菌的抗菌作用增强，有些品种对铜绿假单胞菌甚或厌氧菌也有较强的抗菌作用。主要的作用机制为：与转肽酶结合后，抑制其活性，造成细菌细胞壁缺损，菌体膨胀裂解；触发自溶酶，促使细菌裂解溶化；抑制青霉素结合蛋白，使细菌变形，细菌分裂延迟。通过上述三种作用机制，终致细菌细胞裂解、溶化、死亡。

1. 青霉素类

（1）临床应用：主要作为敏感的革兰氏阳性球菌、革兰氏阴性球菌、螺旋体感染的首选药。如溶血性链球菌引起的咽炎、扁桃体炎、猩红热等；草绿色链球菌引起的心内膜炎；肺炎球菌所致的大叶肺炎等；脑膜炎球菌引起的流行性脑脊髓膜炎；还可以作为放线菌病、钩端螺旋体病、梅毒、回归热等疾病及预防感染性心内膜炎发生的首选药。亦可以与抗毒素合用治疗破伤风。

（2）用法与用量：成人常用量：肌内注射，每天 80 万 ~200 万 U，分 3~4 次给药；静脉滴注，每天 200 万 ~1 000 万 U，分 2~4 次给药。小儿常用量：肌内注射，2.5 万 U/kg，每 12 小时给一次药；静脉给药，每天 5 万 ~20 万 U/kg，分 2~4 次。

（3）不良反应及注意事项

1）变态反应：常见的变态反应有药疹、药热、血管神经性水肿、血清病型反应、溶血性贫血、粒细胞减少、剥脱性皮炎及过敏性休克等。青霉素过敏症的发生率为 0.7%~10%。各种给药途径均可引起变态反应，其中以注射给药发生率最高。过敏性休克是最严重的变态反应，多发生在注射后（包括皮试）数分钟内。青霉素制剂中青霉噻唑、青霉烯酸等作为半抗原，进入机体后与血浆蛋白结合而形成完全抗原，引起变态反应。危及患者生命的过敏性休克，是由 IgE 类抗青霉素抗体介导的速发型变态反应，发生率为 0.004%~0.015%。药疹及皮炎则是由 IgM 类抗青霉素抗体介导。为防止各种变态反应发生，应详细询问药物过敏史、家族过敏史。对无青霉素过敏史者，成人 7 天内未用过青霉素者，小儿 3 月内未用过者应进行皮肤过敏试验。曾有青霉素过敏史或皮试强阳性者，10 年内不宜再做皮试，10 年后也应谨慎。因皮试也可致过敏性休克，因此必须做好急救准备，发生过敏性休克时应立即肌内注射或皮下注射 0.1% 肾上腺素 0.5~1ml，必要时可重复注射或用 5% 葡萄糖生理盐水稀释作静脉注射，并根据需要进行输液、给氧、滴注肾上腺皮质激素等，即使是皮试阴性患者，在用药过程中还有可能发生变态反应，因此注射用药时，应严密观察，患者 20 分钟无反应后方可离去，如遇任何类型的变态反应或患者主诉不适，应停药，进行适当处理。

2）赫氏反应：在用青霉素治疗梅毒螺旋体或钩端螺旋体感染、雅司、鼠咬热、炭疽等时，可出现症状加重的现象，表现为全身不适、寒战、高热、咽痛、肌痛、心跳加快等，一般发生于开始治疗的 6~8 小时，12~24 小时内消失，这种治疗矛盾的现象称为赫氏反应，可能是螺旋体抗原与相应的抗体形成免疫复合物的结果，也可能与螺旋体释放非内毒素致热源有关。

3）毒性作用：青霉素钾、钠盐大量静脉注射易引起高血钾、高血钠，肌内注射局部可发生周围神经炎。鞘内注射或静脉滴注大剂量可引起腱反射增强、肌肉痉挛、抽搐、昏迷等神经系统反应，称青霉素脑病，多见于老年人、婴儿和肾功能减退者。大剂量应用可影响血小板功能，造成凝血功能障碍；个别患者出现焦虑、发热、呼吸急促、高血压、心率加快、幻觉、抽搐、昏迷等。

4）二重感染：青霉素治疗过程中可以发生以耐药金黄色葡萄球菌、革兰氏阴性杆菌或假丝酵母菌为主的二重感染。白假丝酵母菌过度繁殖可致舌苔呈棕色甚至黑色。

5）青霉素不可与同类抗生素联用，不可与磺胺类和四环素类药物联合使用，不可与氨基糖苷类药物混合输液。

2. 头孢菌素类

（1）临床应用：①第一代头孢菌素主要敏感菌有溶血性链球菌及其他链球菌、葡萄球菌、流感嗜血杆菌、大肠埃希氏菌、克雷伯氏菌、奇异变形杆菌、沙门氏菌、志贺氏菌等。而对吲哚变形杆菌、枸橼酸杆菌、产气杆菌、假单胞菌、沙雷氏菌等无效。②第二代头孢菌素对多种 β- 内酰胺酶较稳定，抗菌谱广，革兰氏阳性菌的抗菌效能较低，而对多数革兰氏阴性菌的作用却明显增强，抗菌谱扩展至奈瑟氏菌、部分吲哚变形杆菌、部分枸橼酸杆菌及部分肠杆菌。但对假单胞菌属（铜绿假单胞菌）、沙雷氏杆菌、粪链球菌等无效。③第三代头孢组织穿透力强，有一定量渗入脑脊液中，对革兰氏阳性菌有相当抗菌活性，对革兰氏阴性菌的作用较广泛、强大。抗菌谱扩大至铜绿假单胞菌、沙雷杆菌、不动杆菌及部分脆弱杆菌等。但对粪链球菌、难辨梭状芽孢杆菌等仍无效。④第四代头孢菌素抗菌谱进一步扩大，尤其增加了抗革兰氏阴性菌的范围，杀灭 > 80% 革兰氏阴性菌，对部分厌氧菌亦有抗菌作用。

（2）用法及用量：因头孢类药物种类繁多，剂型不同，用法用量不能统一，故大家使用时请参考具体药物的使用说明书。

（3）不良反应及注意事项

1）变态反应：最常见皮疹（斑丘疹），其次是速发型变态反应，如过敏性休克、支气管哮喘等。头孢菌素类引起的过敏性休克与青霉素类过敏性休克相似,且有部分交叉变态反应。对头孢菌素过敏者,绝大多数对青霉素过敏。应给予注意,对青霉素类过敏或过敏体质者慎用。发生过敏性休克,可参照青霉素休克处理方法进行抢救。

2)肾脏毒性:绝大多数头孢菌素经肾排泄,虽第二、三代头孢菌素对肾脏很少或基本无毒性,但仍偶见血尿素氮、血肌酐值增高、少尿、蛋白尿等,与高效利尿药、氨基苷类抗生素合用,相互间可显著增强肾毒性。第一代中头孢噻吩、头孢噻啶等可引起急性肾功能不全、肾小管坏死、肾坏死。

3)胃肠反应及菌群失调:多数头孢菌素可引起胃肠反应。大剂量长期应用,可致菌群失调,引起二重感染如假膜性肠炎、假丝酵母菌感染等。

4)其他不良反应:大剂量应用可致转氨酶、碱性磷酸酶、血胆红素等升高;偶见红细胞或白细胞减少,血小板减少,嗜酸性粒细胞增多等;由于肠道菌群失调造成的维生素 K 缺乏,造血系统损害,引起血小板减少等致使凝血功能障碍,可能导致严重出血;双硫仑样反应,在应用有硫甲基四氮唑基团的头孢菌素期间饮酒,由于此基团抑制乙醛脱氢酶,使体内乙醛蓄积而产生难受的“宿醉样”现象。

(二)氨基苷类抗生素

氨基苷类抗生素是由两个或三个氨基糖分子和非糖部分的苷元连接而成的一组碱性抗生素。可以使细菌细胞膜通透性增加而导致一些重要生理物质的外漏,引起细胞死亡。按药物来源可分为两类,一类为天然的,由链霉素和小单孢菌产生,如链霉素、新霉素、卡那霉素、庆大霉素;另一类为半合成品,如阿米卡星、依替米星、异帕米星等。

1. 链霉素

(1)临床应用:主要作为土拉菌病和鼠疫的首选药,联合用药(常与四环素或氯霉素合用)可产生协同作用,是目前治疗鼠疫的最有效的手段;与其他抗菌药物联合用于腹股沟肉芽肿、布鲁氏菌病、鼠疫热等的治疗;与其他抗结核药联合用于结核分枝杆菌所致各种结核病的初治病例或多重耐药菌的结核病;与青霉素或氨苄西林联合用于草绿色链球菌或肠球菌所致的心内膜炎的治疗。

(2)用法及用量

1)抗菌,肌内注射,一次 0.5g,每 12 小时一次,与其他抗菌药物合用;心内膜炎(细菌性),肌内注射,与青霉素 G 联合,1g/ 次,每 12 小时一次,连续 1 周,继以 0.5g,每 12 小时一次,连续 1 周;60 岁以上的患者应减为 0.5g,每 12 小时一次,连续 2 周。

2)心内膜炎(肠球菌性),肌内注射,与青霉素 G 联合,1g/ 次,每 12 小时一次;连续 2 周,继以 0.5g,每 12 小时一次,连续 4 周。

3)鼠疫,肌内注射 0.5~1.0g,每 12 小时一次,疗程 10 天。

4)土拉菌病,肌内注射,0.5~10g,每 12 小时一次,连续 7~10 天。

5)结核病,与其他抗结核药合用,肌内注射,1.0g/d,分两次,或 0.75g/ 次,每天一次;如临床情况许可,改用间歇给药,即减为每周给药 2~3 次,1g/ 次;老年患者肌内注射,0.5~0.75g/ 次,每天一次。

(3)不良反应及注意事项

1)耳毒性:包括前庭功能障碍与耳蜗神经损伤。前庭功能障碍表现为头晕、眩晕、恶心、呕吐、眼球震颤和共济失调;耳蜗神经损害表现为耳鸣、听力减退、高频听力丧失甚至永久性耳聋。其中前庭反应比较早,且发生率较高。主要因为链霉素在内耳外淋巴液中药物浓度较高,干扰了内耳螺旋器内、外毛细胞的糖代谢及能量的产生与利用,引起细胞 Na^+,K^+-ATP 酶功能障碍,造成毛细胞损伤。用药期间应经常询问患者有无耳鸣、眩晕等早期症状,并进行听力检查、监测血药浓度,以便及时调节剂量或停药。避免与增加耳毒性药物如万古霉素、呋塞米、依他尼酸及甘露醇合用;苯海拉明、美克洛嗪及布可立嗪等可掩盖其耳毒性,应注意。孕妇使用链霉素可致新生儿耳聋,应禁用。

2)神经肌肉阻滞:药物与突触前膜上的钙结合部位结合,抑制乙酰胆碱释放,造成神经肌肉接头处传递阻断,引起呼吸麻痹。主要表现为呼吸骤停、心肌抑制和血压下降,与剂量和给药途径有关,如静脉滴注速度过快,或大剂量胸、腹膜腔内应用后;用药的同时如果使用肌内松弛药、全身麻醉药时更易发生。一旦发生,可使用钙剂或新斯的明等胆碱酯酶抑制剂治疗。

3)其他:皮疹、发热、血管性水肿等变态反应较多见。过敏性休克的发生率低于青霉素,但死亡率较高,一旦发生应立即以肾上腺素和葡萄糖酸钙抢救。故使用前应作皮试,阴性者方可使用。肾毒性较少发生,其发生率低于其他氨基苷类药物。使用期间应多饮水,以减少对肾小管对损伤程度。

2. 庆大霉素

(1)临床应用:庆大霉素对大肠埃希氏菌、变形杆菌、产气杆菌、克雷伯氏菌属、铜绿假单胞菌、奈瑟菌属、沙雷杆菌属、志贺氏菌属、摩氏杆菌属、枸橼酸杆菌属、金黄色葡萄球菌等抗菌作用强大,临床用于治疗需要 G^- 杆菌所致感染,如下呼吸道感染、腹腔感染、骨和软组织感染、复杂尿路感染、菌血症和脑膜炎等。可用于术前肠道清洁。还可以用于皮肤、黏膜表面感染和耳、鼻、喉部感染。还可以与青霉素或其他抗生素合用治疗由链球菌、铜绿假单胞菌、肠球菌、金黄色葡萄球菌引起的严重感染,但 β-内酰胺类能使庆大霉素的抗菌活性降低,应避免混合滴注。

(2)用法及用量:成人肌内注射或稀释后静脉滴注,1 次 80mg(8 万 U),或按体重一次 1~1.7mg/kg,每 8 小时一次;或一次 5mg/kg,每 24 小时一次。疗程为 7~14 天。静滴时将一次剂量加入 50~200ml 的 0.9% 氯化钠注射液或 5% 葡萄糖注射液中,每天一次静滴时加入的液体量应不少于 300ml,使药液浓度不超过 0.1%,该溶液应在 30~60 分钟内缓慢滴入,以免发生神经肌肉阻滞作用。不宜用于皮下注射。本品有抑制呼吸作用,不得静脉推注。

(3)不良反应及注意事项

1)耳毒性:庆大霉素的耳毒性多为双侧,对前庭功能的影响较大,对耳蜗神经的损伤较少。而且其耳毒性可发生于疗程结束后的两周左右,应进行血药浓度监测。

2)肾毒性:庆大霉素在肾皮质蓄积,损害肾脏近曲小管上皮细胞,表现为蛋白尿、管型尿、血尿等,严重者可产生氮质血症、肾功能减退甚至无尿。氨基苷类经肾小球过滤后至近曲小管管腔,通过细胞膜的吞饮作用使药物大量积聚在皮质肾小管上皮细胞内,并与溶酶体融合,致其肿胀破裂释放大量的溶酶体酶、磷脂、氨基苷类药物入细胞液中,造成线粒体损害、肾小管肿胀、细胞死亡。这种损伤是可逆的,一旦发生可采用减量或停药,是可以逐渐恢复的。

3)神经肌肉阻滞:偶可引起呼吸抑制,当患者的血钙低于正常水平时,常用剂量亦可发生这种神经肌肉接头的阻滞作用,钙剂可拮抗此不良反应。

4)其他:偶可发生荨麻疹,不过一般并不影响继续治疗,停药后皮疹等可消退,但需要警惕过敏性休克的发生。本品口服可引起恶心、呕吐、食欲缺乏等胃肠道反应。偶尔可见白细胞下降、血小板下降、嗜酸性粒细胞增高、血清转氨酶升高以及血压下降。

3. 阿米卡星

（1）临床应用：主要用于耐庆大霉素、妥布霉素等抗生素的肠杆菌科细菌及铜绿假单胞菌所引起的泌尿道、下呼吸道以及腹腔感染、心内膜炎、骨髓炎及败血症等，亦可作二线抗结核药与其他抗结核药合用于结核病的治疗。口服不吸收，肌内注射吸收快而完全，不易透过血 - 脑屏障，当脑膜发炎时，脑脊液中的药物浓度可达到 50%，因此可以用于中枢神经系统感染。

（2）用法及用量：成人肌内注射或静脉输液，单纯性尿路感染对常用抗菌药耐药者每 12 小时 0.2g；用于其他全身感染每 12 小时 7.5mg/kg，或每 24 小时 15mg/kg。成人一次不超过 1.5g，疗程不超过 10 天。

（3）不良反应及注意事项：用药后可引起耳蜗神经受损，出现耳鸣、耳部饱胀感、高频听力减退，严重者可发展为耳聋，前庭功能损害偶见报道。肾毒性较轻，偶可见神经肌肉接头阻滞反应。

4. 新霉素

（1）临床应用：对于革兰氏阴性杆菌的大肠埃希氏菌、产气肠杆菌、肺炎克雷伯氏菌和变形杆菌具有良好的作用。因为新霉素难以经胃肠道吸收，而且具有较强的耳、肾毒性，因此可口服用于肠道感染、肠道消毒或肝性脑病的患者。也可以局部外用以治疗敏感细菌引起的各种皮肤黏膜和眼部感染。口服及外用剂量均不可过大。

（2）用法及用量：成人常用量口服，一次 0.25~0.5g，每天 1~2g。肝性脑病的辅助治疗，一次 0.5~1.0g，每 6 小时一次，疗程 5~6 天。结肠手术前准备，每小时 0.5g，用药 4 小时，继以每 4 小时 0.5g。新霉素滴眼液滴入眼结膜囊内，一次 1~2 滴，每天 3~5 次。

（3）不良反应及注意事项

1）耳毒性：新霉素具有较强的耳、肾毒性，尤其是肌内注射时，一旦听力减退，停药也难恢复，可发展至耳聋，孕妇注射用药还可致胎儿听力减退或丧失。因此禁止肌内注射。此外，创面局部用药、气溶吸入等也可引起听力减退、甚至耳聋。

2）胸、腹腔注入大量药物可引起神经肌肉接头阻滞，可发生呼吸骤停而死亡。

3）其他：口服可致食欲缺乏、恶心、腹泻等，偶可引起肠黏膜萎缩致吸收不良综合征及脂肪腹泻，甚至假膜性肠炎。长期局部应用可引起接触性皮炎。

（三）大环内酯类

大环内酯类作用于细菌核糖体 50 秒亚基，抑制肽酰基转移酶，通过阻断转肽作用和 mRNA 位移而抑制细菌蛋白质的合成。细菌产生耐药性与质粒介导及染色体突变有关，最常见的耐药机制是 23 秒核糖体 RNA 的腺嘌呤残基转录后甲基化。此外膜对药物通透性降低或外流增加对药物产生灭活酶等均可导致细菌对大环内酯类抗生素耐药。包括以红霉素为代表的第一代大环内酯类药物，如乙酰螺旋霉素、吉他霉素、麦迪霉素及交沙霉素等。第二代大环内酯类药物有阿奇霉素、罗红霉素、克拉霉素等。

1. 红霉素

（1）临床应用：主要用于耐青霉素的轻、中度金黄色葡萄球菌感染及对青霉素过敏的患者，单作用不及青霉素。主要治疗军团菌病、弯曲菌所致肠炎或败血症、支原体肺炎、沙眼衣原体所致的婴儿肺炎及结肠炎、白喉带菌者的首选药物。也可用于溶血性链球菌、肺炎球菌及葡萄球菌等革兰氏阳性菌所致的扁桃体炎、咽炎、鼻窦炎、中耳炎、猩红热、蜂窝织炎、皮肤软组织感染等。也可代替青霉素用于炭疽、破伤风、气性坏疽、放线菌病及梅毒等治疗。

（2）用法及用量

1）常用剂量：每天 1~2g，口服药物分 3~4 次服用。静脉输液分 3~4 次给药。

2）军团菌病：口服每天剂量可增至 2~4g，分 4 次服用；静脉输液每天 3~4g，分 4 次给药。

3）局部给药：治疗沙眼、结膜炎、角膜炎，用适量眼膏涂于眼睑内，每天数次。

4）肾功能不全时：肾功能减退患者一般勿需减少用量。

（3）不良反应及注意事项

1）胃肠道反应：红霉素口服或静脉注射均可引起胃肠道反应，如恶心、呕吐、腹痛和腹泻。应空腹服用，肠溶片剂易整片吞服，且服药前和服药时均不宜饮用酸性饮料，以免降低疗效及增加胃肠反应。

2）肝脏损伤：服用红霉素的酯化物易致肝损害，表现为转氨酶升高、胆汁淤积性黄疸等，一般于停药数日后即可恢复。肝功能不良者禁用。

3）血栓性静脉炎：注射剂刺激性强，不宜肌内注射或皮下注射。使用时必须先用注射用水溶解，待溶解后才可用等渗葡萄糖注射液或 5% 葡萄糖氯化钠稀释供静脉滴注，浓度不可大于 0.1%，以防止发生血栓性静脉炎。切记与 0.9% 氯化钠注射液作为溶媒，输注时速度不要过快。

2. 阿奇霉素

（1）临床应用：主要用于呼吸道、皮肤及泌尿生殖系统感染，如咽炎、扁桃体炎、急性中耳炎及鼻窦炎、宫颈炎、直肠炎、单纯性淋病、沙眼等。

（2）用法及用量：每天口服，给药一次，整片吞服，可与食物同时服用。对沙眼衣原体、杜克嗜血杆菌或敏感淋球菌所致的性传播疾病，仅需单次口服 1 000mg；对其他感染的治疗，每天一次，口服 500mg，共 3 天。

（3）不良反应及注意事项：不良反应的发生率较红霉素低，主要为轻、中度胃肠反应，偶可见肝功能异常与轻度中性粒细胞减少症、皮疹。

（四）四环素类抗生素

四环素类抗生素可以特异性地与核糖体 30 秒亚单位的 A 位结合，阻止 RNA 在该处的联结，从而抑制了肽链的延长，最终导致蛋白质合成障碍。另一方面还可以引起细胞膜通透性改变，胞内的核苷酸及其他物质外漏，从而抑制 DNA 复制。可分为天然四环素如四环素、土霉素、地美环素，以及半合成四环素类，如多西环素、米诺环素、美他环素。

1. 四环素

（1）临床应用：主要用于立克次体感染如斑疹伤寒、支原体感染（非典型肺炎和非特异性尿道炎）、衣原体感染（如非特异性尿道炎，子宫颈炎，性病淋巴肉芽肿，鹦鹉热和衣原体肺炎等）螺旋体感染（如回归热，慢性游走性红斑等）。也可用于百日咳、痢疾、肺炎克雷伯氏菌性呼吸道、尿道、胆道感染，但只作为次选。

（2）用法及用量：口服，成人常用量为一次 0.25~0.5g（1~2 片），每 6 小时一次。8 岁以上小儿常用量为每次 25~50mg/kg，每 6 小时一次。疗程一般为 7~14 天，支原体肺炎、布鲁氏菌病需 3 周左右。

（3）不良反应及注意事项

1）胃肠道反应：刺激胃黏膜，表现为恶心、呕吐、上腹部不适，饭后或分次服用可减轻。个别患者可出现以吞咽痛及胸骨后烧灼感为表现的食管溃疡。服药时应饮用足量的水。

2）二重感染：正常人口腔、咽喉、肠道等处有多种微生物寄生，由于相互拮抗而维持相对平衡的共生状态，如果长期大剂量使用可使敏感菌被抑制而不敏感菌在体内乘机大量繁殖，引起新的感染，如葡萄球菌所致的假膜性肠炎、白假丝酵母菌引起的鹅口疮、阴道炎及其他耐药菌引起的肺部、尿路感染等。多见于老、幼、体弱、免疫力低下的患者及合用糖皮质激素或抗恶性肿瘤药物的患者。

3）对骨骼及牙的影响：四环素可以与牙中的钙产生螯合形成四环素钙正磷酸盐复合物，可以使幼儿乳牙出现荧光、变色、牙釉质发育不全、黄色沉积，引起畸形或生长抑制。因此孕妇、哺乳期妇女及 8 岁以下幼儿禁用。

4）肝、肾毒性：长期大剂量服用或静脉给药可造成肝损害，临床表现为厌食、乏力、恶心、呕吐等症状，病理表现为肝细胞空泡样变、肝细胞脂肪性坏死。个别严重者可致肝性脑病、出血倾向等。四环素通过抑制蛋白质的合成，影响氨基酸代谢，从而增加氮血症，加剧了肾功能不全。

5）变态反应：四环素可引起光敏反应，诱发皮肤对日光、紫外线反应的敏感性，引起红斑、晒伤，尤其是肤色较白的患者。也可以出现荨麻疹、丘疱疹、血管性水肿，偶可见轻度剥脱性皮炎。

2. 米诺环素

（1）临床应用：适用于泌尿生殖系统、胆道、呼吸道、眼、耳、鼻、喉、乳腺、前列腺等感染；易于穿透皮肤，故特别适合治疗痤疮、玫瑰痤疮及脓皮病；另外该药预防流脑效果良好。

（2）用法及用量：口服。成人首次剂量为 0.2g，以后每 12 小时服用该品 0.1g，或每 6 小时服用 50mg。孕妇、备孕妇女、哺乳期妇女、8 岁以下儿童禁用。

（3）不良反应及注意事项：与四环素大体相同，有时候会出现前庭功能紊乱，如眩晕、共济失调、恶心、呕吐，通常在应用首剂后即发生，于用药后 24~48 小时内消失，其发生率与剂量有关。另外，长期使用可引起皮肤、指甲及巩膜等部位色素沉着，停药后需经过几个月才能消退。

（五）林可霉素类抗生素

主要作用于细菌核糖体 50 秒亚基，通过抑制肽链的延长而抑制细菌蛋白质的合成。包括了林可霉素和克林霉素。

1. 林可霉素

（1）临床应用：主要用于金黄色葡萄球菌引起的急、慢性骨髓炎，尤其是对凝固酶阳性葡萄球菌所致的慢性骨髓炎有特效。也可用于革兰氏阳性菌所致的呼吸道和皮肤软组织感染、胆道感染、心内膜炎及败血症，各种厌氧菌或与需氧菌的混合感染，如腹膜炎、盆腔炎及肺脓肿。

（2）用法及用量：口服成人每天 1.5~2g，分 3~4 次服；小儿每天按体重 30~60mg/kg，分 3~4 次服；婴儿小于 4 周者不宜服用。肌内注射成人一般为每 8~12 小时 0.6g；小儿每天按体重 15~30mg/kg，分次注射。静脉滴注成人一次 0.6g，溶于 100~200ml 输液内，滴注 1~2 小时，每 8~12 小时一次。小儿每天按体重 10~20mg/kg，分 2~3 次给药。

（3）不良反应及注意事项：以胃肠道反应为主，如厌食、恶心、呕吐、胃部不适及腹泻。长期使用可致菌群失调而发生假膜性肠炎，与难辨梭菌大量繁殖和产生外毒素有关，可用万古霉素与甲硝唑治疗。其他不良反应包括可逆性中性粒细胞减少、皮疹、血清转氨酶升高。静脉给药可致血栓性静脉炎，静脉速度过快可致低血压、甚至心搏骤停。孕妇、哺乳期妇女及新生儿禁用。

　　2. 克林霉素

　　（1）临床应用：主要用于治疗类杆菌和其他厌氧菌所引起的严重感染如肺脓肿、腹腔感染以及女性盆腔感染；也是治疗金黄色葡萄球菌引起的急、慢性骨髓炎、关节炎的首选药；也适用于敏感的革兰氏阳性菌引起的呼吸道感染、胆道感染、心内膜炎及败血症的治疗。

　　（2）用法及用量：成人重症感染，一次口服 150~300mg，必要时至 450mg，每 6 小时一次，儿童重症每天 8~16mg/kg，必要时可至 20mg/kg，分 3~4 次。静脉滴注或肌内注射，成人革兰氏阳性需氧菌感染，每天 0.6~1.2g，厌氧菌感染每天 1.2~2.7g，极严重感染可用至每天 4.8g，分 2~4 次。儿童 1 月龄以上，重症感染每天 15~25mg/kg，极严重感染可按 25~40mg/kg，分 3~4 次，肌内注射一次不超过 0.6g，超过此量应静脉给药。

　　（3）不良反应及注意事项：与林可霉素相同，但发生率较低。

　　（六）多肽类抗生素

　　多肽类抗生素具有抗菌谱窄、抗菌作用强、疗效确切，可以抑制细菌胞壁的合成。在胞浆膜上，万古霉素与细胞壁粘肽侧链聚糖五肽牢固结合，阻止了肽聚糖的延长和交联，从而阻碍细胞壁合成，也可以对胞浆中 RNA 合成具有抑制作用。包括万古霉素、去甲万古霉素和替考拉宁。

　　1. 万古霉素和去甲万古霉素

　　（1）临床应用：适用于一些严重感染的治疗，如 MRSA 和表皮葡萄球菌所致的感染，以及肺炎、脓胸、心内膜炎、骨髓炎及软组织脓肿和严重的葡萄球菌感染，尤其适用于对 β- 内酰胺类抗生素过敏的患者。对于 MRSA 引起的败血症、心内膜炎均有良好疗效。可适用于棒状杆菌引起的心瓣膜修复术后感染以及脑膜败血性黄杆菌脑膜炎的治疗。

　　（2）用法及用量：使用前加适量注射用水溶解。静脉缓慢滴注：成人每天 0.8~1.6g（80 万~160 万 U），分 2~3 次静滴。小儿每天按体重 16~24mg/kg（1.6 万 ~2.4 万 U/kg），分 2 次静滴。

　　（3）不良反应及注意事项

　　1）耳毒性：老年人、肾功能不全以及较大剂量使用时，可出现耳鸣、听力减退，甚至耳聋。因此在用药期间应注意听力改变，必要时监测听力。

　　2）肾毒性：可发生蛋白尿、管型尿、血尿、少尿、氮质血症等肾损害，甚至肾衰竭。用药期间定期复查尿常规、肾功能，监测血药浓度，疗程一般不超过 14 天。

　　3）"红人"综合征：静脉滴注过快时，看出现面部、颈部、上肢、上身皮肤潮红、瘙痒、血压下降等"红人"现象。

　　4）其他：避免与氨基糖苷类抗生素合用，以免增加耳、肾毒性。万古霉素类与许多药物发生沉淀反应，不得与其他药物混合使用。

　　2. 替考拉宁

　　（1）临床应用：与万古霉素类药物相同。

　　（2）用法及用量：既可以静脉注射也可以肌内注射。可以快速静脉注射，注射时间为 3~5 分钟之间，或缓慢静脉滴注，滴注时间不少于 30 分钟。一般每天给药一次，但第一天可以给药两次。成人用量：每天 6~7mg/kg，开始 2 次 /d，后改为 1 次 /d。中度感染，如皮肤和软组织感染、泌尿系统感染、呼吸道感染，负荷量：第一天 400mg，静脉注射一次。维持量：静脉或肌内注射 200mg，每天一次。严重感染，如骨和关节感染、败血症、心内膜炎，负荷量：静脉注射 400mg，每 12 小时给药一次，连续 3 次；维持量：静脉或肌内注射 400mg，每天一次。

（3）不良反应及注意事项：较万古霉素类药物轻微，最常见的为肌内注射局部疼痛，暂时性的肝功能异常，偶见恶心、呕吐、眩晕、颤抖、嗜酸性粒细胞增多、粒细胞减少、血小板增多等。偶有气管痉挛、药物热等变态反应。但耳、肾毒性少见，极少引起"红人"综合征。

（七）多粘菌素类抗生素

1. 临床应用　主要用于β- 内酰胺类和氨基苷类抗生素耐药的革兰氏阴性菌感染。铜绿假单胞菌所致的尿路感染、败血症、烧伤创面感染及鞘内注射治疗铜绿假单胞菌脑膜炎。局部用于眼、耳、皮肤黏膜创面感染。口服可用于手术前肠道消毒，其他药物耐药的大肠埃希氏菌性肠炎、细菌性痢疾、或预防白血病伴中性粒细胞缺乏者的细菌感染。

2. 用法及用量

（1）多粘菌素不宜口服，一般选择静脉滴注或肌内注射，成人及儿童肾功能正常者每天 1.5~2.5mg/kg（一般不超过 2.5mg/kg），分成两次，12 小时滴注一次。每 50mg 本品，以 5% 葡萄糖液 500ml 稀释后滴入。婴儿肾功能正常者可耐受每天 4mg/kg 的用量。

（2）肌内注射成人及儿童：每天 2.5~3mg/kg，分次给予，4~6 小时用药一次。婴儿每天量可用到 4mg/kg，新生儿可用到 4.5mg/kg。

（3）鞘内注射（用于铜绿假单胞菌性脑膜炎）：以氯化钠注射液制备 5mg/ml 药液。成人与 2 岁以上儿童，每天 5mg，应用 3~4 天后，改为隔日一次，至少 2 周，直至脑脊液培养阴性，检验糖量正常。2 岁以下儿童，用 2mg，每天一次，连续 3~4 天（或者 2.5mg 隔日一次），以后用 2.5mg，隔日一次，直到检验正常。

3. 不良反应及注意事项

（1）肾毒性：是本类药物最主要的不良反应。表现为蛋白尿、管型尿及血尿，可发展为尿素氮及血清肌酐升高、肾小管坏死，常发生在用药 4 天内，合用氨基糖苷类和万古霉素等药物可加重其肾毒性。

（2）神经毒性：表现为头晕、面部麻木和周围神经炎，严重者可出现意识障碍、共济失调、昏迷和抽搐，停药后可消失。也可引起神经肌肉接头阻滞，用新斯的明无效，应采用人工呼吸辅助通气。

（3）变态反应：包括皮疹、瘙痒及药热等，气溶吸入可致支气管痉挛。

（4）其他：偶见白细胞减少与肝毒性。肌内注射局部疼痛，静脉用药偶可见静脉炎。

（八）氯霉素类抗生素

该类抗生素可以与敏感菌核糖体 50 秒亚基结合，阻止肽链延伸，使蛋白质合成受阻，为广谱抗生素，对革兰氏阴性菌的抗菌作用强大。主要有氯霉素、甲砜霉素。

1. 氯霉素

（1）临床应用：具有脂溶性高、组织穿透力强、易透过血 - 脑屏障和血 - 眼屏障的特点。主要用于脑膜炎球菌、流感杆菌及肺炎球菌所致的脑膜炎、脑脓肿，也可用于需氧菌、厌氧菌混合感染引起的耳源性脑脓肿。另外还适用于伤寒、敏感菌引起的眼内炎或全眼球炎、沙眼、结膜炎。

（2）用法及用量：口服给药，成人 0.5g，每 6 小时一次，治疗伤寒可用较大首剂量，患者体温正常后应继续应用 2~3 天，以防止复发，最高剂量不超过 26g。儿童每天每千克体重 25~50mg，分剂量每 6 小时一次。肌内注射或静滴，每天量为 0.5~1g，分 2 次注射。以液体稀释，1 支氯霉素（250mg）至少用稀释液 100ml。滴眼，每次 1~2 滴，每天 3~5 次。滴耳：每次 2~3 滴，每天 3 次。

（3）不良反应及注意事项

1）骨髓抑制：包括可逆性细胞减少和再生障碍性贫血。可逆性细胞减少毒性与剂量相关，一般停药后 2~3 周可自行恢复。主要与氯霉素抑制宿主线粒体蛋白质合成有关。再障与药物的剂量、疗程长短无关。应避免滥用氯霉素，并严格掌握剂量及疗程，用药期间及用药后应复查血常规。

2）灰婴综合征：新生儿或早产儿用药剂量过大致血药浓度增加，可出现呕吐、呼吸急促、发绀、循环衰竭等症状，可在 2~3 天内死亡。如果出现症状后及时停药并积极治疗，可在 1~3 天内逐渐恢复。

3）神经系统反应：偶尔可发生末梢神经炎、视神经炎、失眠、幻听、幻视、定向障碍及中毒性神经病等。

4）变态反应：比较少见，可发生皮疹、结膜炎、结膜水肿、血管性水肿、接触性皮炎。

2. 甲砜霉素

（1）临床应用：与氯霉素相同。主要用于敏感菌引起的呼吸道感染、尿路感染、肝胆系统感染及淋病性尿道炎。

（2）用法及用量：成人口服、肌内注射、静脉注射给药，每天 1.5~3.0g，分 3~4 次给药。气溶吸入：5%~10% 甲砜霉素溶液可供气溶吸入。胸腔、腹腔、膀胱内给药：每次用量 0.5~1g。

（3）不良反应及注意事项：多为胃肠道反应，如恶心、呕吐、上腹部不适等；造血系统为可逆性骨髓抑制，表现为白细胞、红细胞及网织红细胞减少，出现可逆性贫血。

（九）喹诺酮类药物

喹诺酮类药物通过作用于 DNA 回旋酶，形成药物 -DNA- 酶复合物，抑制 DNA 链的打开和闭合，阻碍细菌 DNA 合成，从而起到杀菌作用。喹诺酮类药物还可以通过抑制拓扑异构酶，阻碍革兰氏阳性菌的 DNA 复制，从而达到杀菌作用；通过改变细菌胞壁肽聚糖的成分，造成细菌自身溶解；也可通过诱导细菌 DNA 的 SOS 修复，使药物发挥抑制 DNA 螺旋酶的作用，从而导致细菌基因突变或死亡等。主要的药物有萘啶酸、吡哌酸、诺氟沙星、环丙沙星以及氧氟沙星等。

1. 诺氟沙星

（1）临床应用：主要用于敏感菌所致的上呼吸道、泌尿生殖道、肠道等感染，也可用于耳鼻喉科、外科、妇科、皮肤科等感染及无并发症急性淋病的治疗，还可用于耐药菌株所致的感染及其他沙门氏菌属的感染。

（2）用法及用量：口服药物治疗，大肠埃希氏菌、肺炎克雷伯氏菌及奇异变形菌所致的急性单纯性下尿路感染一次 400mg，2 次 /d，疗程 3 天。其他病原菌所致的单纯性尿路感染，剂量同上，疗程 7~10 天。复杂性尿路感染，剂量同上，疗程 10~21 天。单纯性淋球菌性尿道炎，单次 800~1 200mg。急性及慢性前列腺炎一次 400mg，2 次 /d，疗程 28 天。肠道感染一次 300~400mg，2 次 /d，疗程 5~7 天。伤寒沙门氏菌感染 800~1 200mg/d，分 2~3 次服用，疗程 14~21 天。

（3）不良反应及注意事项：副作用较少，主要有恶心、呕吐、头晕、头痛、失眠等，也可发生皮疹、皮肤瘙痒及光感皮炎等变态反应。偶可出现一过性转氨酶升高、白细胞下降等。

2. 环丙沙星

（1）临床应用：适用于对其他抗菌药产生耐药革兰氏阴性杆菌引起的呼吸道、胃肠道、胆道、泌尿道、皮肤软组织感染及骨髓炎、化脓性关节炎及败血症等严重感染的治疗。也可用于急性淋球菌尿道感染的治疗,但对耐药革兰氏阳性菌所致的感染及铜绿假单胞菌引起的感染的治疗,需要与其他抗菌药物联合应用。也可作为二线药治疗结核病。

（2）用法及用量:口服给药,应避免空腹服用,以减少胃肠道反应。成人的用量为0.5~1.5g/d,分2次口服。静脉滴注0.2~0.6g/d,但速度不宜过快;分2次滴注,时间约1h/次。骨、关节感染,1.0~1.5g/d,分2~3次服,疗程4~6周或更长。肺炎和皮肤软组织感染1~1.5g/d,分2次,疗程7~14天。肠道感染1g/d,分2次,疗程5~7天。伤寒1.5g/d,分2次服,疗程10~14天。尿路感染0.5~1g/d,分2次服,疗程7~14天;重症或复杂性病例疗程需适当延长,淋病口服0.25~0.5g/次。严重病例可静滴给药,0.4~0.6g/d,分2次静滴。

（3）不良反应及注意事项:常见的不良反应有腹泻、呕吐、腹痛、头痛、失眠等,一般不用停药,个别可见血清转氨酶升高和关节痛,少数可引起癫痫和幻觉。但是可导致尿液pH提高,引起尿结晶而损害肾脏,因此每天进水量必须充足,使每天尿量保持在1 500ml以上。如果与丙磺舒产生肾小管排泄的竞争抑制,减慢丙磺舒的排泄。孕妇、哺乳妇女、未成年人禁止使用。

3. 氧氟沙星

（1）临床应用:适用于敏感菌引起的呼吸道感染、伤寒、淋球菌与衣原体或支原体混合引起的泌尿系统、胆道、皮肤软组织和耳鼻喉等部位的感染,也可用于治疗结核病的二线药物。

（2）用法及用量:由于剂型及规格不同,适应证不同,用法及用量也不同,请详见药品说明书或遵医嘱使用。

（3）不良反应及注意事项:少见而且较轻,偶见中枢神经系统反应,静脉滴注时血管局部有刺激反应。

（十）磺胺类药物

由于叶酸不能直接透过细菌细胞膜,必须在二氢叶酸合成酶的催化下,利用对氨基苯甲酸和二氢蝶啶合成二氢叶酸,在经过四氢叶酸酶作用下还原为四氢叶酸。磺胺类药物可以与二氢叶酸合成酶结合,阻碍二氢叶酸的合成,从而影响细菌核酸的生成,抑制细菌的生长和繁殖。常用的药物有磺胺异噁唑、磺胺嘧啶、磺胺甲噁唑（新诺明）、磺胺多辛等。

1. 临床应用

（1）流行性脑脊膜炎:脑膜炎球菌对磺胺药高度敏感,磺胺嘧啶与血浆蛋白结合率低,容易进入脑脊液,血药浓度高,疗效好。流行期还可以使用磺胺多辛。

（2）呼吸系统感染:可用于溶血性链球菌、流感杆菌、肺炎球菌、葡萄球菌等引起的咽炎、扁桃体炎、支气管炎以及肺炎等。可用磺胺甲噁唑。

（3）泌尿道感染:大肠埃希氏菌、变形杆菌等引起的急性泌尿道感染。选用磺胺异噁唑,排泄快,乙酰化率低,易溶于水,尿中浓度高,抗菌力强。也可使用磺胺嘧啶或磺胺甲噁唑,但需加服等量碳酸氢钠,以增加药物溶解度。

（4）也可用于伤寒、鼠疫、肠道手术的术前准备,以防止手术后的感染。用于溶血性链球菌引起的丹毒、痈、蜂窝织炎等。

2. 用法及用量　磺胺类药物众多,在此举例说明常用磺胺类药物的用法及用量。

（1）磺胺异噁唑:口服给药,成人首次剂量为2g,以后每次1g,每天4次。儿童首次剂量为复方菌得清片75mg/kg,以后每次37.5mg/kg,每天4次。

（2）磺胺甲噁唑:一般感染,首次剂量为2g,以后每天2g,分2次服用。治疗尿路感染时疗程至少为7~10天。肾功能不全患者用量应调整为常用量的1/2。儿童:2个月以上患儿的一般感染,首次剂量为 50~60mg/kg(总量不超过 2g),以后每天 50~60mg/kg,分 2 次服用。

（3）磺胺嘧啶:一般感染口服首次剂量为 2g,以后每天 2g,分 2 次服用,静脉给药每次 1~1.5g,每天 3~3.5g;预防流行性脑脊膜炎,每天口服 2g,分 2 次使用,疗程 2 天;治疗流行性脑脊髓炎,口服药首次剂量 2g,维持量每次 1g,每天 4 次,静脉给药首次剂量为 50mg/kg,维持量为每天 100mg/kg,分 3~4 次静脉滴注或静脉注射。

（4）磺胺多辛:一般感染。首次剂量为 1~1.5g,以后每次 0.5~1g,每隔 4~7 天一次;治疗恶性疟疾:可用磺胺多辛 1~1.5g 与乙胺嘧啶 50~75mg 合用,每周 1 次。短期预防恶性疟疾。可用磺胺多辛 0.5g 与乙胺嘧啶 25mg 合用,每周 1 次。儿童首次剂量为 30~40mg/kg,以后每次 15~30mg/kg,每隔 4~7 天一次。

3. 不良反应及注意事项

（1）泌尿系统损害:原形磺胺类及其乙酰化代谢产物主要经肾排泄,在尿中浓度较高,其溶解度又较低,尤其偏酸性的尿液,易在输尿管或膀胱内析出结晶产生刺激和阻塞,出现结晶尿、血尿、管型尿、尿少甚至尿闭等。因此可口服同等剂量的碳酸氢钠以碱化尿液,并且服药期间应多饮水,服药 1 周以上者应定期检查尿常规,避免长期使用;对于老年人以及肝肾功能不全者、少尿或休克患者慎用或禁用。

（2）变态反应:少数患者可出现皮疹、药热等,一般不严重。停药后可逐渐恢复,个别患者可出现剥脱性皮炎。因此用药前一定仔细询问患者有无过敏史,用药期间若出现变态反应,应立刻停药,并给予抗过敏治疗。

（3）造血系统反应:长期使用可抑制骨髓,引起白细胞减少,偶见粒细胞缺乏症,血小板减少症及再生障碍性贫血,发生率极低但可致死亡。长期使用应定期检查血常规。

（4）其他:可见头晕、头痛、乏力、精神不振等症状,服药期间不宜从事驾驶及高空作业。偶可引起恶心、呕吐等消化系统反应。新生儿、早产儿、孕妇、哺乳期妇女不应服用磺胺类药物,以免药物竞争血浆蛋白而置换出胆红素,使胆红素游离而导致黄疸。

（十一）硝基咪唑类

硝基咪唑类药物在细胞内无氧环境中硝基被还原为氨基,生成细胞毒作用的还原物质,而抑制 DNA 的合成,显示抗厌氧菌的作用,对脆弱拟杆菌、破伤风杆菌、部分真杆菌、消化球菌等均具有较好的抗菌活性。另外对贾第鞭毛虫亦有作用。

1. 临床应用　临床上作为治疗贾第鞭毛虫病、阴道滴虫病的首选药;也可用于腹腔、消化道、女性生殖系统、下呼吸道、皮肤软组织、骨和关节等部位的厌氧菌感染治疗。也可用于败血症、破伤风、心内膜炎、脑膜感染、阿米巴病等的治疗。

2. 用法及用量　由于剂型及规格不同,适应证不同,用法及用量也不同,请详见药品说明书或遵医嘱使用。

3. 不良反应及注意事项

（1）胃肠道反应:可出现食欲缺乏、恶心、呕吐、腹痛、腹泻、舌炎、口腔金属味等,一般不影响治疗。因为干扰乙醛代谢,故用药期间及停药一周后禁酒。

（2）变态反应:少数出现荨麻疹、红疹、瘙痒等症状,停药后即可恢复。

（3）神经系统反应:少数患者出现头痛、眩晕、共济失调、肢体麻木及惊厥等症状。一旦出现立即停药,妊娠早期、哺乳期妇女禁用。

（十二）抗真菌药物

抗真菌药物可分为三唑类、多烯类、棘白菌素类、尼可霉素类、氟尿嘧啶类等药物。一类为作用于真菌细胞膜中甾醇合成的抗真菌药物,包括酮康唑等咪唑类药物、多烯类抗生素、两性霉素等,以及烯丙胺类药物特比萘芬等;另外一类作用于真菌细胞壁合成的抗真菌药物,如:棘白菌素类药物卡泊芬净,其抑制真菌细胞壁主要成分 1,3-β-D-葡聚糖的合成,以及抑制几丁质合成的日光霉素和多氧霉素等;还有一类作用于核酸合成的抗真菌药物,如 5-氟胞嘧啶等。

1. 两性霉素 B

(1)临床应用:目前为深部真菌感染治疗的首选药。主要适用于敏感真菌所致的深部真菌感染且病情呈进行性发展者,如败血症、心内膜炎、脑膜炎(隐球菌及其他真菌)、腹腔感染(包括与透析相关者)、肺部感染、尿路感染和眼内炎等。治疗真菌性脑膜炎时须加用小剂量鞘内注射。口服仅用于肠道假丝酵母菌感染,也可局部用于皮肤及黏膜真菌感染。

(2)用法及用量:成人常用量开始静脉滴注时可先从 1~5mg 或按体重每次 0.02~0.1mg/kg 给药,以后根据患者耐受情况每天或隔天增加 5mg,当增加至每次 0.5~0.7mg/kg 时即可暂停增加剂量。每天或隔 1~2 天给药一次,疗程 1~3 月,也可长至 6 个月,需视患者病情及疾病种类而定。对敏感真菌所致感染宜采用较小剂量,即成人为一次 20~30mg,疗程仍宜较长。鞘内给药首次为 0.05~0.1mg,以后逐渐增至每次 0.5mg,最大量每次不超过 1mg,每周给药 2~3 次,总量 15mg 左右。

(3)不良反应及注意事项

1)肾毒性:几乎所有患者在疗程中均可出现不同程度的肾功能损害,尿中可出现红细胞、白细胞、蛋白和管型、血尿素氮和肌酐增高,肌酐清除率降低,也可引起肾小管性酸中毒。

2)低钾血症:由于尿中排出大量钾离子所致。

3)静滴过程中或静滴后可发生寒战、高热、严重头痛、食欲缺乏、恶心、呕吐,有时可出现血压下降、眩晕等。因此静脉滴注液应新鲜配制,减慢滴速,减少每天用药;滴注前给予解热镇痛药和抗组胺药,滴注液中加生理剂量的糖皮质激素可减轻不良反应。

4)血液系统毒性反应:患者可出现正常红细胞性贫血,偶可有白细胞或血小板减少。

5)肝毒性:较少见,可致肝细胞坏死,急性肝功能衰竭亦有发生。

6)心血管系统反应:如静滴过快时可引起心室颤动或心搏骤停。此外本品所致的电解质紊乱亦可导致心律失常的发生。本品静滴时易发生血栓性静脉炎。

7)神经系统毒性反应:鞘内注射本品可引起严重头痛、发热、呕吐、颈项强直、下肢疼痛及尿潴留等,严重者可发生下肢截瘫等。

8)变态反应:过敏性休克、皮疹等变态反应偶有发生。

2. 制霉菌素

(1)临床应用:制霉菌素属多烯类抗真菌药,具有广谱抗真菌作用,但经皮肤黏膜不吸收,口服后血药浓度极低,临床上仅限局部应用且疗效不理想。可口服治疗消化道假丝酵母菌肠炎;局部应用治疗假丝酵母菌感染、皮肤黏膜假丝酵母菌感染、阴道假丝酵母菌病。

(2)用法及用量:口服,成人 200 万~400 万 U/d,分 4 次;儿童 5 万~10 万 U/次,3~4 次/d。治疗消化道念珠菌病,成人 1 次 50 万~100 万 U,每天 3 次;小儿每天按体重 5 万~10 万 U/kg,分 3~4 次服。

(3)不良反应及注意事项:口服较大剂量时可发生腹泻、恶心、呕吐和上腹疼痛等消化道反应,减量或停药后迅速消失。阴道用药个别可见白带增多。

3. 氟胞嘧啶

（1）临床应用：为抗深部真菌药，用于体内真菌感染的治疗。临床用于白色念珠菌及新生隐球菌等的感染，单用效果差，与两性霉素合用，有协同作用，可增加疗效。主要用于念珠菌属心内膜炎、隐球菌属脑膜炎、念珠菌属或隐球菌属真菌败血症、肺部感染和尿路感染。

（2）用法及用量：静脉滴注每天 0.1~0.15g/kg，分 2~3 次给药，静滴速度 4~10ml/min。

（3）不良反应及注意事项

1）骨髓抑制作用：表现为白细胞、血小板减少等。偶尔可见全血细胞减少、骨髓抑制和再生障碍性贫血。合用两性霉素 B 者较单用本品为多见，此不良反应的发生与血药浓度过高有关。

2）胃肠道反应：可致恶心、呕吐、厌食、腹痛、腹泻等胃肠道反应。

3）肝毒性：可发生，一般表现为血清氨基转移酶一过性升高，偶见血清胆红素升高，肝大者甚为少见。

4）变态反应：可出现皮疹、嗜酸性粒细胞增多等。

5）偶可发生暂时性神经精神异常，表现为精神错乱、幻觉、定向力障碍和头痛、头晕等。

4. 氟康唑

（1）临床应用：该品对白假丝酵母菌、大小孢子菌、新型隐球菌、表皮癣菌及荚膜组织胞浆菌等均有强力抗菌活性。口服吸收良好，在体内分布广，可渗入脑脊液中。临床主要用于阴道念珠菌病、鹅口疮、萎缩性口腔念珠菌病、真菌性脑膜炎、肺部真菌感染、腹部感染、泌尿道感染及皮肤真菌感染等。

（2）用法及用量：口服给药，假丝酵母菌病及皮肤真菌病，50~100mg/ 次，1 次 /d。阴道念珠菌病 150mg/ 次，1 次 /d。治疗隐球菌脑膜炎及其他部位感染，常用剂量为首日 400mg，随后 200~400mg/d。儿童应慎用。

（3）不良反应及注意事项

1）消化道反应：表现为恶心、呕吐、腹痛或腹泻等。

2）变态反应：可表现为皮疹，偶可发生严重的剥脱性皮炎、渗出性多形红斑。

3）肝毒性：治疗过程中可发生轻度一过性血清氨基转移酶升高，偶可出现肝毒性症状，尤其易发生于有严重基础疾病（如艾滋病和癌症）的患者。

4）可见头晕、头痛。

5）其他：某些患者，尤其有严重基础疾病（如艾滋病和癌症）的患者，可能出现肾功能异常，偶可发生一过性中性粒细胞减少和血小板减少等血液学检查指标改变。

（十三）抗病毒药物

病毒复制过程包括：①病毒识别并吸附到宿主细胞的表面；②通过宿主细胞膜穿入易感细胞；③脱壳；④合成早期的调控蛋白及核酸多聚酶；⑤病毒基因组（DNA 或 RNA）复制；⑥合成后期的结构蛋白；⑦子代病毒的组装；⑧易感细胞释放子代病毒。抗病毒药物可以靶向病毒复制的任何一个步骤，发挥抗病毒作用。临床上疗效较好的抗病毒药物的靶点多为嘌呤或嘧啶的代谢、逆转录酶、蛋白酶和神经酰胺酶等。

1. 利巴韦林

（1）临床应用：又称病毒唑。可用于防治甲、乙、丙型肝炎、流感、副流感、麻疹、腮腺炎、水痘、单纯疱疹、带状疱疹、病毒性眼角膜炎、疱疹性口腔炎、小儿腺病毒肺炎，可能还有抗肿瘤作用。

（2）用法及用量：口服，每天 0.8~1g，分 3~4 次服用；肌内注射或静脉滴注，每天 10~15mg/kg，分 2 次，静脉滴注宜缓慢；滴鼻，用于防治流感，用 0.5% 溶液（以等渗盐水配制），每小时一次；滴眼，治疗疱疹感染，浓度 0.1%，每天数次。

（3）不良反应及注意事项

1）胃肠道反应：有食欲缺乏、胃部不适、恶心、呕吐、轻度腹泻、便秘、消化不良等。

2）骨髓抑制：大剂量或长期用药可引起骨髓抑制。最主要的毒性是溶血性贫血，在口服治疗最初 1~2 周内出现血红蛋白、红细胞及白细胞下降，可出现网状细胞增多。已经报道伴随有贫血的患者服用该品可引起致命或非致命的心肌损害，故具有心脏病史或明显心脏病症状患者不可使用该品。

3）肾毒性：患者可表现为血清胆红素、尿酸含量升高。

4）其他：吸入用药时会损伤肺功能，有致癌、致畸和生殖毒性作用，孕妇禁用。

2. 阿昔洛韦

（1）临床应用：阿昔洛韦为一种合成的嘌呤核苷类似物。主要用于单纯疱疹病毒所致的各种感染，可用于初发或复发性皮肤、黏膜、外生殖器感染及免疫缺陷者发生的 HSV 感染。为治疗单纯疱疹性脑炎的首选药物，减少发病率及降低死亡率均优于阿糖腺苷。还可用于带状疱疹、EB 病毒感染及免疫缺陷者并发水痘等。局部仅用于皮肤，阿昔洛韦的皮肤吸收较少。

（2）用法及用量

1）口服给药：生殖器疱疹初治、免疫缺陷者皮肤黏膜单纯疱疹，口服 200mg，每天 5 次，共 10 天，或口服 400mg，每天 3 次，共 5 天；复发性感染和慢性抑制疗法，每 8 小时口服 200mg，共 6 个月，必要时剂量可加至每天 5 次，每次 200mg，共 6 个月；带状疱疹，成人常用量 1 次 800mg，每天 5 次，共 7~10 天。

2）静脉滴注：重症生殖器疱疹初治，按体重每 8 小时 5mg/kg，共 5 天；免疫缺陷者皮肤黏膜单纯疱疹或严重带状疱疹，每 8 小时 5mg/kg，静脉 1 小时以上，共 7~10 天；单纯疱疹性脑炎，每 8 小时 10mg/kg，共 10 天；成人急性或慢性肾功能不全者不宜用该品静滴，因滴速过快时可引起肾衰竭。

3）局部外用：体表面积每 $25cm^2$ 用油膏长 1.25cm。局部用药，成人与小儿均每 3 小时一次，每天 6 次，共 7 天。一旦疱疹症状与体征出现，应尽早给药。

（3）不良反应及注意事项

1）胃肠道反应：常用量一般能耐受，常见恶心、呕吐、腹泻等反应。

2）局部症状：注射部位的炎症或静脉炎、皮肤瘙痒或荨麻疹；眼用制剂偶可见短暂刺痛和浅层点状角膜病。

3）神经系统反应：采用大剂量静滴、合用干扰素或甲氨蝶呤时以及骨髓移植患者偶可出现各种神经系统症状，如嗜睡、精神错乱、谵妄、幻觉、震颤、抽搐或昏迷等。

4）肾毒性：少数患者发生可逆性肾损伤、肾小管内结晶及肾功能减退，应注意定期复查肾功能。

3. 阿糖腺苷

（1）临床应用：适应证为单疱疹性脑炎、新生儿单疱疹感染（如皮肤黏膜感染、局限性中枢神经系统感染和播散性单疱疹感染）和带状疱疹。也用于免疫功能缺陷者的水痘病毒感染、婴儿先天性巨细胞病毒感染和免疫缺陷者巨细胞病毒感染。局部用药用于单纯疱疹病毒性角膜炎,偶用于牛痘病毒性角膜炎。

（2）用法及用量:静脉滴注:①单纯疱疹病毒性脑炎:每天 15mg/kg,作连续缓慢静脉滴注,以超过 12 小时为宜,疗程为 10 天;②带状疱疹:每天 10mg/kg,疗程为 5 天,用法同上;③免疫缺陷者水痘感染:每天 10mg/kg,疗程为 5~7 天;④慢性乙肝:每天 5~10mg/kg,疗程为 49~81 天。经眼给药:用于单纯疱疹性角膜炎的治疗时,可用本药 3% 的眼膏,每次向结膜囊内涂 1cm 长眼膏,每 3 小时 1 次,每天 5 次,10~14 天为 1 个疗程。严重病例的疗程可更长。用药至角膜上皮形成后,还应继续用药 5~7 天,每天 2 次,以防复发。

（3）不良反应及注意事项

1）消化道反应:最常见的不良反应为恶心、呕吐、腹泻、食欲缺乏和体重减轻。常在用药第 2、3 日开始,继续给药,反应可在 1~4 天内减轻。

2）局部反应:静滴处疼痛和血栓性静脉炎大多在停药后消退,也有出现瘙痒和皮疹等反应。局部眼科用药时,常引起暂时性烧灼、瘙痒等轻度刺激感,也可出现流泪、异物感、结膜充血、表浅点状角膜炎、疼痛、怕光等反应。

3）中枢神经系统:偶尔发生不适、乏力、震颤、头晕、幻觉、精神症状和意识模糊,其发生与剂量有关,通常停药后自行消退。也有出现头痛和脑病的报道,后者常难以与原发病相识别,多发生于肝、肾功能不全者。

4）其他:常见暂时性丙氨酸氨基转移酶增高,偶见血总胆红素增高。新生儿以常用剂量治疗单纯疱疹也有发生血液系统、肾毒性或肝毒性反应。

4. 金刚烷胺

（1）临床应用:可用于预防或治疗亚洲甲 - Ⅱ型流感病毒所引起的呼吸道感染。本品与灭活的甲型流感病毒疫苗合用时可促使机体产生预防性抗体。

（2）用法及用量:成人常用量,一次 200mg,每天一次;或一次 100mg,每 12 小时一次,最大量为每天 200mg。肾功能障碍者,应减少剂量。新生儿与 1 岁内婴儿不用;1~9 岁小儿,每 8 小时按体重 1.5~3mg/kg,或每 12 小时按体重 2.2~4.4mg/kg,也有推荐每 12 小时按体重用 1.5mg/kg 的;每天最大量勿超过 150mg;9~12 岁小儿,每 12 小时口服 100mg;12 岁或 12 岁以上小儿,一般同成人量。

（3）不良反应及注意事项:不良反应较轻。一般有轻微胃肠症状如食欲缺乏、恶心,还有中枢神经症状,如神经过敏、注意力不集中、头晕,剂量过大时,可引起严重的神经毒性反应,可出现精神错乱、幻觉、癫痫发作甚至昏迷或心律失常。

5. 干扰素

（1）临床应用:干扰素具有广谱抗病毒作用,主要用于防治呼吸道病毒感染、疱疹性角膜炎、带状疱疹、单纯疱疹、乙型肝炎、巨细胞病毒感染、恶性肿瘤等。

（2）用法及用量:口服无效,可皮下、肌内或静脉注射、脑脊髓腔内或腹腔内、局部灌注给药。一般剂量多为 1 次 $(1~3) \times 10^6$,皮下注射或肌内注射,每周 3 次,可连用数月或更长。可根据病情逐渐增减剂量。

（3）不良反应及注意事项:不良反应少,注射部位可出现硬结,少数可出现发热、寒战、乏力、肌痛、厌食等症状。少数报道可致白细胞和血小板减少、低血压和转氨酶升高。大量长期使用可引起神经系统毒性。禁用于过敏体质、严重心脏病、肾功能不全、中枢神经系统障碍者。

第三节　甾体类药物的使用

甾体指的是类固醇类物质,通常指这一类的激素,主要包括性甾体激素和肾上腺皮质甾体激素。前者有雄激素、雌激素及孕酮等,后者主要有盐皮质激素和糖皮质激素。神经科常用甾体类药物一般指的是肾上腺皮质激素,其抗炎作用强,但存在水钠潴留、感染、骨质疏松等副作用。

【使用原则】

1. 肾上腺皮质激素生理剂量可用于肾上腺皮质功能减退的替代治疗,使用时需遵循足量、持续、逐渐减量的原则;药理剂量可提高抗菌药物的疗效、辅助减轻脑水肿、治疗急性脊髓损伤,降低致残率及死亡率,改善疾病预后,使用原则是需兼顾疗效与安全性两方面的因素。

2. 性激素的人工合成品及衍生物主要用于治疗两性性腺功能不全所致的各种疾病。

【使用】

(一)肾上腺皮质甾体激素

肾上腺皮质激素属甾体化合物,按其生理作用可分为糖皮质激素、盐皮质激素。肾上腺皮质激素的分泌受垂体腺的促皮质素所促进,后者的分泌又受下丘脑促皮质素释放激素的调节。糖皮质激素是临床应用较多的皮质激素,作为一种治疗药物,生理剂量可用于肾上腺皮质功能减退的替代治疗,药理剂量具有抗炎、减轻水肿、抗休克等作用。但糖皮质激素长期使用,可能抑制机体的免疫反应,导致感染扩散,加重患者症状。因此,采用糖皮质激素治疗神经外科疾病时,应结合临床实际情况,掌握适当的治疗时间、剂量和疗程,合理使用糖皮质激素,提高治疗效果。

1. 氢化可的松

(1)临床应用:用于急、慢性肾上腺皮质功能减退及垂体功能减退的替代治疗。各种炎症、局部软组织的过敏性和炎性疾病。

(2)用法及用量

1)急性肾上腺皮质功能减退:静脉缓慢注射或滴注水溶性氢化可的松琥珀酸钠或氢化可的松磷酸钠,成人一般剂量相当于氢化可的松,100~500mg/次,根据病情24小时内重复2~4次。儿童1岁以下25mg/次,1~5岁50mg/次,6~12岁100mg/次。也可肌内注射。

2)肾上腺皮质功能减退患者的外科手术前补充治疗:肌内注射或静脉注射氢化可的松琥珀酸钠或磷酸钠,相当于氢化可的松100mg,每8小时重复注射,在此基础上逐渐减量,一般5天以上达到维持量20~30mg/24小时。

(3)不良反应及注意事项:长期大剂量应用可出现多种不良反应,可引起电解质平衡紊乱、钠水潴留、水肿、高血压、低钾血症;骨质疏松、自发性骨折、伤口愈合不良、诱发感染;库欣综合征,如满月脸、多毛、水牛背、皮下淤血、皮肤萎缩和变薄、痤疮等;消化道出血和溃疡。

2. 泼尼松龙

(1)临床应用:主要用于过敏性与自身免疫性炎症性疾病。

(2)用法及用量:用于治疗过敏性、炎症性疾病,成人开始按病情轻重缓急每天量用15~40mg,需要时可用到60mg,或每天0.5~1mg/kg,病情稳定后逐渐减量。

（3）不良反应及注意事项

1）应用生理剂量替代治疗时无明显不良反应，不良反应多发生在应用药理剂量时。

2）医源性库欣综合征面容和体态、体重增加、下肢水肿、紫纹、骨质疏松、肌肉萎缩、糖尿病。

3）精神症状：欣快、激动、谵妄、不安、抑郁，尤其易发生于慢性消耗性疾病患者及精神异常史的患者。

4）并发感染。

5）糖皮质激素停药综合征。

3. 甲泼尼龙（美卓乐）

（1）临床应用：用于危重疾病的急救，用于脑水肿、脊髓炎、休克、防止癌症化疗引起的呕吐，甲泼尼龙是目前临床治疗急性脊髓损伤的首选药物，可有效减轻颅内肿瘤所致的瘤周水肿。

（2）用法及用量：口服开始时一般为每天 16~40mg，分次服用，维持剂量为每天 4~8mg；静脉滴注或推注：每次 10~40mg，最大剂量可用至按体重 30mg/kg，大剂量静脉输注时速度不应过快，一般控制在 20 分钟左右，必要时每隔 4 小时可重复用药，剂量为 10~40mg；脑水肿严重时可以直接用 160mg/d，静脉滴入，分两次用；应用冲击治疗时，500mg/d，疗程应尽可能缩短，并严密监控激素的副作用。

（3）不良反应及注意事项：同泼尼松龙。

4. 地塞米松

（1）临床应用：用于诊断库欣综合征，缓解脑水肿，抗炎作用比泼尼松龙强数倍。

（2）用法及用量：口服初始量 0.5~9mg/d，分次服用；重症或危急情况，可静脉注射、静脉滴注或肌内注射，初始剂量 0.5~20mg/d，4~6 小时可重复给药，直到病情稳定，一般不超过 72 小时；缓解恶性肿瘤所致的脑水肿，初始剂量是 15mg/d，当常规剂量无效时，可增加至 25mg/d。

（3）不良反应及注意事项：同泼尼松龙。

5. 促皮质素

（1）临床应用：主要用于诊断肾上腺皮质功能减退及预防长期使用皮质激素停药后发生的皮质功能不全。

（2）用法及用量：皮下注射或肌内注射，初始剂量为 20U/次，4 次/d；长效制剂每 24~72 小时 20~80U，尽可能减至最低有效量。

（3）不良反应及注意事项：由于皮质激素分泌增加，能出现类似糖皮质激素和盐皮质激素样作用，特别是钠水潴留和失钾、糖尿生成、胃肠道反应，骨质疏松的发生较皮质激素为少。突然撤药可产生垂体功能减退症状，故应逐渐停药。

（二）性激素类药物

性激素是由男女性器官、肾上腺皮质及胎盘等所产生的类固醇（甾体）激素，包括雄激素、雌激素及孕激素。这类激素的人工合成品及衍生物应用广泛，临床主要用于治疗两性性腺功能不全所致的各种疾病。

1. 十一酸睾酮（安雄、安特尔）

（1）临床应用：用于垂体疾病的男性性功能低下的替代治疗。

（2）用法及用量：男性性功能低下，肌内注射 250mg/次，1 次/月，4~6 月为一个疗程；口服初始量 120~160mg/d，2~3 周，维持量 40~120mg/d。

（3）不良反应及注意事项：长期大量应用男性可出现性欲亢进、睾丸萎缩，还可引起前列腺肥大。

2. 雌二醇

（1）临床应用：主要用于卵巢功能不全或雌激素不足引起的功能性子宫出血、原发性闭经。

（2）用法及用量：透皮贴片，每24小时释放雌二醇25~100μg，每周1~2次轮流贴于腰围以下皮肤的不同部位，乳房及其周围禁贴。

（3）不良反应及注意事项：恶心、呕吐、乳房胀痛、子宫内膜过度增生。

3. 黄体酮

（1）临床应用：用于因缺乏孕激素或黄体功能不足所致的各种症状，也用于测试体内雌激素水平。

（2）用法及用量：闭经，先给雌激素2~3周，立即给黄体酮10mg/d，连用6~8天。

（3）不良反应及注意事项：头晕、头痛、抑郁、乳房胀痛等。

第四节　脱水类药物的使用

脱水药又称渗透性利尿药，是指能使组织脱水的药物，包括甘露醇、甘油果糖、高渗葡萄糖等。这些药物在相同浓度时，分子量愈小，所产生的渗透压愈高，脱水能力也愈强。本类药物具有以下特点：在体内不被代谢或部分代谢；不易从血管透入组织中；易经肾小球滤过；不被肾小管再吸收。根据上述特点，此类药物在大量静脉注射后，可迅速升高血浆及肾小管液的渗透压，因而产生脱水及利尿作用。

脑水肿是神经外科常见脑损伤之一，指脑细胞内外水分异常积聚，导致脑体积增大，重量增加。无论是创伤性颅脑损伤、急性脑血管病还是脑肿瘤，均易并发脑水肿，如不能及时控制脑水肿、颅高压，可对患者的病情、预后产生严重后果，甚而导致脑疝而迅速死亡。目前国内外临床上常应用各种脱水药物来治疗、控制脑水肿与颅高压，故合理应用脱水药物在临床工作中尤为重要。本章节梳理了常用脱水药的临床应用、用法及用量、不良反应及注意事项。

【使用原则】

脱水药是一组具有高渗透压的小分子非电解质化合物。这种药物在体内不被代谢或代谢较慢，静脉给药后，可使血浆内渗透压迅速增高，引起组织脱水。具有减轻或消除脑水肿、降低颅内压的作用，其利尿作用并不明显，而且在心功能不全的患者禁用。这些药物在相同浓度时，分子量越小，产生的渗透压越高，脱水能力越强。

脱水药的作用原理是肾脏近曲小管内的尿液与血浆等渗。应用脱水药后由于近曲小管内尿液的渗透压高，可阻止水的重吸收，因此水和钠进入亨勒髓袢，再进入远曲小管。远曲小管内的钠、钾进行部分交换，于是尿量、钠和钾排出增多，但排钠不够多，不足以消除水肿，因此为消除水肿时已由更好的利尿药所替代。

脱水药增加血浆渗透压，通过血-脑屏障可以控制脑脊液的压力和容量，达到消除脑水肿、减低颅内压的目的，常用于治疗不同病因引起的脑水肿，也可作为颅内肿瘤的姑息治疗或青光眼术前降眼压。

【使用】

（一）高渗脱水剂

该类药物输入人体后,可提高渗透压,使之高于脑组织,造成血浆与脑组织之间的渗压梯度,水就逆渗压梯度移动,从脑组织移入血浆,使脑组织脱水,颅内压降低。这类药物主要包括 20% 甘露醇、甘油果糖、高渗盐水、高渗葡萄糖等。临床上以 20% 甘露醇和 50% 葡萄糖较常用。

1. 甘露醇

（1）临床应用:是目前最有效的降颅内压药物,可用于各种原因引起的脑水肿、颅内压升高,以防止脑疝。甘露醇是神经外科经典脱水药物,可迅速提高血浆渗透压,形成血 - 脑脊液之间渗透压差,使水分由脑组织及脑脊液向血液循环转移,并从肾脏排出,从而使脑组织脱水、减轻脑水肿和降低颅内压;另外甘露醇可以减少脑脊液分泌和增强其再吸收作用,使脑脊液容量减少而降低颅内压。优点是脱水作用快、作用强、发挥作用持续时间较长。

（2）用法及用量:成人常用剂量为 20% 甘露醇 125~250ml,30~60 分钟内静脉输注。快速静滴后 20 分钟内发挥作用,2~3 小时脱水降颅内压作用达到高峰,作用可维持 4~6 小时,用药 6~8 小时后颅内压回升到用药前水平;故临床要达到持续脱水降颅内压效果,常需 6~8 小时使用一次,对严重脑水肿与颅高压可予 4 小时应用一次。小儿常用量:按体重 1~2g/kg 或按体表面积 30~60g/m^2,于 30~60 分钟内静脉滴注。患者衰弱时剂量减至 0.5g/kg。连续应用时间不宜超过 2 周。

（3）不良反应及注意事项:最常见的不良反应为水电解质紊乱,其中以低钠、低氯、低钾血症为甚,可预防性补钠等维持电解质平衡治疗;其次为肾功能损害,引起肾功能不全、血尿等,应注意肾功能的监测;再者,因为其应用必须快速静脉输注,易诱发和加重心衰、肺水肿,在老年患者的用药中显得尤为重要;应用过程中易导致过度脱水、血容量不足、低血压等,另外个别患者的变态反应、高渗高血糖非酮症性昏迷亦应引起注意;甘露醇用药时间超过 2 周的患者脱水、控制脑水肿作用显著减退,注意脱水作用反跳现象。

2. 甘油果糖

（1）临床应用:用于各种原因引起的急慢性颅内压增高、脑水肿等症。应用后可提高血浆渗透压,形成血 - 脑屏障间压力梯度,使脑组织脱水而发挥作用。特点是脱水作用相对温和,无反跳现象;降压作用起效缓慢,发挥作用时间长;副作用小,不易引起电解质紊乱及肾损害;可透过血 - 脑屏障,增加脑血流量。

（2）用法及用量:成人常用剂量为含 10% 甘油的甘油果糖注射液 250~500ml,缓慢静脉滴注 1~1.5 小时。静滴 30 分钟后缓缓发生作用,2~3 小时作用达到高峰,可维持 6~8 小时,用药 10~12 小时后颅内压回升到用药前水平,故临床仅需 q12 小时 ~qd 使用便可达到效果。严重脑水肿及颅高压时应与甘露醇或呋塞米联用。

（3）不良反应及注意事项:一般无明显的不良反应,最主要为溶血与血红蛋白尿、血尿,虽罕见亦应警惕;心功能不全者慎用。甘油不可输注过快,一般认为高渗溶液应快速输注,以达到更高的渗透梯度,但甘油果糖氯化钠不能快速输注,因为甘油输注过快会有溶血风险,临床使用,常需要输注 1~3 小时。因为输注速度慢,难以快速提高渗透压,不能快速降低颅内压,不适合急诊使用。

3. 高渗盐水

（1）临床应用：目前 AHA/ASA 指南已明确推荐高渗盐水为降颅内压首选药物之一，但因在给药浓度、给药剂量、给药方式和给药时机的选择上无统一意见，是限制其临床使用的重要因素。

（2）用法及用量：高渗盐水的浓度从 3%~23.4% 都有，一次总量不得超过 400ml，降颅内压可持续 4~6 小时。现在也有研究使用微量泵缓慢泵入高渗盐水，维持血钠在 145~155mmol/L，认为其效果并不亚于间断给予高渗盐。

（3）不良反应及注意事项：可能导致硬膜下出血，对颅内压增高同时伴有低钠血症、低血容量或肾功能不全者，建议首选高渗盐水；但如患者本身已存在高钠血症，则应慎重。选择甘露醇和高渗盐水交替使用，可能是比较合理的用法。高渗盐水可抵消甘露醇的电解质紊乱及低血容量风险，甘露醇可减轻高渗盐水的高钠风险。高渗盐水输注后仍需用等渗液体或胶体溶液等维持，给药途径最好选用粗大的血管，以免输注部位疼痛。

4. 高渗葡萄糖

（1）临床应用：高渗溶液用做组织脱水剂。

（2）用法及用量：高渗溶液（一般采用 50% 葡萄糖注射液）快速静脉注射 20~50ml。但作用短暂。临床上应注意防止高血糖，目前少用。

（3）不良反应及注意事项：主要的不良反应为静脉炎，发生于高渗葡萄糖注射液滴注时，如用大静脉滴注，静脉炎发生率下降；高浓度葡萄糖注射液外渗可致局部肿痛；长期单纯补给葡萄糖时易出现低钾、低钠及低磷血症，1 型糖尿病患者应用高浓度葡萄糖时偶有发生高钾血症。

（二）利尿脱水剂

主要是通过利尿作用使机体脱水，从而间接地使脑组织脱水。同时，还可抑制 Na^+ 进入正常和损伤的脑组织与脑脊液，降低脑脊液的形成速率，减轻脑水肿。常用利尿剂有呋塞米、托拉塞米等。

1. 呋塞米

（1）临床应用：多与其他脱水剂联用治疗急性脑水肿、脑疝形成等急危重症。为临床最常用的利尿脱水剂，利尿作用强，导致血液浓缩、渗透压增高，使脑组织脱水并降低颅内压；亦可抑制钠离子进入脑皮质和脑脊液中，减轻脑水肿，还可抑制脑脊液生成而降低颅内压。

（2）用法及用量：成人常用剂量为 20~40mg，静脉注射，2~4 次 /d。5~10 分钟后开始发挥作用，20 分钟 ~1 小时达到作用高峰，用药 2~3 小时后颅内压完全恢复到用药前水平，所以单用呋塞米无法达到 24 小时持续脱水降颅内压效果，一般联合其他脱水剂临床使用。

（3）不良反应及注意事项：最主要的不良反应是引起水电解质紊乱；其次可引起高血糖、高尿酸血症，故糖尿病、痛风患者慎用；再者肝功能不全者使用较大剂量脱水利尿可诱发肝性脑病；严重肾衰竭禁用。

2. 托拉塞米

（1）临床应用：需迅速利尿的急性脑水肿、脑疝形成等急危重症。为高效髓袢类利尿剂，利尿作用更为强大、迅速和持久，作用机制同呋塞米。肝、肾双通道代谢，导致电解质紊乱的副作用较小；其次对血糖、尿酸和脂类影响较小；长期使用不易引起利尿抵抗，耐受性好。

（2）用法及用量：成人常用剂量 10~20mg，静脉注射，静注 5~10 分钟后开始发挥作用，作用高峰时间为 1~2 小时，作用持续时间达 6~8 小时；临床常 q6 小时 ~q8 小时应用可作用持续。对严重脑水肿与颅高压可联合其他脱水剂药物联用。

（3）不良反应及注意事项：大剂量、长时间使用可导致水电解质紊乱，应注意血药浓度及低血压等情况发生。

（三）其他脱水剂

其他类别脱水药物主要介绍激素类（地塞米松）和白蛋白。

1. 地塞米松　属于糖皮质激素，具有抗炎的作用，可以通过抑制炎性介质、血管活性物质的释放，降低血-脑屏障通透性，减轻脑水肿，详见激素类药物一节。白蛋白构成了80%的人体血浆胶体渗透压，是维持血管内外水电平衡的重要因素。其分子量较大，难以透过血-脑屏障，故可有效地将脑组织中水分转移向血管内，以消除脑水肿、降低颅内压。但有关白蛋白的使用时机、疗程尚不明确，且其价格昂贵，故临床使用有限。

2. 白蛋白

（1）临床应用：治疗脑水肿及损伤引起的颅内压升高。

（2）用法及用量：可直接输注本品5~20g。同时合用利尿剂。

（3）不良反应及注意事项：有明显脱水者应同时补液；为防止血容量过载引起心衰，输注过程应严格监控患者的生命体征和肺动脉楔压或中心静脉压；对于存在肾功能不全或有肾功能不全病史的患者，临床医生应根据患者的症状、体征、实验室检查综合评估利弊，酌情使用。

脱水药的临床使用须依患者病情个体化使用，切勿千篇一律。脱水剂多推荐联合应用，以期加大疗效、减少单个脱水剂的副作用。如血容量相对不足时，甘露醇联合白蛋白应用以提升血容量；而对严重低钠低氯血症者不推荐应用高渗盐水脱水治疗，因易导致神经脱髓鞘病变；肾功能不全者应减少甘露醇应用，托拉塞米、甘油果糖联合应用可减轻肾损害；肿瘤性脑水肿应联合激素以控制病情；老年患者因心功能代偿有限，脱水力求温和、有效，应以甘油果糖联合呋塞米应用较为安全；对全身情况尚可的严重脑水肿与颅高压患者，可联合甘露醇、甘油果糖、托拉塞米、白蛋白等加强脱水治疗。

第五节　抗凝药物及抗血小板药物的使用

血液在完整的血管内维持流动状态，不会导致出血、凝血或血栓形成。在血管壁受损、血液成分改变和血流异常等病理情况时，均可使血液呈高凝状态，继而形成血栓，抗凝血药能降低机体的凝血功能，防止血栓形成。

血小板是参与凝血过程与血栓形成过程的重要细胞之一，当血管壁损伤时，可导致黏附、聚集和释放反应，形成牢固而不能解聚的团块，即血栓。在动脉血栓的形成过程中，血小板聚集是起始或触发步骤。抗血小板药又称血小板功能抑制药，理想的抗血小板药应具备以下特征：防止并能修复血管内皮损伤，抑制血小板的黏附，直接或间接抑制促聚集物质的释放和合成，对出血时间无明显影响。但迄今为止尚无如此理想的药物。

【使用原则】

1. 近年来深静脉血栓（deep vein thrombosis, DVT）引起了临床医生的重视，DVT在神经外科有较高的发生率，其易发生在脑外伤及术后长期卧床的患者。研究指出，DVT和肺栓塞（pulmonary embolism, PE）是神经外科术后死亡的主要原因之一。目前DVT和PE诊治已形成共识,低分子肝素是治疗 DVT 的主要药物。

2. 随着人口的老龄化以及神经外科手术技术的提高,合并心血管系统疾病需要使用抗血小板药物的神经外科手术患者越来越多,而这类患者在围手术期仍需使用抗血小板药物。

3. 抗凝及抗血小板药物治疗有潜在出血风险,如果导致颅内出血则后果很严重,所以对于此类患者,应多科会诊、反复斟酌、权衡利弊,决定其用药时机及用药剂量,以确保用药安全性。

【使用】

(一)抗凝药物

凝血酶在血栓形成中起重要的核心作用。它通过凝血因子、血小板和血管内皮等多方面的作用促进血栓形成。凝血酶抑制药是重要的抗凝血药。按其作用机制可将其分为以下三类:凝血酶间接抑制药、凝血酶直接抑制药和维生素 K 拮抗药。

1. 肝素

(1)临床应用:主要用于血栓栓塞性疾病,防止血栓形成和扩大,如深部静脉血栓形成、肺栓塞和外周动脉栓塞等,此外也可用于心肌梗死和脑栓塞的防治;用于各种原因引起的弥散性血管内凝血(DIC),如细菌性脓毒血症、胎盘早期剥离、恶性肿瘤细胞溶解所致的 DIC,早期应用可防止纤维蛋白和凝血因子的消耗;用于其他体内外抗凝血,如心导管检查、心脏手术体外循环、血液透析、血液标本或器械的抗凝处理等。

(2)用法及用量

1)一般治疗时先用负荷量,再用维持量。治疗中需依据患者病情及血液学监护结果,随时调整剂量及给药间隔时间。

2)静脉滴注:成人首剂 5 000U 加入 100ml 的 5% 或 10% 葡萄糖溶液、0.9% 氯化钠注射液中,在 30~60 分钟内静脉滴完。需要时可每隔 4~6 小时重复静脉滴注 1 次。每次 5 000U,总量可达 25 000U/d。为维持恒定血药浓度,也可每 24 小时 10 000~20 000U 加于 1 000ml 的 5% 葡萄糖溶液中静脉滴注,速度一般为 0.25U/kg。儿童首剂静脉注射 50U/kg,随后每 4 小时静脉滴注 100U/kg。

3)皮下注射:10 000~12 000U,每 8 小时一次;或 14 000~20 000U,每 12 小时一次。应使用尽量小的容积、尽量细的针头、变换注射部位,以避免形成血肿。

(3)不良反应及注意事项

1)出血:是最主要的不良反应,表现为各种黏膜出血、关节腔积血和伤口出血等,严重者可引起致命性出血。为避免此不良反应,用药期间应测定凝血时间或部分凝血活酶时间(PTT),凝血时间 > 30 分钟或 PTT > 100 秒表示用药过量,轻度出血停药即可,严重出血用硫酸鱼精蛋白救治,1mg 鱼精蛋白约可中和 100U 肝素,一次量不可超过 50mg,用其 1% 溶液缓慢静脉注射。

2)血小板减少:有 2%~5% 患者可出现无症状血小板减少,常在用药后 6~12 天出现,其中 10%~20% 可继发动脉血栓或栓塞,所以治疗前与治疗中应监测血小板计数。

3)变态反应:偶可引起恶心、呕吐、流泪、头痛、瘙痒、烧灼感、发热、荨麻疹、鼻炎、支气管痉挛等变态反应,另外偶可致肌痛、骨痛、皮肤坏死,长期使用可产生秃发、骨质疏松、自发性骨折等。

4)其他:妊娠期如必需,也可使用,但子宫出血、腹痛、死产、早产的发生率可增加,应慎用。因此,出血性疾病、血小板减少症、手术后渗血、颅内出血、细菌性心内膜炎、溃疡病、肝肾功能不全、黄疸、严重高血压、过敏性疾病或哮喘、用其他抗凝药或影响血小板功能药物者,均应忌用或慎用本药。

2. 低分子肝素

(1)临床应用:用于预防(特别外科手术后)和治疗静脉血栓栓塞,血小板减少症;也可用于血液透析和体外循环的抗凝及停用肝素或华法林后的抗凝治疗。在临床应用中具有以下特点:抗凝剂量易掌握,个体差异小;毒性小、安全;作用时间长;可用于门诊患者。

(2)用法及用量:根据体重给药,建议每次100IU/kg,皮下注射,每天1~2次。

(3)不良反应及注意事项

1)与肝素相同,也可引起出血,但出血的危险性可能较肝素少。与非甾体类抗炎药、水杨酸类、口服抗凝药同时应用时,可增加出血的风险,其引起的出血,也可用硫酸鱼精蛋白治疗。

2)可引起血小板减少症,使用前应监测血小板计数,以后每周2次。

3)可引起低醛固酮血症伴高钾血症,皮肤坏死,变态反应和暂时性转氨酶升高等。

3. 重组水蛭素

(1)临床应用:用于急性心肌梗死(AMI)溶栓治疗的防冠状动脉再栓塞、动脉和静脉血栓性疾病的防治、血管成形术、弥散性血管内凝血、血液透析中的抗凝治疗。

(2)用法及用量:可静脉注射、皮下注射、肌内注射。静脉注射,首剂0.1mg/kg,随后每小时0.1mg/kg,连用4d;静脉滴注,每次0.05~0.16mg/kg;深静脉血栓时皮下注射0.5mg/kg,2次/d,连用5天。用APTT监测控制。

(3)不良反应及注意事项:不良反应少见。高剂量可引起出血,特别是有颅内出血危险者,但发生率比肝素低,如将剂量控制在APTT 55~85秒,则少见出血。

4. 华法林

(1)临床应用:用途与肝素相同。防治血栓栓塞性疾病,如静脉血栓、肺栓塞、心瓣膜修补或置换术后、房颤、心肌缺血等。剂量须按血浆凝血酶原时间或凝血酶原活性进行调节,用药期间凝血酶原时间通常延长到正常人的2~2.5倍,应保持在25~30秒,凝血酶原活性至少应为正常值的25%~40%。也作心肌梗死的辅助用药。优点:口服有效、作用强、生物利用度高、维持时间长。缺点:起效慢、临床抗凝效果受一些因素的影响而不易控制。

(2)用法及用量:口服,首日5~20mg,次日根据凝血时间调整剂量或用维持剂量,维持量每天2.5~7.5mg,年老体弱者剂量酌减。华法林其抗凝机制为竞争性拮抗维生素K的作用,使维生素K依赖性凝血因子Ⅱ、Ⅶ、Ⅸ、Ⅹ等合成显著减少,延长凝血酶时间。在体内需已合成的上述凝血因子耗竭后,才能发挥作用,因此起效比较慢,如需要立即见效,早期可与肝素合用。

(3)不良反应及注意事项

1)对血液的作用:主要危险是出血,可累及机体的所有脏器,早期见轻度牙龈出血或镜检血尿,严重者可发生皮肤、黏膜、胃肠道、泌尿道、呼吸道和生殖道出血,并可继发血肿和贫血。已观察到华法林抗凝持续时间和出血危险性两者之间无一致性关系。轻度出血停药即可中止;严重出血可用维生素K救治,口服4~20mg或缓慢静脉注射10~20mg,用药后6小时凝血酶原时间可恢复至安全水平。也可用输全血、血浆、适当的浓缩凝血因子等方法救治。

2）对孕妇和胎儿的影响：华法林易通过胎盘并能致畸胎，发生率为 5%~30%。孕期任何时间的用药均可发生中枢神经系统异常。在妊娠后期用药则与胎儿出血有关。尚可致胎儿出血、流产和死胎，故妊娠期禁用。

3）对皮肤的影响：香豆素类抗凝药可引起皮肤和软组织坏死，开始为红斑或出血，以后成为大瘀痕，最终成为坏疽性坏死。一旦出现皮肤损害应立即中止治疗，积极进行内科或外科处理。

4）其他：还可见发热、恶心、呕吐、腹泻、脱发等。

（二）抗血小板药物

抗血小板药又称血小板功能抑制药，主要是通过抑制血小板功能而防治与血小板激活有关的血管和血栓性疾病。

1. 阿司匹林

（1）临床应用：主要用于治疗冠状动脉粥样硬化性心脏病和缺血性脑血管病，是抗血小板药中应用最广泛的药物。在抗血栓中居重要地位，在急性心肌梗死溶栓治疗中也是必不可少的辅助治疗药物。

（2）用法及用量：通常首剂口服 325mg，以后 75~325mg/d；或隔日一次，325mg/ 次。预防用量为 75~100mg/d。

（3）不良反应及注意事项：长期大量用药（如治疗风湿热），尤其是当药其血药浓度＞200μg/ml 时则较易出现副作用。血浓度愈高，副作用愈明显。

1）胃肠道反应：较常见的有恶心、呕吐、上腹部不适或疼痛等。胃肠道出血或溃疡，表现为血性或柏油样便，胃部剧痛或呕吐血性或咖啡样物，多见于大剂量服药患者；据报道每天服用 4~6g 者有 70% 每天出血 3~10ml，有溃疡形成者出血量可更多，并可引起失血性贫血；服用肠溶片剂很少有胃肠刺激反应。

2）支气管痉挛性变态反应：表现为呼吸短促、呼吸困难或哮喘、胸闷。

3）皮肤变态反应：表现为皮疹、荨麻疹、皮肤瘙痒等。

4）肝、肾功能损害：与剂量大小有关，尤其是剂量过大使血药浓度达 250μg/ml 时易发生。损害均是可逆性的，停药后可恢复。

2. 利多格雷

（1）临床应用：治疗急性心肌梗死，降低反复心绞痛及缺血性脑卒中的发生率，增强链激酶的纤溶作用，防止新的缺血病变。

（2）用法及用量：首次静脉注射 300mg，继之口服 300mg，2 次 /d，可连用 14 天。

（3）不良反应及注意事项：一般较轻，如轻度胃肠道反应，易耐受。

3. 双嘧达莫

（1）临床应用：常与阿司匹林或华法林联用，防止血栓栓塞，也用于周围血管病，延缓病程进展，与阿司匹林联用的疗效高于单用阿司匹林。

（2）用法及用量：单用 100mg/ 次，3~4 次 /d；如与阿司匹林联用，可减至 100~200mg/d，饭前服用。

（3）不良反应及注意事项：常见消化道刺激症状，也致头痛、眩晕、面部潮红、晕厥等。低血压及心梗后血流动力学不稳定者禁用。

4. 噻氯匹定

（1）临床应用：用于血栓栓塞性心脑血管病的防治，降低心肌梗死的危险性和不稳定型心绞痛患者病死率及血管成形术的即时血栓栓塞并发症；也用于体外循环或血液透析；用于糖尿病视网膜病及血栓闭塞性血管炎。

（2）用法及用量：口服 250mg/ 次，2 次 /d。

（3）不良反应及注意事项

1）主要为血栓性血小板减少性紫癜，可危及生命，一般发生于服药后 2~8 周。

2）也可出现轻度出血、肝脏毒性和腹泻。

3）变态反应：荨麻疹、皮疹、红斑，多发生于治疗第 1 个月。

4）中性粒细胞减少，一般在服药后三个月出现，故应定期查血常规。

第六节　电解质的管理

水和电解质广泛分布在细胞内外，参与体内许多重要的功能和代谢活动，对正常生命活动的维持起着非常重要的作用。体内水和电解质的动态平衡是通过神经、体液的调节实现的。水、电解质平衡是维持正常生理功能所必需的物质和条件，如因疾病、创伤、感染、物理化学因素或治疗不当而导致电解质紊乱，并超过了机体代偿能力时，将会出现平衡失调，严重时甚至可危及患者生命。此时，必须根据患者的具体情况进行电解质的管理，纠正电解质紊乱。

【特点及原则】

神经外科患者的中枢性低钠血症是由于某些原因导致尿稀释功能受损，而逐渐出现的低血钠、高尿钠综合征。临床的常见病因包括 SIADH 和 CSWS。SIADH 为各种原因引起抗利尿激素异常分泌增多而出现的水钠代谢异常，其本质为稀释性低钠血症。患者常无脱水征象，轻者可有疲劳、头痛、焦躁、恶心、呕吐等表现，可出现抽搐、肌无力、深反射消失、伸张反射亢进甚至延髓麻痹和昏迷，肾脏和肾上腺功能正常。CSWS 是因颅内病变诱发的肾性盐耗而引起低钠血症，其本质是细胞外液减少、血容量不足的情况下肾脏仍继续排钠。临床以低钠、脱水和血容量不足为主要表现。

但是，如果电解质补充不当还会引起脑水肿、癫痫、渗透压性脱髓鞘综合征（osmotic demyelinating syndrome，ODS）等并发症。渗透性脱髓鞘综合征（ODS）主要是由于慢性低钠血症时，脑细胞已适应了一种低渗状态，此时一旦给予迅速补钠，血浆渗透压迅速增高，破坏"调节容积"机制，然后继发造成的脱髓鞘及其临床表现，患者偶尔在长期低血钾、糖尿病、低磷酸盐血症的纠正中或镁和锂盐治疗过程中发病。渗透性脱髓鞘综合征临床表现为脑桥中央髓鞘溶解症（central pontine myelinolysis）、脑桥外髓鞘溶解症（extra pontine myelinolysis）或两者合并发生，也可伴发皮质硬化（cerebral cortical sclerosis）或脊髓后柱损害。具体表现为四肢瘫、假性延髓麻痹和延髓麻痹，偶尔闭锁综合征（looked in syndrome）、缄默症，运动障碍（帕金森综合征、肌张力障碍）等，严重者甚至死亡。

因此针对患者疾病及电解质水平进行电解质的管理在神经外科患者的治疗中显得尤为重要，主要原则就是要针对患者电解质水平进行补充，不能过快或过慢。

【使用】

（一）补钠类药物

钠是细胞外液中的主要电解质，是保持细胞外液渗透压和容量的重要成分，钠离子还是维持神经、肌肉和心脏兴奋性正常的不可缺少的物质。血清钠浓度为135~145mmol/L,若低于135mmol/L称为低钠血症。氯化钠用于治疗细胞外液丢失、脱水和由于利尿、肠胃炎等引起的钠丢失。低钠血症是临床中最常见的电解质紊乱,在神经外科常见疾病如垂体瘤、蛛网膜下腔出血和严重颅脑外伤等病中的发生率甚至高达50%,其表现为全身虚弱、表情淡漠、心率加快,严重时可出现血压下降、脑水肿、精神异常、癫痫、血管痉挛等并发症,甚至导致患者昏迷或死亡。有研究指出,血清钠低于130mmol/L时患者的死亡率明显增加,血清钠浓度低于131mmol/L时应引起高度重视并积极处理。

1. 临床应用　常用的补钠药物有0.9%氯化钠注射液及10%氯化钠注射液等,10%氯化钠还可以用于低钠伴随颅高压患者的脱水降颅内压治疗。

2. 用法及用量　除了对于可能威胁生命的急性钠离子失衡,在治疗之前都应该明确其病因。在治疗之前必须区别SIADH和CSWS,因为它们的治疗方法完全相反的,需根据患者的情况进行补钠。

（1）中枢性低钠血症的紧急干预措施:合理地纠正有严重神经系统症状的低钠血症的方法是通过补充液体,达到每小时提高血钠浓度1mmol/L,直到血钠浓度到125~130mmol/L,以消除脑水肿。然后通过补液纠正血钠的速度就应该减慢。但是应该注意避免过快或者过度地纠正血钠,以防止出现严重的并发症。同时应该使用袢利尿剂（呋塞米）。一旦达到了适宜的血钠浓度（>120mmol/L）,就应该减慢纠正血钠的速度,并且停止使用高渗盐水和利尿药,限制水的入量。总液体的入量应该低于肾失水和不显性失水量的总和,血清渗透压每天上升的不应超过2%。

（2）抗利尿激素不适当分泌综合征（SIADH）:SIADH通常是一种自限性的疾病,如果患者症状不明显或血钠浓度下降不是太多,短期内最合适的治疗是限制输入的液体量。无症状的中枢性低钠血症的治疗不应过于积极。无论血钠降低程度的严重与否,等容量和高容量性的中枢性低钠血症应该缓慢地纠正,通过限水（<800ml/d）和药物治疗可以达到纠正血钠的目的。如果中枢性低钠血症伴随了血液浓缩和继发的抗利尿激素释放,治疗应该包括等渗液体的补充,一旦血管内容量恢复正常,继发的抗利尿激素的释放就会停止,导致水的排泄,中枢性低钠血症会得到纠正。

（3）脑性盐耗综合征（CSWS）:CSWS最好的治疗就是补液,0.9% NaCl是第一选择。但国外有报道在急性症状性中枢性低钠血症患者,使用高张盐水（3%）的同时使用呋塞米是首选治疗,同时应该注意补液,补钠速度适中,以防补充过快引起中央脑桥和脑桥外脱髓鞘病变。

3. 不良反应及注意事项

（1）输注或口服过多、过快,可致水钠潴留及高氯性酸中毒,引起水肿、血压升高、心率加快、胸闷、呼吸困难,甚至急性左心衰竭。

（2）肺水肿者禁用。

（3）慎用

1）水肿性疾病,如肾病综合征、肝硬化腹水、充血性心力衰竭、急性左心衰竭、脑水肿及特发性水肿等。

2）急性及慢性肾衰竭尿量减少而对利尿药反应不佳者。

3）高血压。

4）低钾血症。

5）血浆蛋白过低。

（4）及时抽血查血清钠，根据结果判断补钠方案，观察患者表现，避免渗透性脱髓鞘综合征的出现。

（二）补钾类药物

正常人体内总钾量平均为 120g，其中仅约 2% 存在于细胞外液，其余几乎集中在细胞内，是细胞内的主要阳离子，是维持细胞内渗透压的重要成分。钾通过与细胞外的氢离子交换而参与酸碱平衡的调节；钾参与糖、蛋白质的合成及二磷酸腺苷转化为三磷酸腺苷的能量代谢；钾也参与神经冲动传导，低钾使心肌兴奋性增高，高钾则抑制心肌的自律性、传导性和兴奋性。血钾浓度为 3.5~5.5mmol/L，当体内缺钾时，细胞内钾离子外移而细胞外氢、钠离子内移，其结果为细胞内酸中毒，血钾过高时则相反。神经外科患者由于尿崩、呕吐、引流、胃肠减压、高热等诸多因素的影响，易发生低钾血症，血钾浓度低于 3.5mmol/L，表现为四肢软弱无力，甚至淡漠、目光呆滞、嗜睡、恶心、呕吐、腹胀、心悸等。

1. 临床应用　常用的补钾药物有 15% 氯化钾溶液、门冬氨酸钾镁、氯化钾缓释片及 10% 枸橼酸钾口服液等。主要应用于低钾血症的治疗及预防低钾血症的发生。还可用于洋地黄中毒引起的频发、多源性期前收缩或快速性心律失常。

2. 用法及用量

（1）口服：预防低钾血症，20~40mmol/d（氯化钾 1.5~3.0g/d）；治疗低钾血症，40~80mmol/d（氯化钾 3.0~6.0g/d），每天 3~4 次，饭后服用。

（2）静脉滴注：浓度以 3g/L 以下为宜，滴速不超过 1g/h。绝不可静脉推注，以免引起心搏骤停。

（3）治疗洋地黄毒性反应引起的心律失常：1g 氯化钾溶于 200~300ml 葡萄糖溶液中，静脉滴注 2~3 小时。

3. 不良反应及注意事项

（1）口服可有胃肠道刺激症状，如恶心、呕吐、咽部不适、胸痛（食管刺激）、腹痛、腹泻，甚至消化性溃疡及出血。在空腹、剂量较大及原有胃肠道疾病患者中更易发生。最好选用氯化钾控释片。

（2）药物相互作用

1）肾上腺盐皮质激素和促肾上腺皮质激素能促进尿钾排泄，合用时降低本药疗效。

2）抗胆碱能药物及非甾体类抗炎镇痛药能加重口服氯化钾的胃肠道刺激作用。

3）血管紧张素转化酶抑制药、肝素和环孢素能抑制醛固酮分泌，尿中钾排泄减少，故合用时易发生高钾血症。

4）缓释型钾盐能抑制肠道对维生素 B_{12} 的吸收。

（3）静脉滴注浓度较高、速度较快或静脉较细时，易刺激静脉引起疼痛。

（4）补钾时避免诱发高钾血症

1）监测血钾浓度，以免补钾过量。

2）肾功能不全患者易发生高钾血症，补钾时应了解肾功能，密切观察尿量。

3）在体内缺钾或钾丢失情况未得到纠正，尤其是应用洋地黄类药物治疗时，不应突然停止补充钾盐。

4）静脉补钾同时滴注钠盐和高浓度葡萄糖注射液会降低钾的作用，故需迅速纠正低钾血症时应用 5% 葡萄糖溶液稀释。

5）血清钾浓度在某些情况下不能代表真正的体内钾含量。如在碱中毒和慢性酸中毒时，由于钾的排泄增多和钾进入细胞内，血钾下降。而在急性酸中毒时，细胞内钾释出，血钾升高。

6）静脉补钾浓度一般不超过 40mmol/L，最高不超过 80mmol/L，在使用高浓度治疗体内缺钾引起的严重快速室性心律失常时，应在心电图监护下静脉滴注，防止发生心搏骤停。

7）老年患者肾脏清除钾离子能力下降，补钾时易发生高钾血症，应注意。

8）口服本药溶液或无糖衣片，对胃肠道有较强的刺激性，部分患者难以接受。服用氯化钾片等制剂时，有造成胃肠溃疡、坏死或狭窄等并发症的可能。

（5）以下情况慎用：代谢性酸中毒伴有少尿时；肾上腺皮质功能减弱者；慢性肾功能不全；急性脱水；低钾性、家族性周期性麻痹；慢性或严重腹泻；胃肠道梗阻、慢性胃炎、溃疡病、食管狭窄、憩室、肠张力缺乏、溃疡性肠炎者；传导阻滞性心律失常，尤其是应用洋地黄类药物时；大面积烧伤、肌肉创伤、严重感染、大手术后 24 小时内和严重溶血；肾上腺性征异常综合征伴盐皮质激素分泌不足。

（6）门冬氨酸钾镁禁用于高镁血症患者。

（三）补钙类药物

钙离子是保持神经、肌肉和骨骼正常功能所必需的，对维持正常的心、肺、肾和凝血功能，以及细胞膜和毛细血管通透性也起重要作用。另外。钙还参与调节神经递质和激素的分泌与储存、氨基酸的摄取和结合、维生素 B_{12} 的吸收等。正常人体 99% 的钙以羟磷灰石（少量为碳酸钙和非晶体型磷酸氢钙）的形式存在于骨，骨钙与血钙不断地交换保持动态平衡。当机体摄取钙不足或需要突然增加时，骨中储存钙释放出来，以满足机体需要。正常人血钙浓度正常值为 2.25~2.75mmol/L，神经外科患者手术及创伤后由于应激、失血、过度通气、药物影响等原因，可导致低钙血症的出现，血钙浓度低于 2.2mmol/L，表现为神经肌肉兴奋性升高，如手指、脚趾、口周感觉异常，手足抽动，喘息发作，腹痛、腹泻、头痛等，严重可诱发心律失常，重者甚至昏迷。

1. 临床应用 常用的补钙药物有 10% 葡萄糖酸钙注射液及碳酸钙 D_3 片等。

2. 用法及用量

（1）治疗急性低钙血症和低血钙抽搐：10% 葡萄糖酸钙注射液静脉注射或滴注，用于需要迅速提高血中钙离子浓度的急性低血钙。缓慢静脉注射，每分钟不超过 2ml，必要时可重复静脉注射。

（2）慢性低钙血症的治疗：单纯钙缺乏，口服 0.5~2g/ 次，3 次 /d；儿童 0.5~1g/ 次，3 次 /d。由维生素 D 缺乏引起应同时补充维生素 D。

（3）提高心肌兴奋性，用于治疗高血钾所致的心律失常或心脏复苏：静脉注射 10% 葡萄糖酸钙注射液 10ml。

（4）过敏性疾病的治疗：口服或静脉注射同等剂量。

3. 不良反应及注意事项

（1）静脉用药尤其是推注速度较快时，可见全身发热或皮肤发红、心律失常、恶心、呕吐、出汗、皮肤刺麻感。注射部位皮肤发红、皮疹和疼痛，提示可能有钙剂外渗，并可随后出现脱皮和皮肤坏死。如发现钙剂渗出血管外，应立即停止注射，并用氯化钠注射液做局部冲洗注射，局部应用氢化可的松、1% 利多卡因和透明质酸，并抬高局部肢体及热敷。

（2）少见的不良反应包括高钙血症和肾结石。

（3）药物相互作用

1）大量进食富含纤维素的食物、饮用含酒精和咖啡因的饮料以及大量吸烟，能抑制口服钙的吸收。

2）与维生素 D、避孕药、雌激素、含铝的抗酸药及噻嗪类利尿药合用时，易增加钙的吸收，尤其是肾功能不全时，易发生高钙血症。

3）钙剂与硫酸镁同时静脉应用时，前者降低后者的疗效，并形成硫酸钙沉淀。钙剂静脉注射可降低肌松药（琥珀酰胆碱除外）的作用。钙剂增强洋地黄对心脏的作用，合用苯妥英钠或氟化物时，两者结合成不被吸收的化合物，两药吸收均减少，故两药服用时间间隔最少 2 小时。

4）与含钾药物合用时，应防止发生心律失常。

5）与降钙素合用，后者的降钙作用减弱。但在应用降钙素治疗骨质疏松和 Paget 病时，应常规服用钙剂，以免发生低钙血症。

6）与钙拮抗药合用，血钙可明显升高至正常以上，而盐酸维拉帕米等的作用则降低。

（4）禁用于高钙血症、高钙尿症、含钙肾结石或有肾结石病史、类肉瘤病、洋地黄中毒的患者。

（5）脱水或低钾血症等电解质紊乱者应先纠正低钾，再纠正低钙，以免增加心肌应激性；慢性肾功能不全者肾脏对钙排泄减少，易致高钙血症、心室颤动。

（6）因可致组织坏死，在婴儿，除紧急情况外，葡萄糖酸钙不做肌内注射，而应静脉注射。

（7）老年人可能由于活性维生素 D_3 分泌减少，肠道对钙的吸收降低，口服剂量需相应增大。

（8）因血钙浓度突然升高可致心律失常，注射应缓慢。

（9）注射后应平卧片刻，以免头晕等。

（10）当静脉注射出现明显心电图异常或不适时，应立即停止注射，待上述异常现象消失后再缓慢注射。

（11）如情况并非紧急，一般采用 10% 葡萄糖酸钙注射液加入葡萄糖注射液中缓慢静脉滴入。

第十一章 神经外科危重患者的护理

神经外科的重症患者常伴有意识障碍,不能自诉身体的不适,且又因病情变化快,并发症、合并症较多,随时有危及生命的可能。因此需要应用先进的监护技术,对病情进行细致的动态观察、准确迅速的判断,及时为危重患者提供高质量的治疗和护理,挽救患者的生命。本章从监测、管路、用药、营养支持几方面论述重症患者的治疗与护理。

第一节 神经外科危重患者的监测

神经外科重症患者的监测内容很多,常规监测内容如生命体征、意识、瞳孔、肌力等,前面章节已有论述,本节重点介绍神经重症患者的专科监测内容:一是脑血流的监测,监测脑血流能获取脑组织代谢的需求,减少脑缺血的发生;二是颅内压的监测,许多重症神经系统疾病,如重症脑血管疾病、脑炎、脑膜炎、静脉窦血栓、脑肿瘤、脑外伤等,多伴有不同程度的颅内压增高,监测颅内压既能判断病情,又能指导降颅内压的治疗;三是脑氧、脑温。

一、脑血流的监测

脑是机体的高级神经活动器官,其功能与代谢极为活跃,需要有充足稳定的血液供应。脑的供血一般以脑血流量(cerebral blood flow,CBF)表示。脑血流量是指一定时间内、一定重量脑组织中所通过的血量,即每 100g 脑组织每分钟通过的血液毫升数。生理状态下,在机体自动调节、化学调节和神经调节的作用下,脑血流量在一定范围内(平均动脉压 60~180mmHg)保持稳定,成人平均脑血流量约为 50ml/(100g·min)。当平均脑血流量减少到 25~30ml/(100g·min)时,氧和葡萄糖缺乏,脑功能紊乱,意识丧失。脑血流供应停止 8~12 秒,大脑皮质灰质氧几乎耗尽,脑电图异常,意识障碍;停止 3~4 分钟,脑组织内游离葡萄糖耗尽;停止 5 分钟,神经元开始死亡;停止 8~10 分钟,脑组织损伤不可逆转。由此可见,及时、充足、稳定的脑血流供给,对保障脑组织的正常功能极其重要。因此有必要对重症患者进行脑血流监测,以正确判断病情和指导治疗,避免脑缺血的发生,同时通过监测脑血流来评价脑代谢的需求,了解颅内血供的情况。根据方法的不同可以分为:直接监测、间接监测,连续性监测和非连续性监测。

(一)直接非连续的脑血流监测

最常用的非连续的脑血流监测的方法是,在外周静脉注射可以测量的示踪物后,检测其到达脑组织的量。根据示踪物通过血 - 脑屏障的能力,被分为可扩散的和不可扩散的两种。示踪物必须在一个具体的影像图片上,能够表现为信号强度的改变。

1. 氙增强 CT　氙增强 CT 可以为临床医生提供脑血流的定量分析数据,以及评估血流动力学储备功能和对治疗的反应。这些生理学数据可用于指导危重症患者的治疗,因为危重症患者的治疗核心往往是提高脑血流以防止持续性 / 迟发性脑缺血导致的二次脑损伤。

2. 单光子发射 CT(SPECT)　SPECT 是定性分析,在神经重症监护中是比较可靠的监护手段,它在发现大脑微小病变方面敏感性很高,这一点使我们对许多疾病,如脑卒中和创伤性脑损伤的脑损伤过程及修复过程都有了更好的理解。

3. MRI 灌注成像　MRI 灌注成像的图像是在注射造影剂后,以非常快的速度获得的。它的优点在于图像有较高的解剖准确性,同时可以对颅内外血管进行磁共振成像,并且可以获得弥散等其他序列的图像。

4. 碘造影 CT 成像　同 MRI 灌注成像应用相同的技术。同 MRI 灌注成像相比,这种技术的优势是,对危重患者实施碘造影 CT 成像更容易。

(二)连续的脑血流监测

连续的脑血流监测的优点在于,能监测到大脑每分钟的血流变化情况。但是,它同影像技术相比,不能全面了解颅内解剖的情况。

1. 经颅多普勒检查(TCD)　TCD 能检测出主要颅内血管血流的速度,TCD 中波形频率的变化受血流的方向和速度的影响。TCD 的脑血流间接监测作用是通过脑血流速度的变化来推断脑血流量的情况。

2. 激光多普勒血流测定法　此方法是将一个传感器贴在颅骨的小孔上,发出单色的激光进入脑实质,被血管内一定容量的红细胞所阻断,然后形成浓度敏感性的图形。根据图形变化的程度计算出脑血流的情况。

3. 热扩散法　热扩散法是定量检测脑组织的散热能力,这同脑血流量直接相关。组织血流量越大,散热能力越大。近端热敏变化可转换为一个可读的脑血流量。

(三)间接脑血流监测

1. 颈静脉氧饱和度($SjvO_2$)的检测　双侧的颈内静脉将氧离后的血液运离大脑,因此,检测 $SjvO_2$ 的情况可以大概地了解脑组织供氧和耗氧的情况。脑血供的减少(脑血流量的下降)和脑耗氧量的增加(脑代谢增加)都可以使 $SjvO_2$ 下降。$SjvO_2$ 的应用可以更好地控制大脑的灌注压、限制过度换气。

2. 脑组织的氧分压　主要反映脑组织的灌注和大脑代谢需求之间的关系,它是间接地检测脑血流的情况。

(四)脑血流图形监测

正常脑血流图随每个心动周期,出现一个类似动脉脉搏描记波的波形。有一个陡峭的上升支和一个倾斜的下降支,而支之间为第一波峰,所形成的角称为主峰角。从主峰角再下降不久,又有一个重搏波形成第二峰,然后逐渐下降。重搏波与主峰之间有一个峰谷。

二、颅内监测

(一)颅内压监测

颅内压监测是将导管或微型压力传感器探头安置于颅腔内,导管或传感器的另一端与颅内压(ICP)监护仪连接,将 ICP 压力动态变化转为电信号,显示于示波屏或数字仪上,并用记录器连续描记出压力曲线,以随时了解 ICP 的一种技术。对于颅内压的监测被认为是颅内监测的金标准。特别是在最新的重度创伤性脑损伤治疗指南中,对于 CT 扫描有异常表现的创伤性脑损伤昏迷患者实施颅内压监测被认定为2级推荐指南（即中度临床确定性）。不进行颅内压监测，就无法得知脑灌注压的值，因此准确而连续地监测脑灌注压至关重要。颅内压增高可能是占位性病变扩增、新的损伤出现或者水肿的发展，缺血或脑积水的早期预警，并且使得这些情况能够在临床表现变化或者被定期的影像学检查发现之前得到有效的处理。

1. 颅内压值

（1）正常颅内压：成人70~200mmH$_2$O（5~15mmHg），儿童50~100mmH$_2$O（4~7.5mmHg）。

（2）颅内压分类：轻度增高200~270mmH$_2$O；中度增高270~540mmH$_2$O；重度增高＞540mmH$_2$O；ICP＞270mmH$_2$O是临床必须采取降压措施的最高临界值。

2. 颅内压监测方式

（1）创伤性ICP监测方法

1）腰椎穿刺：腰椎穿刺测定ICP始于1897年。该方法简便易行、操作方便，但是可能发生神经损伤、出血、感染等并发症。当病情严重或怀疑ICP极高有形成脑疝的危险时，被视为禁忌。当颅内炎症使蛛网膜黏连或椎管狭窄导致脑脊液循环梗阻时，腰椎穿刺所测得的压力不一定能够真实地反映ICP的变化。

2）脑室内监测：目前临床上最常用的方法，是ICP监测的金标准。将含有光导纤维探头的导管放置在侧脑室，另一端连接压力传感器测量。该方法简便、直接客观、测压准确，便于检测零点漂移，同时可以引流脑脊液。缺点是当ICP增高、脑肿胀导致脑室受压变窄、移位甚至消失时，脑室穿刺置管比较困难，且置管时间超过5天感染概率大大增加。非液压式光导纤维导管压力换能器位于探头顶端，置于脑室后，直接通过光纤技术监测。该方法准确性高，不用调整外置传感器的高度，但不能引流脑脊液。患者躁动可能会折断光缆，连续监测4~5天后准确性会下降。

3）脑实质内监测：导管头部安装极微小显微芯片探头或光学换能器，放置在脑实质内。随压力变化而移动的镜片光阑使光束折射发生变化，由纤维光缆传出信号测量。脑实质内监测是一种较好的替代脑室内置管的方法，感染率较低，主要缺点是零点基线的微小漂移、光缆扭曲或者传感器脱落移位等；且只能反映局部ICP，因为颅内ICP并不是均一分布，例如幕上监测可能不能准确反映幕下ICP。

4）蛛网膜下腔监测：颅骨钻孔后透过硬脑膜将中空的颅骨螺栓置于蛛网膜下腔。蛛网膜下腔脑脊液压力可以通过螺栓传递到压力换能器进行测压。此方法操作简便，对脑组织无明显影响。但是感染概率较大，螺栓容易松动、堵塞而影响测量结果。

5）硬膜下或硬膜外监测：硬膜下监测系统在开颅手术时置入，但是监测结果不太可靠。因为当ICP增高时，监测的ICP值往往低于实际值。硬膜外监测采用微型扣式换能器，将探头放在硬膜外。该方法不用穿透硬膜，但监测结果可能更不可靠。因为ICP和硬膜外空间压力的关系还不明确。监测中换能器能重复使用，而且可以调节零点参考位置。与脑室内监测比较，硬膜下或硬膜外监测具有感染率、癫痫和出血发生率低、放置时间长等优点。但假阳性值较多，且设备重复使用后监测质量会下降。

6）神经内镜监测：主要用于神经内镜手术，在内镜工作通道中放置微型传感器，术中能够连续准确地监测ICP变化，术后也可以连续监测。当ICP变化明显时其应用有所限制，监测效果主要受冲洗、吸引和脑脊液流失等因素影响。尚需进行大样本研究。

7）有创脑电阻抗监测（CEI）：CEI是近20年发展起来的一种新技术。其原理是利用脑组织不同成分受电信号刺激后所产生的 CEI 不同。CEI 能较客观地反映脑水肿变化,但只能定性反映水分总量及迁移变化,不能定量测量 ICP 值。

（2）无创性 ICP 监测方法

1）临床表现和影像学检查:大部分医生通过临床表现来判断患者有无 ICP 增高表现,但仅是主观、定性诊断,无法定量诊断。ICP 增高时头部影像学（CT 或 MRI）表现为脑水肿、脑沟变浅消失、脑室移位受压、中线移位或脑积水等。影像学监测具有客观、准确、能定位定性等优点,但价格较贵,不能进行床旁和连续监测。

2）视神经鞘直径（ONSD）:通过超声检查脑水肿患者眼睛后 3mm 处 ONSD 来确定 ICP。ONSD 超声检测能快速诊断和监测 ICP。在条件不允许情况下,可用超声检查 ONSD 代替 CT 扫描判断 ICP。

3）视网膜静脉压或动脉压（retinal venous or artery pressure, RVP or RAP）:正常情况下,RVP 大于 ICP,ICP 影响 RVP 的部位为视神经基底的鞘部。ICP 增高将导致视盘水肿和视网膜静脉搏动消失,可通过超声和血流动力学数据来推测 ICP。但该法只能瞬间测定,不能连续、重复监测。当视盘水肿明显或眼内压高于静脉压时不适合使用。

4）经颅多普勒超声（TCD）:TCD 是应用最广的一种技术。当 ICP 增高时,脑血管自动调节功能减退,脑循环变慢,脑血流减少,收缩期、舒张期及平均血流速度均降低,而反映脉压的搏动指数和阻力指数明显增大,同时频谱形态也有相应的变化。

5）闪光视觉诱发电位（flash visual evoked potentials, fVEP）:fVEP 可以反映整个视觉通路的完整性。当 ICP 升高时,电信号在脑内传导速度减慢,fVEP 波峰潜伏期延长,延长时间与 ICP 值成正比。该方法易受年龄、与脑代谢有关的因素、全身疾病代谢紊乱等因素影响;颅内占位性病变压迫或破坏视觉通路时,fVEP 对 ICP 的反应将受影响;严重视力障碍和眼底出血等眼部疾病也会影响 fVEP。部分深昏迷患者或脑死亡者 fVEP 不出现波形。

6）鼓膜移位（tympanic membrane displacement, TMD）:ICP 变化引起外淋巴液压力变化可使镫骨肌和卵圆窗的位置改变,继而影响听骨链和鼓膜的运动,导致鼓膜移位。TMD 能在一定范围内较精确反映颅内压,能准确区分颅高压和颅低压引起的头痛。但该方法也有缺陷:过度暴露于声音刺激中能引起暂时性音阈改变而影响测量;有脑干和中耳病变的患者,因镫骨肌反射缺陷不能监测;不能连续监测;不安静、不合作患者及老年人均不宜监测。

7）前囟测压（anterior fontanel pressure, AFP）:AFP 主要用于新生儿和婴儿监测。将前囟压平,然后连接传感器测量。因为要压平前囟,只有突出骨缘的前囟才适用。压平前囟在一定程度上缩小了颅腔容积,会导致实际所测 ICP 值偏高。运用平置式传感器测定前囟压,能够较好地排除前囟软组织对结果的影响。

8）无创脑电阻抗监测（noninvasive cerebral electrical impedance measurement, nCEI）:nCEI 是脑水肿的灵敏监测指标。但该方法有以下缺点:对中线附近、体积过小的病灶,双侧多发腔隙性梗死不敏感;操作上影响因素较多,尚需进一步改善。

9）近红外光谱技术（near infrared spectrum, NIRS）:650~1 100mm 范围的近红外线能穿透头皮、颅骨及脑皮质达 2~2.5cm,然后返回到头皮。在头皮上放置光源感受器可以测量相关信息的变化。以此方法获得的监测值来计算 ICP,敏感性较高,具有良好的应用前景,但尚处于研究阶段。

10）数学模型:许多学者尝试通过脑血流动力学知识建立数学模型来估算 ICP 值,但效果不佳。

3. 颅内压监测波形分析　监测颅内压的同时可记录到相应的波形,有 A、B、C 三种类型。根据波形的变化可以了解颅内压增高的程度。

(1)A 型波(高原波):为颅内压增高特有的病理波型,即颅内压突然升至 50~100mmHg(6.67~13.3kPa),持续 5~20 分钟后骤然下降至原水平或更低,可间隔数分钟至数小时不等反复出现,也可间隔相同时间反复出现,提示颅腔的代偿功能濒于衰竭。此种波型除见于脑水肿外,还可见于脑血管麻痹、颅内静脉回流障碍。反复的 A 型波发作提示脑干压迫和扭曲严重,脑血液循环障碍,部分脑组织出现"不再灌流"现象,脑功能发生不可逆的损害(图 1-11-1)。

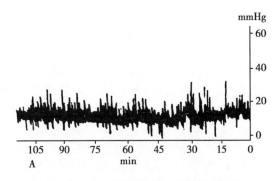

图 1-11-1　A 型波(高原波)为颅内压增高的特有波形

(2)B 型波(节律震荡波):为振荡波中较多见的一种,呈较恒定的节律性振荡,没有其他波夹杂其间,颅内压可高达 20~30mmHg,振幅 > 5mmHg,每分钟 0.5~2 次,颅内压上升呈较缓的坡度,而下降则较陡峭,顶端多呈明显尖峰,亦多发生于晚间与睡眠时。"斜坡"波(ramp wave)为 B 波的变异,可见于脑积水的患者。B 波的发生常与因周期性呼吸变化而改变的 $PaCO_2$ 有关,因此 B 波的发生也与脑血容量的增减有关。上升支开始时呼吸较慢,而后逐渐加快,下降支呼吸也是较快的,当呼吸节律快到足以使 $PaCO_2$ 下降时,则脑血管收缩,颅内压迅速下降(图 1-11-2)。

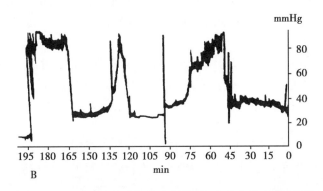

图 1-11-2　B 型波(节律震荡波)提示颅内压中度或高度增高

(3)C 型波:正常或接近正常压力波型,压力曲线较平坦,存在与呼吸、心跳一致的小的起伏。呼吸运动时胸腔内压力影响上腔静脉回流,导致静脉压力变化,脑血容量发生变化,颅内压亦随之波动,波幅为 5~10mmHg。由于心脏的每 1 次搏出引起动脉扩张,因而颅内压亦随心跳波动,波幅为 2~4mmHg(图 1-11-3)。

4. 颅内压监测护理

(1)严格无菌操作,预防感染:穿刺用具、置入导管或换能器、引流装置等物品均为无菌物品。除了在术前应用抗生素预防感染外,医护人员必须严格遵守无菌操作原则。

(2)患者的体位管理:头部保持正中位,避免扭曲,保持颈静脉引流通畅。床头抬高 15°~30°,有利于颈内静脉回流、减轻脑水肿、降低颅内压。

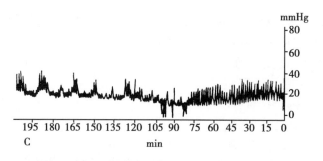

图 1-11-3　C 型波为正常或接近正常压力的波形

（3）调零测试：为确保监测的准确性，监测前应调整记录仪与传感器（颅内压力换能系统不用）的零点。长时间的颅内压监护，必须每班进行调零。

（4）保持测压管路通畅：在护理操作过程中应注意加强对导管的保护，测压系统连接紧密，排尽空气，防止其脱落、打折、阻塞。对躁动患者应给予约束或镇静。

（5）严密观察病情变化

1）严密观察颅内压的动态变化：损伤早期每 15 分钟观察颅内压的数据和波形，每次连续 3 分钟。颅内压升高至中度以上且基线波不稳定时，应及时向医生报告。只有动态观察才能及时发现患者的病情变化。

2）严密观察患者的意识、瞳孔、生命体征的变化，记录其异常反应和相应的护理措施及效果。

3）观察脑脊液的颜色、量及引流速度，发现异常及时报告医生。

（6）避免导致颅内压急剧增高的因素：躁动、剧烈咳嗽、呼吸道不通畅、翻身动作剧烈、用力排便、尿潴留等均可使颅内压增高，因此要密切观察，及时给予处理。

（7）观察有无并发症的发生

1）感染：患者枕上垫无菌巾，每天更换。保持监测与引流装置的密闭性，监测时间一般不宜过长，如超过 7 天应重新穿刺并更换全部用物。监测过程中注意患者的体温、血常规、脑脊液颜色及其检查，如出现高热、白细胞增高、脑脊液浑浊、脑脊液中白细胞增高即提示感染，应立即终止监测。

2）出血：穿刺点少量出血一般不需要处理，出血量大时需开颅行血肿清除术。

3）脑脊液漏：导管放置时间长易形成窦道，拔管后应将置管处皮肤缝合。

（二）脑氧监测

在神经外科危重症患者的管理方面，组织氧的评价和监测是个关键的步骤，其可以提供有关某特定组织氧供和利用的有价值的信息。脑组织氧指在脑间质空间中氧分压，其反映了用于氧化能量反应的氧的储备。脑组织氧监测目前是安全可靠的技术，其对重度脑损伤的患者可以实现细胞功能层面的临床评估。脑组织氧监测可以帮助我们优化 CPP、$PaCO_2$、PaO_2 以及目标血红蛋白，并且治疗 ICP 升高后的临床治疗。从而避免严重的治疗副作用并降低脑组织低氧的程度。脑组织氧的测量方法有：①颈静脉球氧含量；②直接脑组织氧测量；③近红外光谱技术；④ O15PET 成像技术。

（三）脑微透析

脑微透析是一种很成熟的实验研究工具，并越来越多地用于床旁监测，以在线方式提供患者在神经重症监护室治疗期间脑组织的生化分析。脑微透析样本物质反映了脑细胞外液情况,测量的是细胞水平的变化,可用于探查及监测脑的缺氧、缺血,以及其他原因造成的细胞功能障碍,其潜在作用可以指导脑损伤患者的个体化及目标化治疗。

(四)脑温监测

脑温是急性脑损伤患者一个重要且动态的变量。但是脑温不能通过脑外测量技术进行可信的测量,而且它还随脑区域变化而变化。脑温的主要决定因素包括脑代谢速率和 CBF。诱导低温能在心搏骤停后提供神经保护。脑温可以非入侵性检测,通常和其他颅内监测设备共用,如 ICP 及脑组织氧含量探针。

第二节 神经外科危重患者的管路管理

对神经外科危重患者的护理需要进行连续的床边病情观察,密切监测重要器官的功能,及时实施有效的治疗,以最大限度地挽救患者的生命,减轻残疾。而这些举措的完成需要各种管路的留置及其管理才能实现。

一、脑室引流管

(一)脑室穿刺术操作

配合术者在头颅额部钻孔或锥孔,将硅胶引流管置于脑室额角,脑脊液或血液经引流管流出,以缓解颅内压增高的应急性手术。

(二)术后护理

1. 严密患者监测生命体征、意识、瞳孔。

2. 严格落实基础护理。

3. 严格无菌操作。

4. 妥善固定 在无菌条件下接引流袋,并将其悬挂于床头,引流管口应高出脑室平面10~15cm;适当限制患者头部的活动范围,护理操作时,应避免牵拉引流管。

5. 控制引流速度 脑室引流早期要特别注意引流速度,切忌过多过快。伴有脑积水者,可因快速引出大量脑脊液,使脑室塌陷,在硬脑膜与脑或颅骨内板之间产生负压吸附力,引起硬脑膜下或硬脑膜外血肿;脑室系统肿瘤者,可因一侧脑室的突然减压,使脑室系统压力的不平衡,引起肿瘤内出血;后颅窝占位性病变者,可因幕上压力的突然减低,诱发小脑中央叶向上疝入小脑幕切迹。因此,引流量应控制在每天 500ml 以内,若有引起脑脊液分泌增多的因素(如颅内感染),引流量可适当增加,同时注意预防水、电解质失衡。

6. 观察引流液的性状 正常脑脊液无色透明,无沉淀。术后 1~2 天引流液可略为血性,以后转为橙黄色。若引流液中有大量鲜血或血性颜色逐渐加深,常提示脑室出血;若引流液浑浊,呈毛玻璃状或有絮状物,表示存在颅内感染,应及时报告医生。

7. 保持引流通畅 避免引流管受压、扭曲、成角、折叠,如无脑脊液流出,应查明原因,给予处理。常见原因有:

(1)颅内压过低:若将引流瓶放低,有脑脊液流出则可证实,仍将引流瓶放回原位即可。

(2)管口吸附于脑室壁:试将引流管轻轻旋转,即可有脑脊液流出。

(3)小血块或挫碎的脑组织堵塞:可在严格消毒后试用无菌注射器轻轻抽吸,切不可高压注入液体冲洗,以防管内堵塞物冲入脑室系统狭窄处,导致脑脊液循环受阻。

(4)引流管位置不当,应请医生确认(摄 X 线片),调整引流管的位置,直到有脑脊液流出后重新固定。

8. 定时更换引流袋,记录引流量　每天定时按无菌原则更换引流袋,并记录引流量。

9. 按期拔管　开颅术后一般引流 3~4 天,不宜超过 5~7 天,因引流时间过长,可能发生颅内感染。拔管前一日,应试行抬高引流袋或夹闭引流管,如患者无头痛、呕吐等症状,即可拔管,否则,重新放开引流。拔管后,应观察切口处有无脑脊液漏出。

二、腰大池引流管

(一)腰大池引流管置管操作

配合术者使患者取侧卧位,背部向外,腰部后弓,髋关节与膝关节尽量屈曲,头顶部向膝关节靠拢,大腿紧贴腹部。选择 $L_{3~4}$ 或 $L_{4~5}$ 椎间隙为穿刺点,严格消毒皮肤后行局部麻醉,持专用腰穿针缓慢刺入皮肤进入蛛网膜下腔,见有脑脊液流出后,将一次性中心静脉置管向患者尾侧置入腰大池内 5~8cm,流出端皮下潜行 6cm 后固定于皮肤,无菌纱布覆盖后用 3M 敷贴固定,接引流器,床边固定。

(二)术后护理

1. 严密监测生命体征　置管后严格卧床休息,保持环境安静,严密观察意识、瞳孔、生命体征及其他神经系统体征,如有无恶心、呕吐,原有头痛症状是否减轻等,如发现异常,立即报告医生并及时处理。

2. 引流管的固定　将引流管沿脊柱侧向头部方向延长固定,从肩侧伸出固定于床旁固定架上,这样既可防止引流管打折,方便患者翻身,又可远离肛周而减少引起感染的机会。引流管口必须高于腰椎管水平 3~4cm,引流袋则低于椎管水平。患者翻身或躁动时常可致引流管脱落或不通畅,每次巡视时,仔细检查引流管有无弯曲、受压、折叠等现象。在搬动患者或转运的途中应先关闭引流管,以免引起脑脊液反流。对烦躁不安的患者,应给予适当的镇静或约束,以免引流管被牵拉或拔除。

3. 观察引流量、色、质和速度　一般成人每天可产生脑脊液约 500ml,应严格控制引流量。我们严格根据病情控制流速,一般为 2~4 滴 /min,每小时引流量约 12ml,每天引流量 150~320ml。当患者改变体位时,重新调节引流管口高度,使颅内压维持在正常水平。同时观察引流液的性质和颜色,如脑脊液由清亮变浑浊、有沉淀物或出现鲜红色脑脊液时,应报告医生予以处理。

4. 预防感染

(1)将患者置于单独病室或监护病室,病室内定时通风,减少探视和人员流动,有条件者可每天用空气负离子消毒机消毒 2 次。

(2)严格遵守无菌操作规程,防止院内感染。

(3)倾倒引流袋、调节高度时,先夹闭引流,连接部位用无菌纱布包裹保护,防止脱出。

(4)保持置管部位的敷料清洁、干燥,随时观察置管部位皮肤是否有发红、肿胀等异常现象。

三、伤口引流管

1. 伤口引流管操作　由术者术中完成。

2. 术后护理

(1)观察并记录引流液的性质和量:如短时间内引流量异常增多,则有继发性出血的可能,结合患者血压和心率的情况,报告医生并配合进行对症处理。

（2）各种引流管要妥善固定好,防止脱出,翻身时注意引流管不扭曲、打折,应低于头部。

（3）注意引流袋的高度,硬膜外、皮下引流时引流袋的高度与头颅平齐;注意观察引流液的颜色、量;交接班时要有标记,不可随意调整引流袋的高度,引流管内液面有波动说明引流通畅,如发现引流不通畅及时报告医生处理。

四、气管插管

（一）经口气管插管操作流程

1. 摆放体位　患者取仰卧位,用抬颏推额法,以寰枕关节为转折点使头部尽量后仰,以便使镜片和气管在一条直线上。

2. 加压去氮给氧　使用简易呼吸器面罩加压给氧 2 次后,交予助手给患者吸 100% 纯氧 2~3 分钟,使血氧饱和度保持在 95% 以上,插管时暂停通气。

3. 准备导管　选择相应规格的气管导管,用注射器检查充气套囊是否漏气,在导管内放入导丝并塑型,在气管导管前端和套囊涂好润滑油。

4. 准备喉镜　气管导管准备好后,选择合适形状和大小的喉镜镜片,检查光源后关闭,放置备用。

5. 准备牙垫、固定胶布和听诊器。吸引器连接吸痰管放置于床旁备用。

6. 暴露声门　打开喉镜,操作者用右手拇、示指拨开患者上下牙及口唇,左手紧握喉镜柄,把镜片送入患者口腔的右侧向左推开舌体,以避免舌体阻挡视线,切勿把口唇压在镜片与牙之间,以免造成损伤。然后,缓慢地把镜片沿中线向前推进,暴露患者的口腔、悬雍垂、咽和会厌,镜片可在会厌和舌根之间,挑起会厌,暴露声门。

7. 插入气管导管　操作者用右手从患者右口角将气管导管沿着镜片插入口腔,并对准声门送入气管内,请助手帮助将导丝拔除,继续将导管向前送入一定深度,插管时导管尖端距门齿距离通常在 21~23cm。注意气管导管不可送入过深,以防止进入单侧主支气管造成单侧通气。操作过程中如声门暴露不满意,可请助手从颈部向后轻压喉结,或向某一侧轻推,以取得最佳视野。

8. 确认导管位置　给导管气囊充气后,立即请助手用简易呼吸器通气,在通气时观察双侧胸廓有无对称起伏,并用听诊器听诊双肺尖,以双肺呼吸音对称与否判断气管导管的位置正确无误。

9. 固定导管　放置牙垫后将喉镜取出,用胶布以"八字法"将牙垫和气管导管固定于面颊。

（二）术后护理

1. 病室空气清新,定时开窗通风,保持室内温湿度适宜。

2. 定时更换固定的胶布并做好口腔及胸部的护理。固定导管,检查其深度。保持气管插管下端在气管分叉上 1~2cm,插管过深导致一侧肺不张,插管过浅易使导管脱出。选择适当牙垫,以利于固定和吸痰。

3. 保证充足的液体入量,液体入量保持每天 2 500~3 000ml。保持人工气道通畅、湿化,定时给予气道内滴注湿化液、加强气道冲洗、雾化吸入及吸痰。

4. 吸痰时注意痰的颜色、量、性质及气味,发现异常及时报告医生,并给予相应处理。

5. 吸痰时严格执行无菌操作,使用一次性吸痰管,吸痰顺序为气管内 - 口腔 - 鼻腔,不能用一根吸痰管吸引气管、口鼻腔。每次吸痰时间不能超过 15 秒。

6. 监测气囊压力,气囊注气后,压力应小于毛细血管灌注压,气囊压力维持在 25~30cmH$_2$O。

7. 更换体位时,避免气管导管过度牵拉、扭曲。

8. 拔管前指导患者进行有效的咳嗽训练。

9. 拔出气管插管后应密切观察病情变化,注意患者呼吸频率、节律、深浅度,保持呼吸道通畅。

10. 给予患者适当的心理护理,减轻患者的焦虑和不安。

五、胃管

(一)鼻胃管置入术操作流程

1. 颌下铺治疗巾,置弯盘,检查清洁鼻腔。

2. 测量并标记鼻胃管应置入的长度;润滑鼻胃管。

3. 插管 用镊子或带无菌手套插入鼻胃管,至会咽部(10~15cm)稍停,嘱患者吞咽,随吞咽动作送管至预定长度。

4. 确认鼻胃管在胃内后,用胶布固定好,接胃肠减压器或注入鼻饲液,不使用鼻胃管时,用纱布包好或盖好末端并固定,贴管道标识。

5. 插管注意事项

(1)选择通气好,无黏膜损伤、阻塞和炎症的鼻腔内插管。

(2)准确测量鼻胃管置入的长度。

(3)插管过程若出现剧烈恶心、呕吐,暂停插入,嘱做深呼吸,休息片刻后再插。

(4)如患者出现咳嗽、呼吸困难、发绀等现象,表明鼻胃管误入气管,应立即将鼻胃管拔出,稍做休息后再插。

(5)应随吞咽动作进行插管,必要时可让患者饮少量水,插入不畅时检查胃管是否盘缠在口中。

(6)动作要轻柔,避免损伤食管黏膜,尤其是通过食管 3 个狭窄部位时。

(7)为昏迷患者插管时,应先撤去枕头,让患者头向后仰(机械通气者可采用端坐位或半卧位),插入鼻胃管至 15cm 时,将患者头部托起,使下颌靠近胸骨柄,可增大咽喉部通道的弧度,便于鼻胃管顺利通过会厌部。另可采用侧卧拉舌插鼻胃管法,即患者侧卧位,常规插入鼻胃管 12~14cm,遇有阻力时,助手用舌钳将患者舌体拉出,术者即可顺利插入鼻胃管。

(二)术后护理

1. 每次鼻饲前应证实胃管在胃内且通畅,并用少量温水冲管后再进行喂食,鼻饲完毕后再次注入少量温开水,防止堵管。

2. 鼻饲液温度应保持在 38~40℃,避免过冷或过热,新鲜果汁与奶液应分别注入,防止产生凝块,药片应研碎溶解后注入。

3. 肠内营养鼻饲泵入者,每 4 小时回抽胃内容物 1 次,观察颜色及量,如有异常及时报告医生进行处理。

4. 长期鼻饲者应每天进行口腔护理 2 次,并根据说明书要求定期更换胃管。

六、尿管

（一）尿管置入操作流程

1. 协助取仰卧位,脱对侧裤腿,暴露会阴部;垫橡胶单或治疗巾于臀下。
2. 带手套消毒外阴、尿道口及肛门。
3. 打开导尿包,按需添加导尿管等物品,带无菌手套,铺洞巾。
4. 检查气囊,润滑导尿管前段,再次消毒尿道口,插入尿道,见尿后再插入 1~2cm。
5. 需尿培养者,用无菌标本瓶或试管接取中段尿 5ml,盖好送检。
6. 导尿完毕后,连接集尿袋。
7. 脱手套,协助穿好裤子,整理床单及用物。

（二）术后护理

1. 固定

（1）气囊注水 10~15ml 可起到固定作用。

（2）外固定导尿管,集尿袋低于膀胱水平,翻身及外出过程中防止牵拉和滑脱。

（3）烦躁、配合不佳的患者,遵医嘱予以约束带约束双上肢,松紧适宜。

2. 定时观察

（1）观察尿流情况。检查衔接部位是否紧密,尿道口有无溢尿。尿袋的位置,尿管有无曲折、压迫、闭塞、脱出。

（2）根据病情定时观察尿的颜色、性状,记录每小时尿量。

3. 保持引流通畅

（1）避免导尿管及引流管扭曲、受压。

（2）引流袋始终低于膀胱水平,避免接触地面。

（3）应当使用个人专用的收集容器及时清空集尿袋中尿液。清空集尿袋中尿液时,要遵循无菌操作原则,防止尿袋开放活塞接触未灭菌的集尿容器。

4. 预防感染　尿道感染的病原菌主要来自患者的尿道口、导尿管与尿袋的衔接部位、尿袋的排尿口。

（1）放置及更换导尿管必须遵循无菌操作原则。

（2）保持外阴及床单位清洁,每天 2 次外阴清洗。

（3）按照说明书要求定期更换尿管及尿袋。

（4）防止尿液潴留、反流,放置储尿袋时应低于膀胱,并及早发现导尿管扭曲阻塞等异常情况。

（5）在病情允许情况下,适当多饮水,每天 1 500~2 000ml 以稀释尿液。

（6）尽可能减少导尿管与储尿袋接口的安装次数。在尿液清亮和无尿路感染时,避免冲洗膀胱,减少尿路感染机会。

5. 留取尿标本　采集尿标本时应执行无菌原则。

七、中心静脉置管

（一）操作流程

准备用物:治疗巾,清洁盘,小切开包,1 次性深静脉穿刺包一个,0.4% 枸橼酸钠生理盐水或肝素稀释液或 0.9% 氯化钠注射液,利多卡因注射液,5ml 注射器,输液器。配合医生完成。

（二）术后护理

1. 穿刺点皮肤的护理 每天进行穿刺点皮肤的观察,根据敷料种类定期进行更换。消毒时予 0.5% 碘伏、75% 酒精或葡萄糖氯己定消毒穿刺点及其周围的皮肤,更换过程中密切观察穿刺点周围及沿静脉走向有无出现红、肿、热、痛等炎症反应,如有应增加换药的次数,经过处理后症状无好转,可考虑拔管并选取导管尖端做细菌培养。

2. 并发症的预防

（1）预防导管相关性感染:据研究,细菌主要来自皮肤、导管接头等,皮肤表面的微生物是导致中心静脉导管相关性感染的重要因素。预防感染是中心静脉导管留置成功的关键,感染直接影响中心静脉置管的临床应用及效果。操作人员在穿刺过程中要严格遵守无菌操作原则,严格消毒进针处的皮肤,对穿孔部位也要保证严格无菌,局部换药,输注液体接输液器时,先消毒接口后再接上输液器和测压管道。穿刺部位外的周围皮肤也应经常擦洗,保持清洁、干燥、预防感染。

（2）预防管道阻塞:管道堵塞常见的原因是输注全血、血浆等胶体液时,其黏附于管腔内壁所致。因此,接输液器前先用盐水或肝素盐水冲洗管道,并回抽,如有回血可接输液器,经多次抽吸冲洗后仍无回血,可能是导管阻塞,应考虑拔管。另外,输注液体时应注意药物的配伍禁忌,防止不同药物混合后微小颗粒导致堵管,输液结束后应用盐水或肝素盐水冲管,每次 4~5ml,每 6~8 小时一次,防止血凝堵塞导管。

（3）预防空气栓塞:空气栓塞是一种严重的并发症,可立即引起死亡,在接管时应排尽空气再连接,保持导管的连续性和完整性。加强巡视,及时更换输液瓶,防止液体走空致空气进入血管形成栓塞。仔细检查输液系统各个连接点,进行必要的妥善固定,使之不漏气或掉落。

（4）预防导管脱落:患者意识模糊或躁动不安时,或老年患者健忘,舒适度的改变,用力咳嗽等原因均有引起导管脱出的可能性。为了减少和防止导管脱落,我们必须做到:

1）加强巡视,做好床边交接班,将导管留在皮肤外的刻度列入交接班的内容,以便及时确认有无导管脱出。

2）意识模糊或躁动不安的患者除适当镇静外,应对肢体进行必要的约束处理,防止其拔管。

3）固定好导管,缝皮时应打双结固定,更换敷料时要小心,动作要轻柔,适度按压,避免拖、拉、推等动作,除了穿刺点敷料固定外,应在距敷料外 1cm 处再用胶布固定导管。

4）若发现导管向外滑脱的,应在严格消毒后方可送入血管内。

（5）血栓形成与栓塞:长期置管、血液浓缩及高凝状态的患者,可能在深静脉导管上形成微小血栓,栓子脱落随血流进入肺循环,可造成肺微小动脉栓塞,可按医嘱给予抗凝、疏通循环处理。

（6）对于输注高能物质的处理:输入高渗糖、脂肪乳剂、氨基酸等高能营养物质以后,应使用生理盐水冲洗导管,减少高能营养物质在血管内的残留和刺激,降低感染率。

第三节 神经外科危重患者的药物治疗及护理

神经外科危重患者病情危重,用药种类繁多,常见分类有抗菌类药物、镇静药、镇痛药、周围血管扩张药、利尿药、脱水药、抗癫痫、抗惊厥药物、促进脑代谢的药物、抗凝血药、促凝血药、血容量扩充药、消化系统用药、降压药等。部分药品已经在前面论述,本章重点介绍镇静、镇痛类药物、周围血管扩张药、抗癫痫、抗惊厥药物、促进脑代谢的药物、促凝血药、血容量扩充药、消化系统用药等。

一、镇静剂和镇痛药

（一）阿片类药物

是 ICU 中最有效的镇痛药。阿片类药物的副作用在 ICU 患者中发生率较高,包括呼吸抑制、心动过缓和低血压、恶心、便秘、尿潴留、瘙痒、快速耐受以及药物的躯体依赖。阿片类药物的镇痛作用以及上述副作用主要通过阿片受体介导。持续输注可提供稳定的镇痛水平,但同时也会导致药物蓄积和过度镇痛。与持续输注相比,患者自控镇痛能提供良好的镇痛效果,减少阿片类药物用量和并发症,但是需要患者处于清醒状态并能够有效配合。

1. 吗啡　静脉注射后的起效时间为 5 分钟,10~40 分钟达到最大效应,持续时间在 2~5 小时。静脉注射时诱导组胺释放,增加低血压的可能性。吗啡 -6- 葡萄糖苷酸是一种活性代谢产物,肾脏疾病时可导致蓄积。

2. 芬太尼　镇痛作用为吗啡的 100 倍,给药后几乎立即起效,持续作用 30~60 分钟。增加输注时间时,由于药物向脂肪组织的再分布而使镇痛作用减弱。

3. 哌替啶（meperidine）　镇痛作用比吗啡弱 6~8 倍。哌替啶的活性代谢产物——去甲哌替啶半衰期较长,且能降低癫痫阈值,用于肾功能不全患者时可发生蓄积。目前 ICU 常与氯丙嗪、异丙嗪联合用药,用于低温治疗中。

（二）对乙酰氨基酚

作为一种解热镇痛药,对乙酰氨基酚可缓解轻至中度疼痛,尤其是辅助阿片类药物治疗时,镇痛作用优于单独使用大剂量阿片类药物,肝功能不全患者慎用该药。

（三）非甾体抗炎药（NSAIDs）

NSAIDs 通过非选择性抑制环氧化酶发挥镇痛作用。环氧化酶是花生四烯酸代谢过程中参与前列腺素合成的重要生物酶。前列腺素生产的减少为非特异性的,在促炎症介质减少的同时,胃内前列腺素 PGI_2 和 PGE_2 和肾入球动脉 PGX 的合成也将减少,从而增加了胃肠道出血、肾衰竭和血小板功能障碍的危险。

（四）苯二氮䓬类药物

属强效抗焦虑和镇静药物,作用于 DABA 受体产生剂量依赖性药理作用和毒性反应。小剂量时的主要作用为抗焦虑和轻度镇静,大剂量时产生深度镇静同时导致呼吸抑制和低血压。ICU 常用苯二氮䓬类药物包括咪达唑仑、地西泮等。咪达唑仑是这类药物中作用时间最短的,因此适合于持续给药。长期输注咪达唑仑可产生药物蓄积,尤其是存在病理性肥胖的患者。咪达唑仑的快速耐受性似乎比其他苯二氮䓬类药物更快。地西泮的半衰期长,具有活性代谢产物,ICU 常肌内注射给药,用于控制癫痫发作,静脉给药需慎重。

（五）烷基酚类

烷基酚类最常用药物为丙泊酚,常静脉给药,可以静脉推注或持续静脉泵入,给药后 1~2 分钟起效,半衰期短期 3~12 小时,长期 50 小时左右。可用于麻醉或插管诱导、持续镇静、癫痫持续状态。可以降低颅内压,用于颅内压升高患者的镇静。青光眼、重症肌无力慎用。用药后可出现注射部位疼痛、低血压、呼吸抑制、胰腺炎、变态反应。循环的影响较为明显,应用时最好保持持续血压监测,有条件监测有创血压。

(六)选择性 α_2 肾上腺素受体激动剂

选择性 α_2 肾上腺素受体激动剂常用药物是右旋美托咪啶,静脉给药,5~10 分钟起效,半衰期短,1.8~3.1 小时。可用于麻醉诱导、持续镇静。肝功能异常时,半衰期延长,需适当减少剂量。不良反应常见有血压下降、心率减慢,但负荷剂量可能导致血压升高。本药应用时几乎不会出现呼吸抑制,但可能降低口咽部肌肉张力,故需警惕气道梗阻导致的呼吸衰竭。

二、周围血管扩张药

脑血管痉挛是神经外科常见的临床问题,在一般的颅脑手术以及血管内介入操作中,要尽可能考虑减轻局部血管刺激和损伤、避免术中出血流入蛛网膜下腔,诱发脑血管痉挛。

(一)尼莫地平

钙拮抗剂通过阻止血管平滑肌细胞的钙异常内流来降低脑血管痉挛的发生率和严重程度,是临床防治脑血管痉挛的最常用方法。在各种钙拮抗剂中,目前临床推荐使用的主要是尼莫地平。这是一种具有颅内血管高度选择性的第二代二氢吡啶类钙拮抗剂,对于颅内血管以外的其他血管扩张作用较弱。遵循早期、全程、足量、安全的原则。尼莫地平是一种钙离子通道阻滞剂,通过有效地阻止钙离子进入细胞内,抑制血管平滑肌收缩,达到解除血管痉挛的目的。尼莫地平舒张脑血管作用较强,能增加脑血流量。

1. 剂量　尼莫地平注射液,50ml/ 支,静脉泵入,一般维持 24 小时。

2. 适应证　适用于各种原因蛛网膜下腔出血后的脑血管痉挛和急性脑血管病恢复期的血液循环改善。

3. 不良反应　颜面潮红、头痛、眩晕、胃肠不适、血压下降。单独输注可引起输注部位的疼痛。

(二)盐酸法舒地尔

本品为血管扩张药,可抑制细胞内钙离子导致的血管收缩而不降低钙离子浓度;可抑制平滑肌收缩最终阶段的肌球蛋白轻链磷酸化,使血管扩张。

1. 剂量　注射液 30mg/2ml。

2. 适应证　用于改善和预防蛛网膜下腔出血患者术后的脑血管痉挛和脑缺血症状。

3. 不良反应　有时会出现颅内出血、消化道出血、皮下出血等各种出血;偶见低血压、颜面潮红、功能异常;本品用药时间为 2 周,不可长期使用;使用时注意临床症状及 CT 改变,若出现颅内出血应立即停药并进行适当处理。

(三)盐酸倍他司汀

为新型组胺类药物,选择性作用于 H_1 受体,扩张毛细血管,对脑血管、心血管特别是椎 - 基底动脉系统有明显的扩张作用,显著增加心、脑及周围循环血流量,改善微循环,并降低全身血压。

1. 剂量　6mg 或 4mg/ 片,注射液 10mg/2ml。

2. 适应证　主要用于血管性头痛及脑动脉硬化,并用于治疗急性缺血性脑血管疾病(如短暂脑缺血发作、脑栓塞)及其所致的中枢性眩晕。

3. 不良反应　偶有口干、胃部不适;头晕、头胀、出汗。

（四）盐酸氟桂利嗪

是一种非选择性钙通道阻滞剂,能较显著舒张脑血管,增加脑血流量。

1. 剂量　胶囊剂:5mg/粒。

2. 适应证　用于脑供血不足、椎动脉缺血、脑血栓形成后等。有本药过敏史或有抑郁症病史以及急性脑出血疾病的患者禁用。

3. 不良反应

（1）中枢神经系统的不良反应:嗜睡和疲惫最常见,长期服药者可出现抑郁症。

（2）锥体外系症状:表现为不自主运动,下颌运动障碍、强直。

三、抗癫痫、抗惊厥药物

（一）丙戊酸钠

为一种不含氮的广谱抗癫痫药,临床上对各类型癫痫都有一定疗效。口服吸收快,主要分布在细胞外液。是大发作合并小发作时的首选药物。

不良反应:常见一过性消化系统症状;少数出现肝脏损害（40%,主要表现为天门冬氨酸氨基转移酶升高）;少数出血时间延长。

（二）卡马西平

又称酰胺咪嗪,最初用于治疗三叉神经痛,20世纪70年代开始用于抗癫痫。系广谱抗癫痫药,是治疗单纯性局限性发作和大发作的首选药物之一。对癫痫并发的精神症状亦有效。口服后吸收缓慢而不规则,2~4小时血药浓度达高峰,脑脊液中浓度可达血药浓度的50%,效果优于苯妥英钠;治疗尿崩症。

不良反应:胃肠道反应有恶心、呕吐;神经系统反应有眩晕、视物模糊、共济失调、手指震颤;不需中断治疗,一周左右逐渐消退。

（三）地西泮

即安定,是治疗癫痫持续状态的首选药物,静脉注射显效快且较其他药安全。静脉注射时注意防止呼吸抑制。

（四）苯妥英钠

又称大仑丁,属乙内酰脲类,是1938年开始使用的非镇静、催眠性抗癫痫药。是治疗大发作和局限性发作的首选药,但对小发作（失神发作）无效,有时甚至使病情恶化。

临床应用:①抗癫痫。治疗癫痫大发作和局限性发作。②抗外周神经痛。三叉神经痛、舌咽神经痛。③抗心律失常。

不良反应:胃肠道反应为恶心、呕吐等;神经系统反应为眩晕、共济失调、眼球震颤;慢性毒性反应为牙龈增生、低钙血症、变态反应、致畸反应。

（五）苯巴比妥钠

又称鲁米那,是1921年即用于抗癫痫的第一个有机化合物,至今仍以起效快、疗效好、毒性小和价廉而广泛用于临床。中枢抑制作用明显,均不作为首选药。本品系镇静催眠药,用药初期易出现嗜睡、精神萎靡等副作用,长期使用易产生耐药性而自行消失。临床应用于惊厥、癫痫大发作、镇痛、催眠。

不良反应:头晕、困倦、精神不振;少数出现皮疹;长期使用可产生耐药性或依赖性。

四、促进脑代谢的药物

（一）醒脑静

清热解毒，凉血活血。用于外伤头痛、神志昏迷、脑栓塞、脑出血急性期、颅脑外伤、急性酒精中毒。

不良反应：对本品过敏者慎用；出现过敏症状时，应立即停药，必要时对症处理；运动员慎用。

（二）单唾液酸四己糖神经节苷脂钠

本品对神经组织有较大的亲和性，能透过血-脑屏障，与神经细胞膜结合，促进神经修复作用。给药后 2 小时在脑和脊髓测得放射活性高峰，4~8 小时后减半。适用于脑脊髓损伤、脑血管意外，可用于帕金森病。

（三）依达拉奉

是一种脑保护剂（自由基清除剂），可通过清除自由基，抑制脂质过氧化，从而抑制脑细胞、血管内皮细胞、神经细胞的氧化损伤。临床主要用于改善急性脑梗死所致的神经症状、日常生活能力和功能障碍。尽可能在发病后 24 小时内给药。

五、促凝血药

（一）维生素 K

主要用于梗阻性黄疸、胆瘘、慢性腹泻、早产儿、新生儿出血等患者及香豆素类、水杨酸类药物或其他原因导致凝血酶原过低而引起的出血者。维生素 K 毒性低，静脉注射维生素 K_1 速度快时，可产生面部潮红、出汗、血压下降，甚至虚脱。一般以肌内注射为宜。

（二）酚磺乙胺（止血敏）

本品能使血管收缩，降低毛细血管通透性，也能增强血小板聚集性和黏附性，促进血小板释放凝血活性物质，缩短凝血时间，达到止血效果。用于防治各种手术前后的出血，也可用于血小板功能不良、血管脆性增加而引起的出血。

（三）氨甲苯酸（止血芳酸）

属于纤维蛋白溶解抑制药，能竞争性抑制纤维蛋白溶酶原激活因子，使纤维蛋白溶酶原不能转变为纤溶酶，从而抑制纤维蛋白的溶解，产生止血。用于因原发性纤维蛋白溶解过度所引起的出血，包括急性或慢性、局限性或全身性的高纤溶出血。用量过大可促进血栓形成。

（四）蛇毒血凝酶

蛇毒血凝酶注射液仅具有止血功能，并不影响血液的凝血酶原数目，因此使用本品无血栓形成的危险。可用于需减少流血或止血的各种医疗情况，也可用来预防出血。不良反应发生率极低，偶见变态反应，弥散性血管内凝血及血液病所致的出血不宜使用本品。

六、血容量扩充药

（一）低分子右旋糖酐

可提高血浆胶体渗透压，使血管外的水分进入血管内，从而补充血容量，维持血压，并可降低血液黏滞度，改善微循环。过量使用可致出血，血小板减少及出血性疾病者、孕妇禁用，与庆大霉素、卡那霉素合用时，增加其肾毒性，不宜与全血混合输注。

（二）琥珀酰凝胶

琥珀酰凝胶为动物骨骼或组织提取的黄色胶质，主要成分为蛋白质，可用于各种休克扩容治疗。

（三）羟乙基淀粉

羟乙基淀粉为复方制剂，每 100ml 组分含羟乙基淀粉 130/0.46g 和氯化钠 0.9g，用于治疗血容量不足。

七、消化系统用药

（一）西咪替丁

是最早成功地广泛用于治疗消化性溃疡的 H_2 受体阻断药。通过阻断壁细胞上的 H_2 受体，抑制基础胃酸分泌和夜间胃酸分泌，治疗溃疡病，不良反应少，但是在突然停用 H_2 受体阻断药时，会导致胃酸分泌反跳性增加。

不良反应：①中枢神经系统，出现嗜睡、记忆力丧失、神志不清、激动、头痛、语言不清；②心血管和血液系统，出现心律不齐、低血压和粒细胞计数减少；③内分泌，由于 H_2 受体阻断剂的抗雄激素活性而导致男性乳房增生、溢乳等。

（二）奥美拉唑

本药能选择性地作用于胃黏膜壁细胞，降低壁细胞中 H^+-K^+-ATP 酶的活性，抑制胃酸分泌，动物实验证明奥美拉唑对阿司匹林、酒精应激所致的胃黏膜损伤有预防保护作用，体外试验证明奥美拉唑具有抗幽门螺杆菌作用，口服易吸收，胃内食物充盈时，可减少吸收，故应餐前空腹口服。适应证：①消化性溃疡出血，吻合口溃疡出血；②应激状态时并发的急性胃黏膜损伤，非甾体抗炎药所引发的急性胃黏膜溃疡；③预防重症疾病（如脑出血、严重创伤）应激状态及胃手术后引起的消化道出血等。

（三）泮托拉唑钠

第三代质子泵抑制药，不良反应轻微，发生率 2.5%，口服吸收迅速，虽然半衰期短，然而一旦胃酸分泌抑制作用完成，可持续很长时间。

（四）甲氧氯普胺

多巴胺受体阻断药，作用原理：①通过阻断中枢 CT_2、D_2 受体发挥止吐作用，较大剂量时也作用于 5-TH_3 受体，产生止吐作用；②阻断胃肠多巴胺受体，增加胃肠运动，临床用于治疗慢性功能性消化不良引起的胃肠运动障碍如恶心、呕吐。神经系统不良反应：锥体外系症状，急性肌张力障碍，肌阵挛，颈强直；困倦和乏力；顽固性呃逆。

（五）多潘立酮

属于多巴胺受体阻断药，不易通过血 - 脑屏障，具有胃肠推动和止吐的作用，它对胃肠运动的作用类似甲氧氯普胺，它阻断胃肠 D_2 受体，加强胃肠蠕动，促进胃的排空，协调胃肠运动，防止食物反流，该药对结肠作用很小。用于治疗各种轻度胃瘫，加速胃排空，尤其用于治疗慢性食后消化不良、恶心、呕吐和胃潴留。对偏头痛、颅外伤、放射治疗及可致轻中度致吐的肿瘤化疗药引起的恶心、呕吐有效。

（六）昂丹司琼

选择性阻断中枢及迷走神经传入纤维的 5-TH_3 受体，产生明显的止吐作用，对一些强致吐作用的化疗药（如顺铂、环磷酰胺、阿奇霉素等）引起的呕吐有迅速强大的抑制作用，但对晕动症及去水吗啡引起的呕吐无效，临床用于化疗药引起的恶心、呕吐。不良反应有头痛、疲劳、便秘或腹泻。

（七）格拉司琼

选择性 5-HT$_3$ 受体阻断药，作用类似昂丹司琼，但作用更强。

八、降压药物

神经外科常用降压药物有硝酸甘油、硝普钠、乌拉地尔、尼卡地平。

九、解热镇痛药

1. 注射用赖氨匹林（0.9g/ 支）为阿司匹林和赖氨酸复盐，抑制环氧合酶，减少前列腺素的合成。用于发热及轻中度的疼痛。肌内注射或静脉注射。

2. 吲哚美辛栓（100mg/ 粒），能抑制前列腺素的合成，制止炎症组织痛觉神经冲动的形成，抑制炎症反应，具有消炎、解热及镇痛作用。直肠给药。

第四节　神经外科危重患者的营养支持

消化道具有重要的营养和免疫功能，早期肠内营养可以使危重患者明显获益。神经外科危重患者发生营养和代谢失衡以后，往往存在蛋白质 - 能量营养不良的风险，如果不及时给予纠正，会影响组织修复、降低身体抵抗力、影响重要脏器功能，从而影响预后。因此，营养支持对神经外科危重患者来说是至关重要的。

一、神经外科危重患者的代谢改变

1. 自噬现象 - 营养不良

（1）创伤、感染（细菌、内毒素）：①交感神经高度兴奋（儿茶酚胺大量释放）；②促分解代谢激素大于促合成激素；③细胞因子产生增加。

（2）高分解代谢状态：分解大于合成，体温升高。

（3）强制性高代谢状态。

2. 代谢紊乱 - 器官功能障碍

（1）全身：处于炎症反应状态。①体温升高：组织耗氧增加；②心率快，呼吸频率增加：组织能耗增加；③白细胞黏附：毛细血管渗漏交换障碍。

（2）器官：处于低灌注。①低灌注或灌注不均；②缺血缺氧，无氧酵解增加，酸性产物聚集。

3. 营养相关的实验室指标

（1）清蛋白。

（2）前清蛋白和转铁蛋白。

（3）基线水平的生化、血糖、肝功能。

二、神经外科危重患者营养支持的目的

1. 促进伤口愈合。

2. 减轻分解代谢导致的损伤。

3. 增加免疫功能。

4. 维持组织器官结构与功能。

5. 改善胃肠道的结构与功能。

6. 改善临床预后。

三、营养开始指征的循证指南

1. 患者既往健康,营养状况良好,7 天未接受营养支持。

2. 预计患者病程超过 7 天,不能保证营养摄入。

3. 危重症患者,如严重创伤、全身性感染、烧伤、胰腺炎或器官功能不全。

4. 患者既往营养不良或严重体重下降。

四、营养支持的途径

(一)肠外营养

通过静脉为无法经胃肠道获取和利用营养物或摄取不足的患者,提供包括氨基酸、脂肪、碳水化合物、维生素和矿物质在内的营养素,以抑制分解代谢,促进合成代谢并维持结构蛋白的功能。

1. 适应证 大手术 7~10 天患者不能从肠道获取足够营养;中度应激状态下,患者暂时不能进食。

2. 途径 中心静脉 - 输注高浓度大剂量液体,减少反复穿刺的痛苦,缺点是容易导致败血症等严重并发症。

3. 禁忌证 早期复苏阶段,血流动力学尚未稳定;严重高血糖尚未控制;急性肾衰竭。

4. 并发症 高糖血症和低糖血症、代谢性酸中毒、三酰甘油血症、免疫系统功能抑制、导管性脓毒症、过度喂养并发症。

5. 护理

(1)做好中心静脉导管的评估及维护,避免导管败血症的发生。

(2)静脉营养的导管应保留只给静脉营养输液使用。

(3)避免从静脉营养导管抽血,接受脂肪乳化剂注射的患者最好在给药后 4 小时抽血。

(4)每天监测电解质、肝功能、肾功能。

(二)肠内营养

指经口或喂养管提供营养物质至胃肠内的方法。

1. 适应证 只要肠道有功能,就应利用它。

(1)吞咽和咀嚼困难:常使患者不能正常经口饮食,甚至因进食困难而增加疼痛或影响创口愈合。

(2)意识障碍或昏迷:脑外伤、脑血管病等所致的昏迷或意识障碍,手术、创伤、精神病或者阿尔茨海默病无进食能力者。

2. 肠内营养管饲途径

(1)鼻胃、肠管:胃肠管是由鼻孔插入,经由咽部,通过食管到达胃部、十二指肠或空肠,用来向胃、肠内注入营养液以提供给患者必需的食物和营养,适用于短期肠内营养、胃肠功能良好的患者。

(2)经腹胃、肠造口:对于鼻腔、口腔、食管等肿瘤,严重感染或手术等原因无法放置鼻胃、肠管,又无幽门梗阻、明显腹水和门静脉高压的患者,可通过经腹胃造口、十二指肠造口的方法,将喂养管插入胃腔、十二指肠或空肠供应营养(图1-11-4)。

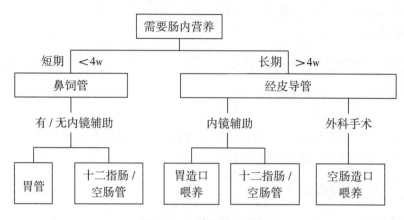

图 1-11-4　鼻饲途径选择

3. 禁忌证　短肠综合征、胃肠道机械性梗阻、肠麻痹、严重腹泻、顽固性呕吐。

4. 并发症

(1)胃肠道并发症:最常见为恶心、呕吐,原因为输注速度过快、造成胃明显扩张,营养液渗透压过高、造成对胃肠道黏膜的刺激,患者心理和精神作用;腹泻,原因为营养液中脂肪含量过高、营养液渗透压过高、胃肠道功能障碍。

(2)营养素代谢并发症:发生在输入的营养素不符合机体状况和条件的患者,临床上最常见的是水分过多或者脱水、电解质异常、微量元素异常及维生素缺乏。

(3)机械压迫和创伤:应注意经鼻置管和胃、空肠造口引起的机械压迫和局部创伤并发症,包括插管及插管后发生的鼻咽和上消化道黏膜损伤、出血和穿孔,以及插管以后发生的鼻咽和上消化道感染、溃疡形成以及胃造口、空肠造口的局部感染、坏死等,均应注意预防和及时治疗。

5. 护理

(1)鼻饲前应先确定胃管在胃内,且没有腹胀、胃潴留症状后,再行鼻饲。

(2)鼻饲量每次不超过200ml,根据全天总量和患者的消化吸收情况合理分配,制订间隔时间。鼻饲后用温开水冲净鼻饲管,并安置好。持续鼻饲应均匀灌入。

(3)鼻饲温度要适宜,以35℃左右为宜。持续灌入时鼻饲液温度应与室温相同。过热易烫伤胃壁黏膜,过凉易引起消化不良、腹泻。及时清理口、鼻腔分泌物。

(4)抬高床头30°,鼻饲开始时量宜少,待患者适应后逐渐加量并准确记录鼻饲量。

五、营养支持的监测

1. 葡萄糖

(1)按比例给予胰岛素时应监测血糖,以免发生高血糖及相关并发症。

(2)严格血糖控制可以降低病死率。

2. 常规监测电解质和肝功能。

3. 评估蛋白质摄入的充分性,并预防分解代谢状态。

4. 静脉输注脂肪乳剂,应测定患者三酰甘油水平。

5. 胃残余量

（1）如果鼻胃管鼻饲，每 4 小时监测胃残余量。如果超过 250ml，可维持鼻饲速度，1 小时以后再检测，如果残余量仍多，将鼻饲速度减少到 25ml/h。

（2）使用胃肠动力药物。

（3）如果 24 小时经胃喂养不能达到目标喂养量，应考虑使用鼻肠营养管进行喂养。

（4）改为要素饮食可能改善耐受性。

综上所述，消化功能良好的患者，肠内营养优于肠外营养，可减少感染性并发症、促进伤口愈合、降低消化道黏膜的通透性、减少医疗费用。肠外营养可以引起免疫功能抑制和感染风险的增加。如果肠外营养是营养支持的主要来源，少量鼻饲可以帮助保持消化道黏膜的完整性和免疫功能。

第十二章　神经外科患者的康复

第一节　概　述

神经外科疾病种类繁多,常涉及脑部、脊柱、脊髓等部位,一旦发病,患者常出现明显的神经功能障碍,如吞咽障碍、言语障碍、运动障碍、意识障碍等,严重者甚至危及生命,而积极的手术治疗还存在破坏患者的某些功能区的可能性,可能会给患者的语言、肢体运动及神经组织带来一定损害,出现失语、偏瘫及自我护理功能障碍等并发症,两者均会影响到患者的生活质量。同时,大部分患者出院时身体并没有完全康复,处于康复过渡期。因此,康复治疗对神经外科患者具有重要的意义。

第二节　神经外科患者的康复治疗

意识未恢复的神经外科患者,康复治疗的原则是:协助促醒、残疾的二级预防,这时的康复措施是被动性的;而没有意识障碍的脑、脊髓、外周神经损伤或病变的神经外科患者,早期的主动性康复处理是取得最佳临床康复功能后果的必要手段之一。早期康复的目的在于最大限度地保留患者尚存的功能,避免由于"制动"或"失用"造成的"失用综合征"。康复治疗常涉及物理疗法、作业疗法、认知障碍治疗、言语治疗、吞咽障碍治疗、心理治疗、假肢及矫形器的应用等方面。

一、物理疗法

物理疗法,又称物理治疗(physical therapy, PT)是应用力、电、光、声、磁和温度等物理学因素来治疗患者疾病的方法,简称理疗。其中徒手以及应用器械和仪器对患者进行运动训练,恢复或改善其功能障碍的方法称为运动疗法(kinesiotherapy 或 therapeutic exercise 或 movement therapy),是物理疗法的主要部分之一。另一组成部分为物理因子治疗。

(一)运动疗法

1. 运动疗法的主要目的

(1)牵张短缩的肌肉、肌腱、关节囊及其他软组织,扩大关节活动度。

(2)针对患者的功能障碍,如脑卒中后的肢体偏瘫,对瘫痪肢体施行运动功能的再学习训练,改善神经肌肉功能。

(3)改善患者异常的运动模式。

(4)运动功能障碍患者,提高其身体移动和站立行走功能。

（5）平衡功能和运动协调性障碍的患者，提高平衡和协调性功能。

（6）提高患者日常生活活动能力。

（7）通过运动疗法的活动刺激，改善心、肺等内脏器官的功能。

（8）通过运动训练预防或治疗各种临床并发症，如压疮、肌肉痉挛、关节挛缩、骨质疏松等。

2. 上肢的功能训练

（1）上肢功能练习：上肢肌肉收缩并伸向物体的运动控制的训练；肌肉牵拉训练，以维持肌肉长度，防止肌肉挛缩；诱发手功能运动控制训练，如肩关节训练、伸腕的训练、拇指及手掌外展活动训练等。

（2）日常生活动作练习：将训练转移到日常生活中，鼓励患者多使用患肢，限制健肢的代偿活动等。

3. 从仰卧到床边坐起训练

（1）翻身坐起练习：旋转、屈曲头部的训练；肩、前臂屈伸训练；屈髋屈膝训练；颈部侧屈训练等。

（2）日常生活动作练习：患者在病房中做翻身坐起训练；床上搭桥训练等。

4. 坐位平衡训练

（1）坐位平衡练习：身体重心侧屈、前屈的训练；患侧上肢负重的训练。

（2）日常生活动作练习：坐在轮椅上或床上进行身体向前、向后的移动训练；两侧臀部交替抬起、放下训练等。

5. 站起与坐下

（1）站起坐下练习：正确的站起方法；正确的坐下方法；增加训练动作难度的训练，包括从不同高度、不同硬度的床上站起和坐下。

（2）日常生活动作练习：重心前移、扶物站起、轮椅上扶物站起等。

6. 站立平衡训练

（1）立位平衡练习：髋关节的屈伸训练、膝关节屈曲训练、膝关节伸展训练、身体重心前后移动训练、患侧下肢负重支撑训练、增加动作复杂性训练等。

（2）日常生活动作练习：患腿负重训练、坐下与站立相结合训练。

7. 行走训练

（1）站立相训练：站立伸髋训练，站立膝关节小范围的屈伸训练、踏步训练，加强骨盆水平前移动作。

（2）摆动相训练：膝关节的屈曲控制训练、迈步训练、行走训练等。

（3）日常生活中的行走练习：按照制订的训练计划进行，包括上下楼梯，利用手杖、四足拐、平行杠等进行行走训练。

（二）物理因子治疗

1. 电疗法　电疗法（electrotherapy）是指应用不同类型的电流和电磁场治疗疾病的方法。根据所采用电流类型、频率的不同，分为直流电疗法、低频电疗法（$0 < f < 1KHz$）、中频电疗法（$1KHz < f < 100KHz$）、高频电疗法（$100KHz < f < 300GHz$）等。其中高频电疗法中的超短波疗法（ultrashortwave therapy）在国内应用较广泛，重点介绍。超短波波长1~10m，频率30~300MHz。超短波作用于人体时可产生明显的温热效应，其作用深度可达深层肌肉与骨。

（1）超短波疗法的作用机制

1）毛细血管、小动脉扩张，通透性增高，组织血液循环改善，水肿减轻，炎症与病理产物的清除加速。

2）感觉神经兴奋性降低、痛阈升高，组织缺血、缺氧、水肿减轻，致痛物质清除加快使疼痛减轻。

3）吞噬细胞增多、活跃，抗体、补体、凝集素、调理素增多，免疫功能加强，有利于炎症的控制。

4）组织血供改善，成纤维细胞增生，肉芽和结缔组织生长加快，组织修复愈合加速。

5）温热效应使神经兴奋性降低，骨骼肌、平滑肌的痉挛缓解。作用于神经节段可调节相应区域神经、血管和器官的功能。

因此，超短波疗法对炎症有突出的治疗作用，主要用于促进神经外科术后的感染伤口炎症的愈合。

（2）治疗方法：目前国内多采用电容场法进行治疗，将两个电容电极对置或并置于治疗部位，以高频电容电场作用于人体。对置法的作用较深，并置法作用较浅。并置法时两个电容电极并列放置，两电极间的距离不应超过电极直径以免使作用分散。每天 1~2 次，每次5~10 分钟，5~10 次一个疗程。

（3）注意事项：眼的晶体、睾丸、小儿骨骼部位对热敏感，过热可引起损伤，故不宜采用大剂量治疗。皮肤感觉障碍及血液循环障碍部位进行温热治疗易致热灼伤，故宜慎用较大剂量治疗。

2. 光疗法 光疗法（phototherapy）是指应用人工光源或日光辐射治疗疾病的方法。光具有电磁波和粒子流的特点。光波是电磁波谱中的一部分，依次分为红外线、可见光、紫外线三部分。常用的光疗法有红光疗法、蓝紫光疗法、红外线疗法、紫外线疗法和激光疗法。其中紫外线疗法（ultraviolet therapy）在伤病的康复治疗中应用广泛，重点介绍。紫外线是不可见光，是光波中波长最短的部分，位于紫光之外，故称紫外线。紫外线作用于人体组织后主要产生光化学效应。

（1）紫外线疗法的作用机制

1）杀菌：大剂量紫外线照射可引起 DNA、RNA 破坏，蛋白质分解变性而致细菌死亡。

2）消炎：紫外线对浅层组织的炎症有消炎作用。紫外线红斑反应可加强局部的血液和淋巴循环、使新陈代谢加快，并可使交感神经 - 垂体 - 肾上腺系统的功能得到调节，增强单核 - 吞噬细胞的功能，增强体液免疫功能。

3）镇痛：通过局部病灶的治疗作用缓解疼痛，并且抑制感觉神经的兴奋性，同时红斑反应产生的反射机制具有中枢镇痛的效果，紫外线红斑对交感神经节有"封闭"作用。

4）脱敏：多次小剂量紫外线照射可刺激组织中组织胺酶生成增加。

5）促进伤口愈合：小剂量紫外线可刺激 DNA 的合成和细胞分裂，促进肉芽和上皮细胞的生长，加快伤口愈合。大剂量紫外线则破坏 DNA 的合成，抑制细胞分裂，促使细胞死亡。

（2）治疗方法：目前国内多采用局部照射法。

1）接通紫外线治疗灯电源，启动：高压汞灯功率 300~500W，5~10 分钟后稳定；低压汞灯功率 10~15W，3 分钟后稳定。

2）患者取合适体位，暴露治疗部位，用治疗巾或洞巾界定照射野范围，使之边界整齐，非照射部位用布巾盖严。

3）照射伤口创面时，应先将伤口的坏死组织、脓性分泌物清除处理。照射范围应包括伤口周围 1~2cm 正常组织。

4）使用高压汞灯时移动灯头，使灯管距离照射野皮肤 50cm，使用低压汞灯时操作者手持灯头，使灯管接近照射野皮肤，距离 l~2cm。

5）紫外线体表照射的剂量以最小红斑量（minimal erythema dose，MED）表示，即某一紫外线灯管在一定的距离下垂直照射人体一定部位皮肤引起最弱红斑所需要的时间。MED 反映机体对紫外线的敏感性。按治疗所要求的红斑等级以秒表掌握照射时间。

6）治疗仪附有定时器可预设治疗时间后，按动手动开关后开始治疗，自动倒计时。

（3）注意事项

1）注意保护患者和操作者的眼睛，以免紫外线损伤角膜、结膜造成电光性眼炎等眼部损伤。

2）局部照射时要注意保护皮肤，严格掌握照射野和照射剂量，避免超面积和超量照射。

3）告诉患者红斑量以上剂量照射后皮肤上会出现红斑，体表照射后不要擦洗局部或洗澡，也不要用冷热治疗或外用药物刺激。口腔内照射后不要立即喝热水、吃酸性食物。

4）紫外线照射与其他物理因子治疗相配合应用时，应注意安排先后顺序。如紫外线与超短波、红外线等能产生温热效应的治疗相配合时，一般应先行温热治疗，后照射紫外线。

5）紫外线照射疗程中不要用光敏药物、吃光敏食物。对使用光敏剂的患者应先测定用光敏剂后本人的生物剂量，再开始治疗，以防紫外线过量。

6）如发现紫外线照射过量，应立即用红外线等进行局部热疗处理。

3. 激光疗法　激光（laser）是受激辐射放大的光，在本质上也是光。激光既具有一般光的物理特性，又具有亮度高、单色性好、定向性强、相干性好等特点。激光疗法（laser therapy）是指应用激光治疗疾病的方法，是一种特殊的光疗法。临床多使用低强度激光促进伤口愈合。

（1）激光治疗的作用机制：低强度激光对组织产生刺激、激活、光化作用，可改善组织血液循环，加快代谢产物和致痛物质的排出，抑制痛觉，有镇痛效应；提高白细胞吞噬能力，增强免疫功能；增强组织代谢与生物合成，加速组织修复。照射穴位时有刺激穴位、经络的作用，因而有"光针"之称。

（2）治疗方法：目前国内多采用小功率激光用于临床治疗。低强度激光局部照射每次 10~20 分钟，穴位或伤口照射每部位 3~5 分钟，每天或隔日 1 次，5~10 次为 1 个疗程。

（3）注意事项：治疗时注意对操作者与患者眼睛的防护，戴防护眼镜，避免激光直接辐射或由金属器械反射至眼部。

二、作业治疗

作业治疗（occupational therapy，OT）是康复医学的重要组成部分，是针对暂时或永久性身/心残损（dysfunction）、失能（disability）、残障（handicap）进行治疗研究的卫生学科。它通过作业治疗师精心组织、设计、安排功能受到限制的人（包括生理性障碍、心理性障碍、社会功能障碍、发育迟缓、学习困难等）进行有目的的活动，从日常生活、工作、娱乐方面进行感觉、运动、心理、社会、活动环境等因素的重新调整，寻求适应于个体发展的方法，以获得最大的功能独立，预防残损，维持健康，达到整体功能的平衡。

（一）目的

帮助生活中受病痛、创伤或发育障碍困扰的患者；促进健康，预防残疾；发展和维持日常生活技能；应付残疾对身体及情感方面产生的影响；竭尽全力参与有意义的生活、娱乐、工作及社会活动；应付残疾对身心及情感产生的影响。

（二）方法

1. 体位摆放　偏瘫肢体进行功能位的体位摆放有助于预防变形、水肿和维持关节活动度。正确的体位还可促进感觉的输入，使偏瘫侧的肌肉拉长和放松。可以使用矫形器、枕头、毛巾卷、体位板来完成体位摆放，如利用枕头抬高患者肿胀的手来促进液体的回流。原则上要求每2小时更换一次体位，但需要根据患者的实际年龄、营养状况等适当调整。患者如不能主动活动就做被动活动，缓慢地、轻柔地活动累及关节，每天两次，每次对每个关节进行至少三次全范围活动。被动活动要在可行的活动范围内进行，根据状况进行适当调整。

2. 日常生活活动（activity of daily living, ADL）训练　生活自理是患者回归社会的重要前提。因此日常生活活动训练是康复医学中非常重要的环节，其内容一般可分为：进食、穿衣、转移、个人清洁、如厕、洗澡、家务劳动等。训练时应根据患者的能力和舒适感，逐渐增加肌肉收缩的速度和节律，最终与患者作业活动中所需肌肉收缩的速度相吻合。例如选择在床上侧卧位洗脸（重力消除）直至患者能直立位完成任务，接着患者可以坐在椅子上洗脸（肢体需抵抗重力），然后可以继续通过更多的作业活动，如穿衣、铺床、家务活动等来增加强度；训练患者从患侧位完成卧位至坐位来促进患侧上肢和下肢的负重；仰卧位肩胛骨的活动和患侧上肢的负重，来维持肌肉的长度和预防痉挛；患者在垫子上下棋时患侧上肢负重，或是在池子中用健侧手洗碗时，将患侧上肢支撑在池子边。这些活动帮助患者学会用患侧上肢提供支撑和平衡。当患者用患侧手握住一个物体时，治疗师通过促进技术让患者将物体靠近身体或是面部来练习肘关节的控制。针对坐位平衡差的患者，在任务活动中辅助躯干的运动，如当患者弯腰向前系鞋带时，治疗师将手放在患者的躯干上提供稳定的暗示，并保持对患侧骨盆向下的挤压；或是当患者独立完成必要的躯干活动时，治疗师对上肢在任务活动中提供辅助。

3. 矫形器配制和使用训练　矫形器是用于人体四肢、躯干等部位，通过力的作用以预防、矫正畸形，治疗骨骼、关节、肌肉和神经疾病并补偿其功能的器械。如何配制和使用矫形器是作业疗法的治疗内容之一。

4. 辅助器配制和使用训练　患者康复辅助器具（包括自助器）的选购、设计、改造和使用都需要作业治疗师加以指导，以产生积极的康复辅助作用。

三、认知障碍康复治疗

认知障碍泛指各种原因导致的各种程度的认知功能损害（cognitive impairments），又称认知功能衰退、认知功能缺损或认知残疾。某一认知域发生了障碍，就称为该认知域的障碍，如记忆障碍、计算障碍、定向障碍等；如为多个认知域发生了障碍，则称为认知功能障碍。没有正常的认知功能就不能进行正常的生产性劳动。

认知障碍是康复评定与治疗中常见的棘手问题。颅脑损伤后患者除有运动功能障碍外，常伴有记忆困难、注意力不集中、失认、失用、思维理解困难和判断力降低等问题，给患者生活及治疗带来许多困难，因此，要想促进患者全面康复，认知训练就显得尤其重要。在训练方法上，特别强调训练与患者的功能活动及其解决实际问题的能力紧密配合，以利于认知的恢复和提高。

（一）康复目的

保持患者现有的认知功能,延缓衰退,增进患者的生活自理程度,改善患者的生活质量。

（二）训练方法

1. 记忆障碍的训练　进行记忆训练进度要慢,训练从简单到复杂,将记忆作业化整为零,然后逐步串接;患者成功时应及时强化,给予鼓励,增强信心。如此反复刺激,反复训练,提高记忆能力。

2. 定向力障碍的训练　提出问题,让患者回答,指导患者背诵具有时间概念的词句,让患者根据相貌、衣着和声音来识别何人、与自己的血缘关系或社会关系、称谓等。

3. 注意力障碍的训练　做患者感兴趣的某些活动使其集中精力,如听故事、猜谜语、看电视等,在做完一种活动以后稍加休息,使第一件事的兴奋痕迹减弱之后再做第二件事,完成从集中注意到转移的过程。对分散注意力障碍患者,开始训练时,应在较安静的或独立的环境中完成某项活动,逐步恢复到正常的环境中,选择使注意力集中的作业活动,如在一张纸上连续打印成组的数字符号或字母,让患者将特定的单个符号或某段删去进行删字练习,例 01234560123456……,指导患者删除所有的"5"。

4. 单侧空间忽略的训练　治疗时进行一些刺激忽略侧的活动,让患者知道它的存在。

（1）治疗师用粗糙的棉纱或冰块不断刺激患侧肢体,然后交给患者自己刺激,嘱其说出刺激的部位和感觉,使其感受到患侧的存在。

（2）教给患者利用视觉关注患侧的环境和物品,在与患者相互传递各种用具时,有意地引导其将头转向患侧,如指导患者对着镜子进行视觉扫描,转头向左看。

（3）改变环境使患者注意偏瘫侧,如将食物、电灯、电话、电视机置于患者偏瘫侧,站在患者患侧与其交谈,进行躯体和视觉越过中线的活动。

（4）重复练习有问题的 ADL 活动,如转移、穿衣、进食、刮脸、化妆等。

5. 视、听、触觉失认的训练

（1）视觉失认训练:准备几张患者近亲属或领袖、英雄人物的照片,让其反复观看,并给予提示,对家庭成员确认后,让其讲出之间的关系及称谓,或者叙述一段人物事迹和故事,以利加深印象;教会患者在交谈中辨认出亲属、朋友,可以借助正常的触觉和听觉提高辨别能力,如让患者根据说话声和躯体接触辨别是何人;摆放几件常用用具,将其名称和用途告诉患者,然后治疗师说出用具名称让患者取出,逐步扩大识别的种类和范围;准备颜色鲜明的卡片让患者区分出红、黄、蓝、绿、紫、白、黑,进而以大红与粉红、深蓝与浅蓝、橘黄与淡黄等进行组合让患者识别,不但可以提高区分颜色的能力,而且可分辨颜色的深浅度。

（2）听觉失认训练:让患者闭上眼睛,听从录音机中传出的动物叫声或其他响声,然后在画有动物等图案的卡片上指出声音由谁发出,如果存在错误及时给予指正,直到分清各种声源;在嘈杂的声响中给予特定的声音,让患者听后说出发声的次数,重复进行、直到得到满意的结果;进行按门铃、拨打电话、观看雷雨气象及看电视等功能活动,随时向患者提出问题,给予纠正和补充。

（3）触觉失认训练:进行视觉反馈训练,即让患者闭合双眼,触摸回形针、橡皮、纽扣、铅笔等过去熟悉的物品,感受其形状、质地,说出其名称,然后睁开眼睛观看,正确的给予肯定,错误的重新训练;鼓励患者自己决定将要从抽屉或衣袋中取出的某一物品,然后闭眼取出,直到将所有的物品取出为止;功能活动训练,如抓黄豆、手插沙堆、用肥皂洗手、使用各种工具等。

6. 失用症训练　练习日常生活活动的有关内容,如叠衣服、组装零件等;重复练习某项活动时,每次都要按照同样的顺序、方法去做,如练习写字,按照"先取纸,后拿笔,再书写"的步骤做,让患者逐一操作;练习中,治疗师进行言语提示和动作强化,如"我把茶杯拿起来",患者在念白的同时,做握持茶杯动作,然后"我把茶杯放在桌子上",即做放下杯子动作,熟悉后将两个动作连贯起来做完;按照穿衣的方法和步骤每天进行练习,穿衣时从患侧到健侧,脱衣时从健侧到患侧,从易到难,逐渐掌握。

7. 解决问题能力的训练　提出一些问题,询问患者如何解决,让患者分析、判断、提出解决问题的方法和步骤。问题从简到难。

四、言语障碍康复治疗

在言语障碍中,以失语症和构音障碍最常见,也最为复杂。

(一)失语症

1. 康复目的　失语症治疗目的在于促进患者交流能力的获得,这种促进不仅包括患者的口语,也包括听觉、阅读和书写能力的改善,但核心是口语能力的改善。在治疗的过程中,治疗人员给予语言和交流方面的刺激,使患者做出反应,正确的反应进行鼓励和强化(正强化),错误的反应加以更正(负强化),反复进行,形成正确反应,纠正错误反应。其最终目的是利用各种方法改善患者的语言功能和交流能力,使之尽可能像正常人一样生活。

2. 训练方法　实施原则:从简到繁、从少到多、从简单到复杂。

(1)呼吸训练:呼吸气流量及气流控制是正确发音的重要因素。让患者充分放松,保持正确坐姿,用鼻吸气,嘴呼气,呼气前要停顿,逐渐增加患者的肺活量,特别注意增强患者呼气的压力及呼气时间。指导患者一手置于膈部,用鼻吸气,用嘴呼气,吸气 3 秒后憋气,3 秒后呼气,逐渐增加呼气时间,延长至 10 秒,呼气时尽可能长时间发 "b" "p" 等摩擦音,不需出声。治疗师可在患者呼气末给予辅助。

(2)肌肉运动:发音器官的肌肉运动在控制发音时尤为重要,在人员的指导下,患者先从张口、闭口、鼓腮和伸舌等动作进行训练,然后逐步进行软腭提高练习,慢慢张大口掌握 "a" 的发音,让患者尽量反复伸缩运动,逐步从慢到快进行锻炼,提高舌部肌肉的运动;指导患者反复练习噘嘴和抿嘴等功能锻炼,提高唇部的功能。

(3)发音训练:原则是采用示教 - 模仿方法,训练者先做好口形、声音示范,然后指导患者通过镜子观察自己发音时的口形来纠正发音错误或通过录音机将自己的发音与正确发音作比较、修正。先元音后辅音,先张口音后唇音;先单音节后多音节;先练习最容易见效的韵母和声母,最后过渡到单词和句子的训练。在以上训练的基础上,让患者尽量长时间地保持这些动作的姿势,先做无声的构音运动,再轻声地引出靶音。发音训练包括发音器官的训练、舌部训练、唇部训练等方法。发音器官的训练,先做简单的张口、伸舌、龇牙、鼓腮动作,再进行软腭提高训练,指导患者将嘴张大,教其发 "a" 音;舌部训练,让患者尽量向外伸舌,反复做伸缩舌运动,由慢到快,逐步提高其运动速度,舌尖舔上下唇、左右唇角,再做顺向及逆向舔全唇动作;唇部训练,指导患者反复进行抿嘴、噘嘴训练。

(4)命名练习:可以通过图片、写字或小物体引出名称,也可采用放置多张图片让患者挑选或说出是什么的方式进行命名练习。

(5)听理解训练:说出个别数字或单词,让患者进行理解,提高单词或数字的认知和辩解能力,可以先从奇数偶数练习,然后再从个位数到十位数依次增加,提高听阅读能力。

(6)阅读理解能力:先从简单的数字、文字,然后使用稍微复杂的汉字提高患者的阅读理解能力。

（7）书写训练：目的是使患者逐渐将语义与书写的词联系起来，达到有意义的书写和自发书写水平。可以先从词-词匹配开始，之后进行抄写训练，再过渡到看图命名书写、默写、听写，最后让其自发书写。

（8）语言记忆训练：首先出示一系列图片，描述每一张图片中人们所进行的各种活动，再对患者提问，患者只需回答"对"或"不对"；然后对患者进行口头提问，让患者回答"对"或"不对"；最后大声讲故事，每个故事6~8句话，根据故事的突出点让患者回答"对"或"不对"；根据记忆复述句子。

（二）构音障碍

1. 康复目的　矫正言语神经、肌肉姿势、肌张力、肌力和运动异常状态，恢复协调，促进言语的改善。

2. 训练方法

（1）舌、唇的运动训练：训练患者唇的张开、闭合、前突、缩回，舌的前伸、后缩、上举、向两侧的运动等，训练时要面对镜子，这样会使患者便于模仿和纠正动作；对较重患者可以用压舌板和手法协助完成；可以用冰块摩擦面部、唇以促进运动，每次一两分钟，每天3~4次。

（2）发音的训练：待患者可以完成以上的动作后，要让其尽量长时间地保持这些动作，如双唇闭合、伸舌等，随后做无声的构音运动，最后轻声地引出靶音。

（3）如果构音检查时发现患者有明显的置换音，可以通过手法协助使发音准确，然后再纠正其他的发音，效果较好。

（4）减慢言语速度：利用节拍器控制速度，由慢开始逐渐变快，患者随节拍器的节拍发音可以增加可理解度。但这种方法不适合重症肌无力的患者，因为会进一步使肌力减弱。

（5）语音分辨训练：通过口述或放录音，也可采取小组训练形式，由患者说一段话，让患者评议，最后由治疗师纠正。

（6）利用患者的视觉途径，通过画图让患者了解发音的部位和机制，指出其主要问题所在并告诉他准确的发音部位。

（7）"推撑"疗法：患者的手放在桌面上向下推、两手掌相对推或两手掌同时向下推时发"澳"的声音，可以与打哈欠和叹息疗法结合应用。

（8）引导气流法：采用吹吸管、吹乒乓球、吹喇叭、吹哨子、吹奏乐器、吹蜡烛、吹羽毛、吹纸张等方法，用来集中和引导气流。引导气流通过口腔，减少鼻漏气。

（9）克服费力音的训练：这种音是由于声带张力过高、过分内收所致，听起来喉部充满力量，声音好似从其中挤出来似的，故治疗目的是降低声带张力。起初让患者打哈欠并伴随有呼气，当成功时，在打哈欠的呼气相再教他发出词和短句。另一种方法是训练患者随着 X 发音，由于此音是由声带的外展产生，因此可以用来克服费力音。

（10）克服气息音的训练：气息音的产生是由于声门闭合不足引起的，训练主要是要在发声时关闭声门。上面所述的"推撑"方法可以促进声门闭合；另一种方法是用一个元音或双元音结合辅音和另一个元音发音，如 ama 诱导发音的方法来产生词、词组和句子。

（11）语调训练：进行发音由低到高的训练，乐器的音阶变化也可以用来克服单一的音调。训练时要指出患者的音调问题。

（12）音量训练：使用具有监视器的语言训练器，患者在发音时观看监视器的图形变化，调节发音的音量。

五、吞咽障碍康复治疗

（一）康复目的

吞咽障碍是神经系统疾病及咽喉部疾病中常见而严重的症状，不仅严重影响患者对食物的正常摄入，还可引起呛咳、误吸而导致肺部感染，严重时可引起窒息而危及生命，并且还可影响患者发音的清晰度而造成交流障碍（构音障碍），所以应积极进行治疗。吞咽障碍的治疗目的就是恢复或改善患者的吞咽功能，增加进食的安全性，避免因食物误吸入肺引起吸入性肺炎或窒息，保证身体营养的供给，改善患者因吞咽障碍造成的恐惧、抑郁、愤怒等心理问题。

（二）训练方法

1. 基础训练　对吞咽障碍的各个部位进行早期训练，可明显增加协调功能。训练时，先清洁口腔，再用少许液状石蜡按摩口腔黏膜及舌。在患者未出现吞咽反射的情况下，先进行舌肌、咀嚼肌的按摩。

2. 口腔、咽喉部的冷刺激与空吞咽　治疗师佩戴橡胶手套，将手指于冰水混合物中浸泡片刻，用手指轻轻按摩患者口唇、颊部及咽腭弓处，然后嘱其进行空吞咽。

3. 训练舌部运动　治疗师用示指用力下压患者舌的前 1/3 并作小幅度水平震动，时间不超过 5 秒。

4. 咳嗽训练　强化咳嗽、促进喉部闭锁的效果，建立排出气管异物的防御反射。

5. 屏气发声运动　患者坐在椅子上，双手支撑椅面做推压动作，屏气，此时胸廓固定、声门紧闭，然后突然松手，声门大开、呼气发声。

6. 摄食训练　包括调整食物形态（半糊状食糜团吞咽）、进食体位（30°~60°仰卧位＋颈前屈位）、用最易吞咽的糊状食物逐渐过渡到稀流质、半固体和固体食物；进食时一般以一口量为原则，训练包括侧方吞咽、头部左右转动进食；颈部尽量前屈，点头样吞咽，每次进食后饮水 1~2ml，诱发吞咽反射和去除咽部残留。

7. 表面肌电生物反馈　吞咽训练时，表面肌电图显示颏下肌活动，所以表面肌电生物反馈可用于辅助治疗头颈部肿瘤吞咽困难，用力吞咽配合电刺激舌骨下肌群表面的皮肤，调整电流直到肌肉收缩、舌骨下移；开始刺激时，用力吞咽使舌骨 - 喉复合体上抬，每次 20 分钟，4 周共 20 次。

六、心理障碍康复治疗

（一）心理治疗的概念

指在良好的治疗关系基础上，由经过专业训练的治疗者运用心理治疗的有关理论和技术，对求助者进行帮助的过程，以消除求助者的心理问题使其人格向健康的方向发展。

（二）心理治疗的目的

解决患者所面对的心理障碍，减少焦虑、抑郁、恐慌等情绪，改善患者的非适应社会的行为，建立良好的人际关系，促进人格的正常成长，较好地面对人生，面对生活以及很好地适应社会。

（三）心理治疗的过程

1. 建立良好的医患关系　心理治疗的突出特点是医患之间的心理沟通，良好的医患关系可以使患者受到安慰，增强安全感，从而身心放松，减轻焦虑，改善机体状态。患者的情绪、情感障碍以及强迫症等问题常常持续相当长的时间,医生、护士、照顾者不能因为患者出现过激的情绪反应而迁怒于患者,此时对患者的理解和支持是至关重要的。

2. 建立适于治疗的条件和环境 治疗条件和治疗环境对治疗效果起着重要作用,要为患者创造良好的生活空间和社会活动、人际交往的条件,使患者在康复训练的过程中尽快适应残障所带来的生活变化。

3. 熟练掌握心理治疗的理论与技能 了解患者所存在的心理问题,如急性焦虑、抑郁、强迫性状态等,对患者进行完整的生物 - 心理 - 社会学评估,包括患者的家庭问题、当前的心理压力、情绪状态、社会联系、躯体健康状态、应对技巧、人际间冲突和自尊心等。按照一定的步骤正确评估患者并制订治疗方案。

(1)明确患者目前存在的最突出的问题,如记忆障碍、注意力和集中障碍、否认、知晓受损等。每个患者的问题在行为形式上的表现是否与诊断标准(如 DSM-IV)相符。

(2)对靶问题的解决建立多个治疗目的,并确定在行为上可测量的目标。

(3)制订干预措施协助患者完成目标。

4. 药物应用 合理应用一些中枢抑制性药物可能有一定效果,如长春西汀片、艾地苯醌片、盐酸氟西汀分散片等。从某种意义来讲药物本身也有一定的心理治疗作用,但是不能期望一服上药物就解决问题,应配合给予心理治疗及鼓励、安慰等一般性支持措施,使患者心理逐渐达到最佳状态。

第三节 神经外科患者早期神经康复的护理

手术是神经外科常用的治疗方法,但是对患者来说具有双面性,一方面,手术治疗是切除病灶、根治疾病、改善患者神经损伤的唯一方式,另一方面脑部是人体中枢神经系统最重要的组成部位,部分患者在接受手术治疗后还存在某些功能区被破坏的可能性,给患者的语言、肢体运动及神经带来一定损害,造成患者自理能力下降、生活质量降低、家庭及社会负担加重。因此,对于神经外科手术后脑损伤患者进行早期的康复护理具有重要的意义。护士要在术后给予患者神经外科的常规治疗及护理,包括呼吸道管理、生命体征监测、抗感染、止血、降颅内压等。在此基础上如果患者存在神经功能缺损,还要在术后48小时病情基本恢复到稳定状态时开始配合医生和康复师为患者进行早期功能康复训练。

一、心理护理

颅脑损伤伴肢体功能障碍的患者,因为工作、社会活动减少以及缺乏倾诉对象等情况,容易产生孤独感、失落感,对康复产生灰心、丧气等负性情绪,直接影响患者的生活质量。应该与患者建立良好的护患关系,耐心询问患者需求,及早发现潜在可能出现的心理问题。进行心理治疗,包括支持疗法、暗示与催眠疗法、社会疗法等,及时疏解他们的烦恼,对焦虑患者指导他们进行心理调节,让他们放松,乐观积极地面对疾病,树立对生活的信心。除此之外,要让患者及家属明确早期康复护理的具体内容,在明白康复过程艰巨性的同时,消除他们的心理负担。

二、认知功能及日常生活康复护理

认知功能障碍是神经外科术后患者最常见的表现之一,此类患者的康复训练应着于智力的重新开发与心理咨询等方面的干预,针对性地进行听说读写及旋律语调训练。训练患者的语言能力,如采取编故事法训练记忆,指出报纸中的消息,让患者复述;排列数字,分类物品,训练思维及空间结构关系。

三、语言功能障碍康复护理

语言功能障碍也是神经外科患者术后常见的并发症之一,因此,在患者病情稳定后应积极对患者进行语言功能训练。以"从简到繁、从少到多、从简单到复杂"为原则实施训练,为患者依次进行改善构音训练、言语表达训练、语音清晰度训练。另外可以使用冰刺激方法刺激相应肌肉收缩。

四、肢体功能康复护理

生命体征平稳 48 小时后即可开展肢体功能恢复工作。

（一）康复目标

促进肢体功能恢复,预防并发症,改善运动功能,促进独立生活能力的恢复。

（二）康复护理措施

1. 意识未恢复者,在急性期康复治疗与护理措施的基础上,强调患者的良知位摆放,根本目的是在于"预防",预防瘫痪肢体挛缩、抑制痉挛,预防肩关节半脱位、肩手综合征、足下垂,早期诱发分离运动等。原则:上肢伸展位,下肢屈膝位。根据患者病情按时变换体位,同时也是预防发生压疮,减少术后并发症。强化健侧肢体肌力维持训练,偏瘫肢体被动运动,同时配合按摩, 3 次 /d, 15~30min/ 次。

2. 意识恢复者,指导患者术后半流质饮食,多吃果蔬,此后应营养均衡,在预防并发症护理的基础上,增加以下康复措施。

（1）运动训练:活动患者肢体各个关节,指导患者通过主动活动健侧肢体带动患肢关节进行活动;先床边坐位平衡训练,再进行床边健侧 - 患侧起坐练习,然后站立平衡训练,再床边转移训练,适应后进行步行训练,指导患者进行生活辅助器具训练,从使用轮椅、拐杖到独立室内步行、上下楼梯、室外行走,每天上、下午各 1 次,每次 30~60 分钟循序渐进锻炼。

（2）个人生活能力训练:包括进食、梳洗、穿脱上下衣、如厕训练,协助患者洗澡,防止摔倒等。评估患者自理能力进步情况,鼓励自理。

五、健康教育

通过有针对性与科学性的宣传及发放健康手册等方式使者及家属对自身疾病的相关知识有一定了解,同时了解在日常护理工作及治疗过程中的注意事项等,由此既方便于医务人员的日常工作,同时又有利于患者的康复治疗。指导家属通过多种方式与患者交流,如谈论往事、读书讲报,还可以用音乐刺激患者中枢系统,以提高患者觉醒能力和认知能力。

第十三章

神经外科患者的健康教育与延续性护理

第一节　神经外科患者围手术期的健康教育

护理健康教育是指护理工作者通过对患者及其家属的系统教育,促使患者自觉地配合治疗和恢复健康的行为,以配合临床治疗、提高治疗效果,促进患者早日康复。它的最终目的是帮助患者自觉采纳健康的行为和生活方式,积极预防疾病,以达到身体和心理的健康。要进行好健康教育,必须注意健康教育技巧,建立良好护患关系。

围手术期是指从确定手术治疗时起,至与这次手术有关的治疗基本结束为止的一段时间。围手术期护理是指从患者确定入院治疗时起,对患者从心理、生理、社会等整体护理,贯穿术前、术中、术后直至与这次手术有关的治疗基本结束为止。

围手术期健康教育是针对围手术期患者从入院治疗起所进行的一系列关于相关知识的健康教育,使患者能够熟悉环境,正确认识疾病,减轻对手术的恐惧心理,积极主动的配合手术,掌握一定的自我护理方法。

一、开刀手术患者围手术期健康教育

(一)入院教育

介绍医院的环境、主管医生、责任护士及需要患者或家属遵守的规章制度,介绍同病室的病友,与患者及家属接触进行双向交流,了解患者的健康状况信息、性格特点、家庭关系状况等信息,找出患者的健康问题,制订针对性的教育方法和教育内容。

(二)疾病知识教育

神经外科疾病是病变发生于脑和脊髓的一大类疾病,包括占位病变、血管病变、神经病变等问题,随着医疗水平的发展、先进医疗仪器的应用、手术方式的改进,颅脑损伤、颅内肿瘤、脑血管病等的诊治已有很大提高。

(三)特殊检查指导

为了明确疾病的诊断或病变与周围组织的关系或组织间的血供关系等问题,需要进行针对性的检查,如血常规、尿常规、肝肾功能检查、心肺功能检查、磁共振、CT 等,在检查前后可能需要进行必要的准备,如禁食水、禁药,不能佩戴金属异物等,需要患者尽量配合完成相关检查,以尽早进行手术。

(四)用药教育

神经科疾病人群以老年人为主,他们有神经科疾病的同时往往还伴有高血压、糖尿病、高血脂、冠心病等其他慢性病,长期服用口服药。神经科手术方式常见有两种,一种为开刀

手术,一种为介入手术。前者要求术前一段时间内禁止服用任何抗凝药物,以免引起出血;后者要求服用一定量的抗凝药物,以免导致梗死。住院期间不隐瞒服药史、药物过敏史,遵医嘱服药,若有漏服药、错服药等情况主动告知,以便观察。

(五)安全教育

住院期间不外出,有颅高压、癫痫发作史、头晕病史患者尽量卧床休息,避免诱发颅内压增高的因素,如咳嗽、用力大便、情绪激动等,不可私自停用抗癫痫药,活动时有人陪伴。

(六)术前教育

1. 术前准备 进行呼吸道准备,吸烟者需要戒烟,以减少对呼吸道的刺激;根据手术大小、部位、时长进行术前配血及抗生素药敏试验,以备术中使用;根据手术部位进行手术区域的皮肤准备。

2. 麻醉知识 麻醉方式根据手术方式而定,分为全麻与局麻。全麻手术前禁食 10~12 小时,禁饮 6~8 小时,以免麻醉后呕吐造成误吸。糖尿病患者禁食时间过长易出现低血糖现象,一旦出现不适立即告知医生予以处理。麻醉后可能会出现咽喉部不适、恶心、呕吐等问题。全麻术后去枕平卧 6~8 小时,完全清醒后恢复适宜体位。

3. 饮食指导 术前进食高蛋白、高热量、高营养、易消化的清淡饮食,以提高机体抵抗力和术后组织的修复能力。全麻术后 6 小时禁食水,完全清醒后逐渐恢复饮食。术后 1~2 天给流食,以后逐渐半流食、普食。昏迷及吞咽困难者、暂时不能进食或入量不多者给予鼻饲肠内营养或肠外营养支持。

4. 活动指导 术前保证充足的睡眠,以利于增进食欲、恢复体力、增强机体抵抗力。患者休息时间,家属避免探视。

5. 心理指导 术前存在着焦虑及恐惧心理,担心手术效果及预后。通过多种形式与患者交流沟通,了解患者存在的健康问题,进行心理指导。列举治愈的病例,安排已接受过手术治疗、疗效好的患者与之交谈。做好家属的工作,给患者以精神及心理支持,以积极乐观的心理状态接受手术,以利术后康复。

6. 术前特殊指导 术后需长时间卧床者,术前训练患者床上排便,以防止术后由于麻醉、疼痛刺激、姿势和体位改变不习惯床上排便,导致尿潴留及排便困难。

(七)术后教育

1. 生命体征的观察 术毕回室可能出现血压、脉搏、呼吸等生命体征的波动,嘱患者不要过度紧张,出现血压异常或其他不适需及时告知医生。

2. 术后伤口会有疼痛,保持敷料清洁、干燥。注意保持管路通畅,避免牵拉。

3. 康复指导 偏瘫肢体进行功能位摆放;眼睑闭合不全,注意保护眼睛,防止角膜溃疡;吞咽障碍进行吞咽训练,防止误吸等。

(八)出院教育

1. 创造舒适安静的休养环境,保证休息时间,加强饮食调理。

2. 生活规律,保持乐观情绪,避免情绪波动。

3. 掌握正确的训练方法,坚持长期锻炼,提高机体活动耐力,增强体质。

4. 定期医院复查,出现不适随时就诊。

二、介入治疗患者围手术期健康教育

（一）入院教育

介绍医院的环境、主管医生、责任护士及需要患者或家属遵守的规章制度,介绍同病室的病友,与患者及家属接触、交流,了解患者的健康状况信息、性格特点、家庭关系状况等信息,找出患者的健康问题,制订针对性的教育方法和教育内容。

（二）术前教育

1. 介入治疗介绍　根据性别、年龄、职业、文化程度、性格、宗教信仰等个体特点,用通俗易懂的语言解释疾病及介入治疗的必要性和重要性,介绍术前准备、术中配合、术后注意点及介入治疗的相对安全性和技术的可行性。消除患者对介入治疗的紧张心理,以配合医生成功地实施手术。

2. 饮食护理　进食高蛋白、高热量、高维生素、低脂肪、易消化的食物,如新鲜牛奶、豆浆、水果、鸡蛋等,以增加营养,改善患者状况,提高机体抵抗力和耐受力,保证介入治疗的顺利进行。全麻术后 6 小时禁饮水,完全清醒后逐渐恢复饮食。术后 1~2 天给流食,以后逐渐半流食、普食。昏迷及吞咽困难者、暂时不能进食或入量不多者给予鼻饲肠内营养或肠外营养支持。

3. 术前准备　进行呼吸道准备,吸烟者需要戒烟,以减少对呼吸道的刺激;了解有无诱发碘变态反应的危险因素,做好碘剂过敏试验;根据穿刺部位做相应的皮肤准备,最常用的穿刺部位为腹股沟区,进行双侧腹股沟区及会阴部备皮,并检查穿刺部位皮肤有无感染、破损等,注意足背动脉搏动情况,在搏动最明显处做标记,以便术中、术后做对照;其他部位的皮肤准备,根据疾病所采取的介入治疗要求准备。

4. 麻醉知识讲解　麻醉方式根据手术方式而定,分为全麻与局麻。全麻手术前禁食10~12 小时,禁饮 6~8 小时,以免麻醉后呕吐造成误吸。糖尿病患者禁食时间过长易出现低血糖现象,一旦出现不适立即告知医生予以处理。麻醉后可能会出现咽喉部不适、恶心、呕吐等问题。全麻术后去枕平卧 6~8 小时,完全清醒后恢复适宜体位。

5. 活动指导　术前保证充足的睡眠,以利于增进食欲、恢复体力、增强机体抵抗力。患者休息时间,家属避免探视。

6. 疼痛护理　行介入治疗的晚期肿瘤、血栓形成、急性出血等患者,都有不同程度的疼痛症状。动态观察疼痛的变化,协助取舒适卧位,指导患者使用放松技巧,如搓擦、按摩、缓慢有节奏的呼吸、分散注意力等。必要时应用镇痛药。

7. 术前特殊指导　术后需长时间卧床者,术前训练患者床上排便,以防止术后由于麻醉、疼痛刺激、姿势和体位改变不习惯床上排便,导致尿潴留及排便困难;保持情绪稳定,尤其是脑血管畸形及颅内动脉瘤的患者更应避免情绪紧张,以免术前发生血管破裂;术前需抗凝治疗者,按时按量服药,不可自行改量、停药。

（三）术后教育

1. 体位与休息护理　给患者提供整洁、安静、舒适的治疗及休养环境;根据疾病性质、全身状况及麻醉方式,选择利于患者康复及舒适的体位。根据穿刺部位、药物代谢时长、封堵方式等进行肢体制动,以利于血管穿刺点收缩闭合,保持血流通畅,防止血栓形成;协助患者上床、翻身、平卧等。

2. 穿刺部位护理　介入治疗结束后,穿刺点压迫 15~20 分钟后加压包扎。避免剧咳、打喷嚏和用力大便,以免腹压骤增而导致穿刺点出血。密切观察穿刺部位有无渗血、出血及皮下血肿形成。如有渗出及时更换敷料,保持穿刺部位敷料干燥,防止感染。密切观察穿刺侧肢体末梢皮肤色泽、温度、动脉搏动情况,有无疼痛和感觉障碍等问题。

3. 生命体征的观察　术毕回室可能出现血压、脉搏、呼吸等生命体征的波动,嘱患者不要过度紧张,应用控压药物维持血压平稳以减少出血或梗死的风险;注意意识、瞳孔、语言及肢体活动变化;术后多饮水,以加速造影剂等排出。

4. 用药指导　术后继续抗凝治疗者,按时按量服药。注意用药注意事项,观察用药反应。

（四）出院教育

1. 饮食与休息护理　合理进食富含足够热量、蛋白质和维生素的食物,注意劳逸结合,适量运动,以逐渐恢复体力。

2. 用药指导　出院后长期服药者,患者及家属知晓药物种类、服用时长、注意要点等,出现明显不良反应及时到医院就诊,不要擅自停药、改药,以免影响治疗效果。

3. 定期复查　根据病情及疾病性质按医嘱要求定期复诊。

第二节　神经外科患者的延续性护理

一、延续性护理定义

延续护理是通过一系列的行动设计,以确保患者在不同的健康照护场所(如从医院到家庭)及同一健康照护场所(如医院的不同科室)受到不同水平的协作性与连续性的照护,通常是指从医院到家庭的延续,包括由医院制订的出院计划、转诊、患者回归家庭或社区后的持续随访与指导。

延续护理主要为病情复杂但相对稳定的出院患者或有着康复需求的患者提供低成本、高效益的健康照护。因此延续护理实施对象主要分为两类:一类是慢性病患者,慢性病具有病程长、病情反复、再入院率高等特点,住院治疗往往无法达到理想效果,患者出院以后仍然需要长期自我管理,如脑卒中、慢性心力衰竭以及糖尿病患者等,另一类是手术后患者,随着患者平均住院日的缩短,手术患者在出院时往往处于疾病恢复期,对自身健康护理问题产生较多需求。

神经科疾病人群以老年人为主,他们有神经科疾病的同时往往还伴有高血压、糖尿病、高血脂、冠心病等其他慢性病,需长期服用口服药。同时又需要外科的手术干预治疗,术后存在较长的康复期,正是最需要给予延续护理的人群之一。

二、延续性护理方式

延续护理把传统的在院护理延伸到院外、家庭,为了适应这种护理转变采取了一些新的护理方式利于延续护理的开展。这些方式有电话随访、家庭访视、基于网络平台的健康教育、远程监控(数码、卫星、蓝牙、无线网)生理指标、门诊复查等,其中家庭访视和电话随访最常见。

1. 电话随访　具有经济、便捷、高效等特点,是出院患者延续护理干预最常用的方法。通过电话与患者或家属沟通,了解患者的健康状况及用药、锻炼等情况,进行运动指导、用药指导和疾病并发症指导。

2. 家庭访视　是延续护理最直接有效的方式,发生在患者家中,通过访视者与患者面对面沟通来改善患者健康状况,协助患者更好地掌握社区卫生资源,增强自我护理能力。根据患者需求提供护理服务,如心理疏导、检查治疗、演示指导、临床评估和健康教育,帮助患者进行药物自我管理,指导患者记录自身健康信息等。

3. 基于网络平台的健康教育　是一种延续护理的新方式,通过申请微信公众号和QQ群,添加患者或其家属为好友,指定高年资护士每天为患者提供在线咨询、预约门诊、病情和用药指导以及多样化科普宣传教育等延续护理服务,并且可以通过群进行患者间的互动交流。

4. 远程监控生理指标　远程监控系统(数码、卫星、蓝牙、无线网)在降低患者再入院率和提高生活质量方面效果显著,患者出院前,由医院向其发放家庭远程监测设备,该设备由平板电脑(PAD)、蓝牙无线网关、体质量秤和血压计构成,可置于家中的任何地方,插电即用,患者每天将自己的健康指标上传,由医院专门人员接收进行处理,当到达警报值时给予患者相应指导。费用较高,国内基于远程监控系统的延续护理干预尚未展开。

5. 门诊复查　一种是按照出院时的要求定期到门诊找医生进行复查;一种是开设护士门诊,挑选具有一定经验的专科护士,经过培训并合格者,开设专科门诊,为患者提供出院后的护理指导,包括糖尿病、高血压病、造口、静脉治疗、康复锻炼等各个方面。

三、住院期间延续性护理

住院期间对患者的延续性护理一方面指在住院期间对患者进行饮食护理、用药指导、心理护理、康复训练等,并且在患者发生不同科室等转移时,医护人员为了促进患者的健康恢复而为其提供的具有连续性、协调性的护理服务;另一方面还包括对患者进行健康状况、社会关系、依从性、疾病知识、用药知识、康复知识等的评估,并根据评估结果制订患者出院后的延续护理计划。

四、出院后延续性护理

根据患者的延续护理计划,采取适合于患者的延续护理方式对患者进行相应的延续护理指导,促进患者健康,降低再住院率。

第十四章 门、急诊患者的护理及患者的转运

神经外科急诊抢救与门诊诊治是神经外科临床工作的基础,门、急诊是医院的重要服务窗口,良好的就诊环境和就诊秩序,能够提高患者对医院的满意度、信任度,使患者对医院留下美好的第一印象,这一印象直接关系到患者的心态变化,也是医院开展"以患者为中心、优质服务"的充分体现。

第一节 急诊常见疾病

一、颅脑外伤

颅脑外伤是神经外科急诊最常遇到的疾病,尤其是重型颅脑损伤,死亡率及致残率很高。其主要病因为交通事故、坠落伤、灾害性事件、暴力伤害和火器伤等。

二、脑血管病

各种类型的脑血管病都可诱发急性颅内出血而导致严重的精神神经症状,及时的诊断和对症抢救有助于降低死亡率,减少并发症。

三、颅内肿瘤

生长迅速的脑瘤可诱发急性颅内压增高,甚至脑疝形成;有一些特殊类型的肿瘤则可合并肿瘤性卒中,这些情况都可使患者出现相应的急性症状。

四、脑内感染性疾病

脑囊虫病可诱发癫痫大发作,脑脓肿也有急性炎症期,而且脓肿一旦破溃,就可危及生命。

五、脊髓疾病

脊髓外伤、肿瘤、血管病和炎症可以表现出相应的急性症状。

第二节　急诊患者的护理

一、护理目标

配合医生的工作,判断病情严重程度,随时观察病情变化,积极采取相应措施,与患者家属进行有效交流。

二、急诊患者的护理流程

1. 报告医生　接到住院处电话通知后,护理人员应该立即通知有关医生做好抢救准备。

2. 准备急救器材及药品　如抢救车、氧气装置、吸引器、心电图机、脑室穿刺包、甘露醇、输液器具等。

3. 将患者安置在已经备好床单位或抢救室。立即测量患者生命体征、对病情严重程度做出判断。

4. 积极采取维持正常生命体征的措施,迅速建立静脉通道,争取为进一步抢救创造时机。

5. 配合抢救　密切观察患者病情变化,积极配合医生进行抢救,做好紧急开颅手术准备,如剃头、配血、皮试等,并做好护理记录。

6. 与患者及家属交流　了解既往病情,交代可能的病情变化。对于不能正确叙述病情和需求的患者、意识不清的患者、婴幼儿等,需要暂留陪送人员,以便询问患者病史。

三、急诊患者及家属的心理护理

(一)急诊患者及家属的心理特点

到急诊科(室)就诊的患者大多数病情紧急、危重,缺乏心理准备,患者及家属角色转换慢,心理依赖性强,其心理特点有以下几点:

1. 恐惧感　由于患急危重症,如呼吸困难、疼痛、出血、高热、腹泻等,造成躯体上的不适,往往使患者感到预后难测、心神不安,从而产生了焦虑与恐惧心理;周围患者的痛苦表现,也加重了患者的恐惧心理。

2. 优先感　许多患者及家属往往认为自己的疾病最重,要优先处理。对分诊护士安排的急、重、轻、缓的就诊次序不理解,出现不满的情绪,如焦虑、烦躁甚至发怒等,从而加重病情。

3. 陌生感　患者及家属到急诊科(室)后,处在嘈杂、紧张的环境,对与不熟悉的医护人员、服务人员进行交流与沟通感到陌生,如未能及时解除,会产生紧张心理,对疾病不利。

4. 无助感　有时由于疾病复杂,反复多科的会诊,多项、多次的检查等,以及患者和家属较长时间得不到医疗信息的结果,会使他们产生焦虑与无助感。

(二)急诊患者及家属的心理护理措施

1. 改善急诊科(室)抢救环境,环境清洁整齐,室温舒适,房间通风,无异味。医护人员在体检、治疗、护理过程中动作轻柔,避免噪声和喧哗。在抢救危重患者时,尽量遮挡,避免对其他患者造成不良刺激。

2. 分诊护士应将来院的患者进行快速、准确的分诊、分流,使他们尽快就诊。暂时不能满足患者即刻就医的需要时,应耐心解释以取得理解,避免患者及家属出现不良的情绪和心理反应,造成不良的后果。

3. 护士应主动向患者及家属介绍急诊科(室)的设施与布局、患者就诊特点、有关治疗和作息的安排以及医院的相关规定,使他们尽快熟悉环境,消除陌生感与恐惧感,自觉遵守医院规定并配合诊疗。

4. 加强护理,使患者舒适。在护理过程中,注意倾听患者主诉,及时发现患者存在的问题,并予以解决。注意保护患者隐私。尽量减少身体裸露的时间。

5. 尽量安排检查、治疗和护理操作相对集中进行,避免医疗救治时间的延长,减少患者的痛苦与潜在危险,使患者尽可能处于安静、舒适的状态,稳定患者的心理,缓解其紧张情绪,以达到最佳救治效果。

6. 尊重患者及家属的知情权,及时向他们解释或通告病情、治疗方案和预后。耐心倾听家属的诉说,对其疑问及时予以解答,尽量消除其顾虑,促进相互理解。

7. 对家属提供适当的心理安慰,指导他们如何配合医疗护理工作,对患者给予关心与支持。在不影响治疗的情况下,尽量让家属陪伴患者,消除其孤独感与无助感,使患者心理得到支持与稳定。如有可能抢救无效,应事先通知家属,使他们有一定的心理准备。

8. 对抢救无效死亡的患者,做好家属的心理疏导,严肃、认真地做好死者的善后护理。体现出对死者的关爱、同情与尊重。

第三节　门诊患者的护理

神经外科门诊患者以脑瘤、脑血管病、癫痫、脊髓、脑外伤及神经外科手术后的患者为主,疑难病症多,病情复杂,病情变化快,陪伴患者的家属较多,而且求医心切,都想得到医疗技术较高的医生为自己诊治。护士责任是分诊、导诊、巡诊、健康教育及治疗室的卫生、消毒隔离和为患者拆线、换药等工作。

一、接诊与分诊

1. 分诊台的护士每天应准时上岗,接待挂号完毕的患者,做好当日就诊的准备工作。

2. 向患者及家属介绍医院就诊须知及当日专家出诊的情况,根据病种选择专家就诊。

3. 门诊患者常表现为忧心忡忡、急躁、焦虑,分诊护士应进行健康教育使患者及家属做到心中有数,减少患者看病的盲目性。

4. 接诊护士必须熟悉业务及各位专家出诊的时间,及时准确地为患者提供信息及参考意见。积极主动维持候诊大厅的秩序,以保证候诊患者耐心等候就诊。

5. 分诊护士应注意观察候诊大厅的患者有无病情变化,对于年老及婴幼儿患者和病情较重的患者可安排提前就诊。

二、导诊和巡诊

1. 巡诊护士应为患者创造一个良好的就诊环境。由于神经外科患者病情较重,陪同的家属相对较多,巡诊护士应经常巡视诊室情况,耐心解释,取得患者的配合,一位患者陪伴两位以下的家属,同时一次只叫一个患者,避免诊室内拥挤影响医生诊治患者。

2. 导诊时应以患者为中心,对于初诊者建议其挂普通号,各项检查齐全后再挂专家号,既能节省患者资金,又能让真正的疑难病者接受专家诊治。

3. 护士应具备良好的素质,高度的责任心,熟悉业务,了解有关的专业知识。做到规范服务,对患者不推、不冷、不硬,善于用不同的方法解决不同的问题。

三、健康教育

门诊护士每天应定时放录音、电视、口头宣传,向患者及家属进行健康教育。

1. 介绍就诊须知、专家出诊的时间安排和诊疗程序,使患者有针对性选择专家就诊,并了解办理入院手续事项等,缩短就诊时间,让患者尽快得到治疗。

2. 各种检查方面的知识及注意事项　向家属介绍各项检查的所在位置、做检查前的准备及各项检查结果如何取等,以便患者能够积极配合各项检查。

3. 各种疾病的基本知识　使患者在入院前对自己所患疾病有初步的了解,为进一步住院治疗做好心理准备,并消除恐惧心理。

4. 各种疾病的康复知识　使术后复查患者掌握康复期的治疗及自我保健知识。

第四节　患者的转运

一、转运前准备

1. 综合评估患者病情,呼吸道通畅情况,生命体征,各种管路通畅及固定情况,如有异常应给予相应处理,安排好护送人员,联系电梯。

2. 向患者及家属解释转运的目的及必要性,取得配合。

3. 根据患者病情准备好仪器,设备,药品。

4. 转运工具准备　转运工具性能完好,保护设施可靠,病床能去的地方尽量不用平车。减少搬运次数,搬运时采取正确有效的方法。

5. 提前告知转运科室,提前做好接收患者准备。

二、转运过程

1. 转运期间检查管路固定及通畅情况,对于特殊管道应特别注意。

2. 密切观察病情,护士站在患者头侧,防范意外,上好床档或护栏,必要时使用约束带,昏迷患者头偏向一侧,防止误吸,观察意识及生命体征的变化。

三、转运后交接

1. 交接患者身份,交接神志、呼吸道、生命体征的变化及转运途中监护的病情变化及处理情况。

2. 各种通路情况及特殊用药。

3. 皮肤情况及观察要点。

4. 进行物品交接并在交接记录单上签字。

第十五章　神经外科患者的心理护理

一般认为,凡在护理过程中,护理人员运用心理学知识通过行为的或人际关系的影响,改变患者的心理状态和行为,促进其康复的方法,均是心理护理范畴。心理护理是护理心理学具体的实施。另外,心理护理是照顾患者的一种方法,在护理或各种治疗的过程中,给患者提供有组织、有实践意义、全面的心理关怀。实施心理护理为满足整体护理的需要迈出了一大步。

神经系统疾病的发病原因很多,不同的疾病有不同的病因。研究认明,不少心理因素为促发神经系统疾病的诱因,或在神经系统疾病的发生过程中起一定的作用。脑出血的主要发病原因是高血压和血管硬化,但心理因素作为诱因可以使血压骤升导致血管破裂出血。即心理因素作用于中枢神经,并通过下丘脑-垂体-肾上腺系统使体内分泌大量儿茶酚胺,引起血压骤升,使血管破裂出血,或者引起心血管系统栓子脱落以及血管痉挛等导致脑血管病。其他如偏头痛、癫痫发作、重症肌无力及帕金森病的发病等也被认为与心理因素有一定的关系。

第一节　神经外科患者常见心理问题

患者入院前后,由于生活角色和环境的改变,心理上会产生较大的波动,出现心理问题在所难免。及时有效地对患者实施心理护理,对疾病的疗效会产生积极的影响,提高治愈率;反之,就会延长疗程,甚至恶化病情。

1. 焦虑　焦虑是预期要发生不良后果时的一种复杂情绪反应。患者患病,当然更避免不了焦虑情绪。焦虑主要表现为交感神经系统的功能亢进。急性焦虑的症状是:烦躁不安、感觉过敏、心悸、出汗、呼吸困难、厌食、恶心、腹部不适等。体征为皮肤湿冷、苍白、瞳孔扩大,心动过速,气促,呼吸深大,血压升高等。进一步发展也可能使副交感神经系统的活动增强,出现胃肠活动过频而腹泻。患者的焦虑一般可分三类。

（1）期待性焦虑:面临即将发生的不知后果的重大事情时的心理反应,常见于尚未明确诊断或初次住院的患者,不了解自身疾病性质和预后的患者等。

（2）分离性焦虑:患者生病住院,被迫和他所熟悉的环境和人分离,如离开配偶、子女、亲朋、同事、家庭和单位等。这些原来的心理生活的支柱和环境,一旦与之分离,便会产生分离感而伴随情绪反应,特别是依赖性较强的儿童和老年患者。

（3）阉割性焦虑:是一种针对自我完整性的破坏或威胁所造成的心理反应,也是一种分离性焦虑。最易产生这类反应的是要行手术切除某脏器或肢体的患者,还有少部分患者把抽血、引流、穿刺等检查或治疗也认为是躯体完整性的破坏,也会产生焦虑情绪。

2. 退化　退化也称幼稚化,即其行为表现与年龄、社会身份不相称,退回到幼儿或学龄前儿童时期的模式。主要表现形式如下:

（1）自我中心加强:一切以自我为中心,以一切事物和人际关系是否有利于自我存在为行事前提,生病前能考虑并照顾他人的需要,生病后则主要考虑自己。这种患者病情有所好转的一个标志就是自我中心减弱,表现为他可能去关心邻床的患者,或让他的陪伴者早点回家休息,或对周围的事物表示关心。

（2）依赖性增强:患者生活自理能力丧失或降低,需要依赖医护人员帮助,需要家人照料,这是正常现象。还有的表现为自我暗示性加强或容易接受他人暗示,遇事无主见,做事情没有信心,一切听任别人的安排,被动性增强。

（3）兴趣狭窄:有的患者生病后全神贯注于自身机体,对以往感兴趣的事物表现冷淡,更无增添新兴趣的动机。

3. 主观感觉异常　主观感觉异常属于认识上的变化。所谓主观感觉异常,是指患者生病之后,主观感受和体验明显别于正常。一个人患病前集中精力忙于工作和学习,心理活动经常指向外界客观事物,一般对自身身体状况不太留意。但一旦得病,患者就很快会把注意力转向自身,过分注意躯体的变化,甚至对自己的呼吸、心跳、胃肠蠕动的声音都能察觉到,感受性提高。感觉非常敏锐,不仅对声、光、温度等外界刺激敏感,而且对自身体位、姿势也觉察得很清楚。比如,一会儿觉得枕头低,一会儿又觉得被子沉,一会儿埋怨床单不平展,不断地翻身,有的甚至可以出现如时间知觉、空间知觉的异常。

4. 猜疑　患者的猜疑大都是一种消极的自我暗示,由于这种猜测缺乏根据,常影响个体对客观事物的正确判断。一些患者生病后常变得异常敏感,听到别人低声细语,就以为是在谈论自己的病情严重或无法救治。对别人的好言相劝也半信半疑,甚至曲解别人的意思,总担心误诊,怕吃错了药,打错了针。

5. 愤怒与抑郁　愤怒是患者常见的一种负性情绪,可以为一些小事而发火,也可能为生活不能自理而恼怒。这种愤怒常常是因为患者认为自己得病是不公平的,是倒霉,有时自己也不知道因为什么事情而发火。这种莫名的怒火,可能是潜意识的。愤怒还可以转化为自戕和抑郁。自戕可以是拒绝正当治疗,逃避服药,甚至破坏正在采取的医疗措施和已经取得的疗效。抑郁是一种不良情绪反应,主要特征是伤感、沮丧、绝望、束手无策、活动能力低下,从表现看,抑郁似乎比愤怒平稳得多,有可能有助于保存能量,其实两者都会严重地破坏机体内环境的平衡,对身心健康不利。

6. 孤独感　患者住院后,离开了家庭和工作单位,周围接触的都是陌生人,很容易产生孤独感,特别是小病室的患者,更易产生孤独感。他们希望尽快熟悉环境,希望尽快结识病友,还希望亲友的陪伴。长期住院的患者由于感到生活无聊、乏味,希望有适当的文化娱乐活动来活跃病房生活。

7. 期待　期待是指对未来的美好想象的期盼和追求。患者期望得到同情、关心和支持,希望得到认真的诊治和护理,期盼早日康复。期待心理是一个患者渴望生存的精神支柱,是一种积极的心理状态,对治疗是有益的。

以上常见的患者的心理问题,在不同患者身上的反应及其程度是不尽相同的,由于性别、年龄、文化背景、社会阅历、病种等因素的作用,不同的患者,不同的疾病、不同的病情、不同的病程,其心理反应是各不相同的,有时还会发生变化。总之,患者的心理是复杂多样的,对每一个患者都需作具体分析,认真对待。

第二节　神经外科患者的心理需要

患者来自社会的不同行业、不同阶层,承担着不同社会角色,但到医院后都转化为患者角色,因此存在许多共同的需要。这些需要是多种多样的,如清洁安静舒适的环境,合口味、富营养的食物,医术精湛、及时有效的治疗,热情细致的护理等,这些一般性需要,医护人员比较熟悉,容易引起重视,而心理需要则往往被忽视。患者的心理需要是复杂多样的,概括起来,对以下几种心理需要必须予以足够的重视。

1. 被认识与被尊重的需要　患者在求医过程中需要他人了解、熟悉自己的身份、地位,希望被尊重、被认识、被重视、被厚待。人们常认为一旦自己为医护人员所认识、所尊重就会得到较好的治疗和关照。有人常常有意无意间透露或表现自己的身份,从而让别人知道其重要性;也有人通过和医护人员取得良好关系来使自己获得特殊待遇;而一般人则希望得到一视同仁的关照。医护人员应尽可能多地接触患者,主动交谈,互相结识,相互间称呼姓名,避免用床号称呼患者的做法。患者被尊重的心理需要得到满足时,对疾病的治疗是有积极而重要的意义的。

2. 被关心与被接纳的需要　医院病房是患者流动的环境,不断有人加入这个环境之中。对每一个新患者来说,都存在一个尽快适应新环境、尽快在感情上被周围人接纳的过程。患者同正常人一样,需要得到别人的关心、体贴和尊重。每个患者都希望尽快被接纳而成为这个小群体中受欢迎的成员。因此,把病区中患者这个小群体中的人际关系协调好,医护与患者之间关系融洽,病友间互相关心照顾,使患者感觉到自己是处在一个有益的群体之中。患者感到温暖、有希望、有信心、情绪稳定,就能主动配合医护人员进行医治,这种积极的心理状态有益于治疗和康复。

3. 获取信息的需要　患者进入医院后,要不同程度地脱离原来的社会角色,改变自己的生活规律和特定习惯。在这个狭小、单调的环境中,患者的活动又受到限制,由于以往习惯了的工作、学习、社交往来、文体活动等,在不同程度上被隔绝和干扰,患者在适应病房这个新环境的过程中需要获取大量信息,如不能及时得到这些信息,就会感到焦虑。医护人员要尽快地给患者提供院内有关信息和院外的各种信息,诸如作息时间、生活规章、诊疗安排的信息;有关自身疾病的进展和预后的信息;如何配合治疗的信息;有关嗜好、习惯与治疗过程及疾病关系的信息等。

4. 安全与早日康复的需要　安全感是患者普遍的心理需要。医院的环境、气味使初来的患者感到陌生,担心交叉感染,担心 X 射线有害,担心腰穿或取血化验会损伤身体,担心药物副作用等,进而担心疾病能否治愈。这在急诊和住院的危重患者身上就更加明显。凡此种种,都需要医护人员妥善处理,做好耐心细致的解释和指导,一切可能影响患者安全感的活动都要十分小心地加以避免。此外,还要做好患者家属的工作,以便让他们配合做好医护工作。患者求医的最终目标是得到治疗、早日康复,他们需要尽快就医,希望得到有经验的医术高明、医德高尚的医生或对自己熟悉的医生诊治,以便及早明确诊断并得到有效的治疗。

第三节　神经外科患者的心理护理要点

1. 焦虑

（1）建立良好的护患关系：消除焦虑情绪的最好办法是心理治疗与心理护理，其前提是良好的人际关系。护士应使自己从着装、言语、表情、动作到专业技术水平都给患者可信赖和亲切的感觉，获得患者的尊重和信任。在患者入院伊始，责任护士就要热情接待、主动介绍病房的环境，让患者了解医院与其有关的规章制度，告诉主任、主管医生、护士长和主管护士的姓名。护士长在患者入院当天与家属及患者进行有效沟通交流，让患者尽快熟悉新环境，消除陌生感。

（2）详细评估患者的情况：要使心理护理获得最佳的效果，必须做到知彼知己，护士要全面评估患者的情况，如一般情况、现病史、既往史、过敏史、主要症状体征、生活习惯、有无不良事件经历等，最后还应了解患者对疾病、对治疗的态度。通过对患者的生物、心理、社会情况有比较完整的评估后才有助于确定护理诊断、制订护理计划。

（3）耐心倾听患者的叙述：患者的焦虑表现之一是反复叙述自己的不适，反复要求医护人员解答他们的问题，尽管医护人员进行了解释，但患者仍然忐忑不安。此时护理人员应理解患者担心、求助的心情。护士在繁忙的工作中，要找出一定的时间陪伴患者，倾听其叙述。要让患者感受到护士是在认真地、专门地帮助其解决问题，而不是敷衍了事，这会使其感到安慰，会增加对护士的信任。

患者的焦虑状态不容易完全消除，同时由于轻度的焦虑状态对治疗疾病存在益处，所以医护人员需加强极端焦虑或长期处于焦虑状态患者的护理，要以极大的同情心和足够的耐心对其进行有效引导。给患者倾诉和哭泣的机会，有助于疏泄积累的紧张和焦虑。要想方设法帮助他们减轻心理负担，以免妨碍对疾病的治疗和诱发其他疾病。

2. 退化　退化并不完全是有害的反应，适宜的退化可以使患者重新分配其能量，促进痊愈和康复；过度的退化则不利于发挥抗病的主观能动性，不利于治疗和康复。护士应吸引患者对周围事物产生兴趣，从而转移其对自身的过分关注。同时，医护人员要根据患者病情好转的情况，吸引其从事力所能及的活动，逐步为其患者 - 社会角色的转化提供条件。

3. 主观感觉异常　安静、整洁的环境使人愉快，而嘈杂的声音、特殊的气味、单调的刺激、枯燥的生活等都能引起患者的烦躁和不安。患者住院后需要一个整洁、安静、舒适、优美的环境，需要休闲、娱乐的场所，这样才能使患者愉快，有利于情绪的稳定、疾病的康复。注意认知方式的改变，改变不良认知模式，增加患者与周围环境的接触，分散患者注意力，培养其兴趣爱好，达到认知 - 情感 - 行为的和谐。

4. 猜疑　在与患者交谈时，或从其他患者的反应中发现患者的种种疑虑后，医护人员应耐心解释，取得患者的信任，以严谨的科学态度进行医疗处置，医疗行为要大方、自然、公开，从而减少患者的多疑心理。对医疗知识一知半解的患者进行必要的讲解，特别要劝告那些对医学似懂非懂的人不要在其面前乱作解释。

5. 愤怒与抑郁　因为活动受限，加上疾病的折磨，患者常常向周围的人，如亲友、病友，甚至医生、护士毫无理智的发泄怒气，针对这种情况，我们要以足够的耐心和容忍力来应对。如果医护人员懂得这就是患者生病反应的一部分，那么就能更好地帮助患者而不会为自己抱屈。

（1）给予患者安慰：护理人员态度要和蔼。患者的愤怒一般都是有原因的，护士应注意与其沟通，并对患者的愤怒做出正面反应，视患者的愤怒为一种健康的适应性反应，尽量为他们提供发泄的机会，并应用倾听技巧了解和分析患者的感受及愤怒的原因。

抑郁的心境使患者把敌意转向自己，认为自己犯了严重的错误，甚至自责，因而产生罪恶感和无价值感。他们不愿与人接触，躲避别人的目光。护理人员应主动与其打招呼，以关切的态度询问他们的需求。热情不等于高声谈话和热烈，这会使患者更加不安。低声、满怀关切的语言会使患者感到他们是有希望的，周围人并没有嫌弃和厌恶他们。当然与这种患者交流的时候需要有耐心，因为患者思维迟缓，讲话很吃力，所以在交流时语言不一定很多，关切的态度足以使其感到安慰。

（2）满足患者生理和安全的需要：对愤怒患者遇到的困难及问题及时做出理解性的反应，并尽所能满足他们的需要，缓解其愤怒，促使其身心恢复平衡。

抑郁患者缺乏精力，思维动作迟缓，懒于料理生活，对自己的仪表、卫生、着装很不在意，在日常生活方面需要他人协助。医护人员可以用实际行动及时对患者的需求做出反应，使他们感受到护士的关心及重视，如帮助患者制订一个简单的作息时间表，内容包括起床、洗漱、进食、活动等，督促其按计划完成，并且时时注意并给予鼓励。一些抑郁症患者自杀的意念是很强烈的，防止自杀的最有效方法是建立一个可以帮助患者减少痛苦的环境，如由一位有经验的护理人员经常陪伴患者，带领其参加工作、娱乐活动。在活动过程中，护理人员以真诚的关心倾听他们的叙述，与他们作朋友，帮助他们建立自尊，使患者逐渐意识到自己的价值所在，这可以有助于改善患者的情绪，减少自杀的机会。

（3）帮助患者树立信心，提高应激水平：心理、社会因素对于抑郁症发病的影响毋庸置疑，护理人员应帮助患者提高自己的应激水平。要使护理人员的说服对患者产生影响，护患之间的相互理解十分重要。首先是护理人员对患者的理解，所谓理解就是将心比心、设身处地地进入患者的内心世界，体验患者的体验，就是所谓"投情"的理解；然后护理人员用患者听得懂的语言把自己对患者的理解告诉他，并将自己对人生的态度、如何处理心理冲突的方法告诉他，引起患者的共鸣，这样护理人员的说服才是有效的，才能对其产生影响，才能达到护患之间的相互理解。

6. 孤独感　　与患者讨论导致孤独的原因，如社交接触障碍、社会支持资源不足、近期生活变化等，鼓励患者表达孤独的感受，宣泄内心的痛苦。医护人员帮助患者认识到自身在孤独情绪中所起到的作用，与患者讨论改善孤独情绪的可能方法，寻找改善的资源。增强患者的社会支持系统，鼓励患者与患者之间的交流，主动参加社会活动；鼓励患者的家人、朋友、同事等与患者的接触和情感的交流；鼓励患者发展适合自己的兴趣爱好，增大社会交往的范围等。帮助患者消除阻碍人际接触的各种因素，改变对人际交往的认知，学习社会交往技巧。医护人员理解患者孤单寂寞的心情，耐心安慰患者，轻声询问他需要什么，必要时帮他理一理枕头，盖一盖被子。医护人员的一个问候，一个动作常可使患者得到很大的安慰。

7. 期待　　要使患者认识到随着市场经济的到来，社会的复杂性不可避免，每个人都势必面临着竞争、淘汰、取胜的角逐，面对这样的现实，每个人的适应能力不同，有的人轻松、有的人潇洒、有的人无所适从、有的人处于危机状态。要使自己以一种平衡的心态去面对这样的环境，就必须学会保护自己，期望值不要过高，注意挖掘自己的潜能，即使在逆境之中也能保持乐观的情绪。切忌强迫自己做可望而不可即的事情，不要人为地使自己陷入"绝境"之中。

第十六章 神经外科特殊患者的护理

第一节 小儿神经外科患者的护理

小儿神经外科学是神经外科学的一个分支,目前正发展成为一门独立学科,主要针对0~14岁年龄阶段的患儿,疾病种类包括先天畸形、颅脑外伤、脑肿瘤、脑血管病、脊髓疾病、感染性疾病、癫痫等。虽然小儿神经外科与其他亚专业学科有所交叉,是神经外科的重要组成部分,但儿童自身生长发育的生理特点决定了其不是成人的缩影,具有特殊性,故小儿神经外科是一部有完整体系的学科。儿童除了具有成人的一般神经外科疾病表现外,尚有其独特性。在处理小儿神经外科疾病时在参考和借鉴成人神经外科理论外,还要充分考虑到小儿在生理、解剖、病理、免疫上的特点。因此,作为一名小儿神经外科的护士,不但要熟悉神经外科基本专业知识,也要掌握儿童患者相关知识,才能更好地为患儿提供护理。

一、小儿发育特点

(一)小儿发育的一般规律

小儿与一般成人不同,小儿机体从出生一直到青春期始终是处在不断的生长发育的动态变化过程中,但不同年龄阶段生长发育的速度不同。体重和身长在生后第1年,尤其前三个月增加很快,第1年为出生后的第1个生长高峰;第2年以后生长速度逐渐减慢,至青春期生长速度又加快,出现第2个生长高峰。

小儿各器官、组织、系统逐渐长大并发育成熟。生长发育的快慢不一样,遵循一定的规律。神经系统发育较其他系统早,脑在出生后2年发育较快;淋巴系统在儿童期迅速生长发育,于青春期前达高峰,以后逐渐下降;生殖系统发育较晚,于青春期发育加速。其他系统如心、肝、肾、肌肉的发育基本与体格生长相平行。神经系统的发育是小儿神经、精神、心理发育的基础。随着神经系统的逐渐发育成熟,小儿的反射、运动、心理、行为等方面也表现出一定的特点及规律。

小儿的生长发育是遵循从头到脚(先抬头,再会坐,后会走),由近及远(从臂到手的活动)先粗后细(先全手掌抓物到用手指捏取),由低级到高级(先会看、听感觉、认识事物,再到记忆、思维和判断能力的发展)的发育规律而发展的。认识并熟练掌握这些特点和规律不仅可以应用于小儿保健的健康检查,更重要的是还可以作为一种检查手段,发现异常、判定异常,尤其是对在发育过程中发生的脑性瘫痪等脑损伤性疾病更有重要的诊断价值。

(二)脑的发育

神经系统的发育在胎儿期领先于其他各系统,刚出生的新生儿脑的重量是370g,约占体重的 10%；出生后 6 个月时脑重量为 600~700g，为出生时的 2 倍；2 岁时可达 900~1 000g，约为出生时的 3 倍；7~8 岁时已接近于成人脑的重量 1 500g，男女几乎无差别，且外观也与成人相似，有主要的沟回，但较浅，发育不完善，大脑皮质较薄，细胞分化较差。大脑皮质的神经细胞于胎儿第 5 个月开始增生分化，到出生时整个脑的神经细胞数量与成人相同，大约 140 亿个。但其树突与轴突少而短，且髓鞘分化不完善。出生后脑重量的增加主要是由于神经细胞体积增大和树突的增多、加长，以及神经髓鞘的形成和发育。3 岁时神经细胞基本分化完成，8 岁时才接近于成人水平。出生时大脑皮质下中枢如丘脑、下丘脑、苍白球系统发育已较成熟，但大脑皮质及新纹状体发育尚未成熟，故出生时的活动主要由皮质下系统控制。新生儿时期只有脊髓水平与脑干有髓鞘化，随着生长逐渐向大脑皮质发育，2 个月可达脑桥，4~6 个月可达中脑，10 个月至 1 岁大脑皮质髓鞘化才能发育，4 岁时才基本完成，髓鞘化后才能建立神经纤维之间的联络。所以小儿时期的神经系统发育只能从原始的反射开始，并逐渐向高级水平的大脑皮质反射发育，从本能的反射向随意动作的方向发展。

（三）脊髓的发育

脊髓的发育在出生时较成熟，出生后即具有觅食、吸吮、吞咽、拥抱、握持等一些先天性反射和对强光、寒冷、疼痛等的反应。其发育与运动功能的进展相平行，随着年龄而增重加长，脊髓的髓鞘由上而下逐渐形成，约 3 岁时完成髓鞘化。

（四）反射的发育

反射是机体在神经系统调节下对各种刺激的不随意运动的应答反应。反射是通过刺激感觉感受器→传入神经→神经中枢→传出神经→效应器所构成的反射弧来完成的应答。反射是人类一切神经活动的基本形式，是随意运动的基础。儿童反射的发育随着神经系统的发育成熟呈现出一定的规律，即新生儿时期的反射代表的是脊髓和脑干下部水平的神经发育，此时称为原始反射，如吸吮反射、觅食反射、咬合反射、张口反射、握持反射、交叉伸展反射、巴宾斯基反射。随着神经纤维髓鞘化的逐渐完善，出生后 2 个月时的神经反射代表了脑桥水平的神经发育，表现为拥抱反射、紧张性颈反射。出生后 4 个月时，神经纤维髓鞘化的程度达中脑水平，原始反射逐渐消失，出现中脑水平的颈、躯干翻正反射。出生后 10 个月左右，神经的发育到皮质水平，这时儿童出现皮质水平的平衡反射。翻正反射与平衡反射是构成姿势反射的重要因素，是人类维持正常姿势和运动的基础。小儿反射的发育水平反映了中枢神经系统发育的成熟程度，是衡量神经系统发育的一把标尺。反射的异常提示了神经系统发育的障碍，也是脑损伤判断的一个客观依据。

二、小儿生理指标特点

1. 体温　新生儿尤其是早产儿体温调节中枢发育未成熟，环境温度容易影响体温的升降，这主要是因中枢神经反应不够完善，一般认为有正常体重的新生儿可能在 7 天后开始适应环境温度。新生儿和婴儿有相对大的体表面积和较少的皮下脂肪，促使热量较易散发。新生儿的基础代谢较低，也是使体温偏低的原因。由于体温调节中枢不稳定，外界高温、感染疾病、麻醉和婴儿固有的发汗功能不全等因素，小儿容易发生高热，因此应重视环境降温和及时处理高热，以防发生惊厥。

小儿患者体温的测量方法有：腋下测温法，将消毒的体温表水银头放在小儿腋窝中，将上臂紧压腋窝，保持 5~10 分钟，36~37.2℃ 为正常；口腔测温法，准确方便，保持 3 分钟，37.2℃ 为正常，适用于神志清楚而且配合的 6 岁以上的儿童；肛门内测温法，测温时间短、准确,儿童取侧卧位,下肢屈曲,将已涂满润滑油的肛表水银头轻轻插入肛门内 3~4cm,测温 2 分钟,36.5~37.5℃为正常,1 岁以内小儿、不合作的儿童以及昏迷、休克患儿可采用此方法;耳内测温法,用耳温测定仪插入外耳道内,20 秒左右,准确快速、不会造成交叉感染,用于各种情况的小儿,虽然仪器较贵,但临床应用已日益广泛。

2. 呼吸　新生儿鼻腔、咽喉狭小,气管、支气管亦狭窄,黏膜薄弱,但血管丰富。新生儿肺泡少而壁厚,故其腔隙小。新生儿气管黏膜如黏附 1mm 厚的分泌物,即能减少气管腔直径的 50%。因此发生呼吸道充血水肿或分泌物较多时,极易引起肺不张或肺气肿。

小儿呼吸频率可通过听诊或观察腹部起伏而得,也可将棉花少许置于小儿鼻孔边缘,观察棉花纤维的摆动而得,要同时观察呼吸的节律和深浅。随着年龄的增长,呼吸频率逐渐减低,到 7 岁左右呼吸频率约为 20 次 /min,腹式呼吸逐渐转为胸式呼吸,耐受缺氧能力提高。

3. 脉搏、血压　新生儿心脏容积为 20~22ml,到 2~3 岁时增大 3 倍。新生儿心脏的直径在 X 线片上为胸部宽度的 50%,心输出量每分钟为 500~600ml。安静状态下新生儿的心率为 110~140 次 /min,哭闹时可达 180~190 次 /min,所以脉搏测量应在小儿安静时进行。对年长儿一般选择较浅的动脉如桡动脉来检查脉搏,婴幼儿最好检查股动脉或通过心脏听诊来检测。要注意脉搏的速率、节律、强弱及紧张度。一个足月产的新生儿全身血容量约 300ml,为体重的 10%,如果失血 60ml,就可占血容量的 20%。随着体重的增加,血容量与体重的比值下降,到 2~3 岁时全身血容量为体重的 8%,而成人为 6%。小儿由于总血量少,所以少量出血、脱水即可引起休克。测量血压时应根据不同的年龄选择不同宽度的袖带,一般说来,袖带的宽度应为上臂长度的 1/2~2/3。袖带过宽时测得的血压值较实际值偏低,过窄时则较实际值为高。新生儿血压(60~75)/(40~50)mmHg,大于 1 岁可达(90~100)/(65~70)mmHg。不同年龄小儿血压的正常值可用公式推算:收缩压(mmHg)=80+(年龄 ×2),舒张压应该为收缩压的 2/3(表 1-16-1)。

表 1-16-1　各年龄组小儿呼吸、脉搏 /(次 /min)

年龄	呼吸	脉搏	呼吸：脉搏
新生儿	40~45	120~140	1：3
<1 岁	30~40	110~130	1：（3~4）
2~3 岁	25~30	100~120	1：（3~4）
4~7 岁	20~25	80~100	1：4
8~14 岁	18~20	70~90	1：4

三、小儿神经外科患者的常用评估量表

（一）疼痛评估

8 岁以上的患儿可以使用成人疼痛评估量表,3~7 岁患儿可使用面部疼痛表情量表,0~3 岁患儿以及不能良好沟通的患儿均可使用 FLACC 量表。

1. FLACC 量表　FLACC 疼痛评分法,也称为婴幼儿行为观察法,主要适合于 0~3 岁。包括面部表情(facial expression)、腿的动作(1eg movement)、活动(activity)、哭闹(crying)、可抚慰性(consolability)五项内容,每一项内容按 0~2 评分,总评最低分数为 0 分,最高为

10 分,得分越高,不适和疼痛越明显(表 1-16-2)。婴幼儿由于缺乏必要的认知和表达能力,只能通过行为和生理反应进行评估。同样,在临床应用该项指标进行婴幼儿疼痛评估时,需要排除其他正常的生理活动和反射。

表 1-16-2　FLACC 评分法

	0分	1分	2分
脸	微笑或无特殊表情	偶尔出现痛苦表情,皱眉,不愿交流	经常或持续出现下颌颤抖或紧咬下唇
腿	放松或保持平常的姿势	不安,紧张,维持于不舒服的姿势	踢腿或腿部拖动
活动度	安静躺着,正常体位,或轻松活动	扭动,翻来覆去,紧张	身体痉挛,成弓形,僵硬
哭闹	不哭(清醒或睡眠中)	呻吟,抽泣,偶尔诉痛	一直哭泣,尖叫,经常诉痛
可安慰性	满足,放松	偶尔抚摸拥抱和言语安慰后可以被安慰	难于被安慰

轻度疼痛:1~3 分;中度疼痛:4~6 分;重度疼痛 7~10 分。

2. 面部疼痛表情量表　由 6 个面部表情来表达疼痛程度,从微笑(代表不痛)到最后痛苦的哭泣(代表无法忍受的疼痛)。适用于任何年龄、无特定的文化背景及性别要求、各种急慢性疼痛的患者,特别是老人、小儿以及表达能力丧失者,患者能立即指出能反映他疼痛的那张面部表情图,见图 1-4-1。

（二）跌倒评估

跌倒评估即将跌倒风险评分表应用于跌倒的预防与监控,以最大限度地降低跌倒的发生。儿童跌倒风险因素评估表是针对儿童住院患者跌倒风险因素的评估表(表 1-16-3),包括 6 个指标:年龄、性别、特殊事项、跌倒史、床栏使用、药物,其中特殊事项包括脱水、贫血、厌食、晕厥、头晕、共济失调、癫痫、脑血管疾病、抽动症、视力、听力障碍,药物包括麻醉药、镇静药、抗焦虑药、抗高血压药、利尿导泻药、肌肉松弛剂、血管扩张药、抗心律失常药等,每个指标赋予 0 或 1 分,总分 6 分,根据患者的相应情况进行评估,总分 < 3 分无风险,总分 ≥ 3 分有风险。

表 1-16-3　儿童跌倒风险因素评估表

因素	0分	1分
年龄	小于 1 岁或 4~6 岁	1~3 岁
性别	女	男
特殊事项	无	有
跌倒史	没有跌倒经历	住院期间(过去及现在)曾发生跌倒
床栏使用	床上活动时使用床栏	床上活动时未使用床栏
药物	无	有

（三）压疮评估

用于儿科的 Braden Q 量表(以下简称 BQ 量表),是国外应用较广、评价较高的儿童压疮评估工具。它是在 Braden 量表基础上改进而来的,量表作者对原量表的六项条目进行了逐一修改,体现了儿童的生长发育特点和儿童压疮的病因特点。BQ 量表包含移动度、活动度、感知觉、潮湿、摩擦与剪切、营养、组织灌注与氧合 7 个条目,总分 28 分, < 23 分被认为有发生压疮的危险,得分越低,压疮的风险越大(表 1-16-4)。该评分标准体现了儿童特殊的生长发育特点,强调了年龄适应性,如增加了喂养需要和步行能力等。

表 1-16-4　Braden Q 儿童压疮危险评估量表

	1 分	2 分	3 分	4 分
移动性	完全受限	非常受限	轻度受限	无限制
活动性	限制卧床	限制坐椅	偶尔步行	经常行走
感知度	完全受限	非常受限	轻度受限	未受损害
潮湿	持续潮湿	经常潮湿	偶尔潮湿	很少潮湿
摩擦与剪切	存在严重问题	存在问题	存在潜在问题	无明显问题
营养	严重摄入不足	摄入不足	摄入适当	摄入良好
组织灌注和氧合	极度不足	不足	正常	良好

轻度危险:16~23 分;中度危险 13~15 分;高度危险 10~12 分;极度危险 ≤ 9 分。

(四) 儿童格拉斯哥评分

小儿随生长发育对外界的刺激反应不同,实时准确地记录患儿意识状态的变化对于病情的监测非常重要,应采用改良的儿童 GCS 评分表进行意识的评估,完成临床评估,推断出恰当的诊断,制订进一步检查治疗的方案(表 1-16-5)。

表 1-16-5　儿童格拉斯哥评分

评分	睁眼反应		言语反应		运动反应	
	≥ 4 岁	< 4 岁	≥ 4 岁	< 4 岁	≥ 4 岁	< 4 岁
6 分					遵嘱运动	自主活动
5 分			正常交谈	咿咿呀呀	刺痛定位	抚摸躲避
4 分	自动睁眼	自动睁眼	语言错乱	易激惹哭喊	刺痛躲避	刺痛躲避
3 分	呼唤睁眼	呼唤睁眼	只能说出不适当的词	刺痛哭喊	刺痛屈曲	异常屈曲
2 分	刺痛睁眼	刺痛睁眼	只能发音	刺痛呻吟	刺痛过伸	异常过伸
1 分	不睁眼	不睁眼	无发音	无发音	无活动	无活动

四、小儿神经外科常见疾病的护理

小儿神经外科疾病种类包括先天畸形、颅脑损伤、脑肿瘤、脑血管病、脊髓疾病、感染性疾病、癫痫等。

(一) 小儿颅脑损伤的护理

1. 概述　颅脑损伤(brain injury)是一种常见外伤,可单独存在,也可与其他损伤复合存在。重型颅脑损伤是引起小儿死亡和致残最主要的原因。小儿尤其是学龄前儿童神经系统发育尚不完善,对损伤较敏感,自我保护能力较差,容易受到意外伤害导致颅脑损伤。国内外研究显示,在全年龄组颅脑损伤中5岁以下是一个发病高峰期。小儿颅脑损伤原因主要包括坠落、撞击、车祸、摔伤、虐待等,婴幼儿以坠落伤为主,学龄前儿童由于活动逐渐增强,而约束力差,其受伤原因多以跌坠伤及车祸为主,学龄期及以上儿童多为车祸、摔伤及打击伤引起。

小儿颅脑损伤除具有成人颅脑损伤后的一般规律外,还有许多特点,这是由小儿解剖生理特点所决定的,表现为:损伤原因和损伤程度常不成比例,有时很轻的外伤,可造成严重的脑损伤,因此小儿外伤无论原因轻重都需要严密观察;小儿脑皮质抑制能力差,脑组织对创伤反应较成人剧烈,外伤后呕吐、抽搐、发热、嗜睡等症状明显;小儿神经系统稳定性差,自主神经功能紊乱比较多,外伤后生命体征改变大,变化快;小儿处在生长发育阶段,脑组织功能代偿力强,神经功能损害恢复较快,后遗症相对少,预后比成人好。

2. 分类　根据颅脑解剖部位分为头皮损伤、颅骨损伤与脑损伤,三者可合并存在。头皮损伤包括头皮血肿、头皮裂伤、头皮撕脱伤。颅骨骨折是因为暴力作用于头颅所产生的结果,按颅骨骨折部位,可分为颅盖骨折及颅底骨折;根据形态不同又可分为线形骨折、凹陷骨折、粉碎骨折、洞形骨折及穿透性骨折。小儿颅骨较薄,富于弹性,伤后易变形,易发生线形骨折或凹陷骨折。由于小儿在6岁以前鼻窦尚未发育完全,所以在颅骨骨折时并发脑脊液漏者较少见。按颅腔内容物是否与外界交通分为闭合性颅脑损伤和开放性颅脑损伤。

3. 临床表现

(1)线形骨折:当骨折线穿过颞肌或枕肌时可使该部位肿胀而隆起。

(2)凹陷骨折:多为类似乒乓球样凹陷,若凹陷深度超过0.5cm,易引起癫痫发作。

(3)皮下血肿:可明显高出皮面,血肿体积小、张力高、触压时有痛感。

(4)帽状腱膜下血肿:范围大、张力低、波动明显,疼痛较轻、有贫血外貌。婴幼儿巨大帽状腱膜下血肿可引起休克。

(5)脑损伤:出现意识、瞳孔、生命体征、肢体活动、精神、语言状况等的变化,如脉搏细弱、血压偏低、高热、偏瘫、失语、癫痫等;若为枕部骨折特别注意呼吸的改变;如有颅内压增高和脑疝,出现头痛、呕吐、意识障碍加重等。

4. 治疗

(1)凹陷骨折深度超过0.5cm时均需手术复位。

(2)头皮出血急发期的24~48小时内可局部冷敷。血肿1周后尚未吸收者,可在无菌条件下抽除积血,然后加压包扎。

(3)出现脑水肿的患儿给予脱水治疗,并给予抗癫痫药预防外伤性癫痫发作。

5. 护理诊断/护理问题

(1)潜在并发症:脑疝、感染、昏迷、颅内压增高、癫痫。

(2)卫生/进食/如厕自理缺陷　与年幼或神经系统功能缺失有关。

(3)有皮肤完整性受损的危险　与创伤有关。

(4)知识缺乏:缺乏疾病相关知识。

6. 护理措施

(1)严密观察生命体征、意识、瞳孔变化。

(2)颅骨骨折患者观察癫痫发作的先兆,如有癫痫发作给予及时处理。

(3)卧位:除休克和脊髓损伤外,床头抬高15°~30°,头正中位。

（4）肢体功能位摆放。

（5）有偏瘫患儿加强翻身，预防压疮的发生，同时加强肢体功能锻炼。

（6）出现失语时，注意加强与患儿的沟通。

（7）颅内血肿患儿穿刺引流时注意引流袋的位置，观察引流管是否通畅及引流液的量、色、性质。

（8）保持患儿的摄入量，必要时遵医嘱给予肠内外营养。

（9）安全保护：加床档，必要时遵医嘱给予保护性约束，预防坠床及非计划性拔管。

（二）小儿脑积水的护理

1. 概述　小儿脑积水主要表现为头围增大和智力发育障碍，如何在智力发育发生障碍前阻止其继续恶化，并提高儿童的生存质量，是小儿脑积水诊断和治疗的前提条件。小儿脑积水可分为先天性和后天获得性两种，先天性脑积水可能与宫内感染、染色体异常、中枢神经系统畸形等因素有关，后天获得性脑积水主要与颅内出血、感染、外伤、肿瘤等因素有关。

2. 临床表现　小儿脑积水临床表现根据患者的发病年龄而变化，最主要表现在两个方面：头围增大和智力发育迟缓。婴幼儿期先天性脑积水三主征为：头围增大、呕吐、前囟膨隆，同时存在头皮变薄、头皮静脉清晰可见伴怒张。用强灯光照射头部时有头部透光现象。叩诊头顶，呈实性鼓音即"破壶音"，称 Macewen 征。患儿易激惹，表情淡漠和食欲差，出现持续高调、短促的异常哭泣，双眼球呈下视状态，上眼睑不伴随下垂，可见眼球下半部沉落到下眼睑缘，部分角膜在下眼睑缘以上，上眼睑巩膜下翻露白，亦称日落现象。双眼上、下视时出现分离现象，并有凝视麻痹、眼震等。儿童期患儿由于骨缝闭合，脑积水与婴幼儿不同，颅高压三主征为头痛、呕吐、嗜睡/意识障碍。此外患儿亦可出现运动异常，主要有肢体痉挛性瘫痪，以下肢为主，症状轻者双足跟紧张、足下垂，严重时呈痉挛步态，亦称剪刀步态。第三脑室前部和下视丘、漏斗部受累的患儿，可出现各种内分泌功能紊乱，如青春期早熟或落后、生长矮小等及其他激素下降症状。

3. 治疗　小儿脑积水的治疗不仅要改善临床症状，同时也要改善智力发育，提高生存质量。主要的治疗方法如下：

（1）药物治疗：抑制脑脊液分泌药物、利尿剂、渗透利尿剂等。

（2）病因治疗：由脑肿瘤和某些先天性畸形引起的脑积水，可以用手术的方法解除其病因。如脉络丛乳头状瘤切除术、中线肿瘤切除术；颅底凹陷症、小脑扁桃体下疝畸形、Chiari 畸形可行枕下减压术；中脑导水管闭塞畸形可行导水管成形再通术等。

（3）内镜三脑室底造瘘术（ETV）。

（4）脑室-腹腔分流（V-P shunt）。

（5）其他手术方式：脑室-心房分流术、内镜导水管成形术、腰大池-腹腔分流术等。

4. 主要护理诊断/护理问题

（1）有体液不足的危险　与颅内压增高引起剧烈呕吐及应用脱水剂有关。

（2）潜在并发症：感染　与手术感染及侵入性操作有关。

（3）有皮肤完整性受损的危险　与小儿皮肤娇嫩及营养不良有关。

（4）腹胀　与脑脊液对腹膜的刺激所致。

（5）知识缺乏：缺乏疾病相关知识。

5. 护理评估

（1）评估引流通畅情况。

（2）评估头部及腹部伤口敷料是否清洁、干燥,有无渗血、渗液。

（3）评估头痛、恶心情况、囟门张力等颅高压症状有无缓解。

6. 护理措施

（1）术前严密监测患者意识、瞳孔、生命体征变化。

（2）呕吐严重时补充各种营养,防止电解质失衡。

（3）术后观察头部、腹部伤口情况,排气后可进食。

（4）术后观察头痛、恶心情况、囟门张力大小,颅内高压症状有无缓解。监测患儿有无腹部不耐受体征,如腹痛、腹泻、呕吐等。

（5）枕上垫无菌治疗巾,有污染及时更换。

（三）小儿颅内肿瘤

1. 概述　15%~20% 颅内肿瘤发生于儿童。小儿颅内肿瘤位于小儿肿瘤发病率第二位,仅次于白血病,是最常见的实体肿瘤。小儿颅内肿瘤的病因并不十分清楚,可能与下列因素有关:胚胎残余组织、遗传因素、化学物质影响、病毒、放射线的致病作用等。各年龄儿童均可患病,但 5~8 岁是本病的发病高峰。小儿幕上肿瘤约占 54%,幕下肿瘤为 41%,脊髓肿瘤约 5%。小儿颅内肿瘤多为中线肿瘤,很少有脑神经的肿瘤。从前颅窝到后颅窝中线部位包括如鞍区、第三脑室、松果体区、小脑蚓部和脑干等。小儿神经外科患者的常见肿瘤有:髓母细胞瘤、颅咽管瘤、室管膜瘤、生殖细胞瘤、畸胎瘤、错构瘤等。

2. 临床表现

（1）颅内高压症状:头痛、呕吐、视盘水肿。婴儿不会诉头痛,主要表现前囟饱满,还可表现为头颅增大。

（2）颅缝分开,头部叩诊呈"破壶音",婴儿表现为前囟膨胀及头皮静脉怒张。

（3）内分泌功能紊乱:是小儿颅咽管瘤的特点之一,表现为尿崩症、身材矮小、肥胖及甲状腺功能减退等。

（4）视力视野障碍:几乎所有颅咽管瘤患者均有此症状。

（5）其他:肿瘤向邻近结构扩展,伸入额叶、颞叶、大脑脚部,可表现为复视、偏瘫、癫痫发作、眼外肌麻痹、共济失调、精神症状等。

（6）小脑症状及脑神经症状:髓母细胞瘤主要破坏小脑蚓部,表现为身体平衡障碍,走路及站立不稳,肌张力和腱反射低下;眼球震颤也是小脑体征,是眼肌共济失调的表现,眼球震颤多为水平性。

（7）累及脑干者可有后组脑神经症状及长传导束征,如复视、视力减退、外展神经麻痹、面瘫等,亦可有强迫头位及颈部抵抗。第四脑室室管膜瘤有脑干症状为其特点之一,常表现为眼球内斜及口角歪斜。

3. 治疗　小儿颅内肿瘤的治疗应采取积极的态度,做到早期诊断,手术治疗为主,术中尽可能地多切除肿瘤;术后辅助放射治疗、化学治疗和生物免疫治疗等。

4. 主要护理诊断 / 护理问题

（1）潜在的并发症:颅内压增高、脑疝、尿崩症、电解质紊乱。

（2）有误吸的危险　与后组脑神经损害有关。

（3）有皮肤完整性受损的危险　与卧床有关。

（4）疼痛　与患者颅脑手术及颅内压增高有关。

（5）知识缺乏:缺乏疾病相关知识。

5. 护理措施

（1）认真观察患儿神志、语言、生命体征、瞳孔及肢体活动等变化，及时记录，有变化及时报告医生。

（2）观察患儿吞咽功能，进食有无呛咳，遵医嘱应给予流质或半流质饮食，频繁呕吐或昏迷患儿必要时给予鼻饲饮食。当患儿出现面瘫的情况时，进食时应注意防止误吸。

（3）伤口护理：保持伤口敷料干燥，观察有无渗血、渗液等。

（4）引流管的护理：头枕无菌小巾，每天更换。根据病情调整引流袋的高度，保持引流管通畅，妥善固定，勿打折、扭曲。观察引流液的颜色、性质、量。若引流速度过快、量过多或颜色鲜红及时报告医生。

（5）安全护理：专人看护，有精神症状及意识障碍的患儿，适当约束，妥善固定各种管路，防止坠床、自行拔管等意外。共济失调、视力下降或失明的患儿，注意在院期间患儿安全，防止跌倒、坠床或碰伤等意外。

（6）颅咽管瘤患者：记录 24 小时出入量及每小时尿量，当尿量每小时大于 250ml 时及时报告医生。遵医嘱按时准确补充各种液体。监测血生化、尿常规指标，及早发现电解质紊乱征象。鼓励患儿多饮水，特别是盐开水，以补充体内丢失的水和盐，禁止食用含糖高的饮料，以免血糖升高，产生渗透性利尿，使尿量增加。

（7）当患儿出现癫痫发作时，应注意保护患儿，防止外伤发生，并做好抢救准备工作。

（8）当患儿出现后组脑神经损害或呕吐频繁时应保持呼吸道通畅，防止误吸。

（四）儿童脑血管病

概述　儿童脑血管疾病主要包括有动静脉畸形（arteriovenous malformations，AVM）、海绵状血管瘤（cavernous angioma 或 cavernoma）、烟雾病（moyamoya disease 或 moyamoya syndrome）和动脉瘤（aneurysm），其他少见的有毛细血管扩张症（capillary telangiectasia）、静脉瘤（venous angioma）、大脑大静脉畸形（vein of Galen malformation）、硬膜 AVM、颈动脉 - 海绵窦瘘（carotid-cavernous fistula）等。

儿童 AVM 约占所有年龄段患者的 20%，病理改变与成人无明显区别，但病灶普遍偏小，且易于出血，年出血率 2%~4%，约 50% 以上的病儿有脑出血，脑出血后的死亡率约 25%。按照病灶的大小分为小型（< 3cm）、中型（3~6cm）、大型（> 6cm）。

海绵状血管瘤是一种良性肿瘤，如能做到肿瘤的全切除，病儿可以获得终生的生存，年出血率约 0.5%。

烟雾病是一种以颈内动脉及其大分支末端进行性狭窄甚至闭塞为特征的少见的脑底异常血管网病，诱发因素与感染有关，儿童的发病高峰为 5 岁，与成人患者有明显不同的临床表现。

（五）儿童颅内动脉瘤

1. 概述　儿童颅内动脉瘤的病因、发生部位、形态、临床表现、自然史和脑血管痉挛发生率及处理与成人颅内动脉瘤有所不同，好发于男性、颈内动脉分叉部，常合并其他疾病，其远期预后较好。

2. 临床表现

（1）AVM：脑出血和癫痫是最常见的表现，另外可见脑积水。

（2）海绵状血管瘤：有急性脑出血、癫痫和慢性神经功能障碍三大症状。严格意义讲，所有海绵状血管瘤都有出血的历史，有 25%~50% 患者有临床表现；23%~36% 病儿表现为癫痫,主要由大脑皮质的病灶引起;位于脑深部的病灶,主要引起神经功能障碍。

（3）烟雾病:80%儿童患者表现为脑缺血症状和体征,如运动和感觉障碍、视觉损害、语言障碍等。多数患儿以肢体远端力弱或肢体轻瘫为首发症状,少数表现为偏瘫。病儿哭闹、咳嗽、过度通气、情绪紧张可诱发缺血表现。有些患儿亦可表现为癫痫、不随意肢体舞蹈症和头痛等。

（4）动脉瘤:首发症状包括头痛、脑神经功能障碍、恶心、呕吐、视觉障碍、创伤史、癫痫和感觉障碍等。未破裂动脉瘤主要表现为占位效应或癫痫发作,如颈内动脉巨大动脉瘤可以表现为视野缺损、复视。动脉瘤破裂出血后意识障碍和呕吐是主要临床表现,而婴幼儿主要表现为抽搐、嗜睡和呕吐。SAH症状较成人组轻微,脑血管痉挛和脑缺血发生率低。

3. 治疗

（1）AVM:AVM的出血往往威胁到病儿的生命,应采取积极的治疗态度。治疗方法包括手术切除畸形血管病灶、血管内栓塞和放疗。儿童患者的预后明显好于成人。

（2）海绵状血管瘤:对有明确出血或有临床表现的病例,应采取积极的手术治疗。对于无症状的小病灶,可以采用MRI检查随访。采取手术治疗或随访的原则是要充分考虑手术效果和肿瘤自然出血的危险。

（3）烟雾病:脑血管重建术有两种,一是直接脑血流增加法,如颅内 - 外血管吻合术;一是间接脑血流增加法,如颞肌 - 脑表贴敷术、硬膜血管 - 脑表贴敷术、软脑膜血管连通术等。目前还没有明确的临床资料显示药物治疗能缓解脑血管病变的发展过程,或能够代替脑血管重建术的治疗作用。烟雾病引起的短暂性脑缺血发作和卒中的原因不仅是脑缺血,而且有微栓子脱落后引起的远端脑血管梗死。药物治疗主要是应用抗血小板剂、抗凝剂和钙通道阻滞剂等预防微栓子的形成。在应用时严格掌握适应证和剂量,如小于 6 岁的病儿,每天服用阿司匹林的剂量为 80mg,随着年龄的增长,到青春期,每天的剂量可达 300mg。

（4）动脉瘤:处理方法包括开颅手术、血管内介入治疗或者保守治疗。动脉瘤夹闭是最常见的手术方式,此外还有动脉瘤包裹术、颅内外动脉吻合和载瘤动脉结扎术等。窄颈、中小型动脉瘤是血管内栓塞治疗的最好适应证。儿童颅内动脉瘤早期再出血的发生率高,因此应该进行积极治疗。出血后临床分级良好的患儿应尽早进行手术,即使临床分级较差的患儿,也应积极治疗,预后常较好。

4. 主要护理诊断 / 护理问题

（1）疼痛:头痛　与颅内压增高有关。

（2）潜在并发症:颅内压增高、脑疝。

（3）有误吸的危险　与意识障碍有关。

（4）有皮肤完整性受损的危险　与长期卧床有关。

（5）知识缺乏:缺乏疾病相关知识。

5. 护理措施

（1）持续动态观察,病情变化报告医生。

（2）出血者绝对卧床休息,避免哭闹、喊叫等情绪波动。

（3）避免颅内压骤升的诱因:如便秘、咳嗽、情绪激动等。

（4）癫痫的护理。

（5）依据患儿自理程度提供护理服务,满足基本生活需求。

（6）按照压疮、跌倒 / 坠床等风险等级与危险因素,提供预防与处理措施,保证患儿安全。

第二节 老年神经外科患者的护理

随着人民生活水平不断提高,我国人口逐渐老龄化(年龄60岁以上者称老年人)。老年神经外科疾病的发病率逐年上升。由于老年人各脏器功能均有不同程度的衰变,某一脏器的功能失常,往往招致其他各脏器的连锁性功能变化,后者可掩盖原发病的症状或体征,构成了相互重叠、错综复杂的特殊临床表现,使其所患疾病在诊断、治疗、护理上有其特点,困难较大。

一、老年期的生理变化

老年人各系统的生理功能均表现老化现象。由于个体差异各系统或器官衰退程度各有显著不同。

1. 皮肤脂肪组织皮肤脂肪组织减少,弹性降低,汗液分泌减少。

2. 心血管系统 由于心内膜增厚,瓣膜柔软度减低,血管变硬、脆性增加,管腔变窄,易出现头晕和血压增高。

3. 呼吸系统 由于气管、支气管内纤毛活性降低,肺泡表层的纤维组织增加,故容易出现呼吸道感染和活动耐力降低。

4. 泌尿系统 由于肾功能减退,易出现尿频、尿急和夜尿增多的现象。

5. 肌肉骨骼系统骨质疏松,易发生骨折。

6. 神经系统 由于脑部神经细胞、脑血流量、脑组织代谢减少,导致记忆力减退,反应迟钝、平衡能力差。

二、老年人的心理特征及护理要点

(一)心理活动

老年人心理活动速度减慢,这是由于中枢神经系统不能同时处理感觉器传来的大量信息所致。老年人担心失败,有时为了精确完成护士所要求的事情,但却力不从心。因此护士在进行护理操作并需老人配合时要放慢速度并给予安慰,更加耐心而不厌其烦。

(二)性格改变

进入老年期后活动逐渐减少,近事记忆力差,常周而复始叙述相同的事情,再加之疾病的折磨,因此对人冷淡、不信任、多疑,甚至出现敌视行为,而且因为自我感觉不良,变得过分注意自身健康状况,疑病而对身体担忧不已。护士不仅要耐心、坦诚对待患者,巧妙地解释病情并进行科学有效的护理,同时鼓励患者与患者之间多接触,建立良好的病友关系,分散注意力,避免其独处一室,郁郁寡欢。

人到老年期后对家庭持有一种依赖心理,特别是生病住院更希望子女越来越多的关心、爱护、尊重自己。护士要鼓励家属勤来看望患者,多体贴、多关心老人,特别是平时关系不佳的子女,若到病房探望老人,老人会感到更加幸福和安慰,增加战胜疾病的信心。

三、老年神经外科常见疾病的护理

【概述】

老年人的神经系统由于前述的各种衰老性病理改变,可塑性差,对各种疾病所致的损害及手术创伤的耐受力较其他年龄组差。老年人常见神经外科疾病包括脑肿瘤、脑血管病、脑外伤、脑积水等。

脑肿瘤在老年人中以脑膜瘤、胶质瘤、转移癌多见。脑膜瘤是颅内良性肿瘤,占老年脑肿瘤 30% 左右。老年脑膜瘤好发部位是幕上多于幕下。幕上以额叶、颞叶、顶叶占多数,枕叶罕见。幕下以桥小脑角多见。胶质瘤中大多数为胶母细胞瘤和星形细胞瘤,占老年人脑肿瘤 26% 左右。转移癌在男性以肺癌脑转移多见,在女性以乳腺癌脑转移多见。占老年人脑肿瘤 20% 左右。其他老年人脑肿瘤还可见神经鞘瘤、垂体瘤、颅咽管瘤等。

老年人脑血管疾病中可见颅内动脉瘤、脑缺血疾病(短暂性缺血发作、烟雾病等),而颅内血管畸形较少见。

老年人颅脑损伤后因血管硬化及脑组织软化、退行性病变等因素,易发生对冲性硬膜下及脑内血肿,硬膜外血肿较少见。

老年人蛛网膜黏连会发生弥散性纤维化,这些变化影响脑脊液的吸收,进而使脑脊液循环发生障碍,导致脑室扩大,形成正压性脑积水。

【临床表现】

老年人脑组织都有不同程度的退化和脑萎缩,颅内空间较大,不易产生颅内压增高症状。多数以精神障碍,如反应迟钝、情感异常、语无伦次等和肢体活动障碍为首发症状前来就诊。

1. 颅内压增高症状

(1)头痛、恶心、呕吐:由于老年人感受性降低,颅内空间较大,上述症状发生频率较低,仅有部分老年患者有轻度头痛、恶心、呕吐。但若上述症状严重。多提示肿瘤体积增大,达到危险程度,急需处理。

(2)视盘水肿:老年人早期症状不明显,但胶质母细胞瘤多出现此症状。

(3)精神症状:老年人较为突出,主要是性格改变和记忆力减退,如反应迟钝、表情淡漠、生活懒散、定向力差、近记忆力减退,甚至丧失。精神症状多见于大脑半球肿瘤患者。

(4)癫痫发作:有全身性大发作和局限性小发作两种。抽搐由一侧肢体开始,有的只限于单个手指、足趾或一侧口角,有时还可伴暂时性意识丧失。发作类型可与肿瘤所在部位有关。一般以大脑半球肿瘤患者多见,也可由于老年人动脉硬化,脑供血不足,而发生缺血性癫痫。

2. 局灶定位症状

(1)大脑半球肿瘤:临床表现可以出现精神症状、癫痫发作、视野障碍、失语症等。根据部位不同可分为四组:

1)额叶肿瘤:以精神症状和癫痫发作多见。①精神症状:应与单纯性老年人痴呆区别开;②癫痫发作:多见于突发的癫痫大发作;③肿瘤进一步发展可出现偏瘫、运动性失语。

2)颞叶肿瘤:视野缺损、癫痫发作、失语症。

3)顶叶肿瘤:失认、失写、失读症和癫痫发作。癫痫发作常为感觉性局限性发作,表现为肢体发麻、触电样,并向固定方向扩展。

4)枕叶肿瘤:视野障碍,如视野缺损、偏盲、幻视、视物变形等。

(2)鞍区肿瘤:视力减退、视野缺损或偏盲等。男性的性功能减退、阳痿,女性的停经,常因老年人内分泌功能减退被忽视或不明显。

(3)后颅凹肿瘤:共济失调,后组脑神经损伤及水平性眼震。①小脑肿瘤:患侧肢体共济失调,肌张力减退或肌无力,腱反射迟钝,水平性眼震。肢体共济失调表现为步态缓慢、笨拙、手足运动不协调,这方面应与老年人小脑变性症区别开,后者多数有家族遗传史,首发症状是行走困难,进展缓慢,渐渐发展到上肢运动失调。②桥小脑角肿瘤:后组脑神经损伤症状,如患侧耳鸣、听力下降、眩晕、颜面麻木、面肌抽搐或麻痹、声音嘶哑、吞咽困难等。

3. 脑血管疾病症状

（1）出血症状:突然出现剧烈头痛、头晕、呕吐、偏瘫或全瘫、大小便失禁、烦躁,继而逐渐进入昏迷状态。

（2）缺血症状

1）颈内动脉系统 TIA:对侧上肢或下肢、颜面部轻瘫、感觉减退、失读、失写、失语。

2）椎 - 基底动脉系统 TIA:眩晕、恶心、呕吐、言语不清、视物模糊、复视、声音嘶哑、吞咽困难、一侧肢体共济失调。

4. 老年人外伤后症状

（1）老年人颅骨硬化、钙盐增多、弹性减低,受伤时易发生骨折,而且脑血管和脑实质损伤较重。

（2）老年性慢性硬膜下血肿:典型特点即大部分无明显外伤史,因老年性脑萎缩,蛛网膜下腔增宽、桥静脉断裂后易形成血肿,有的患者可以回忆起三周前有轻微外伤史,如头碰门窗、桌椅等,但当时只有局部疼痛而无其他的症状,故未引起注意;有的患者根本回忆不起有过外伤史,后因出现头痛和肢体运动障碍才前来就诊。

（3）颅脑损伤:老年人症状严重,由于脑组织在颅腔内移动、冲撞、扭曲较重,原发昏迷或意识障碍时间较长,血压、呼吸、脉搏均异常,而且由于原有的高血压、糖尿病等老年性疾病而加重脑损伤,故老年人颅脑损伤后病情较重,恢复慢,重型颅脑外伤死亡率极高。

（三）治疗

老年人神经外科手术后死亡率高于青壮年,因此在确定治疗方案前,要对患者的情况做具体分析,对患者心、肾、肝、肺等主要脏器功能进行充分评价,权衡手术治疗和保守治疗的利弊,从而确定最佳的治疗方案。手术治疗为主要方法,包括开颅手术及介入手术等,还可配合放射治疗、化学药物治疗及保守治疗。

（四）主要护理诊断 / 护理问题

1. 有受伤的危险　与头痛、头晕、活动障碍有关。

2. 沐浴 / 卫生 / 进食 / 如厕自理缺陷　与意识障碍有关。

3. 清理呼吸道无效　与术后意识障碍及卧床有关。

4. 有感染的危险　与长期卧床、留置尿管有关。

5. 躯体移动障碍　与出血所致脑损伤有关。

6. 体温过高　与感染有关。

7. 体温过低　与体温调节中枢失调有关。

8. 潜在并发症:深静脉血栓。

9. 思维过程改变　与认知障碍有关。

10. 便秘　与长期卧床休息、使用脱水药物有关。

11. 焦虑　与担心预后、环境改变有关。

（五）主要护理措施

1. 密切观察病情,及时发现脑疝的前驱症状,及时报告医生采取抢救措施。

2. 老年人活动能力差,易发生压疮、摔伤、烫伤等:护理人员应经常巡视病房,及时满足患者的生活基本需求;外出做检查时应有专人陪伴,防止摔伤;在使用热水袋时温度为50℃,并在外面包裹治疗巾,防止皮肤烫伤;卧床的患者加强皮肤护理,按时翻身,床上要垫软垫,防止压疮的发生。

3. 使用颅内降压药物时应密切观察肾功能变化,如尿液的颜色、性质、尿素氮、二氧化碳结合力等,若出现异常遵医嘱给予复方甘露醇、甘油果糖氯化钠注射液等代替 20% 甘露醇。

4. 体温高热时,应先使用物理降温的方法,如温水浴、酒精擦浴等。慎用解热剂,防止因出汗过多,引起患者虚脱。

5. 老年人术后卧床易并发肺部感染 注意病室通风,温湿度适宜;每 2 小时翻身叩背1 次;指导、鼓励患者有效咳嗽,及时清除呼吸道分泌物,必要时吸痰;痰液黏稠者遵医嘱给予雾化吸入;监测体温变化;注意保暖。

6. 营养与饮食 入院及术后及时评估患者进食情况和吞咽能力,合理膳食,增加机体抵抗力。高血压、心脏病患者给予低脂低盐饮食;允许患者选择个人喜爱的食物;鼓励患者与其他人一起进餐;喂饭的速度要慢,每次的量要少;偏瘫患者将食物从健侧送入口中,避免呛咳及误吸。

7. 老年患者膀胱括约肌功能减退,且抵抗力低下,易发生泌尿系感染:鼓励患者多饮水;留置尿管的患者每天消毒尿道口 2 次,定期更换尿袋;发现尿色异常应及时留取尿常规;遵医嘱给予膀胱冲洗或尽早拔除尿管。

8. 静脉治疗时根据病情注意控制输液速度,防止心衰的发生。

9. 老年人术后易并发深静脉血栓:观察下肢皮温、皮色、腿围等变化;早期下床活动、康复锻炼,预防深静脉血栓的形成。

10. 老年人术后由于活动量降低,肠蠕动减弱,易并发便秘,指导患者合理膳食,多进食富含纤维素、易消化的食物,适量饮水。

第二篇

神经外科疾病及护理

第一章　头皮、颅骨疾病及护理

头皮、颅骨的相关疾病主要包括头皮损伤、头皮肿瘤、颅骨损伤、颅骨肿瘤、先天性颅骨疾病等，头皮损伤、颅骨损伤见颅脑损伤一章，先天性颅骨疾病见特殊神经外科患者的护理一章，本章主要介绍头皮肿瘤及颅骨肿瘤。

第一节　头皮肿瘤

头皮结构包括表皮、真皮、皮下结缔组织、帽状腱膜、外骨膜。头皮肿瘤可来源于其各层组织。有些肿瘤为头皮所特有的，有些与身体其他部位的皮肤肿瘤相同。由于皮肤暴露在外，肿瘤容易早发现、早治疗，即使是恶性肿瘤，也有相当高的治愈率。但头皮有头发遮挡，相对而言肿瘤不容易被发现，头皮肿瘤切除后，头皮缺损需要进行修复。

【病因】

头皮肿瘤的病因十分复杂，主要包括外界因素和机体内在因素两个方面。

【临床表现】

（一）头皮血管瘤

头皮血管瘤是起源于头皮血管的良性肿瘤，按其结构和外形可分为毛细血管瘤、海绵状血管瘤、蔓状血管瘤三类。

1. 毛细血管瘤　又称草莓状痣，多见于女婴，一般在出生后数天出现，逐渐增大，之后常停止生长或自行消失。损害为一个或数个直径 2~4cm，高出皮肤，呈草莓状分叶，边界清楚，质软，呈葡萄酒色或鲜红色，压之色退，生长在发际内者因受密集的毛囊影响呈暗色。

2. 海绵状血管瘤　常在出生后不久发生，随小儿成长而增大，多见于睑裂附近，局部呈隆起肿块，边界不清，质软有弹性感，呈紫红色，压之可缩小，放手后恢复原状。瘤体较大时可有沉重感或隐痛。另外，本病可伴有血小板减少症和紫癜。

3. 蔓状血管瘤　由较粗大的迂曲的血管构成，外观呈蚯蚓或条索状，大多属静脉血管，亦可有动脉或动静脉瘘。常发生在皮下或肌肉内，亦可侵及颅骨，范围较大，甚者遍及全头皮。触之柔软，有膨胀和搏动感，可在皮下滑动，有弹性，压迫后瘤体可缩小，解压后即恢复原状，听诊时可有吹风样杂音。

（二）黑色素瘤

黑色素瘤属恶性肿瘤，或称黑色素肉瘤。病变部位头皮如有黑色素斑或黑痣，因理发、洗头、搔痒的反复刺激或长期戴帽压迫摩擦,表皮糜烂,依附的毛发脱落,并逐渐增大发生瘤变。

1. 浅表型黑色素瘤 恶性度比较高,生长速度较慢,常在晚期转移。由于外表类似湿疹故又称湿疹样癌。病变平坦不高于皮肤,为浅或较深褐色,无瘙痒,皮纹较正常皮肤粗,无丘疹,边界较清。

2. 结节型黑色素瘤 恶性度高,生长较快,多在早期发生转移。病变为结节样高出皮肤,大多数为黑色,也可为深褐色或深蓝色,个别为浅颜色,即所谓无黑色素性黑色素瘤,瘤细胞含色素少。表面较光滑,周围红晕,常由于理发、梳头等物理性刺激而生长加速,形成菜花样或息肉样改变,色素加深或出现黑色素环。由于生长较快,病变部位可以出血、破溃或继发感染,邻近淋巴结可以肿大,甚至转移至肺、肝、脑、肾等重要器官。

(三)神经纤维瘤

男性发病略高于女性,除神经纤维瘤病外,肿瘤多为单个,生长缓慢,常无症状,须与头皮纤维瘤、脂肪瘤相鉴别。如有疼痛者,还应与平滑肌瘤、血管球体瘤、小汗腺瘤等相鉴别。少数神经纤维瘤和神经鞘瘤可以恶变。

(四)基底细胞癌

早期表现为局部皮肤略呈隆起、淡粉色或粉红色小结节,仅有针头或绿豆大小,有蜡涂光泽,质较硬,伴有毛细血管扩张,但无疼痛或压痛。病变位于表皮深层者,表面皮肤略凹陷,失去正常皮肤的光泽和纹理,经数月或数年后,表现出鳞片状脱屑,以后反复结痂、脱屑,表现溃烂、渗血。当病灶继续增大时,中间形成浅表溃疡,其边缘参差不齐,似虫蚀样。

(五)鳞状细胞癌

临床上继发性鳞癌常见,在头皮瘢痕、炎症、丘疹破溃基础上出现癌变,其形态有两种:①菜花型。多数原发于皮肤小丘疹或疖肿,溃疡感染逐渐增大,伤口经久不愈,基底部增宽,质地变硬,呈暗红色,有结痂,触之易出血,伤口周围有角质和鳞屑,若伴感染时出现伤口表面脓性分泌物。②潜在型。由于常长在真皮因此向皮下及外围方向生长扩展较快,基底宽,边界欠清,中心部位凹陷,若破溃后不易愈合,有脓性分泌物,周围有新生的毛细血管,易出血,相邻近的引流淋巴结肿大。原发性鳞癌少见,早期为结节状,类似疣状,无痛,常于梳头、理发时无意发现,易破溃,有些病例有腥臭气味,向肌层及骨膜甚至颅骨深层发展。

(六)肉瘤

1. 纤维肉瘤 一般来自皮下纤维组织或筋膜,多见于四肢和躯干,发生于头部者,多见于枕颈部和眼眶部。患者多为老年人。开始为局部出现硬而无痛的结节,生长迅速,隆起明显并压迫头皮,使其萎缩发生溃疡。触之瘤质较硬,不活动,不痛,有胀感。

2. 横纹肌肉瘤 横纹肌肉瘤是一种比较常见的恶性度较高的肿瘤,但原发于头部者极少,多见于青少年,肿瘤质硬不活动,发展迅速,常显著侵袭颅骨,肿瘤血供丰富。

3. 脂肪肉瘤 少见,患者以中、老年居多,常无明显症状,或偶有压痛。肿瘤呈浸润性生长,瘤质较软,不活动,可累及头皮和颅骨。

4. 平滑肌肉瘤 发生于头皮者罕见。

(七)转移性肿瘤

头皮转移肿瘤本身可无任何症状,其临床表现取决于原发病灶所引起的不同症候。

【处理原则】

(一)头皮血管瘤

一般治疗方法均为手术切除。

1. 毛细血管瘤　一般先观察数年,如不消退或影响美容科选择适当治疗。①硬化剂适用于小血管瘤。常用 5% 鱼肝油酸钠溶液或 1%~10% 硫酸盐溶液,注射于血管瘤底部,每次 0.1~0.5ml,需用数次方见效。②冷冻疗法:常用液氮治疗。③激光治疗。④磷 32 贴敷或 X 线照射,使毛细血管栓塞,瘤体萎缩。⑤皮质激素治疗用于发展快或范围较大者,可抑制血管瘤扩大。⑥手术切除用于瘤体较大者,效果好但留有瘢痕。

2. 海绵状血管瘤　对较大的肿瘤先做血管造影,自供血动脉内或局部注入造影剂,以了解其确切范围,利于手术中控制出血和彻底切除。术后若留有残余,可辅以放疗和硬化剂局部注射。

3. 蔓状血管瘤　宜尽早施行手术切除,术前须做血管造影,若造影显示与颅内血管沟通者,术前应做好充分准备。必要时做一侧颈外动脉结扎或在瘤周边做头皮全层连续缝扎。范围较大涉及头皮全层者,术毕需做植皮术。

(二)黑色素瘤

1. 手术切除　宜早期施行对原发瘤的切除,若冷冻切片证实为黑色素瘤,则手术应做扩大切除,包括瘤外 5cm 区域。术后 4~6 周,根据头皮淋巴结引流方向作区域性头颈部淋巴结清除。

2. 物理治疗　适用于浅表型和早期病变,可用激光或液氮,术后辅以放射治疗。

3. 化学治疗　对已转移者,化疗可延缓病情恶化。

4. 免疫治疗　白细胞介素 2、卡介苗接种、转移因子等可提高免疫力。

(三)神经纤维瘤

以手术切除为主。局部有疼痛或位于枕、额部影响功能和美容者宜早日施行切除术。头皮神经纤维瘤切除与四肢者不同,无需顾及功能障碍,因此,一般能彻底切除。对巨大肿瘤则应尽量减少术中失血,并需行植皮手术。

(四)基底细胞癌

1. 放射疗法　基底细胞癌生长缓慢,很少发生淋巴结转移,对放射线敏感,故首选。

2. 化学治疗　凡无淋巴转移者,头面部基底细胞癌一般不主张全身化疗,多应用局部擦敷抗癌药,对较大病灶则局部用药疗效差,应慎用。

3. 冷冻治疗　适用于富于纤维成分、病灶不大的基底细胞癌,但复发率高。

4. 激光治疗　适用于较浅表肿瘤,优点是损伤小、修复好,缺点是缺乏边缘组织病理检查。

5. 手术治疗　手术仍是治疗头皮基底细胞癌的主要方法。

(五)鳞状细胞癌

1. 手术治疗　头皮鳞癌宜采用 1 次手术切除。切口应距肿瘤周边 1~2cm,深度则应按肿瘤侵犯程度来确定,原则是尽可能做广泛根治。

2. 放射治疗　凡不适宜手术或有手术禁忌者,可选用 X 线或镭 γ 线治疗。

3. 激光治疗　适用于小而浅表病灶。

4. 药物治疗

1)局部外用三氯醋酸、足叶草脂等,疗效较差,易复发。

2）全身用药：肌内注射或静脉注射博来霉素。

（六）肉瘤

1. 纤维肉瘤　对放射线敏感性差，故多采用根治性手术。其转移和复发率因肿瘤分化程度和切除早晚而有不同。

2. 横纹肌肉瘤　以早期手术切除为主，术后辅以放疗或化疗。

3. 脂肪肉瘤　手术切除，术中宜作冷冻切片，确诊后应作广泛根治术，并避免撕破瘤表面假包膜。

4. 平滑肌肉瘤　手术切除为主。

（七）转移性肿瘤

头皮转移性肿瘤，以手术切除为主。治疗的重点在于对原发病灶的处理。

【护理评估】

1. 评估患者疾病的类型　评估患者头皮肿瘤的性质、累及范围。

2. 评估患者头皮肿瘤局部表现　评估头皮肿瘤的部位、大小、深浅度情况以及手术方式、手术后损伤的面积，伤口初步处理情况。

【护理诊断／护理问题】

1. 焦虑／恐惧　与头皮肿瘤造成的头皮缺损、头发缺失有关。

2. 疼痛　与头部手术创伤有关。

3. 潜在并发症：出血、感染。

4. 自我形象紊乱　与头皮肿瘤位置、形状有关。

【护理目标】

1. 患者焦虑／恐惧程度减轻，配合治疗及护理。

2. 患者主诉不适感、疼痛感减轻或消失。

3. 术后未发生相关并发症或并发症发生后能得到及时治疗与处理。

【护理措施】

（一）术前护理措施

1. 心理护理

（1）解释头皮肿瘤手术的必要性、手术方式、注意事项。

（2）鼓励患者表达自身感受。

（3）针对个体情况进行针对性心理护理。

（4）鼓励患者家属和朋友给予患者关心和支持。

2. 病情观察及护理　观察并记录患者神志瞳孔及生命体征。

3. 术前常规准备

（1）术前行抗生素皮试，术晨遵医嘱带入术中用药。

（2）协助完善相关术前检查：心电图、B超、出凝血试验等。

（3）术前8小时禁食禁饮。

（4）术晨更换清洁病员服。

（5）术晨剃头。

（6）术晨建立静脉通道。

（7）术晨与手术室人员进行患者、药物核对后，送入手术室。

（二）术后护理措施

1. 全麻术后护理常规　了解麻醉和手术方式、术中情况、切口和引流情况；持续低流量吸氧；持续心电监护；床档保护防坠床；严密监测生命体征。

2. 伤口观察及护理　观察伤口有无渗血、渗液，若有，应及时报告医生并更换敷料。

3. 疼痛护理　评估患者疼痛情况。

4. 遵医嘱给予镇痛药。

5. 提供安静舒适的环境。

6. 出血表现为伤口处渗血，科用止血药物，局部收缩血管，保守治疗无效时及时行再次手术。

【健康宣教】

1. 与患者积极沟通交流，了解其心理状态，鼓励其树立战胜疾病的信心，增强生活的勇气。

2. 进食高蛋白、高营养、易消化的食物。如谷类、鱼、瘦肉、奶、鸡蛋、豆制品、蔬菜、水果等，以增强机体抵抗力，促进康复。

3. 出现原有症状或手术部位红、肿、热、痛、积液、积脓应及时就诊。

4. 术后 3~6 个月门诊复查。

第二节　颅骨肿瘤

颅骨肿瘤是少见的疾病，包括良性肿瘤、恶性肿瘤和颅骨类肿瘤疾病。

【病因】

（一）颅骨良性肿瘤

1. 颅骨骨瘤　颅骨骨瘤是颅骨肿瘤中最常见的肿瘤，许多骨瘤较小，又没有明显的症状，易于忽视。颅骨骨瘤多生长在额骨和顶骨，其他颅骨及颅底少见。好发于 20~30 岁青壮年额顶部，男女之间无明显差异。也有少数见于老年儿童。

2. 颅骨骨化性纤维瘤　也称纤维性骨瘤，临床上罕见，多起源于颅底，产生相应部位的神经系统症状，也可发生在上颌骨及额骨。

3. 颅骨软骨瘤　颅骨软骨瘤较少见，起源于胚胎残余软骨细胞或由成纤维细胞转化而成的软骨母细胞。可见于任何年龄，但以 20~40 岁成人多见，无性别发生率差别。多位于硬脑膜外蝶骨与枕骨软骨结合处，并可累及中颅窝底、鞍旁、破裂孔附近、桥小脑角及枕骨底部，但不涉及斜坡，可与脊索瘤区别。少数可游离于颅内，大脑凸面（额顶部），亦有生于鼻窦及眼眶部而突入颅内。一般为单发，个别可全身多发性。

4. 颅骨巨细胞瘤　又称破骨细胞瘤，罕见，多见于蝶骨、颅中凹、岩骨、枕骨等处，少数见于颅盖部，患者以中青年为多，无性别差异。肿瘤质软，常可见出血、坏死及囊变，囊内含有血性或浆液性液体。

5. **板障内脑膜瘤**　罕见,起源于颅骨板障内异位蛛网膜内皮细胞残余,又称颅骨内异位生脑膜瘤。多见于额、顶骨,肿瘤初起于板障内,有完整包膜,少数向外板侵犯并可穿破突于头皮下。

(二)颅骨恶性肿瘤

1. **颅骨多发性骨髓瘤**　以40~60岁男性患者为多,起源于骨髓细胞。除颅骨外,尚可见于全身其他骨骼。

2. **颅骨成骨肉瘤**　又称颅骨成骨细胞瘤,是颅骨较常见的一种原发性恶性肿瘤。以15~25岁男性为多。患畸形性骨炎(Paget病)者中有10%~15%可恶变为本病,亦有放射治疗后发生本瘤者。多位于颅底部,少数可位于颅顶部。

3. **颅骨纤维肉瘤**　起源于硬脑膜、板障、颅骨膜或头皮的结缔组织。

4. **颅骨转移瘤**　为身体其他部位癌肿转移到颅骨。原发多来自肺、乳腺、肾上腺,其他有前列腺、甲状腺、子宫、肠胃道等处癌肿以及恶性黑色素瘤等。常为多发性病灶,初起于板障,后渐可穿破外板,局部隆起,亦可穿破内板累及硬脑膜,或长入硬脑膜下压迫脑组织。大多发生于颅顶部,亦可位于颅底鞍背、斜坡及岩尖等处。

(三)颅骨类肿瘤疾病

1. **嗜伊红细胞肉芽肿**　与黄色瘤及婴儿期类脂质细胞病三者均属网状内皮细胞增殖症。嗜伊红细胞肉芽肿发病原因不明。

2. **黄色瘤**　多见于10岁以下儿童,为网状内皮细胞增殖症的一种,病因不明。慢性特发性黄色瘤又称Hand-Schüller-Christian病。除颅骨易受累外,其他扁平骨(骨盆,肩胛骨,肋骨,上、下颌骨)、脊椎骨等均可发生,并可侵犯内脏、胸膜、淋巴结、皮肤、心包等处。黄色瘤是类脂沉积的代谢性疾病,因网状内皮细胞内含有胆固醇沉积,后形成泡沫细胞,继而成为肉芽肿、结缔组织瘢痕,最后可能骨化。肉芽肿呈黄色或灰黄色肿块,质脆,镜下可见大量含有类脂质的网状内皮细胞,呈圆形或多角形,胞体大,胞核固缩,胞浆呈泡沫状,尚可见少量嗜伊红细胞、淋巴细胞、浆细胞及胆固醇结晶。

3. **颅骨纤维异常增生症**　又称骨纤维异常增殖症,病因不明。推测为胚胎期中形成骨质的间质生长异常、内分泌障碍或代谢障碍所致。好发于儿童及青年,男性多于女性。单发或多发,后者可伴有皮肤色素沉着,内分泌紊乱,女性可有性早熟,称Albright综合征。亦有少数可伴有全身多处骨骼受累,如脊椎、骨盆及四肢骨骼等处。颅骨病变多见于额骨、蝶骨及颅底部。颅骨外板隆起,表面光滑,内板呈嵴状。病变呈灰红或灰白色,内含纤维组织及骨组织两种成分,因两者比例不同,在切面上质地不均匀,呈硬橡皮状,内含砂粒样骨化小岛,可有小囊及出血。镜下所见:在纤维结缔组织中,有新生骨组织结构,骨基质内有纵横交错的胶原纤维。

4. **颅骨皮样囊肿和表皮样囊肿**　由于胚胎发展过程中残余的外胚叶组织异位于颅骨内面发生。一般多在颅骨板障内。表皮样囊肿是上皮组织角化不断脱落形成,内含有珍珠样光泽,灰色角化片状组织或干酪样物,内含有胆固醇结晶。皮样囊肿内除以上物质外还含有皮肤其他结构如皮脂腺、汗腺、毛囊、毛发等。

【临床表现】

(一)颅骨良性肿瘤

1. **颅骨骨瘤**　病程一般较长。骨瘤依其生长部位表现不同。多数患者生长在外板,局部隆起与头皮无黏连、无压痛,多无不适感,生长缓慢,有的可自行停止生长。板障型多膨胀性生长,范围较广,颅骨凸出较圆滑,可出现相应部位的局部疼痛。内生型多向颅内生长,临床少见,颅骨骨瘤较大时可引起颅内压增高和相应的局部受压等神经系统体征。

2. 颅骨骨化性纤维瘤　常见脑神经受压表现。X线平片可见蛋壳样圆形肿瘤影,比较局限,与四周有明显的界限。

3. 颅骨软骨瘤　此病发展缓慢,位于鞍旁者可产生视觉障碍,第Ⅲ、V对脑神经障碍。破裂孔区者有岩尖综合征。枕骨底部者产生第V～Ⅻ对脑神经麻痹。桥小脑角区者有第V～Ⅷ对脑神经及小脑症状,但X线片无内听道扩大,可与听神经瘤鉴别。巨大软骨瘤有颅内压增高征。

4. 颅骨巨细胞瘤　肿瘤小者可无症状,仅有颞骨处肿块隆起,有疼痛感。侵入颅内者可产生颅内压增高症状及局灶性体征,如中颅窝者有三叉神经受累征,岩骨处者有第Ⅶ、Ⅷ对脑神经受损征,鞍区者可有一侧或两侧第Ⅱ～Ⅵ对脑神经症状等。

5. 板障内脑膜瘤　本病多发生在青壮年,肿瘤生长缓慢,多向颅骨外板方向发展。早期多不累及内板,除局部有一骨性肿块外,一般无疼痛及神经系统症状。如发生在眶顶部则可出现眼球突出及眼球活动障碍。在颅盖部突破外板时,肿块为半球形、质韧,基底部宽而固定。

(二)颅骨恶性肿瘤

1. 颅骨多发性骨髓瘤　颅骨病变多见于颅顶部,为扁平或半球形肿块,有压痛。位于颅底部肿瘤可引起多根脑神经麻痹、眼球突出等。70%伴有恶性贫血、高血钙症,约半数患者血清球蛋白增高、尿中有凝溶蛋白(本周蛋白)、红细胞沉降率增快及间歇性发热。显微镜下可见瘤细胞的95%为浆细胞,又称浆细胞瘤。X线片示顶部有多发性、大小不等(2~10mm)的边缘清楚的圆形透光区。

2. 颅骨成骨肉瘤　在颅盖部可发现肿块,多有局部疼痛和压痛。因肿瘤生长迅速,头皮多紧张发亮,并与肿瘤黏连。肿瘤血运丰富,肿瘤及周围皮下可有静脉曲张,有时可摸到搏动或听到血管杂音,皮肤呈青紫色。患者常有贫血,血清碱性磷酸酶常有增高。X线头颅摄片呈大片溶骨区,内有成骨现象,边界欠清。边缘骨伸向肿瘤周围呈垂直排列成放射状骨刺影(或日光照射状)。

3. 颅骨纤维肉瘤　患者大多为青年。肿瘤位于颅顶或颅底部,多先破坏颅骨外板,后侵蚀板障、内板及进入颅内,晚期可有远处转移。早期为头皮下局限肿块及疼痛。侵入颅内可产生神经症状及颅内压增高征。

4. 颅骨转移瘤　早期可无症状,随肿瘤增大可在头盖摸到半球状柔软肿块,局部疼痛,患者多有贫血、消瘦,有恶性肿瘤史。有的原发灶小,不能发现。多数肿块都较硬、基底宽。各种不同的转移瘤与原发癌有密切的关系,表现也不尽相同。

(1)甲状腺癌转移瘤血运十分丰富,可见头皮血管迂曲、怒张及听到血管杂音,肿块有压缩性。

(2)色素瘤转移至颅骨时,局部青色。

(3)前列腺转移瘤血清碱性磷酸酶明显增高。

(4)成骨细胞型转移瘤因骨反应在肿瘤浸润的周围发生硬化,头颅平片表现为局部骨硬化,呈高密度影。

(三)颅骨类肿瘤疾病

1. 嗜伊红细胞肉芽肿　多见于儿童及青少年,男性多于女性。颅顶部多见,其他指骨、趾骨、肋骨、脊柱、脑及其他内脏亦可受侵。多为单发性,大小不等。肉芽肿呈棕黄或灰红色,质软脆,颅外可侵及骨膜、肌肉,颅内可累及硬脑膜。

早期常有低热、乏力,血常规中白细胞增高,嗜伊红细胞及单核细胞增多,血沉加快,颅部有局限性隆起,有疼痛及压痛,内板破者肿块可有搏动。临床症状类似化脓性骨髓炎。

2. 黄色瘤病程缓慢,颅盖部缺损处可触及头皮下柔软肿块,并可见搏动。典型症状为地图样颅骨缺损、眼球突出及尿崩症(称 Christian 三主征),为肉芽肿侵入眶内眼球后及下丘脑所致。其他有发育矮小、第二性征发育差、肥胖等垂体功能低下症状,常伴有低热、贫血、肌肉关节酸痛等。婴幼儿易产生并发症致死。X 线片示颅盖部有形态不规则地图样缺损,单发或多发,大小不等,边缘清楚、锐利,无硬化带,多见于顶骨、颞骨,并可同时两侧生长;颅底部多见蝶鞍、视交叉沟、蝶骨大小翼、颞岩部、眼眶、眶上裂等处。

3. 颅骨纤维异常增生症 初发病时病变发展较快,但至成年后常可自行停止发展。以头部骨质畸形为主要表现,多见为额眶外上方隆起、眶板增厚、眼球突出,甚至引起视力减、视神经萎缩。蝶鞍受累而体积缩小,产生垂体功能减退、视神经萎缩。颅底骨孔狭小产生脑神经症状(如三叉神经痛等)。鼻窦受侵可产生鼻塞。

4. 颅骨皮样囊肿和表皮样囊肿 此肿瘤可发生在任何年龄,好发于颞前及额顶部。肿瘤在板障内生长缓慢,颅骨未破坏之前,多无任何症状。向外板突出者可发现橡胶样肿物及骨缺损。有的可破溃有干酪样物流出,可感染而形成窦道。向内生长者压迫脑组织,可出现癫痫和颅内压增高及相应的神经系统体征。

【处理原则】

(一)颅骨良性肿瘤

1. 颅骨骨瘤

(1)个别停止生长或生长缓慢的小骨瘤可以不处理。

(2)对生长快、影响美容及有症状的骨瘤应手术切除。外生型没有累及内板的骨瘤,可用骨凿切除,或骨钻钻孔,不透内板;对大的、累及颅内的骨瘤需行骨瓣切除,然后修补颅骨。

2. 颅骨骨化性纤维瘤 常位于颅底,虽较局限,因部位所限很难全切,只能部分切除减压。

3. 颅骨软骨瘤 肿瘤压迫产生神经症状者可手术治疗,但由于肿瘤范围广泛,难以彻底切除,可争取做部分或大部肿瘤切除减压,有时可获得症状缓解。

4. 颅骨巨细胞瘤 治疗以手术为主,尽可能切除肿瘤。

(1)位于颅顶部肿瘤可手术彻底切除,骨缺损处作颅骨修补,预后较好。

(2)颅底部肿瘤全切困难,可部分切除,术后辅以放射治疗,有时可获较长的存活期。单纯作肿瘤刮除或电灼者易复发。

5. 板障内脑膜瘤治疗以手术切除为主

(1)对较小的可将肿瘤与颅骨一并咬除,为防止出血可边咬骨边用骨蜡止血,一直到正常骨组织为止。

(2)对较大的肿瘤,可以肿瘤为中心,做骨瓣切除 + 修补成形术。

(3)对颅底的多数只能部分切除行减压术。

(二)颅骨恶性肿瘤

1. 颅骨多发性骨髓瘤 治疗以放疗及化疗为主,可缓解疼痛、延长生存期,单发者可行手术切除,辅以放疗及化疗。化疗主要以烷化剂治疗为主,它可以缓解病情。现用口服氯乙环己亚硝脲,每天 $100mg/m^2$ (体表面积),每周 1 次。还可用环磷酰胺, $200mg/d$,一疗程 5 天,静脉滴入。

2. 颅骨成骨肉瘤　争取早期广泛切除后辅以放疗,可减少疼痛、延长生存期。

3. 颅骨纤维肉瘤　治疗以手术切除为主,因肿瘤对放疗不敏感,术后辅以化疗治疗为主,放射菌素 D 和环磷酰胺有效。

4. 颅骨转移瘤　治疗首先寻找原发灶,并根据病变性质进行化疗。多发病灶不适合手术;单发较大病灶,可手术切除,术后辅以局部及全身放疗及化疗。

(三)颅骨类肿瘤疾病

1. 颅骨嗜酸性肉芽肿　对放射治疗效果较好,多发者可在活组织检查证实后放疗,单发者可手术刮除后辅以放疗。一般用 6~9Gy 小剂量照射即可。

2. 黄脂瘤病　对放射线较敏感,故对病变局限者宜放疗可缓解发展并促使骨质再生。①颅顶部局限性病变可手术切除,术后作颅骨修补术,手术后也应行放射治疗。②其他可对症处理,如控制尿崩症,改善内分泌失调等。

3. 颅骨纤维异常增生症

(1)本症无特殊神经症状者不需手术。

(2)压迫眼球或视神经者可手术切除部分病变减压,以减轻症状。

(3)影响容貌,适于手术的颅顶部病变可切除,术后作颅骨修补术。

(4)放射治疗及药物治疗无明显效果。

4. 颅骨皮样囊肿和表皮样囊肿　治疗以手术治疗为主,对肿瘤尽可能全切除

(1)与硬脑膜黏连紧密者可切除硬膜,然后修补脑膜。

(2)部分骨质破坏广泛者可行骨瓣成形术。将骨与肿瘤一起切除。然后根据情况放回骨瓣或修补颅骨。

(3)对在静脉窦上的肿瘤,尽可能刮除囊壁。

(4)为防止复发可用电灼囊壁或用 75% 乙醇或 20% 甲醛溶液涂抹。

【护理评估】

1. 评估患者疾病的类型　评估患者颅骨肿瘤的性质、累及范围。

2. 评估患者伤口局部表现　评估颅骨肿瘤的部位、出血量、水肿范围、大小、深浅度情况以及手术方式、手术后伤口情况

3. 评估辅助检查结果　X 线检查、CT 或 MRI 检查外伤后是否存在颅骨、脑组织的损伤;血常规检查患者是否存在凝血障碍,血生化检查患者是否出现水、电解质紊乱。

【护理诊断/护理问题】

1. 焦虑/恐惧　与患者对病情不了解的恐惧、担心预后有关。

2. 舒适的改变　与疼痛有关。

3. 自我形象紊乱　与影响外观美观有关。

4. 潜在并发症:颅内血肿、感染。

【护理目标】

1. 患者焦虑/恐惧程度减轻,配合治疗及护理。

2. 患者主诉不适感减轻或消失。

3. 患者对手术能改变自我形象而充满自信心。

4. 术后未发生相关并发症或并发症发生后能得到及时治疗与处理。

【护理措施】

（一）术前护理措施

1. 心理护理

（1）解释头皮肿瘤手术的必要性、手术方式、注意事项。

（2）鼓励患者表达自身感受。

（3）针对个体情况进行针对性心理护理。

（4）鼓励患者家属和朋友给予患者关心和支持。

2. 病情观察及护理　观察并记录患者神志瞳孔及生命体征。

3. 术前常规准备

（1）术前行抗生素皮试，术晨遵医嘱带入术中用药。

（2）协助完善相关术前检查，如心电图、B超、出凝血试验等。

（3）术前8小时禁食禁饮。

（4）术晨更换清洁病员服。

（5）术晨剃头。

（6）术晨建立静脉通道。

（7）术晨与手术室人员进行患者、药物核对后，送入手术室。

（二）术后护理措施

1. 全麻术后护理常规　了解麻醉和手术方式、术中情况、切口和引流情况；持续低流量吸氧；持续心电监护；床档保护防坠床；严密监测生命体征。

2. 伤口观察及护理　观察伤口有无渗血渗液，若有应及时报告医生并更换敷料。

3. 疼痛护理　评估患者疼痛情况；遵医嘱给予镇痛药；提供安静舒适的环境。

4. 基础护理　做好口腔护理、患者清洁等工作。

5. 并发症的处理及护理　主要并发症为出血，表现为伤口持续有新鲜血液流出。2小时内引出鲜红色血液大于10ml或24小时大于50ml，需用止血药物、局部收缩血管，保守治疗无效时及时行再次手术。

【健康宣教】

1. 加强与患者交流，鼓励患者建立健康的人格，树立战胜疾病的信心。

2. 多进食高蛋白食物，黄豆、乳制品、瘦牛肉、鸡肉、鱼、鸡蛋等，以利机体康复，劳逸结合，加强体育锻炼，增强体质。

3. 有视力障碍者应防止烫伤及摔伤。

4. 如出现原有症状或原有症状加重，应及时就诊。

5. 局部伤口出现红、肿、热、痛、流液、流脓者需及时复诊。

6. 术后3个月门诊复查。

第二章 颅脑损伤及护理

第一节 解剖及生理概要

神经系统是由脑、脊髓和周围神经组成。本节主要介绍头皮、颅骨、脑及相关结构的解剖与生理概要。

一、头皮

头皮是覆盖于颅骨之外的软组织。分为五层,由外向里包括皮层、皮下层、帽状腱膜层、腱膜下层和骨膜层。

二、颅骨

颅骨(skull)位于脊柱上方,由23块形状和大小不同的扁骨和不规则骨组成(中耳的3对听小骨未计入),形成头部的外形,借环枕关节和颈部软组织与躯干相连。包括脑颅骨8块,面颅骨15块。除下颌骨及舌骨外,其余各骨彼此之间借缝或软骨牢固连结,颅骨形成多个腔隙以容纳、支持和保护脑、感觉器官以及消化器官和呼吸器官的起始部分。脑颅骨位于颅的后上部,包括成对的顶骨和颞骨,不成对的额骨、蝶骨、枕骨和筛骨,共8块,围成颅腔,容纳脑。面颅为颅的前下部分,包含成对的上颌骨、颧骨、鼻骨、泪骨、腭骨及鼻甲骨,不成对的犁骨、下颌骨、舌骨,共15块,构成眼眶、鼻腔、口腔和面部的骨性支架。颅骨借枕外粗隆-上项线-乳突根部-颞下线-眶上缘的连线又可分为颅盖和颅底两部分,线以上为颅盖,线以下为颅底。

(一)颅盖骨

颅盖骨厚度不均匀,在额、顶结节处最厚,颞、枕鳞部最薄。在颅骨的穹窿部,内骨膜与颅骨内板结合不紧密,因而颅顶骨折时易形成硬膜外血肿。在颅底部,内骨膜与颅骨内板结合紧密,故颅底骨折时硬脑膜易撕裂,产生脑脊液漏。

(二)颅底骨

颅底内以蝶骨嵴和岩骨嵴为界分为颅前窝、颅中窝和颅后窝。前窝容纳额叶,中窝容纳颞叶和垂体腺,后窝容纳小脑半球和脑干。

三、脑

位于颅腔内,分为大脑、间脑、中脑、脑桥、延髓和小脑。通常把中脑、脑桥和延髓合称为脑干,延髓是脊髓的延续。

（一）大脑

由中线的半球间裂分为左右大脑半球，中间由胼胝体相连，后下方由小脑幕分隔小脑。大脑半球由脑沟、裂将皮质分成额、颞、顶、枕和岛叶。半球表面有灰质称大脑皮质，皮质下为白质，称为髓质。髓质中埋藏一些灰质核团称为基底神经节，包括尾状核、豆状核、屏状核和杏仁核。大脑皮质与下部结构间脑、基底节、脑干、脊髓的连接纤维称为投射纤维，包括内囊（前肢、后肢、膝部）、穹窿、外囊和最外囊。

（二）间脑

连接大脑半球和中脑，被两侧大脑半球所掩盖，位于中脑之上、尾状核和内囊的内侧。间脑一般被分成丘脑、丘脑上部、丘脑下部、丘脑底部和丘脑后部五个部分。

（三）脑干

脑干从上往下由中脑、脑桥和延髓三部分组成。延髓尾端在枕骨大孔处与脊髓接续，中脑头端与间脑相接。延髓和脑桥恰卧于颅底的斜坡上。脑干从上向下依次与第Ⅲ～Ⅻ对脑神经相连。

（四）小脑

小脑位于颅后窝内，其上面借小脑幕与大脑的枕叶相隔。小脑两半球中间缩窄部称为蚓部，两侧膨隆部为小脑半球，蚓部的下面凹陷，前缘的凹陷称小脑前切迹，与脑干相适应；后缘凹陷称小脑后切迹。小脑的主要功能是维持身体平衡、保持和调节肌张力以及调整肌肉的协调运动。小脑借上、中、下三对脚与脑干相连。上脚（结合臂）与中脑被盖相连，中脚（脑桥臂）与脑桥的基底部相连，下脚（绳状体）与延髓相连。小脑在脑干菱形窝的背方，与菱形窝之间的空间为第Ⅳ脑室。

四、脑膜

颅骨与脑之间有三层膜。由外向内为硬脑膜（dura mater）、蛛网膜（arachnoid mater）和软脑膜（pia mater）；三层膜合称脑膜。

（一）硬脑膜

硬脑膜较厚，在其内层折叠成皱襞，其中重要的有：

1. 大脑镰　形如镰刀，是位于两半球之间的膜性结构。

2. 小脑幕　呈半月形，小脑幕将颅腔分为幕上、下间隙。当幕上间隙的颅内压增高时，可将海马旁回和海马旁回钩推入小脑幕孔，形成颞叶钩回疝。

3. 小脑镰　后部附着于枕内嵴，前缘游离，呈镰刀状，向上连于小脑幕，下接枕骨大孔边缘。

4. 鞍隔　为环状皱襞，中央有一孔，漏斗从此通过。其前方附着于鞍结节和前床突，后方附着于小脑幕游离缘，构成垂体窝的顶。

（二）蛛网膜

由很薄的结缔组织构成，是一层半透明的膜，位于硬脑膜与软脑膜之间。其间有潜在性腔隙为硬脑膜下隙，腔内含有少量液体。蛛网膜被覆于脑的表面，与软脑膜之间有较大的间隙，称为蛛网膜下腔。

（三）软脑膜

是紧贴于脑表面的一层透明薄膜，并伸入沟裂。软脑膜血管丰富，并突入脑室形成脉络丛，产生脑脊液。

五、脑血液循环

脑的血液供应来自颈内动脉及椎 - 基底动脉两个系统,这两个动脉系统的 4 条血管,即 2 条颈内动脉和 2 条椎动脉,在脑底部形成大的动脉吻合,称之为脑底动脉环(即 Willis 环)。

(一)颅脑的动脉

供应大脑的动脉主要是颈内动脉和椎动脉。

1. 颈内动脉　自颈总动脉发出,在颈部上升至颅底,前行至破裂孔入颅。临床上将颈内动脉分为四段:①颈段,位于颈部;②颈内动脉管段,又称岩骨段;③海绵窦段,位于海绵窦内;④床突上段,位于前后床突上方。颈内动脉的主要分支如下:眼动脉、后交通动脉、脉络膜前动脉、大脑前动脉、前交通动脉及大脑中动脉。

2. 椎 - 基底动脉系统　椎动脉为椎 - 基底动脉系的主干动脉,左右各一,入颅后汇合成基底动脉。其主要动脉干和分支如下:小脑后下动脉、小脑前下动脉、内听动脉、脑桥支、小脑上动脉及大脑后动脉。

3. 脑底动脉环　又称大脑动脉环或 Willis 环,位于脑底部。它是由两侧的颈内动脉、后交通动脉、大脑后动脉近侧端、大脑前动脉近侧端和一条前交通动脉组成。

(二)颅脑的静脉

脑的静脉多不与动脉伴行。它分为浅、深两组。浅静脉主要收集皮质和皮质下髓质的静脉血,引入邻近的静脉窦;深静脉主要收集深部髓质、基底节、间脑、脑室等处的静脉血,汇集成一条大静脉注入直窦。大脑上静脉注入上矢状窦;大脑中静脉注入海绵窦;大脑下静脉向后注入横窦和基底静脉。

六、脑室系统

脑室系统包括左右侧脑室、第三脑室、中脑导水管和第四脑室,其内充满脑脊液。

(一)侧脑室

位于大脑半球白质内,左右各一,借室间孔与第三脑室相通,分为前角(额角)、体部、三角部、下角(颞角)和后角(枕角)五部分。

(二)第三脑室

位于两侧间脑之间的纵行裂隙,宽约 0.5cm,上经两侧室间孔通向侧脑室,下接中脑导水管上口。

(三)第四脑室

位于脑桥、延髓与小脑之间,居中轴位上,上接中脑导水管,下续延髓中央管,第四脑室借一个正中孔和两个外侧孔和蛛网膜下间隙相通。

七、脑神经

脑神经(cranial nerve)共 12 对,除嗅、视神经分别连于端脑和间脑、副神经部分纤维起源于颈髓上段外,其余 10 对脑神经均与脑干相联系。

(一)嗅神经(olfactory nerve)

由鼻腔嗅区黏膜中的嗅细胞轴突组成,包括 20 多条嗅丝,穿过鼻顶的筛孔入颅,连于额叶底面的嗅球(olfactory bulb)。从嗅球发出的嗅束(olfactory tract)沿嗅沟后行进入嗅三角,嗅皮质位于颞叶钩回和额叶内侧面的胼胝体下区。颅底骨折或额底脑挫伤时可伤及嗅球或嗅束造成嗅觉障碍。

（二）视神经（optic nerve）

起于眼球视网膜，视网膜内的节细胞轴突于眼球后部穿出、组成视神经，走行于视神经管通过视神经孔入颅中窝，经视交叉（optic chiasma）、视束（optic tract）、视放射（optic radiation），投射到枕叶距状裂两侧。脑损伤时可出现相应的视野缺损。

（三）动眼神经（oculomotor nerve）

动眼神经核分为运动核和自主神经核。运动核位于导水管周围的灰质前方，神经纤维由中脑脚间窝出脑，向前经海绵窦穿眶上裂入眶，在眼眶内分支分布于上直肌、下直肌、内直肌、下斜肌及上睑提肌，支配眼肌的随意运动；自主神经核（植物性核）发自中脑导水管周围灰质，发出副交感纤维加入动眼神经，管理瞳孔括约肌（sphincter muscle of pupil）和睫状肌（ciliaris）。颅中窝骨折可致动眼神经损伤。

（四）滑车神经（trochlear nerve）

发自中脑下丘的滑车神经核，由中脑四叠体下方出脑，绕大脑脚向前，是唯一从脑干背侧发出的脑神经。滑车神经支配上斜肌。眶上裂或海绵窦区域的损伤或病变可引起该神经损伤，如眶尖综合征或眶上裂综合征。

（五）三叉神经（trigeminal nerve）

由粗大的感觉根和细小的运动根组成，含有特殊内脏运动和一般躯体感觉两种纤维成分。感觉纤维的胞体位于三叉神经半月节内，其中枢突进入脑桥，终止于脑桥中部的三叉神经感觉核，周围突从半月节发出，分别组成第Ⅰ支（眼神经），第Ⅱ支（上颌神经）和第Ⅲ支（下颌神经）：运动纤维起自脑桥的三叉神经运动核，出脑后进入下颌神经支配咀嚼肌。三叉神经主要分支：眼神经（ophthalmic nerve）、上颌神经（maxillary nerve）、下颌神经（mandibular nerve）。颅脑损伤时，可引起三叉神经感觉与运动障碍。

（六）外展神经（abducent nerve）

发自脑桥下部被盖中线两侧的外展神经核，由脑桥延髓沟的中线两侧出脑后，在基底动脉两旁的脑池内行走，然后在斜坡前通过硬膜下间隙入海绵窦，穿眶上裂入眶，支配外直肌。颞骨岩部尖端骨折可伤及外展神经而出现眼的内斜视。

（七）面神经（facial nerve）

为混合性神经，由特殊及一般内脏运动和味觉纤维组成。运动根发自脑桥下被盖部外侧的面神经核，于脑桥延髓交界处出脑，出脑后经内耳孔进入颞骨岩部，行走于面神经管中。从茎乳孔出颅，进入腮腺深面，在此分为数支经腮腺前缘穿出，呈放射状分布于面部表情肌、颈阔肌、镫骨肌、二腹肌后腹和茎突舌骨肌。感觉根也称中间神经，内含管理舌前2/3味觉及软腭部位味觉的特殊感觉纤维。颞骨岩部的骨折常引起面神经的损伤，造成周围性面瘫。

（八）位听神经（vestibulocochlear nerve）

属特殊的感觉神经，由来自听觉器官的耳蜗神经（cochlear nerve）和来自平衡器官的前庭神经（vestibular nerve）组成。中颅窝骨折累及内耳道和迷路时，可引起位听神经和面神经损伤，导致听力下降、平衡障碍和周围性面瘫。

（九）舌咽神经（glossopharyngeal nerve）

含特殊内脏运动纤维（起自疑核）、一般内脏运动纤维（起自下泌涎核）、内脏感觉纤维和味觉纤维（下神经节），分支主要分布于咽部及舌后1/3黏膜，管理该区一般感觉、味觉和咽部小肌的运动。副交感纤维管理腮腺的分泌。此外,颈动脉窦和颈动脉体的感受器也由舌咽神经感觉纤维支配。

(十)迷走神经(vagus nerve)

含四种神经纤维:特殊内脏运动纤维、躯体感觉纤维、一般内脏运动纤维和内脏感觉纤维。迷走神经损伤主要表现为吞咽困难、声音嘶哑、言语不清或心动过速等。双侧迷走神经的完全性损害可很快致死。

(十一)副神经(accessory nerve)

属于运动神经,包括起自脑干的延髓支和起自颈髓的脊髓支。延髓支又称副神经内支或颅支,发自疑核尾部;脊髓支又称副神经外支,起于副神经脊髓核(C_{1-6}),出脊髓后沿其侧方上升经枕大孔入颅,而后内外两支一起穿颈静脉孔出颅,与迷走神经伴行。内支加入迷走神经支配咽肌的运动,外支支配胸锁乳突肌和斜方肌,副神经损伤时导致头倾斜和肩部上抬受限。

(十二)舌下神经(hypoglossal nerve)

属躯体运动神经,支配舌肌。起自第四脑室底的舌下神经三角深面的舌下神经核,于锥体和橄榄体之间出脑,穿舌下神经管出颅,下行于迷走神经和颈内动脉外侧,于舌骨稍上方达舌根支配舌肌。一侧神经损伤伸舌时舌尖偏向患侧。

第二节　颅脑损伤分类

颅脑损伤属于急危重症。进行伤情分类有助于临床诊断和指导治疗。随着对颅脑损伤救治研究的不断深入,国内外对颅脑损伤的分类标准趋于一致。分别介绍如下:

一、按伤情轻重分类

1965年北京颅脑损伤专题会议对我国急性闭合性颅脑损伤的临床分类进行了重新修订,按昏迷时间、阳性体征和生命体征分为轻、中、重三型;1978年南京第二届中华神经精神科学术会议上,从重型中又分出了特重型。1997年中华医学会神经外科分会对颅脑损伤的分类进行了进一步细化和明确,分型如下:

(一)轻型

1. 昏迷0~30分钟。
2. 仅有轻微头晕、头痛等自觉症状。
3. 神经系统和脑脊液检查无明显改变(单纯性脑震荡伴有或无颅骨骨折)。

(二)中型

1. 昏迷在12小时以内。
2. 有轻度神经系统阳性体征。
3. 体温、呼吸、血压、脉搏有轻度改变(轻度脑挫裂伤伴有或无颅骨骨折及蛛网膜下腔出血,无脑受压者)。

(三)重型

1. 深昏迷,昏迷在12小时以上,意识障碍逐渐加重或出现再次昏迷。
2. 有明显神经系统阳性体征。
3. 体温、呼吸、血压、脉搏有明显改变(广泛颅骨骨折,广泛脑挫裂伤及脑干损伤或颅内出血)。

（四）特重型

1. 原发性脑损伤严重，伤后即陷入深昏迷，有去大脑强直或伴有其他部位的脏器伤、休克等。

2. 已有晚期脑疝表现，包括双侧瞳孔散大，生命体征严重紊乱或呼吸已停止。

二、按临床应用分类

按具体损伤的解剖部位分为两大类：颅伤和脑伤，颅伤又可分成头皮损伤和颅骨损伤。按损伤部位是否与外界相通又分为闭合性和开放性，开放性损伤又按损伤性质的不同分成火器性和非火器性颅脑损伤。而脑损伤又根据其组织结构、损伤性质及其病理改变过程等，再分为原发性和继发性损伤两类。

（一）颅伤

1. 头皮损伤

（1）头皮擦伤：头皮表皮层的损伤，出血少。

（2）头皮挫伤：损伤延及皮下脂肪层，可有头皮淤血及肿胀。

（3）头皮血肿：头皮富含血管，受暴力打击，可使组织内血管破裂出血，而头皮仍属完整。按出血部位的不同头皮血肿又再分为：

1）头皮下血肿：血肿位于表皮层和帽状腱膜层之间，受皮下纤维间隔限制，血肿体积少，但张力高，疼痛明显。

2）帽状腱膜下血肿：位于帽状腱膜下疏松组织层，由于无纤维间隔，出血较易扩散，常致巨大血肿，可波及整个头颅，张力低，疼痛轻；对于小儿易出现贫血、休克等。

3）骨膜下血肿：出血来源板障出血或骨膜剥离，血肿位于骨膜与颅骨之间，范围限于骨缝，质地较硬。

（4）头皮裂伤：直接暴力所致，损伤累及头皮表皮层、皮下组织层，甚至帽状腱膜层，造成头皮出现伤口，头皮结构断裂，出血较多。

（5）头皮撕脱伤：属于严重的头皮损伤。表皮层、皮下组织层、帽状腱膜层因为紧密相连，在强力牵拉下，头皮自帽状腱膜下间隙全层撕脱，有时连同骨膜一起撕脱，使颅骨暴露。因大量出血，可致休克，但较少合并颅骨骨折或脑损伤。

2. 颅骨损伤 颅骨的损伤主要指颅骨骨折，颅骨骨折按骨折部位分为颅盖骨折和颅底骨折；按骨折形态分为线性骨折和凹陷性骨折。颅底骨折一般属线形骨折，容易撕裂硬脑膜，发生脑脊液漏而成为开放性骨折，按骨折部位又分为颅前窝骨折、颅中窝骨折、颅后窝骨折。婴幼儿颅骨开放性线形骨折，如伴有硬脑膜撕裂，骨折缝可随年龄增长逐渐增宽，形成所谓的"生长性骨折"，继发囊性脑膨出。粉碎性凹陷骨折属严重的凹陷骨折，在粉碎性骨折的基础上伴有着力部位骨折片凹陷，常为接触面较大的重物致伤，或外力集中于面积较小的颅骨区域，不仅局部颅骨变形明显，引起凹陷，同时，颅骨整体变形也较大，造成多数以着力点为中心的放射状骨折。

（二）脑伤

开放性脑损伤多有锐器或火器直接造成，均伴有头皮裂伤、颅骨骨折、硬脑膜破裂和脑脊液漏。闭合性脑损伤为头部受到钝性物体或间接暴力所致，往往头皮、颅骨完整。原发性脑损伤是指直接暴力作用于颅脑，引起的脑损伤，多见于交通、建筑、矿工等意外事故及自然灾害，战争时见于火器伤。继发性脑损伤是在原发性脑损伤的基础上，随着伤后组织反应、病理生理改变及出血等因素所导致的脑组织水肿、肿胀或颅内出血等。

1. 开放性脑损伤

（1）非火器性脑损伤：是指由锐器或钝器严重打击造成头皮及颅骨的损伤并伴有硬脑膜破裂和脑的损伤，脑组织直接或间接与外界相交通，易导致感染，常需采取手术方式，变开放为闭合。

（2）火器性脑损伤：火器性颅脑损伤战时多见，和平时期相对少见，死亡率高。损伤后脑组织功能障碍、颅内血肿、合并伤及继发的颅内感染是死亡的主要原因。按损伤情况的不同可分为三类：

1）穿透伤：投射物贯穿颅腔，既有入口又有出口，出口大于入口；颅脑损伤广泛，出口较入口更为严重。

2）盲管伤：投射物穿入颅内，停留在盲管伤道的远端，有入口无出口；伤道内常滞留异物和碎骨片。

3）切线伤：投射物以切线方向冲击头部，使头皮、颅骨和脑组织形成沟槽样损伤，脑组织中可有碎骨片存留。

伴有不同程度脑损伤的颅底骨折，引起颅底硬脑膜破裂，造成脑脊液漏和（或）气颅，称之为内开放性颅脑损伤，属于开放性颅脑损伤范畴，但按闭合性颅脑损伤进行治疗，急性期一般不需封闭硬脑膜缺口、变开放为闭合。

2. 闭合性脑损伤

（1）原发性脑损伤

1）脑震荡：是由轻度脑损伤所引起的临床综合症状群，为中枢神经系统暂时性功能障碍。其特点是头部受暴力打击后，出现短暂性意识丧失，旋即清醒，一般不超过半小时；清醒后常出现近事遗忘。脑组织无明显病理变化。

2）脑挫裂伤：是由于暴力作用于头部，使脑组织在颅腔内滑动及碰撞，造成脑组织的器质性损伤，包括挫伤和裂伤，两者通常是并存的，临床上统称脑挫裂伤。脑实质内的挫裂伤常因脑组织的变形和剪性应力而引起损伤，以挫伤和点状出血为主。

3）弥漫性轴索损伤（DAI）：是在特殊的外力机制作用下，脑内发生的大脑白质弥漫性损伤变性，轴突肿胀断裂为特征的一系列病理生理变化。DAI 在重型脑损伤中占 28%~50%，占由车祸造成的重型脑损伤的 85%。昏迷时间长，病死率高，有国内资料显示 DIA 死亡率可高达 64%。

（2）继发性脑损伤

1）颅内血肿（intracranialhematoma）：颅内出血在某一部位积聚，达到一定的体积，形成局限的占位病变，即可引起相应的症状。按血肿症状出现的时间分为：①急性血肿。症状在伤后 3 天内出现；②亚急性血肿。症状在伤后 4 天至 3 周内出现；③慢性血肿。症状在伤后 3 周以上出现。按血肿所在的解剖部位分为：①硬脑膜外血肿。血肿位于颅骨内板与硬脑膜之间，好发于幕上大脑半球凸面。②硬脑膜下血肿。位于硬脑膜下，又分为单纯性和复合性硬脑膜下血肿，前者的血肿积聚在硬脑膜与蛛网膜之间，后者的血肿积聚在硬脑膜与脑皮质之间，常合并脑损伤。③脑内血肿。血肿位于脑实质内，可发生在脑组织的任何部位。④脑室内积血。出血积聚在脑室系统内，可引起梗阻性或交通性脑积水。交通事故造成的颅脑损伤伤情比其他颅脑损伤复杂、多样化，除单个部位出现血肿外，在颅内同一部位或不同部位形成两个以上相同或不同的血肿，称之为多发性颅内血肿，常见的有三类：同一部位、不同类型的多发血肿；不同部位、同一类型的多发血肿；不同部位、不同类型的多发血肿。⑤迟发性脑内血肿。迟发性脑内血肿是指伤后初次 CT 检查未发现脑内血肿，经过一段时间治疗或再次复查 CT 才发现脑内血肿者；或清除颅内血肿一段时间又在脑内不同部位出现血肿者。

2）脑水肿（braineedema）：为伤后脑组织的病理生理改变，不能成为疾病诊断，根据其病理特点，又可分为：血管源性脑水肿、细胞毒性脑水肿、渗透性脑水肿、弥漫性脑肿胀等。

三、按昏迷程度分类

颅脑损伤的轻重程度常与昏迷的时间和程度成正相关。尽管临床上常用嗜睡、朦胧、浅昏迷、深昏迷等对意识障碍加以描述，但它们之间缺乏明显的界限，难以准确判断伤员的意识状态。目前，国内外普遍采用的格拉斯哥昏迷评分（Glasgow coma scale, GCS），简单易行，分级明确，便于观察，是颅脑损伤患者的昏迷程度和伤情评估的统一标准（表 1-3-5）。按照 GCS 记分多少和伤后原发昏迷时间的长短，将颅脑损伤患者的伤情可分成轻、中、重三型：轻型：13~15 分，伤后昏迷在 30 分钟以内。中型：9~12 分，伤后昏迷在 30 分钟至 6 小时以内。重型：3~8 分，伤后昏迷在 6 小时以上，或在伤后 24 小时内意识障碍恶化再次昏迷 6 小时以上者。临床实践中，有人将 3~5 分者列为特重型，以便与重型进行区分。

格拉斯哥昏迷评分（GCS）从患者睁眼、言语、运动三个方面，进行评价记分，总分最高为 15 分，最低为 3 分。总分越低，意识障碍越重，总分在 8 分以下表明昏迷。由于 GCS 缺乏患者生命体征、瞳孔变化及神经系统检查等重要内容，不能全面地反映患者情况。在此基础上，格拉斯哥莱吉昏迷记分法增加脑干反射，对昏迷程度进行分类。其包含五种脑干反射，共六级计分（0~5 分），可以反映脑干损伤的平面，分数越小，伤情越重。具体反射及评分标准如下：

1. 额眼轮匝肌反射代表间脑-中脑交接处功能，检查方法是将患者眉梢部皮肤，用拇指向外上牵拉，再用叩诊锤打击拇指，如引起该侧闭目反射时评为 5 分。

2. 垂直性眼前庭反射代表间脑-中脑交接处功能，检查方法是将患者头部快速伸屈做俯仰动作，如出现双眼球上下垂直运动者评为 4 分。

3. 瞳孔对光反射代表中脑功能，检查方法为光照瞳孔，观察瞳孔反应，如引起缩瞳反射，则评为 3 分。

4. 水平性眼前庭反射代表脑桥功能，检查方法是将患者颈部快速左右转动，如出现水平眼球震颤或偏侧凝视评为 2 分。

5. 眼心反射即迷走反射代表延髓功能，方法是压迫患者眼球，如引起心率减慢者评为 1 分。

6. 无反射表明患者脑干功能已经丧失，评为 0 分，即脑干功能伤情危重。

第三节　颅脑损伤的急救与护理配合

颅脑损伤为突发事件，伤员急救涉及两个方面，即院前急救和院内急救。

一、院前急救

院前急救是指从颅脑损伤发生后至到达医院前所采取的所有急救措施，其内容包括伤员现场急救和转运及其转运途中突发情况的处理。

（一）现场急救

颅脑交通伤患者,大多数伴有不同程度的意识障碍,失去了自救能力。及时正确的急救关系着颅脑损伤的预后。伤后15分钟是创伤急救的"铂金时间",伤后1小时是创伤急救的"黄金时间",这些创伤急救的时间概念已得到广大医务工作者的普遍共识。因此对颅脑损伤的现场急救和转运必须争分夺秒。到达现场的急救人员要力争在几分钟内大致评估伤员的伤情,包括呼吸、血压、意识状况、瞳孔、肢体活动等情况,采取必要的复苏措施进行初步处理,使呼吸系统和循环系统等基本生命体征得到有效的维持。现场抢救和转运可按照ABCDE的模式进行。

A 气道（airway）:判断气道是否通畅,防止气道阻塞。

B 呼吸（breathing）:了解呼吸是否正常,有无张力性气胸、连枷胸存在。

C 循环（circulation）:检测血压、脉搏,有无休克或出血。

D 神经系统功能障碍（disability）:观察意识状态、瞳孔对光反应、GCS评分,有无偏瘫、病理征等。

E 充分暴露（exposure）:快速充分显露患者各个部位,查看有无合并其他重要外伤。

（二）院前转运

转运不是简单的运送患者,而是现场急救的延续,为院内救治提供必要的准备。转运前必须进行初步检查并加以记录,及时向转往的医院急诊科、ICU或神经外科病房联系,并简要告知伤情及将要进行的抢救措施。在患者呼吸道已通畅、通气充分,低血压或休克得到有效纠正后才能转运。转运工具要求平稳、快捷,配备必要的抢救器材和药品,有急救技术熟练的医生和护士随车护送。开放性颅脑损伤,直升飞机转运时,高度不宜超过4000m,以免发生脑疝。患者转运到医院后,应主动向接诊的医护人员详细交代受伤情况、病情变化、急救措施及抢救效果等。

二、院内急救程序

转运到医院后,为了有序有效地进行抢救,首先必须正确判断患者伤情,根据病情组织分类救治。伤情判断就是对患者伤后的基本情况作一比较系统的了解,将其作为基线,在抢救、观察、治疗过程中不断进行比较分析,并做出判断。对颅脑损伤的伤情判断,包括以下方面:①生命体征;②意识状态;③眼部征象;④运动障碍;⑤感觉障碍;⑥小脑体征;⑦头部检查;⑧脑脊液漏;⑨眼底情况;⑩合并伤。伤情分类就是根据伤情和初诊时的情况进行分类,并根据该分类进行分别处理,一般分为以下四类进行救治。

（一）紧急抢救

伤情急重的闭合性颅脑损伤、持续昏迷或清醒后再次昏迷、GCS评分3~5分、颅内高压、一侧瞳孔散大或对侧也开始扩大、生命体征改变明显以及情况危重者可行床旁移动CT检查,或根据受伤机制和临床特点对损伤大致定位,进行钻孔探查,或行开颅手术抢救。若为原发性脑干损伤、去脑强直、瞳孔时大时小、高热、生命体征紊乱,但无颅内压增高或不需急诊手术者,则应行气管插管或切开、冬眠降温、过度换气、脱水、激素及颅内压监护等非手术保守治疗处理。

（二）准备手术

伤情严重、昏迷时间超过6小时或再昏迷、GCS评分6~8分、生命体征提示有颅内压增高表现者,应立即行必要的辅助检查,明确定位,安排急诊手术。若经辅助检查未发现颅内血肿或者尽管有脑挫裂伤但中线无移位,则给予非手术治疗,进行颅内压监护,定期复查头颅 CT。如为开放性颅脑损伤则应在纠正血容量不足的同时积极准备手术。

(三)住院治疗

病情较重、昏迷时间 20 分钟至 6 小时之间、GCS 评分 9~12 分、有阳性或可疑的神经系统体征、生命体征轻度改变、辅助检查有局限性脑挫裂伤未见血肿,应收入院观察治疗,必要时复查头颅 CT,如有颅内压增高表现时行颅内压监护。

(四)急诊室留观

伤情较轻、昏迷时间在 20 分钟内、GCS 评分 13~15 分、神经系统检查阴性、生命体征基本稳定、辅助检查亦无明显阳性发现时,应留急诊室观察 24 小时。若病情加重即收入院做进一步检查或治疗。若病情稳定或好转,则可嘱其回家休息,但如出现下列任何一种情况,应立即返院复诊:①头痛、呕吐加重;②再次出现意识障碍;③躁动不安;④瞳孔不等大;⑤呼吸节律异常或出现呼吸抑制现象;⑥脉搏变慢;⑦肢体肌力下降或出现瘫痪;⑧失语;⑨癫痫发作。

三、院内救治

院内救治是指患者到达医院后所进行的急救措施,根据其特点从以下几个方面分别阐述:

(一)急救室处理

急救室处理是指从患者到达开始,至患者被转送到手术室或病房为止所采取的处理措施。重点是要对重型颅脑损伤患者继续进行脑复苏,处理威胁生命的全身其他部位的损伤,尽快完成各项急诊常规检验并着手脑及脊髓等的影像学检查,为后续治疗提供更多的可靠依据。其目的是阻止由全身异常或原发性中枢神经系统损伤引起的继发性损害,内容包括:

1. 急救　首要任务是要维持正常通气和供氧。GCS 评分低于 8 分的重症患者应行气管插管甚至气管切开,并给予机械辅助通气。检测动脉血气分析以调整通气量、维持正常供氧和酸碱平衡。急性损伤常造成呼吸性碱中毒,使氧血红蛋白分离曲线左移,降低了氧气向组织内的有效输送。因此呼吸支持是唯一有效的方法。短时内要多次反复测量血压、脉搏,并及时补充血容量,使收缩压至少维持在 100mmHg 以上,以保证充足的脑灌注。必要时,放置中心静脉导管,行中心静脉压测定,维持在 5~10cmH_2O(0.49~0.98kPa),避免液体过多或不足。

2. 采集病史　在患者呼吸道、氧饱和度、血压稳定时,要向患者、陪护或车祸现场人员等重点了解病史,内容包括受伤的时间、原因、外伤性质及着力部位、伤后意识及瞳孔变化,有无呕吐、癫痫发作等,做过何种急救处理如手术、药物应用等,有无其他重要既往史,如高血压、心脏病、糖尿病、精神病等。

3. 神经系统及全身查体　体格检查可以了解患者神经系统和全身功能状况,既要快速全面,又要重点突出。具体内容包括生命体征、意识状况、瞳孔大小及对光反应、眼球活动情况;有无头皮损伤、肢体瘫痪、脑神经麻痹、病理反射、脑膜刺激征、颅底骨折等;以及身体其他部位的合并伤等。

4. 诊断及处理　根据病史、体征及生命功能反应,按 GCS 评分进行分类。一般认为患者是否按指令动作是评估神经系统功能的关键指标,是区分中型和重型损伤的分界线。所有颅脑损伤患者均需要行急诊头颅 CT 检查,尤其是重型颅脑损伤及中型向重型发展的患者,有颅高压征象者应尽快明确原因,酌情静脉滴注甘露醇,之后急查头颅 CT,以了解颅内有无出血等情况。如果头颅 CT 扫描发现有明确手术指征的颅内血肿或其他情况,则应紧急做手术处理。

(二)手术治疗

手术治疗的原则是抢救生命,纠正或保护神经系统功能,降低死亡率和伤残率。颅脑损伤手术主要是针对开放性颅脑损伤、颅内血肿、严重脑挫裂伤并伴有颅内高压的闭合性颅脑损伤。

1. 术前准备　颅脑损伤手术属急诊,时间仓促,但切不可忽略术前准备而影响手术的效果。要尽可能地了解全身情况,尤其是对小儿和老年患者更不能忽视,术前要有重点地询问病史和查体,并做好各项术前准备。全身准备包括心肺检查,肝肾功能、生化情况、血型、凝血功能检查,尿糖检查,禁食水、剃头、留置尿管,静脉给予抗生素预防感染等,头皮有伤口或开放性损伤者还应注射破伤风抗毒素;同时向家属或监护人、单位领导等简单明了地介绍手术的必要性及可能的风险,并签署手术同意书。

2. 麻醉选择　急性颅脑损伤患者的麻醉要求是快速、平稳,较少影响颅内压。一般多采用气管内插管全身麻醉,偶尔在患者术前抢救时行气管切开者,亦可经切开处插管。

3. 基本手术方式　颅脑损伤的急诊手术方式主要包括以下几点:

(1)钻孔探查:适用于伤情较重、迅速恶化的患者,来不及进行全面检查,而需要紧急钻孔,其目的是挽救患者生命、清除颅内血肿。钻孔方法:常用锥孔或钻孔两种,前者为细孔,操作简单快速,可在现场、床旁施行,孔径较小;后者需颅钻钻孔,一般在手术室或抢救室进行,可作为进一步开颅手术的孔位。通常根据颅脑损伤机制和临床征象初步判断钻孔探查的部位,首先应选骨折线通过血管压迹附近钻孔,其次应选在颞部,再后则可按额颞部、顶颞部、额前及枕后的次序钻孔探查。

(2)骨窗开颅:经术前定位或钻孔探明颅内血肿后,视血肿位置选择延长切口,将钻孔按手术要求扩大成骨瓣,一般为 6~8cm 大小的骨窗,清除硬膜外血肿或呈瓣状切开硬脑膜清除硬膜下血肿及/或脑内血肿。此方法可作为颞肌下减压和额颞部脑挫裂伤减压术的基本方法。

(3)骨瓣开颅:常用于诊断和定位较明确的患者。可在术前设计好骨瓣的位置和大小,显露较好,操作有序,方便止血,不留缺损。但手术程序较复杂,费时较多,不适于紧急抢救手术。开颅时,对颅内压较高的患者每当骨瓣翻起时,因突然减压常可引起血压下降,使脑血管灌注压骤减,加重脑缺血缺氧性损害,这是颅高压患者骨瓣开颅时要特别注意的步骤。

(4)开放伤清创:颅脑开放伤的早期清创时限可以延长到伤后 72 小时,此期除非有特殊的污染,一般较少发生感染,清创后常可一期愈合。但清创的成败在一定程度上取决于清创的彻底与否。清创术宜在全麻下进行。手术时在未做好输血准备之前,不要轻易触动嵌于上矢状窦附近的骨折片,以免引起大出血;冲洗时不可正对创口,以免灌入颅腔。清创要彻底,尽可能摘除异物,修补硬脑膜,全层缝合头皮,颅骨缺损可留待后期处理。

(三)ICU 监护

颅脑损伤患者经急救后生命体征平稳以及经手术治疗后均要送 ICU,给予严密和系统的监护及进一步治疗。如中型颅脑损伤及重型颅脑损伤无颅内血肿或脑疝征象者,可直接转送到 ICU 监护观察和治疗。监护的项目包括以下方面:

1. 生命体征　24 小时监测血压、脉搏、呼吸、体温。保持体温在 38.5℃以下,体温升高者首先给予物理降温,物理降温无效才考虑药物;有条件可使用降温毯,行人工冬眠或亚低温治疗,把体温降至 35℃左右。如血压增高、呼吸深慢、脉搏缓慢低于 60 次 /min,提示颅内压增高,应检查头颅 CT。

2. 意识状态 意识与脑皮质和脑干网状结构的功能状态有关。意识障碍的有无、程度、时间长短及演变过程是分析病情轻重的重要指标之一。GCS 评分是表达意识状态的客观指标,临床应用广泛方便。

3. 瞳孔改变及眼球运动 对判断病情和及时发现颅内压增高危象如小脑幕切迹疝非常重要。主要观察双侧瞳孔的大小、形状、是否对称及瞳孔对光反应等,需连续动态观察。

4. 病情变化 密切注意患者感觉、运动及语言的改变,详细描述和记录,严密观察、分析病情进展,并做出定位诊断。如患者由清醒转为昏迷或昏迷程度加深需复查头颅 CT,以明确是否出现新的颅内出血、原有出血增多、脑梗死、水肿加重等。

5. 颅内压监测 根据监测传感器放置位置的不同,可分为脑室内压、脑脊液压、硬脑膜下压、硬脑膜外压和脑组织压等监测方法,各有利弊,依病情及条件选择。持续监测可动态反映颅内压的变化,一般不超过一周。

6. 血气及电解质监测 并非所有患者要监测血气变化。当患者病情危重、呼吸不正常、气管插管或切开辅助呼吸等情况下,必须定期监测血气,维持酸碱平衡。

7. 脑电图监护 一般不作为常规监测内容,如有癫痫发作或有癫痫发作可能性的患者需要监测脑电图,以了解病情指导抗癫痫治疗;濒危的患者监测脑电图可动态了解脑功能并有利于判断病情及预后。

8. 经颅超声多普勒(TCD)检测 可作为选择性监测指标,无创动态观察脑血流变化。

9. 无创脑水肿监测 应用无创脑水肿监测仪,可持续监测脑水肿的情况。

10. 移动 CT 床旁扫描 重型颅脑损伤患者,床旁移动 CT 扫描可以随时了解颅内情况,及时发现迟发性颅内血肿,并避免因搬动患者带来的医疗风险。

第四节 原发性脑损伤

原发性脑损伤主要包括脑震荡、脑挫裂伤、弥漫性轴索损伤等。

【临床表现】

1. 脑震荡

(1)意识障碍:表现为头部受伤后,即刻发生一过性的神志恍惚或意识丧失,昏迷程度较轻而且时间短暂,可以短至数秒钟或数分钟,但不超过半小时。

(2)逆行性健忘:为脑震荡最典型的临床症状,表现为近事遗忘,即清醒后对受伤当时情况及受伤经过不能回忆,但对受伤以前的事情能清楚地回忆。这是近记忆中枢海马回功能受损的表现。

(3)其他症状:常有头痛、头晕、恶心、厌食、呕吐、耳鸣、失眠、畏光、注意力不集中和反应迟钝等症状。可因情绪紧张或活动头部、变换体位加重,一般 3~5 天后自行消失,少数患者持续时间可长达数周或数月;部分患者可表现心悸、气促、面色苍白、多汗、四肢冰凉等自主神经功能紊乱。

(4)神经系统检查无明显阳性体征。

2. 脑挫裂伤

（1）有较严重的头部外伤史，尤其是减速伤史。

（2）意识障碍：伤后多立即昏迷，由于受伤程度不同，意识障碍时间可为数分钟、数小时或数日、数月，甚至迁延性昏迷。一般以伤后昏迷时间超过 30 分钟作为判断脑挫裂伤的参考时限。患者清醒后可有明显的头痛、恶心、呕吐等症状。

（3）局灶症状：因受伤部位及损害程度而异。如仅伤及额、颞叶前端即所谓"哑区"，可无神经功能缺损表现；脑功能区受损可出现偏瘫、失语等神经定位体征。

（4）部分患者意识障碍时间短，清醒后出现头痛、呕吐、嗜睡或躁动等。

（5）脑膜刺激征阳性。

（6）生命体征改变。

（7）严重者可出现深昏迷、去脑强直、瞳孔散大。

（8）脑挫裂伤时局部小血管亦受损，极易合并颅内血肿。

3. 弥漫性轴索损伤　与严重脑挫裂伤相似，伤后患者立即陷入昏迷，而且程度深，持续时间长，一般在 6 小时以上，多无中间清醒期。常有瞳孔改变，表现为双侧瞳孔不等大、单侧或双侧瞳孔散大、光反射消失，也可出现眼球分离或同向凝视。临床多无颅内压增高，亦缺少明确的定位体征及神经系统受损表现。

【处理原则】

1. 脑震荡　通常无需特殊治疗，主要是对症处理，一般只需卧床休息 5~7 天，给予镇痛、镇静对症药物，多数患者在 2 周内恢复正常，预后良好。伤后早期宜安静休息，减少脑力和体力劳动，少思考问题和阅读报纸书籍，并注意减少对患者的不良刺激。少数脑震荡患者可能发生颅内继发病变或其他并发症，因此伤后最好能短期留院观察 2~3 天，在对症治疗同时密切观察患者的精神状态、意识状况、临床症状及生命体征，并应根据情况及时进行必要的检查，以便及时发现可能并发的颅内血肿。

2. 脑挫裂伤

（1）非手术治疗：①密切观察患者意识、瞳孔及生命体征变化，保持呼吸道通畅；②维持脑灌注压，适当补液，维持水、电解质及酸碱平衡；③积极控制脑水肿，降低颅内压；④早期常规使用止血药物；⑤预防癫痫发作；⑥伤后早期出现中枢性高热、去脑强直或癫痫持续发作者，及早冬眠降温和（或）巴比妥治疗，注意心肺功能监护；⑦促醒及促进神经功能恢复治疗。

（2）手术治疗：脑挫裂伤合并严重脑水肿或颅内血肿，出现脑疝征象时，应及时进行手术，外科手术以清除血肿、坏死脑组织及去骨瓣减压为主。

3. 弥漫性轴索损伤

（1）呼吸道管理：DAI 患者原发昏迷时间长，呼吸道分泌物多，易于感染，加强呼吸道管理非常关键。应及早行气管插管或气管切开，吸除分泌物，气道内雾化吸入给药用以抗炎、稀化痰液及解除支气管痉挛。

（2）过度换气：脑缺氧及二氧化碳蓄积，颅内压明显升高，加重了脑水肿。采用过度换气，当使 $PaCO_2$ 从 40mmHg 降至 20mmHg，颅内压可降低 30%。但要注意此种措施只能维持 12 小时左右。

（3）亚低温治疗：可降低组织基础代谢，减少耗氧量，提高中枢神经对缺氧的耐受性。

（4）巴比妥类药物：在适当剂量下该类药物在抑制中枢神经的同时，可收缩脑血管，降低颅内压。

（5）钙离子拮抗剂及脱水治疗。

（6）手术：在保守治疗过程中病情恶化并出现脑干功能衰竭征象时，应考虑到脑疝危象的可能，宜果断复查CT，一旦发现有颅内血肿或因两半球不对称性水肿所导致的中线结构移位，应立即手术，去除血肿并去骨瓣，防止颅内压明显增高引起或加重继发性脑损害。

【护理评估】

1. 评估患者健康史　评估年龄、性别、职业、民族、文化程度、婚姻、宗教信仰、社会支持、经济负担、入院态度、入院方式等；了解既往史、家族史、过敏史及用药史等，尤其注意是否有服用阿司匹林等抗凝药物史；了解脑损伤的原因；了解自理能力、饮食习惯、食欲、排泄情况及有无吸烟史及饮酒史等。

2. 评估患者受伤情况　了解受伤时间、受伤的过程、受伤部位、性质、方向及着力点、急救和转运过程等；评估有无意识障碍，意识障碍程度、持续时间；评估有无口鼻、外耳道出血及脑脊液外漏等。

3. 评估患者身体状况　通过护理查体，评估有无头部破损、破损程度、破损面积及有无出血；评估生命体征、瞳孔及神经系统症状和体征，了解有无头痛、头晕、恶心、呕吐、颅内压增高的症状和体征以及有无呼吸困难、去皮质强直和锥体束征等阳性表现；评估全身营养状况。

4. 评估患者心理 - 社会状况　评估患者和家属对疾病发生后的心理反应和认知程度。评估患者个性特征，角色是否正常，家庭状况、经济负担及社会支持力，以便采取针对性心理护理。

【护理诊断/护理问题】

1. 脑震荡
（1）疼痛　与疾病有关。
（2）焦虑　与缺乏疾病相关知识、担心预后和担忧头痛有关。
（3）知识缺乏：缺乏脑震荡疾病的相关知识。

2. 脑挫裂伤
（1）意识障碍　与疾病有关。
（2）清理呼吸道无效　与外伤后意识障碍有关。
（3）潜在并发症：颅内压增高、脑疝、颅内血肿、癫痫、蛛网膜下腔出血、应激性消化道溃疡、深静脉血栓等。
（4）有失用综合征的危险　与意识障碍、肢体活动障碍和长期卧床有关。
（5）有感染的危险　与脑脊液外漏、长期卧床和留置各管路有关。
（6）营养失调　与低于机体需要量与意识障碍、不能自主进食等因素有关。
（7）知识缺乏：缺乏疾病相关的保健知识。
（8）焦虑　与担心预后有关。

3. 弥漫性轴索损伤
（1）意识障碍　与DAI致大脑广泛性轴突损伤，脑皮质与皮质下中枢联系中断有关。
（2）清理呼吸道无效　与外伤后意识障碍有关。

（3）潜在并发症：颅内压增高、脑疝、应激性消化道溃疡、深静脉血栓、呼吸衰竭、肾衰竭等。

（4）有失用综合征的危险　与意识障碍、肢体活动障碍和长期卧床有关。

（5）有感染的危险　与长期卧床和留置各管路可致肺部感染、泌尿系感染、颅内及全身感染有关。

（6）有外伤的危险　与患者外伤后躁动有关。

（7）有皮肤完整性受损的危险　与长期卧床有关。

（8）营养失调：低于机体需要量与意识障碍、不能自主进食等因素有关。

【护理目标】

1. 抢救配合及时、措施完善，未延误患者的救治时机。

2. 预防措施得当，患者未发生压疮、肺部感染、深静脉血栓、脑疝、感染等护理相关性并发症。

3. 患者意识障碍、生命体征评估准确，病情观察到位。

4. 患者营养状态良好，皮肤弹性好。

5. 体温监测及时，降温措施有效，患者体温在正常范围。

6. 患者生活需要得到满足，未发生坠床、跌倒等不良事件。

7. 患者和家属了解疾病相关知识，情绪平稳，能够配合治疗护理工作。

【护理措施】

1. 病情观察

（1）严密观察意识情况：有无意识障碍、意识障碍的程度和变化，作为脑损伤轻重、原发性与继发性辨别的重要依据。

（2）认真测量并记录生命体征：伤后早期，因组织创伤反应，可出现中等程度的发热；损伤累及间脑和脑干，可致体温调节中枢紊乱，出现体温不升或中枢性高热；伤后数日发热，多提示感染发生。

（3）观察瞳孔：双侧瞳孔是否等大、等圆，对光反射情况。伤后一侧瞳孔进行性散大、对侧肢体偏瘫、意识障碍多提示脑受压或脑疝；双侧瞳孔散大、对光反射消失、眼球固定，伴深昏迷或去皮质强直提示脑干损伤或临终表现；双侧瞳孔形状多变、对光反射消失，伴眼球分离和移位，常提示中脑病变；有无间接对光反射可用来鉴别视神经和动眼神经损伤情况。

（4）神经系统症状体征：原发性脑损伤引起的偏瘫等局灶症状，一般在受伤当时同时出现，且不再继发加重，伤后一段时间出现一侧肢体运动障碍且进行性加重，同时伴有意识障碍和瞳孔的变化，多为小脑幕切迹疝。

（5）注意观察有无复合伤的发生。

2. 保持呼吸道通畅　意识清楚者可取斜坡卧位，昏迷患者取侧卧位或床头抬高15°~30°，预防呕吐物、分泌物误吸或窒息；呼吸道分泌物较多时，按需吸痰，及时清除口腔、咽部和鼻腔的血块或痰液；必要时行气管插管或气管切开，呼吸机辅助呼吸，以减少气道阻力和无效腔；保持室内适宜的温度和湿度，并做好气道的湿化和管理，避免分泌物黏稠；遵医嘱合理使用抗生素，防治呼吸道感染。

3. 体位护理　脑震荡患者卧床休息1~2周；脑挫裂伤、脑干损伤及弥漫性轴索损伤患者意识清楚时可取斜坡卧位,以利于颅内静脉回流;昏迷患者取侧卧位,预防呕吐物、分泌物误吸;去脑强直患者颈部垫软枕,注意保护四肢;意识障碍、运动障碍和长期卧床患者注意肢体功能位的摆放。

4. 饮食护理 创伤后的应激反应可产生严重的分解代谢,使血糖增高、乳酸堆积,后者可加重脑水肿。因此必须及时、有效的补充能量,给予高蛋白、高维生素、易消化的清淡饮食,以减轻机体损耗。早期采用肠外营养支持,并尽早进行肠内营养支持,以利于胃肠功能的恢复和营养吸收。

5. 高热的护理 高热患者每 4 小时测量 1 次体温,必要时随时测量;根据病情选择合适的降温方法,如物理降温或药物降温等;意识清楚无吞咽障碍的患者多饮水,昏迷患者多次鼻饲喂水;正确采集血培养标本并及时送检;加强口腔护理、呼吸道管理及泌尿系护理等;因感染引起的高热,遵医嘱合理使用抗生素。

6. 人工冬眠亚低温护理 ①根据病情置冰袋于腋下、腹股沟、腘窝或用人工冰毯进行物理降温,中、重度 DAI 使用冰毯机加冬眠合剂在伤后早期(24 小时内)将肛温控制在 32~35℃,体温正常者 4~6 小时降到 35℃以下,体温大于 38℃者 8~12 小时降至 35℃以下,持续时间 2~7 天;②实施冬眠亚低温治疗后,患者机体的各种反应能力下降,加强基础护理,按时翻身、叩背、吸痰,变换体位时应缓慢,避免直立性低血压的发生,注意压疮和冻伤的预防;③复温时先撤冰毯,再停用冬眠药物,使其缓慢自然复温,以免引起低血容量性休克和颅内压的骤然升高。

7. 高压氧的护理 对 DAI 昏迷患者良好的护理是保证高压氧治疗效果的前提,在进入高压氧舱前要注意保暖,妥善固定各种管路并保持通畅;有吞咽动作的患者在口腔滴入适量液体,促进其做吞咽动作,以保持鼓膜内外压力平衡;正确佩戴呼吸面罩,避免吸入高压氧舱的压缩空气,以保证高压氧治疗的有效时间;伴有颅底骨折和脑脊液漏的患者禁做高压氧治疗。

8. 潜在并发症的观察及护理

(1)应激性消化道溃疡:出现咖啡色胃内容物、柏油样大便、腹胀及肠鸣音亢进等症状时,及时报告医生;遵医嘱正确给予抑酸、止血及胃黏膜保护剂等药物;必要时遵医嘱给予胃肠减压,做好大量失血的各种抢救准备工作。

(2)感染:呼吸道分泌物增多、误吸、泌尿系感染及机体防御能力下降是感染的主要原因。监测体温的变化,正确留取血常规、血培养和痰培养标本,及时发现感染征象,正确判断感染原因;卧床患者按时翻身、叩背,及时吸出口腔、鼻腔和咽部的分泌物,必要时行气管插管或气管切开,严格遵守吸痰操作标准并做好口腔护理;留置尿管患者保持会阴部清洁,会阴擦洗 2 次/d,评估尿管留置必要性,尽早拔除;鼓励和协助患者多饮水。

(3)深静脉血栓:昏迷、长期卧床及肢体活动障碍的患者,易发生下肢静脉血栓,鼓励早期下床活动,指导其进行肢体主动运动或给予肢体被动运动;严密观察肢体皮肤的温度、颜色、弹性及末端动脉搏动情况;使用抗血栓压力带(弹力袜)和气压循环泵治疗,促进静脉回流;一旦发生深静脉血栓应抬高肢体并制动,防止栓子脱落,遵医嘱使用抗凝药物或手术治疗。

(4)压疮:床单位清洁、干燥、无皱褶、无渣屑;患者皮肤清洁,每天观察皮肤受压情况,按时翻身,温水擦浴;根据压疮风险评估情况选择合适的保护性措施,如使用气垫床、敷料覆盖皮肤隆突部位等。

9. 心理护理 为患者和家属讲解脑损伤的相关知识,减轻其焦虑和恐惧;耐心倾听患者主诉,避免不良因素刺激,鼓励患者提升自理能力。

【健康宣教】

1. 轻型脑损伤患者鼓励其尽早恢复生活自理和活动。

2. 偏瘫和单瘫患者在康复师和护士的指导下,进行患肢功能锻炼,发挥健侧肢体功能,并注意患侧肢体功能位摆放。

3. 语言障碍患者有计划地进行语言训练,利用非语言沟通技巧进行交流。

4. 家属参与到康复训练中,与患者有效沟通,安慰、鼓励患者,树立其康复信心,使其保持乐观情绪。

5. 保持充足的睡眠和适当的体能锻炼,避免劳累,加强营养。

6. 嘱患者注意安全,预防因癫痫发作导致的意外事件发生。

7. 出院后 3~6 个月门诊复查,必要时随时复查。

第五节 继发性脑损伤

继发性脑损伤主要有脑水肿和颅内血肿,本节重点介绍颅内血肿。颅内血肿是颅脑损伤中常见且严重的继发性病变之一,约占闭合性颅脑损伤的 10%,在重型颅脑损伤患者中则达到 40%~50%。颅内血肿因颅骨、硬脑膜或脑的出血而形成,与原发性脑损伤可相伴发生,也可单独发生。颅内血肿一旦形成,若不及时处理,其症状往往呈进行性加重,最终必将因颅内压不断增高,导致脑疝形成而危及生命。

【病因】

外伤性颅内血肿均有程度不同及方式不一的外伤史。平时多为车祸撞击或坠落伤所致,亦可由爆炸或火器伤引起,个别的慢性血肿无明显外伤史。受伤的方式及打击着力点和形成血肿的部位有密切关系。减速性损伤,血肿可发生在损伤部位,也可发生在对冲部位;加速性损伤,血肿多发生在着力点部位。

【临床表现】

(一)颅内压增高表现

头部外伤后出现剧烈头痛、恶心、呕吐频繁,并进行性加重时,应当考虑有颅内血肿的可能。

(二)意识障碍

进行性意识障碍为颅内血肿主要症状之一。颅内血肿出现的意识变化过程,与原发性脑损伤的轻重有密切关系。原发性昏迷的长短取决于原发性脑损伤的轻重,而继发性昏迷的迟早主要取决于血肿形成的速度。如:原发性脑损伤较轻时,伤后无原发昏迷,待血肿形成后开始出现意识障碍(清醒 - 昏迷);原发性脑损伤略重时,则常能见到典型的"中间清醒期"(昏迷 - 清醒 - 再昏迷);原发性脑损伤严重时,则常表现为昏迷程度进行性加重(浅昏迷 - 深昏迷),或稍有好转以后又很快恶化(昏迷 - 好转 - 昏迷)。

(三)瞳孔改变

颅内血肿所致的颅内压增高达到一定程度,便可形成脑疝。一侧瞳孔进行性散大,光反应消失,是小脑幕切迹疝的征象之一,系脑疝挤压脑干时,动眼神经受大脑后动脉压迫所致。单侧瞳孔散大多出现在血肿的同侧,若继续发展,脑干受压更加严重,中脑动眼神经核受损,则两侧瞳孔均散大,说明病情已进入垂危阶段。

(四)生命体征变化

血肿引起颅内压增高时,血压随之出现代偿性增高,脉搏缓慢、充实有力,呼吸减慢、加深,血压升高和脉搏减慢常较早出现,颅后窝血肿时,则呼吸减慢较多见。

(五)神经系统体征

伤后立即出现的局灶症状和体征,系原发性脑损伤的表现。不同部位的血肿可产生相应的症状和体征,如额叶血肿引起偏瘫、失语,顶叶血肿出现感觉障碍,颅后窝血肿导致共济失调和平衡障碍等。单纯硬脑膜外血肿,除非压迫脑功能区,早期较少出现体征。

【处理原则】

颅内血肿一旦明确诊断,即应尽快进行手术处理,目的是清除血肿、控制出血、解除脑受压,防止或缓解脑移位和脑疝形成,以及预防迟发性颅内高压。手术既要清除血肿、彻底止血,还要清除肉眼可见的因挫裂伤而糜烂、破碎的脑组织。至于血肿清除后是否采取去骨瓣减压或浮动骨瓣减压,意见不一致。一般认为,对于脑水肿严重、特别是术前已有脑疝形成的患者,可去骨瓣减压,硬脑膜减张缝合。

(一)硬脑膜外血肿

1. 手术治疗　可根据 CT 所见采用骨瓣或骨窗开颅,清除血肿,妥善止血。对少数病情危急,来不及做 CT 等检查者,应直接手术钻孔探查,再扩大成骨窗,清除血肿。

2. 非手术治疗　凡伤后无明显意识障碍、病情稳定、CT 所示血肿量少于 30ml、中线结构移位小于 1.0cm 者,可在密切观察病情的前提下,采用非手术治疗。

(二)硬脑膜下血肿

急性与亚急性硬脑膜下血肿,若症状明显,病情进行性加重,血肿量较大,应紧急手术探查,切开硬脑膜清除血肿,术前有脑疝者可行大骨瓣开颅,术后按重型脑损伤处理。慢性硬膜下血肿,可行颅骨钻孔置管冲洗引流或开颅血肿清除。

(三)脑内血肿

症状较轻、血肿量较少及局灶性症状不明显时,可给予保守治疗;浅部脑内血肿部位稍隆起,脑皮质张力大且呈青紫色,或软脑膜下有斑块状的薄层血肿,扪及局部脑组织较软,均应作试探性脑穿刺,一旦证实即可切开脑皮质清除血肿并止血;当吸除脑挫裂伤处的失活脑组织时,若有血凝块从脑深处涌出,提示脑深部血肿,须深入寻找,将血肿彻底清除并完善止血。

【护理评估】

1. 评估患者健康史,评估方法同原发性脑损伤。

2. 评估患者身体状况　评估意识情况,有无瞳孔改变和是否出现头痛剧烈、频繁呕吐、烦躁不安、血压升高、脉搏和呼吸减慢等颅内压增高症状;评估有无诱发脑疝发生的因素,如呼吸道梗阻、尿潴留、便秘等。

3. 评估患者心理状况　评估患者和家属对疾病发生后的心理反应和认知程度;评估患者个性特征,角色是否正常;评估患者家庭状况及社会支持力,以便采取针对性心理护理。

【护理诊断 / 护理问题 】

1. 意识障碍　与颅内血肿有关。
2. 清理呼吸道无效　与患者意识障碍有关。
3. 有失用综合征的危险　与患者意识障碍、肢体运动障碍有关。
4. 营养失调：低于机体需要量　与患者意识障碍、不能自主进食等有关。
5. 潜在并发症：颅内压增高、脑疝、癫痫、感染等。

【护理目标 】

1. 病情观察处理及时，及时发现病情变化，患者未发生护理相关并发症。
2. 抢救配合及时、措施完善，不延误患者的救治时机。
3. 患者情绪平稳，能够配合治疗护理工作。

【护理措施 】

1. 术前护理

（1）饮食护理：给予高热量、高蛋白、高维生素、高纤维素、易消化的饮食。

（2）体位护理：床头抬高 15°~30°，利于颅内静脉回流，降低颅内压。

（3）颅内压增高护理：严密观察意识、瞳孔和生命体征变化，如有异常及时与医生沟通；控制液体入量，每天补液量不宜超过 2 000ml，补液速度宜均匀，严禁因短时间内大量补液导致的脑水肿发生；避免用力咳嗽、呼吸道梗阻、便秘和癫痫发作等致颅内压增高的因素；当患者出现头痛剧烈、呕吐加剧、躁动不安等典型变化时，立即报告医生，配合抢救实施并做好术前准备。

（4）躁动护理：躁动不安、去大脑强直的患者注意安全防护，分析躁动原因，防止意外发生；遵医嘱适当使用镇静和镇痛药，并注意用药后的观察；患者由安静突然发生躁动，或由躁动转为安静时要提高警惕，严密观察。

（5）失语的患者，通过手势、书写等非语言沟通方式进行交流，并注重语言功能训练。

（6）完善术前检查，进行术前准备：遵医嘱留取血尿标本，如血常规、血型、肝肾功能、电解质、凝血、血糖、感染性疾病筛查、尿常规等；进行心肺功能等影像学检查，如心电图、正位胸片、头颅 CT 扫描等；给予术前备皮、配血、皮试等。

（7）根据心理状态评估情况对患者实施针对性心理护理，向患者和家属介绍手术目的及注意事项，减轻患者的焦虑、紧张和恐惧。

2. 术后护理

（1）保持病室环境安静，减少刺激，使患者情绪稳定而增加休息时间。

（2）体位护理：术后全麻未清醒取平卧位，头偏向一侧，清醒后抬高床头 15°~30°，以利于颅内静脉回流。

（3）饮食护理：术后胃肠功能恢复后给予高蛋白、高热量、高维生素的饮食，以增加患者抵抗力；昏迷和吞咽困难者给予鼻饲饮食。

（4）枕上垫治疗巾，伤口敷料保持清洁、干燥，观察有无渗血、渗液等情况；密切观察意识、瞳孔及生命体征情况，及时发现颅内压增高症状，并预防术后脑水肿、再次出血及感染的发生。

（5）硬膜下引流管的护理：给予平卧或头低脚高位，以利于体位引流；遵医嘱做好引流袋的位置标记；保持引流通畅，避免扭曲、受压、折叠和意外拔管等不良事件；观察并记录引流液的颜色、性质和量；外出检查需搬动患者时应夹闭引流管，防止引流液反流回颅内，引起逆行感染；定期更换引流袋，并注意无菌操作；拔管后观察有无颅内压增高表现。

（6）合并症的预防护理：①保持患者呼吸道通畅，预防肺部感染；②保持会阴部清洁，进行会阴擦洗，预防尿路感染；③按时翻身、叩背，温水擦浴，保持皮肤清洁，必要时使用气垫床和减压敷料，防止压疮发生；④眼睑闭合不全者，注意保护眼睛，防止角膜溃疡；⑤加强口腔护理，防止发生口腔疾病；⑥按摩或被动运动、穿弹力袜或气压循环泵治疗，预防下肢静脉血栓的发生；⑦高热患者遵医嘱给予降温处理，必要时行人工冬眠治疗；⑧做好肢体功能位的摆放，预防足下垂等失用综合征的发生。

【健康宣教】

1. 轻型脑损伤患者鼓励其尽早恢复生活自理和活动。

2. 偏瘫和单瘫患者在康复师和护士的指导下，进行患肢功能锻炼，发挥健侧肢体功能，并注意患侧肢体功能位摆放。

3. 语言障碍患者有计划地进行语言训练，利用非语言沟通技巧进行交流。

4. 家属参与到康复训练中，与患者有效沟通，安慰、鼓励患者，树立其康复信心，使其保持乐观情绪。

5. 保持充足的睡眠和适当的体能锻炼，避免劳累，加强营养。

6. 嘱患者注意安全，预防因癫痫发作导致的意外事件发生。

7. 出院后 3~6 个月门诊复查，必要时随时复查。

第六节　颅脑损伤合并症和后遗症

颅脑损伤常见的合并症和后遗症有脑脊液漏、脑积水、颅骨缺损（defect of skull）、脑神经损伤、外伤性癫痫、颈内动脉海绵窦瘘、迁延性昏迷和脑外伤综合征等。本小节重点介绍脑脊液漏及颅骨缺损。

一、脑脊液漏

【病因】

外伤性脑脊液漏常见于伴有硬脑膜及蛛网膜同时破裂的开放性颅骨骨折患者，好发于颅底骨折，因颅底硬脑膜与颅底骨黏连紧密，骨折极易造成硬脑膜及蛛网膜的破裂。常见的脑脊液漏有鼻漏、耳漏、眼漏 3 种，前两种较多见。

【临床表现】

颅前窝骨折常致鼻漏，颅中窝骨折多为耳漏。因颅脑穿透伤所引起的脑脊液伤口漏（皮漏），常为早期清创处理不彻底，硬脑膜的修补不严密所致，此种情况较易发生于脑室穿通伤的患者。

1. 脑脊液鼻漏　发生率高达 39%。表现为伤后血性液体自鼻腔溢出、眼眶皮下淤血（俗称熊猫眼）、眼结膜下出血，可伴有嗅觉丧失或减退，偶有伤及视神经或动眼神经者。漏出液体为清亮或血性的脑脊液,一般在坐起、低头时漏液增加,平卧时停止,因为仰卧位时液体流向鼻后孔而进入咽部,或积于蝶窦及其他鼻窦腔内,故这类患者清晨起床时溢液较多。

2. 脑脊液耳漏 为颅中窝骨折累及鼓室所致。岩骨位于中、后颅底交界处,其中窝部分或后窝部分骨折,可伤及中耳腔,可有血性脑脊液进入鼓室。若耳鼓膜有破裂时溢液经外耳道流出无色的,鼓膜完整时脑脊液可经耳咽管流向咽部,甚至由鼻后孔反流到鼻腔再自鼻孔溢出,酷似前颅窝骨折所致之鼻漏。流出的液体为清亮、无臭、无任何黏性的液体,外伤所致者,液体内开始可伴有血性分泌物,多在伤侧。如漏口暂时被血块或膨出的脑组织所堵塞,耳漏可暂时减少或停止,而在咳嗽、低头、打喷嚏及大便时耳漏增多。耳鸣、听力下降耳内闭塞感,多发生在鼓膜完整,脑脊液不能立即从咽鼓管排出而集聚于鼓室者,可产生耳鸣、耳内闭塞感、听力下降或自听增强等症状。脑脊液流失过多,可出现颅内低压综合征,出现头痛、头晕,头痛多为钝痛性质,可为全头痛,少数患者伴有恶心、呕吐,但无脑膜刺激征。继发颅内感染时,可出现脑膜炎等颅内并发症。

【处理原则】

因颅底骨折而引起的急性脑脊液鼻漏或耳漏,绝大多数可以通过非手术治疗而愈,仅有少数持续 3~4 周以上不愈者可考虑手术。

1. 非手术治疗 一般取头抬高 30°卧向患侧,使脑组织沉落在漏孔处,以利于贴附愈合;同时应保持鼻腔或耳腔的清洁和通畅,避免擤鼻、挖耳;避免咳嗽及用力屏气,保持大便通畅;限制体液入量,适量给予减少脑脊液分泌的药物,如乙酰唑胺片或采用甘露醇脱水;必要时可行腰穿引流脑脊液,以减少或停止漏液,促使漏孔愈合。

2. 手术治疗 在漏孔经久不愈(3 个月以上)或自愈后多次复发才需行脑脊液漏修补术。

【护理评估】

1. 评估健康史 评估年龄、性别、职业、民族、文化程度、婚姻、宗教信仰、社会支持、经济负担、入院态度、入院方式等;了解患者既往史、家族史、过敏史及用药史等;了解脑损伤的原因;了解患者自理能力、饮食习惯、食欲、排泄情况及有无吸烟史及饮酒史;评估脑脊液漏的部位、原因、时间及程度等;评估脑脊液漏出的量、颜色、形状,判断有无并发出血和感染;了解加重和缓解脑脊液漏的因素。

2. 评估患者有无头痛、头晕等低颅内压症状。

3. 评估心理 - 社会状况 评估患者和家属对疾病发生后的心理反应和认知程度;评估患者的角色适应,有无焦虑、抑郁等。

【护理诊断 / 护理问题】

1. 焦虑 与担心疾病预后有关。
2. 潜在并发症:颅内感染、低颅内压。
3. 知识缺乏:缺乏脑脊液漏的相关知识。

【护理目标】

1. 患者情绪稳定,积极配合治疗护理。

2. 患者未发生感染,无脑脊液继续外漏。

3. 患者了解并掌握疾病相关知识,并按要求完成自我保健护理。

【护理措施】

1. 术前护理

(1)心理护理:向患者介绍手术目的、配合要点和注意事项,通过焦虑和抑郁量表的评估,对患者进行针对性的心理疏导。

(2)饮食护理:急诊手术者立即禁食水,必要时行胃肠减压,防止术中呕吐后窒息。

(3)体位护理:患者卧床休息,取头高位,枕上垫无菌巾,保持清洁、干燥,耳漏者头部应偏向患侧,至漏液停止后 3~5 天,防止脑脊液反流感染。

(4)保持鼻前庭和外耳道清洁、干燥,耳漏者禁止做耳道填塞、冲洗和滴药,鼻漏者禁止经鼻留置胃管、吸痰和鼻导管吸氧,防止外漏脑脊液引流受阻而反流;加强口腔护理,避免擤鼻涕、打喷嚏和用力咳嗽、用力排便等,以免引起逆行感染;监测体温 4 次 /d,必要时随时测量,体温升高、血常规检查白细胞升高时及时寻找原因,分析是否发生颅内感染。

2. 术后护理

(1)心理护理:常因担心预后而焦虑,护士多与患者和家属交流,鼓励和支持患者,树立康复信心。

(2)饮食护理:麻醉清醒后 4~6 小时无呕吐、吞咽功能良好可给予流食,逐步过渡到普食。术后 24 小时未清醒者,早期给予鼻饲饮食,肠内营养不能满足机体需求时给予肠外营养补充。

(3)体位护理:麻醉未清醒者取平卧位,头偏向一侧,待意识清楚后抬高床头 15°~30°,利于颅内静脉回流,意识不清、呕吐、吞咽障碍等患者宜侧卧位,防止发生误吸。

(4)严密观察患者意识、瞳孔及肢体活动等,做好患者症状护理。

(5)潜在并发症护理:针对颅内感染、低颅内压等潜在并发症参考原发性闭合性脑损伤进行护理。

【健康宣教】

1. 告诉患者体位摆放的方法和意义,维持体位至漏液停止后 3~5 天,借重力作用使脑组织移至颅底裂缝处,促进局部黏连而封闭漏口,并防止逆行感染。

2. 告知患者尽量避免挖鼻、挖耳、用力擤鼻涕、用力咳嗽、打喷嚏及用力排便等。

3. 保持口腔和外耳道清洁,勿做耳道填塞、冲洗或滴药等。

4. 必要时及时复诊。

二、颅骨缺损

【病因】

开放性颅脑损伤可直接导致颅骨缺损,但大部分患者是因手术减压或清创术后而残留骨缺损。

【临床表现】

1. 颅骨缺损直径小于 3cm 者多无症状。颞肌下减压或枕下减压术后的颅骨缺损,因局部有肥厚的肌肉及筋膜覆盖在缺损区,可以形成坚韧的纤维性愈合层,起到原有颅骨对脑的保护作用,在临床上无任何症状。

2. 直径大于 3cm 以上的缺损,特别是位于额部、有碍美观和安全的缺损,可有头晕、头痛、局部触痛、易激怒、焦躁不安等症状;部分患者对缺损区的搏动、膨隆、塌陷存在恐惧心理,往往有自制力差、注意力不易集中和记忆力下降,或有忧郁、疲倦、寡言及自卑等;大片颅骨缺损常造成患者头颅严重畸形,直接影响颅内压生理性平衡;缺损区直立时塌陷、平卧时膨隆,早上凹入、晚上凸出。

3. 小儿颅骨缺损可随着脑组织的发育而变大,缺损边缘向外翻,凸出的脑组织也逐渐呈进行性萎缩及囊变,所以小儿更需要完整的颅骨保证脑的正常发育。

【处理原则】

颅骨缺损的治疗是实行颅骨修补成形术,但对手术的时机、方法和选用的材料以及适应证与禁忌证等均需认真考虑。

颅骨缺损修补的时机,应视患者的全身和局部情况而定,如单纯凹陷性骨折行塌陷骨片摘除后,即可同期 1 次手术完成修补术;开放性颅脑损伤所致颅骨缺损,则应在初期清创术后,伤口愈合 3~6 月,始考虑颅骨成形术;开放伤口已经发生感染,修补手术至少应推迟到伤口愈合半年以上再考虑。

目前可供颅骨成形使用的修补材料有自体组织和异体材料两种,前者系用患者自身的肋骨、髂骨或颅骨,后者则属高分子聚合物及金属等植入材料。修补的具体方法又可分为镶嵌法和覆盖法两种,目前多采用后者。

目前公认的手术指征为:①颅骨缺损大于直径 3cm 者;②缺损部位有碍美观;③引起长期头晕、头痛等症状难以缓解者;④脑膜 - 脑瘢痕形成伴发癫痫者(需同时行病灶切除术)。

【护理评估】

1. 评估健康史　评估年龄、性别、职业、民族、文化程度、婚姻、宗教信仰、社会支持、经济负担、入院态度、入院方式等;了解既往史、家族史、过敏史及用药史等;了解自理能力、饮食习惯、食欲、排泄情况及有无吸烟史及饮酒史。

2. 评估颅骨缺损的时间、原因、部位、面积及有无脑组织膨胀,缺损局部有无感染征象。

3. 评估全身状况　有无头晕、头痛、恶心、呕吐等表现,是否存在神经功能缺失、偏瘫、失语及癫痫等。

4. 评估心理 - 社会状况　评估患者对手术的要求和目的,有无焦虑、抑郁等。

【护理诊断 / 护理问题】

1. 有外伤的危险　与颅骨缺损致部分脑组织无颅骨保护有关。

2. 自我形象紊乱　与颅骨缺损影响美观有关。

3. 焦虑　与担心疾病预后有关。

4. 知识缺乏 缺乏颅骨缺损后自我保健的相关知识。

5. 潜在并发症：癫痫、神经功能缺损。

【护理目标】

1. 患者情绪稳定，积极配合治疗护理。

2. 患者未发生护理相关并发症。

3. 患者了解并掌握疾病相关知识，并按要求完成自我保健护理。

【护理措施】

1. 术前护理

（1）心理护理：介绍手术目的、配合要点和注意事项，对患者进行针对性的心理疏导。

（2）饮食护理：按全麻手术要求进行禁食水。

（3）体位护理：取健侧卧位，防止脑组织受压，改变体位时应缓慢。

（4）保护颅骨缺损部位的脑组织，避免碰撞；早期避免搔抓缺损区域伤口，以免引起感染；随时观察缺损区域脑组织膨出情况，碰触的大小和硬度，注意观察颅内压变化。

2. 术后护理

（1）心理护理：患者常因部分神经功能的缺失或不同程度的后遗症产生焦虑，护士多与患者和家属交流，鼓励和支持患者，树立康复信心。调动一切有利的社会支持系统，解除其顾虑和焦虑。

（2）饮食护理：麻醉清醒后 4~6 小时无呕吐、吞咽功能良好者可给予流食，逐步过渡到普食。术后 24 小时未清醒者，早期给予肠内营养支持，肠内营养不能满足机体需求时，给予肠外营养补充。

（3）体位护理：麻醉未清醒者，平卧位，头偏向一侧；意识清楚时抬高床头 15°~30°，利于颅内静脉回流；意识不清、呕吐、吞咽障碍等患者宜侧卧位，防止发生误吸。

（4）严密观察患者意识、瞳孔及肢体活动等，观察有无颅内压增高症状，及时发现血肿等并发症，并做好患者症状护理。

（5）妥善固定各种引流管，避免导管意外脱出等不良事件，按照护理常规对管路实施护理，保持管路通畅，预防外源性感染发生。

（6）潜在并发症：针对癫痫、神经功能缺损等潜在并发症参考原发性闭合性脑损伤进行护理。

【健康宣教】

1. 嘱患者避免患侧卧位，防止脑组织受压，变化体位时应还缓慢。

2. 注意颅骨缺损部位的保护，外出戴防护帽，保护脑组织。

3. 鼓励神经功能缺失者继续坚持功能锻炼。

4. 伤后拆线 1 个月方可洗头，避免搔抓伤口，以免引起伤口感染。

5. 必要时及时复诊。

第三章　颅内肿瘤及护理

第一节　大脑半球肿瘤

大脑在发生上为终脑，是进行高级神经活动的场所，由内部的大脑核和外部的脑皮构成。大脑为中枢神经系统头端最为发达的部分，浸浴在脑脊液中，被覆三层被膜。在大脑半球表面有各种走向的沟即大脑沟，由其主要的沟或裂把每一侧半球分为额叶、顶叶、枕叶、颞叶和岛叶，肿瘤可能发生在任何一个脑叶，发病部位不同，可表现为不同的临床症状。

【常见肿瘤】

大脑半球是颅内肿瘤好发部位，原发大脑半球的最常见肿瘤为神经上皮肿瘤，其次是脑膜瘤、淋巴瘤等。神经上皮肿瘤又分为两类：一类由神经系统的间质细胞（即胶质细胞）形成，称为胶质瘤；另一类由神经系统的实质细胞（即神经元）形成，称为神经元肿瘤。另外，脑转移瘤是大脑半球肿瘤最常见的肿瘤，但由于原发病灶未能得到有效控制，多数未能到神经外科就诊。按发生率从高到低有神经上皮组织来源的肿瘤、脑膜瘤、垂体瘤、转移瘤等。按发病年龄，儿童大脑半球肿瘤多见原发性神经外胚叶肿瘤、幕上室管膜瘤、星形细胞瘤、胚胎发育不良性神经外胚叶肿瘤；青少年多见神经节胶质瘤、毛细胞性星形细胞瘤、多形性黄色星形细胞瘤、纤维肉瘤等；成人多见星形细胞瘤、胶母细胞瘤、脑膜瘤、转移瘤、少枝胶质瘤、原发性中枢神经系统淋巴瘤等。不同类型的肿瘤和发生在不同部位的肿瘤可能出现不同的临床症状，预后也有很大差别，因此对于不同部位、不同类型的肿瘤在治疗上也有很大区别。

（一）星形细胞肿瘤（astrocytic tumours）

1. 弥漫性星形细胞瘤（diffuse astrocytoma）　世界卫生组织分级为Ⅱ级，占脑肿瘤的10%~15%，多见于25~45岁成人。生长缓慢，病程较长，平均1.5~3.5年，多数患者呈缓慢进行性发展。50%患者癫痫为首发症状。CT常见为边界欠清、均匀低密度的脑内病灶，不增强，占位效应不明显，瘤内无出血灶或坏死灶，瘤周无明显水肿影。部分肿瘤可钙化、囊变和增强。MRI中肿瘤呈低信号（T1W）和高信号（T2W）。MRI可清楚显示肿瘤浸润脑组织的程度。本型肿瘤一般不强化，少数有周边斑点状轻度强化影，常提示肿瘤有进展。

2. 间变性星形细胞瘤（anaplastic astrocytoma）　又称恶性星形细胞瘤，肿瘤细胞恶性程度在星形细胞瘤与多形性胶母细胞瘤之间。世界卫生组织分级为Ⅲ级。肿瘤好发于35~60岁，男性稍多。病程较短，平均6~24个月。有高颅内压征。多有精神症状和局灶神经障碍如肢体无力、言语困难、视力改变及嗜睡。癫痫发作少见。CT呈低密度或不均一低密度与高密度混杂病灶。占位效应明显,伴有瘤周水肿,20%有囊变,10%可见钙化。MRI中肿瘤T1W低信号,T2W高信号,较多形性胶母细胞瘤影像稍均匀,无坏死或出血灶。80%~90%肿瘤有强化,可为环形、结节形、不规则形等,另有部分肿瘤强化均匀一致。

3. 胶质母细胞瘤(glioblastoma)　又称多形性胶母细胞瘤(GBM),是星形细胞肿瘤中恶性程度最高的胶质瘤,占神经外胚叶来源肿瘤的50%~55%。世界卫生组织分级为Ⅳ级。好发45~65岁,男性多见。病程短,3~6个月占半数。高颅压征明显。有局灶性神经障碍。CT表现为低、等混合密度影,可有高密度的出血区,周围脑组织呈大片低密度水肿,肿瘤与脑组织无明显边界。增强后95%的肿瘤呈不均匀强化,常表现为中央低密度的坏死或囊变区,周边增生血管区呈不规则的环形、岛形或螺旋形强化影。MRI中在T1W呈低信号,T2W为高信号的边界不清的肿瘤影。但在肿瘤细胞增生旺盛处,T1W为高信号,T2W为低信号。增强后强化表现同CT。核素显像可示肿瘤细胞增生处有放射性核素浓集。

4. 胶质肉瘤(gliosarcoma)　除具有多形性胶母细胞瘤的特征外,尚具肉瘤的特征。世界卫生组织分级为Ⅳ级。肿瘤似胶母细胞瘤的病程经过及临床症状。依次好发于颞、额、顶和枕叶。部分患者有肝、肺等远处转移灶。CT与MRI表现为增强明显的实质性占位影,水肿明显。由于肿瘤多位于脑表面,常有颈外动脉供血,血供丰富,血管造影常见较深肿瘤染色,与脑膜瘤类似而不易区分。

5. 毛细胞型星形细胞瘤(pilocytic astrocytoma)　世界卫生组织分级为Ⅰ级,病程较长,好发于儿童与青少年。大脑型肿瘤可出现癫痫、颅内压增高症状及局灶症状。视路型肿瘤主要表现为视觉障碍。可有下丘脑症状。影像学上大脑型毛细胞星形细胞瘤常边界清楚,多呈囊性,肿瘤壁结节有时强化。而视路型肿瘤为实质性,增强后强化明显、均匀。

6. 多形性黄色星形细胞瘤(pleomorphic xanthoastrocytoma, PXA)　世界卫生组织分级为Ⅱ级。少见,不足星形细胞肿瘤的1%,多位于大脑半球表面,颞叶最多见。好发于青年,病程较长,平均6.2~7.6年。约70%有癫痫,其次可有大脑半球局灶症状和高颅压征。CT与MRI均可见位于大脑半球浅表,不规则的占位影,瘤周水肿明显。肿瘤在CT与MRI上密度或信号不均,有时可囊变。增强后肿瘤实质部分可强化。

7. 少枝胶质瘤(oligodendroglioma)　约占颅内胶质瘤的4%,大多位于大脑半球白质内。世界卫生组织分级为Ⅱ级。病程较长,平均4年。成人多见,好发于38~45岁。首发症状多为癫痫,可有局灶症状与高颅压征。CT中90%的肿瘤内有高密度钙化区,时常在肿瘤周边部。非钙化部分表现为等、低密度影,增强后可强化。MRI上肿瘤T1W为低信号,T2W为高信号,钙化区有信号缺失现象,瘤周脑组织水肿不明显。

8. 神经节胶质瘤(ganglioglioma)　少见,占脑肿瘤的0.4%,起源于未分化细胞,最终分化为成熟的神经元细胞与胶质细胞。世界卫生组织分级为Ⅱ级。好发于儿童与青年,病程较长,平均1.5~4.8年。癫痫多见,正规抗癫痫药物治疗常不能控制,局灶症状不多见。CT表现呈多样性,大多数为低密度或等密度,少数为高密度,肿瘤边界清,钙化或囊变各约1/3,部分可强化,肿瘤对脑组织占位效应不明显,水肿少见。MRI上T1W呈低信号,T2W呈高信号,边界清晰的占位影,病灶周围脑回可有肿胀。

9. 胚胎期发育不良性神经上皮肿瘤(dysembryoplastic neuroepithelial tumor, DNT)　DNT少见,主要见于儿童与青年患者。由于肿瘤由多种神经细胞组成并伴有皮质发育不良,因此认为DNT为胚胎期发育不良而形成的肿瘤。DNT病程较长,但常在幼年时或年轻时发病。主要表现为复杂的局灶性癫痫发作。癫痫常为顽固性而不易控制。在病灶侧有时可有颅骨变形。CT 上为低密度影,占位效应不明显,有时可见有钙化。MRI 中 T1W 呈低信号,T2W 呈等或高信号。瘤周无明显水肿带,增强后,部分肿瘤有强化。

10. 原始神经外胚叶肿瘤(primitive neuroectodermal tumor, PNET)　恶性肿瘤,世界卫生组织分级为Ⅳ级。好发于儿童,占儿童脑肿瘤的 2.5%,无明显性别差异。肿瘤位于大脑半球多见。肿瘤在组织学上与髓母细胞瘤基本相同。患儿临床病程较短,以头痛、恶心、呕吐为主要表现,部分有癫痫、视物模糊及局灶症状。肿瘤在 CT 与 MRI 等影像学上的表现与髓母细胞瘤相似,但瘤周水肿多见。头颅 MRI 较易发现肿瘤沿脑脊液播散,近半数患者可出现转移灶。

11. 神经母细胞瘤(neuroblastoma)　颅内原发性神经母细胞瘤非常少见,以儿童患者为主,病程短。以癫痫、神经系统局灶症状及颅高压症状为主要表现,多见转移灶。CT 可为低密度、等密度或高密度,瘤周水肿和瘤内钙化常见。MRI 上 T1W 为低信号,T2W 为高信号,增强后肿瘤强化明显,部分肿瘤可有囊变。MRI 可发现肿瘤在颅内及脊髓的转移情况。

12. 脑胶质瘤病(gliomatosis cerebral, GC)　又称弥漫性脑胶质瘤病,病变以涉及全脑范围的间变性星形细胞弥漫性增生为特征。GC 病程短者数周,长者少数可达 10~20 年。在临床上无特异性,首发症状以头痛和癫痫为常见,此外,行为异常、人格改变等可以是本病的早期表现,以后高颅压症状与多部位的局灶症状常进行性发展,出现偏瘫、共济失调、偏身感觉障碍、言语障碍、复视、视物模糊等。MRI 上呈脑内弥漫性或多发性异常信号,受累处灰、白质界限模糊。T1W 图像中呈低、等信号,T2W 图像中为弥漫性的高信号,具有诊断价值。

(二)脑膜瘤(meningioma)

发生率仅次于胶质瘤,占颅内肿瘤的 15%~24%。可见于任何年龄,但以中年好发。女性与男性之比为 3∶2。肿瘤生长缓慢,病程较长。大多数肿瘤长得很大,症状却很轻微。多先有刺激性症状,如癫痫,继为麻痹症状,如瘫痪。有颅内压增高症状及局灶性神经功能障碍。CT 表现:①肿瘤呈圆形或分叶状或扁平状,边界清晰;②多数病灶密度均匀呈等或偏高密度,少数可不均匀或呈囊性变;③瘤内钙化多均匀,但可不规则;④局部颅骨可增生或破坏;⑤半数患者在肿瘤附近有不增强的低密度带或水肿。MRI 表现:①多数病灶 T1W 等、低信号,T2W 等高信号;②增强后扫描均匀强化,可有脑膜尾征;③肿瘤与邻近脑组织之间有一低信号蛛网膜界面;④T2W 显示瘤周水肿;⑤清晰显示肿瘤与血管、血窦关系。数字减影血管造影术(DSA)检查可见:①肿瘤主要供血来自颈外动脉系统;②毛细血管期见较成熟的肿瘤染色;③静脉期见粗大的引流静脉包绕肿瘤。

(三)血管外皮细胞瘤(hemangiopericytomas)

少见的血管性肿瘤,为最常见的非脑膜上皮来源的间质肿瘤。病程多在 1 年内,好发于 40~45 岁,男性多见。症状和体征取决于病灶的部位与体积。CT 与 MRI 上表现可类似于脑膜瘤,两者不易区分。但血管外皮细胞瘤血供更丰富、肿瘤无钙化,瘤内有钙化者可排除。

(四)转移瘤(metastases)

占颅内肿瘤的 12%~21%,男性以肺癌最常见,女性则以乳癌居多。临床表现很像脑原发性肿瘤,但有下列情况者应怀疑为转移瘤:①有系统肿瘤史,但少数可无;②年龄大于 40 岁,有吸烟史;③症状性癫痫伴有消瘦或迅速发展的肢体无力。CT 可见单发或多发低密度或等密度病灶,多呈类圆形,体积较小,周围脑组织水肿明显。增强后多见边界清楚的环形强化,也可为均匀或不均匀强化灶。MRI 可见转移灶的周围水肿明显,T1W 为低信号区,T2W 为高信号区,有出血或囊变者则信号多变。胸片见肿瘤有助于诊断,但阴性仍不能排除。

（五）原发中枢神经系统淋巴瘤（primary Central nervous system lymphoma）

占原发性颅内肿瘤的 0.5%~1.5%。在艾滋病（AIDS）患者中该比例略高，为 1.9%~6%。平均病程 2 个月。好发于 50~60 岁，男性多见。AIDS 患者发病年龄较轻，平均为 35 岁。以颅内压增高和局部神经功能障碍为主要表现。CT 平扫呈等或略高密度，强化均匀明显。MRI 中 T1W 与 T2W 均为低信号，强化明显如棉花样，周围多伴脑水肿。计算机 X 线体层照相术（PET）中病灶内呈高代谢状态，以此可与梗死灶、感染灶或脱髓鞘病变鉴别。

（六）黑色素细胞病（melanocytic lesions）

中枢神经系统黑色素细胞病指起源于软脑膜黑色素细胞的弥漫性或局限性的良恶性肿瘤。此组肿瘤包括弥漫性黑色素瘤病（diffusemelanosis）、黑色素细胞瘤（melanocytoma）和恶性黑色素瘤（malignantmelanoma）。黑色素细胞瘤占颅内肿瘤的 0.06%~0.1%，另两类肿瘤则更少。临床上病程短。有颅内压增高和神经局灶症状。常合并蛛网膜下腔出血或瘤内出血。弥漫性黑色素瘤病常见癫痫、精神症状，少数无症状。MRI 检查 T1W 上的高信号提示有黑色素的沉积。弥漫性黑色素瘤病，CT 与 MRI 上可表现为软脑膜弥漫性增厚与增强；黑色素细胞瘤，MRI 检查 T1W 等或高信号，T2W 呈低信号，病灶均匀增强；恶性黑色素瘤，根据瘤内出血的程度，MRI 信号多变。

【临床表现】

（一）颅内压增高

为大脑半球肿瘤最常见的临床表现，多数患者都会出现。

1. 头痛、恶心、呕吐 头痛多位于前额及颞部，为持续性头痛阵发性加剧，常在早上头痛更重，间歇期可以正常。

2. 视盘水肿及视力减退。

3. 精神、意识障碍及其他症状 头晕、复视、一过性黑矇、猝倒、意识模糊、精神不安或淡漠，可发生癫痫，甚至昏迷。

4. 生命体征变化 中度与重度急性颅内压增高时，常引起呼吸、脉搏减慢，血压升高等生命体征改变。

（二）大脑半球肿瘤的局灶症状

1. 额叶 额叶损害的症状主要为随意运动、语言表达及精神活动三方面障碍。中央前回为运动区，此区破坏性病变产生对侧肢体瘫痪。运动前区病变引起精神性运动障碍、运动性失用、少动症、运动性持续症、阵挛性强直与强握、摸索、吸吮反射。主侧额下回后部岛盖区病变产生运动性失语。额眼区病变产生双眼凝视障碍，破坏性病灶产生双眼凝视病灶侧，刺激性病灶则出现双眼同向偏至对侧或其他方向。额中回病变破坏额-桥-小脑束，出现对侧肢体的共济失调，但无眼球震颤；双侧病变可出现假性延髓麻痹。位于前额的肿瘤主要影响智力、注意力与判断力等。额叶内侧面后部为旁中央小叶，此处病变产生大小便失禁、感觉障碍及对侧下肢瘫痪，以足部为重。额叶底部肿瘤可引起病侧嗅觉丧失、视神经萎缩和对侧视盘水肿（Foster-Kennedy 综合征）。额前区有"静区"之称，此处肿瘤症状常不明显。

2. 顶叶 主要引起中枢性感觉障碍。中央后回受刺激引起对侧感觉性癫痫。破坏性病灶出现皮质性感觉障碍，表现为皮肤定位觉、皮肤书写觉、尖圆辨别觉、重量觉、实体觉和两点辨别觉障碍。深感觉障碍可引起感觉性共济失调。主侧半球受累出现戈斯曼（Gerstmann）综合征，即手指失认、失算、失写及左右分辨不能。主侧角回病变可产生失读症。非主侧顶叶病变可出现躯体和空间辨别障碍,如不承认瘫痪肢体属于自己或认为失去某肢体,不能左右定向等。

3. 颞叶　颞叶病变所产生的症状较多样。可产生颞叶癫痫、视幻觉、视野缺损,主侧半球者出现感觉性失语。颞叶癫痫主要表现为精神运动性发作,又称海马钩回发作。多以幻嗅、幻味为先兆,继而出现梦境状态,对陌生环境有熟悉感(似曾相识症),或对熟悉环境有陌生感(似不相识征)等。可出现幻视、幻听、强制思维或恐惧感。部分患者出现精神自动症,如反复不自主的咀嚼、吞咽、舔舌、外出游逛等,醒后对自己发作情况毫无所知。主侧颞上回受累引起感觉性失语、听觉失认与失乐歌症。颞叶深部视放射受影响可出现对侧同向偏盲、象限性偏盲等。一般位于颞叶腹外侧肿瘤,因此处亦属"静区",可无定位症状。

4. 枕叶　主要表现为视觉障碍。刺激性病灶引起发作性视野中出现闪光、白点、颜色等视幻觉,或突然发亮后转而失明。枕叶视幻觉主要为精神性视觉障碍,出现视物变形,空间失认,视物增多或重复出现及视觉性体向障碍,此可与颞叶病变产生的视幻觉相鉴别。单侧破坏性病变产生对侧同向偏盲,象限性偏盲;双侧病变可产生全盲,或水平性上方或下方视野缺损,但光反应存在。皮质性偏盲不累及中央黄斑区,称黄斑回避。

5. 岛叶　临床症状轻微,多以癫痫大发作为首发症状,发现肿瘤时体积多已较大。此处病变主要表现为内脏方面的神经系统症状。临床资料提示为自主神经功能的代表区。

6. 基底节　主要表现为运动减少,表情僵硬,眼睑退缩,肢体强直与震颤,共济失调,前冲步态及眼球震颤。20% 可出现以失神发作为主的癫痫。25% 病例有痴呆、记忆力减退等。肿瘤如侵及邻近内囊时可有对侧的偏瘫及偏感觉障碍。

7. 间脑　主要包括丘脑、底丘脑、下丘脑和三脑室周围结构。局灶症状少,可出现记忆力减退、反应迟钝、痴呆和嗜睡。随损害部位、范围的不同可出现各种感觉症状,如感觉减退或感觉异常。部分患者出现丘脑痛,表现为病灶对侧弥漫性疼痛,可因各种刺激而阵发性加剧(Dejerine-Roussy 综合征)。肿瘤累及内囊可引起"三偏"综合征。下丘脑病变可出现自主神经与内分泌功能障碍,如尿崩症、发热、性功能障碍及睡眠 - 觉醒异常。

8. 胼胝体　胼胝体前部肿瘤有进行性痴呆、失用症、人格改变,可能与肿瘤侵入额叶有关。胼胝体中部的肿瘤有双侧运动及感觉障碍,下肢重于上肢,与肿瘤向两旁侵犯运动、感觉皮质有关。胼胝体后部肿瘤可压迫四叠体引起松果体区肿瘤的症状。由于脑导水管容易被堵,脑积水及颅高压症状可较早出现。

【辅助检查】

(一)CT

在 CT 平扫中可见:①肿瘤的质地,如囊性变、出血、坏死、钙化等;②周围脑组织水肿的情况;③中线结构移位情况;④冠状位 CT 对鞍区、矢旁及镰旁肿瘤有价值;⑤骨窗位 CT 可见骨质改变情况,通过增强 CT 检查,不但可了解肿瘤的血供情况,而且对脑肿瘤的定性有较大价值。

(二)MRI

通过 MRI 各种成像技术,结合 CT 表现,可对中枢神经系统肿瘤做出较为明确的诊断与鉴别诊断,而且对指导手术有较大的帮助。

【治疗】

（一）手术治疗

是大脑半球肿瘤最基本的治疗方法之一。凡生长于可以通过手术摘除部位的肿瘤,均应优先考虑手术治疗。对出现意识障碍、脑疝症状的病例,手术应作为紧急措施。手术应尽可能做到肿瘤全切除。对部位深在或侵及重要神经结构的肿瘤,可采用肿瘤部分切除加减压术,如去骨瓣减压术、脑脊液引流术或分流术,以达到缓解颅内压,并为放射治疗、化学治疗等其他治疗措施创造条件的目的。

（二）放射治疗

对大脑半球肿瘤的治疗是重要的补充,目前包括常规放射治疗、立体定向放射外科治疗及放射性核素内放射治疗。目前认为术后 CT 或 MRI 证实肿瘤全切除者可暂不行放疗。但对证实有术后残留者则应行放射治疗,术后放射治疗对提高低级别星形细胞瘤患者的生存率有帮助。术后残留未行放疗者 5 年生存期仅为 19%,而放疗者可达到 46%。放疗引起的放射性损伤与放射剂量呈正相关,且多数为不可逆病变。因此,对其须强调预防:①不超量放射;②避免重复照射;③足够的睡眠休息与充足营养;④应用激素及多种维生素。

（三）化学治疗

术后残余肿瘤越少,化疗效果越显著,多种化疗药物的联合应用可增强药物对肿瘤的敏感性,减少耐受性,并降低毒副作用,从而提高疗效。常用的化疗药物有以下几种:

1. 亚硝脲类　是一类相对分子质量较小,高度脂溶性的 CCNS 类烷化剂,较易通过血-脑屏障,包括双氯乙基亚硝脲（BCNU）、洛莫司汀（CCNU）、司莫司汀（MeCCNU）、尼莫司汀（ACNU）等。对许多中枢神经系统肿瘤均有杀伤作用。

2. 甲基苄肼（PCB）　呈水溶性,为单胺氧化酶抑制剂,但其抗肿瘤作用为其代谢后具有烷基化活性的终末产物。经消化道吸收后在血浆中清除较迅速,并易进入血-脑屏障。脑脊液中药物浓度可在静脉注射后几分钟内达到血浆水平。口服剂量为每天 $150mg/m^2$,连续服用 2 周。主要的副作用有恶心、厌食与轻至中度的骨髓抑制。

（四）大脑半球肿瘤的对症治疗

包括降低颅内压、控制癫痫发作等治疗。大脑半球肿瘤术后怀疑可能有血管痉挛的患者,宜及早使用扩血管药物,如尼莫地平。

【护理评估】

1. 评估患者是否出现头痛　头痛的性质、部位、持续时间以及加剧的时间规律;呕吐的时间及性质、量;是否有癫痫发作,癫痫发作的类型和症状,患者既往癫痫发作情况及服药情况;评估伴有精神症状患者的精神状态合作程度及用药情况。

2. 评估患者有无神经功能受损　额叶损害的症状主要为随意运动、语言表达及精神活动三方面障碍;顶叶主要引起中枢性感觉障碍;颞叶可产生颞叶癫痫、视幻觉、视野缺损,优势半球可出现感觉性失语;枕叶主要表现为视觉障碍;岛叶主要表现为内脏方面的神经系统症状;边缘系统损害时可以出现情绪症状、记忆丧失、意识障碍、幻觉、行为异常和智力改变;内囊可引起对侧偏瘫、偏身感觉障碍或者偏盲,即三偏症状。

3. 评估患者有无局限性神经系统损害

（1）语言:优势半球额下回受损时表现为运动性失语;优势半球额上回后部受损时可见

感觉性失语。

（2）运动：因肿瘤大小及运动区损害程度的不同而异；表现为肿瘤对侧肢体或单一肢体肌力减弱或瘫痪。

（3）感觉：大多表现为深感觉障碍。

4. 评估患者身体状况　包括年龄、职业、民族、饮食、营养、二便、睡眠、既往史、过敏史、家族史等。

5. 评估患者心理 - 社会状况　头痛、呕吐等不适可引起患者烦躁不安、焦虑、恐惧等心理反应；了解患者及家属对疾病的认知和适应程度。是否需要对患者进行病情保密。

【护理诊断 / 护理问题】

1. 潜在并发症　颅内压增高或脑疝、颅内出血、感染、癫痫发作、中枢性高热、尿崩症、下肢深静脉血栓等。

2. 有受伤的危险　与神经系统功能障碍导致的视力、肢体感觉、运动功能障碍等有关。

3. 感知改变　与肿瘤所致神经功能障碍有关。

4. 语言沟通障碍　与肿瘤所致语言障碍有关。

5. 有感染的危险　与留置各种引流管有关。

6. 知识缺乏：缺乏与所患疾病相关的康复知识。

7. 焦虑 / 恐惧　与脑内肿瘤的诊断、担心手术效果等有关。

【护理目标】

1. 使患者 / 家属了解可导致受伤的因素，有效地得到安全的保护措施。

2. 患者不出现癫痫或及时发现癫痫，立即给予正确处置。

3. 及早发现患者出现感知障碍及语言功能障碍，并给予干预措施。

4. 密切观察患者出入量及电解质，保证患者入量足够。

5. 密切观察患者的病情变化，及时发现异常，减少并发症的发生。

6. 患者心理状态正常，能够配合治疗护理。

7. 讲解有关疾病的相关知识，排除患者焦虑因素。

【护理措施】

（一）术前护理

1. 一般护理

（1）体位与活动：根据病情决定活动方式：①清醒、活动无障碍者，可以病房内活动；②颅内压增高患者，以卧床休息为主，抬高床头 15°~30°，以利于颅内静脉回流，减轻脑水肿；③若患者呕吐严重，应保持侧卧位，防止剧烈呕吐造成误吸。

（2）饮食：根据患者情况给予高蛋白、高维生素、低脂肪、清淡易消化的食物，多吃新鲜蔬菜和水果，保持大便通畅，必要时遵医嘱给予缓泻药；对于不能进食患者遵医嘱外周静脉补充营养或行胃肠鼻饲饮食。

（3）心理护理：①合理安排病房，为患者创造适宜的生活环境；②主动、详细地介绍病区环境及主管的医护人员等，让患者尽快熟悉环境；③向患者或家属介绍疾病的发生、发展及转归等，消除顾虑；④手术前需要了解患者手术方式，预知手术后可能存在的并发症，以制订术后的护理措施;⑤帮助患者得到更多的社会和家庭的支持。

（4）术前宣教:①遵医嘱完成配血、皮试、禁食水、剃头等术前准备,进行生活方式改变的演练。②护士在进食姿势、身体清洁、如厕方式等方面进行讲解并进行演练,使患者获得初步的感受。排尿排便练习:术后需床上大小便者,应术前 3 天开始练习,以防术后因习惯改变所致的大小便排出不畅,尿失禁患者留置尿管,并做好护理。③吸烟者,要术前 1~2 周戒烟,以减轻对呼吸道的刺激,减少呼吸道分泌物。④女性患者月经期停止手术。⑤有发热或腹泻者报告医生另作决定。⑥肠道准备:手术前一晚或当天早上排便 1 次,可减轻术后腹胀。

（5）加强安全护理:对于有癫痫、感觉障碍（视觉障碍,面瘫）和运动障碍等患者,嘱家属 24 小时陪护并做好交接班工作;防止坠床、跌倒及烫伤等意外发生。遵医嘱监测神经系统及生命体征。

2. 疾病观察

（1）倾听患者的主诉症状,了解头痛症状的改变情况。

（2）严密观察生命体征,如出现意识改变、血压升高、脉搏缓慢、瞳孔改变,需要密切观察并及时报告医生给予及时处理;及时做好癫痫发作时护理,注意患者皮肤黏膜的颜色,判断血药浓度是否正常。

（3）巡视病房,观察患者的意识、运动所发生的改变。

（4）头痛、呕吐的护理:肿瘤压迫引起颅内压增高,可抬高床头 15°~30°,以减轻头痛,呕吐后及时清除呕吐物,防止吸入气管,必要时遵医嘱应用镇痛药或镇吐药物或脱水剂。

（5）额、颞部肿瘤的患者,如有精神症状、抑郁症状,为防止发生意外,需家属陪护并进行认真详细的交接班。

3. 知识缺乏 向患者及家属讲解疾病的相关知识,使患者了解该病的基本知识及注意事项。

（二）术后护理

1. 心理护理 术后麻醉反应,伤口疼痛,对预后的担忧,使患者产生焦虑、无助的心理反应,应理解、同情患者的心理感受,通过护理减轻患者焦虑、无助感。

2. 体位护理 血流动力学稳定者取卧位,抬高床头 15°~30°,避免头颈过伸或过屈,有利于颅内静脉回流,减轻脑水肿。

3. 活动护理

（1）术后鼓励清醒患者早期床上活动,病情许可者,协助其下床活动,可先扶坐椅子,床边移步,上卫生间;体力允许者扶其病区走动;若出现头晕,心悸,出冷汗等应立即停止;以后逐渐增加活动量。

（2）对于肢体活动障碍者,在病情许可的情况下,应尽早行康复功能锻炼,进行被动运动及主动运动。

4. 饮食护理 麻醉清醒及恶心、呕吐反应消失后,可根据医嘱给予流质饮食,以后逐渐过渡到软食、普食,指导并鼓励患者进食高蛋白质、高热量、高维生素饮食,以利于伤口愈合及术后康复;昏迷或吞咽困难者,术后给予管饲饮食,暂时不能进食者或入量不足者,按医嘱给予补液,以增强机体抵抗力。

5. 呼吸道梗阻的护理

（1）观察呼吸频率、幅度,注意患者黏膜的颜色,有无发绀,初步判断血氧含量。

（2）保持呼吸道的通畅,协助翻身叩背,鼓励有效的咳嗽,加强吸痰,及时清除口、鼻腔分泌物,吸痰时避免长时间刺激。

（3）常规给予持续低流量吸氧,防止低氧血症的发生。

（4）中枢神经呼吸障碍:行气管插管,给予呼吸兴奋剂或行气管切开。

6. 伤口护理

（1）术后常规在后枕部垫干净的治疗巾,避免切口长期受压。

（2）观察切口敷料情况及切口愈合情况,有无血液和脑脊液渗漏情况。

（3）切口感染者,协助做好分泌物培养,加强换药。

（4）术后 10~14 天伤口愈合良好者给予拆线,拆线后仍需注意观察有无脑脊液漏情况。

（5）有效控制疼痛,保证足够的睡眠,慎用吗啡、哌替啶等有抑制呼吸作用的镇痛药。

7. 管路护理　各种管路放置于正确的位置,并妥善固定,防止受压、扭曲或脱管。伤口引流管颜色转变成鲜红色时,提示颅内出血,在止血处理的同时,行急诊 CT 检查,以排除或确诊颅内出血,血肿量多时,需再次开颅清除血肿。

8. 并发症的观察与护理

（1）出血:术后24~48 小时内易发生颅内出血。嘱患者不要用力咳嗽和用力排便。一旦发现患者意识改变、头痛、呕吐、烦躁不安、血压升高、脉搏与呼吸减慢等征象,及时与医生联系,做好再次手术的准备。观察伤口局部有无血肿、渗液、渗血等。

（2）脑水肿:术后 3~5 天为脑水肿的高峰期。

（3）应激性溃疡:术后常规给予抑制胃酸分泌的药物;密切观察消化道情况,如患者出现恶心、呕吐、腹胀,甚至呕吐物及大便为咖啡色或鲜血样,应立即报告医生;遵医嘱给予止血药物。

（4）感染:加强口腔护理及皮肤护理,预防肺部感染及泌尿系统感染。

（5）预防下肢深静脉血栓的护理:①观察患肢周径的变化,分别在髌骨上缘 15cm,胫骨结节下 10cm 处做好标记,减少误差,每天上午、下午各测量 1 次,同健侧肢体比较,并做好记录。②倾听患者主诉,有无下肢疼痛、肿胀等不适感。③术后给予患者抗血栓压力带的使用,根据患者腿围的测量结果选择合适的尺码。并同时给予患者气压式血液循环驱动器的使用。④当出现下肢深静脉血栓时,严禁患肢输液、按摩等,以防血栓脱落;抬高患肢,保持患肢高于心脏 20~30cm,以利于静脉回流,减少患肢的肿胀;药物湿敷:用硫酸镁湿敷患肢,以缓解血管痉挛,促进侧支循环的建立,减轻疼痛。

9. 康复锻炼　根据患者的状况,待患者病情稳定后及早开始进行肢体、言语、吞咽的康复训练,具体训练方式及内容见康复一章。

10. 癫痫发作及用药指导

（1）癫痫发作指导:①就地迅速让患者躺下,不要垫枕头或者其他物品,移开可能给患者造成伤害的物品。②就近取材,使用缠有纱布的压舌板（或牙刷把）垫在上下齿间,以防患者咬伤舌头,切记不要使用家属的手指。（这里提示家属如果家中有癫痫患者,在患者身侧最好常备坚固的条状硬物以便随时取用）。③松开患者衣领,将患者头偏向一侧,使口腔分泌物自行流出,防止口水误入气道,引起吸入性肺炎,同时托起下颌,防止舌头后坠堵塞气管。④在患者四肢抽动时,禁止过度纠正患者扭动的躯体及四肢,以免造成骨折。⑤及时就诊,给予患者氧气吸入,调节缺氧状态。⑥根据医嘱进行治疗,预防癫痫的发生,必要时按时按剂量服用药物控制,避免随意停药或更改药物剂量后造成癫痫的发生。

（2）用药指导:①抗癫痫药的使用是个体化的,不要轻易借用他人的用药经验,即使听说这种药能很好地控制癫痫,也应该咨询专科医生。②不经医生允许不得随意更改抗癫痫药的剂量。③由于抗癫痫药不能突然停药,因此一定要在药物用尽前提前备出药物,以免因为无药而被动停药,诱发癫痫发作。④注意同种抗癫痫药可能有不同的剂型,同种药如果由不同厂家生产,可能每一片的药量会存在不同。所以如果换用不同厂家的抗癫痫药应该提前咨询专科医生。⑤使用抗癫痫药的同时,如果短期服用其他常用药物,一般没有特殊配伍禁忌,但是应该向接诊医生提供服用抗癫痫药的详细情况以供参考。如果拟长期服用一些药物或者一些特殊疾病用药,则应该咨询专科医生。⑥不要以为少服几次药后,可以1次服下漏服的药是安全的,要在一定间隔时间服下一定量的抗癫痫药,如果确定忘了1次药,可以在想到时立即补服相同剂量药物,如果离下次服药时间很短,可以在下次服药时把2次量1次服;如果怀疑漏服了1次药,则可以在下次服药时增加一半的量而补齐。

11. 额、颞部肿瘤术后精神障碍 其发生率明显高于其他部位,且症状多样严重,持续时间长,术后早期的精神障碍一般与麻醉药物的应用、大脑皮质受到手术刺激、患者的意识状态水平不高等有关;而术后中长期的精神障碍往往与术后的脑水肿、额颞叶皮质功能障碍、有无继发脑内出血等因素有关。

(1)额部肿瘤患者术后易出现谵妄、躁狂的表现。

(2)颞部肿瘤术后患者易出现偏执和幻觉表现。患者表现为敏感多疑,逐渐发展成妄想。当患者出现躁动、激惹,容易自行拔除气管插管、各种引流管、输液管、尿管等,此时宜应用约束带进行约束,但要注意约束带松紧适宜,以能伸进1~2指为宜。过松起不到安全保护作用,过紧则容易引起患者受伤。不正确地限制患者活动的措施,其结果会使患者产生明显逆反心理,如躁动增加,丧失尊严,恐惧及其他变化。约束用具在患者病情好转后,要逐渐撤去,并对患者的合作行为给予及时鼓励。此期患者很容易发生意外,如坠床、碰伤等,应根据病情采取相应的护理措施,如上床栏,保护性约束,保证患者安全。同时重视患者情绪波动,观察有无记忆缺损,有无怀疑别人或敌视,有无幻觉和错觉。发现有不正常情况,即使很轻微也要做好记录,加强观察,并尽量减少家属探视造成的刺激,必要时报告医生,以便决定是否应用镇静剂。

(3)躁动的处理 颅内压增高、术后精神症状、脑缺氧、尿潴留等不适均可造成患者躁动。当患者出现躁动时,要判断引起躁动的原因,切忌盲目的进行保护性约束处理,以免患者努力挣扎时颅内压增高症状进一步加重。排除不适原因后,再次观察患者的躁动情况。若因疾病原因造成躁动,需与医生进行沟通,给予镇静药物。

【健康宣教】

1. 心理指导 首先要祝贺患者疾病得到了很好的治疗,能够顺利出院,同时指导并鼓励患者保持健康的心态,学会利用各种方式调剂自己的精神、情绪,积极进行康复锻炼,逐步增强自理能力,提高生活质量。

2. 带鼻饲管出院,指导患者家属如何进行鼻饲以及选择营养丰富、高蛋白、高维生素的鼻饲食物,如牛奶、鸡汤、鱼汤、新鲜的果汁等。

3. 遵医嘱定时服药,不可擅自停药、改药,以免加重原有症状。

4. 指导患者家属做好家庭安全保护,以防止患者摔倒等外伤的发生。癫痫患者最好随身常备坚固的条状硬物,以便癫痫发作时取用,避免舌头咬伤。胶质瘤的患者应保管好和疾病相关的资料,进行放射治疗。

5. 患者如出现吞咽困难、呼吸节律、肢体运动、构音障碍等症状加重的现象,及时到医院就诊,避免延误病情。

6. 伤口愈合1个月可以洗头,洗头水温以40~43℃为宜。伤口出现红、肿、热、痛时,应及时就诊。

7. 术后放射治疗的患者,一般在出院后2周或1个月进行。放疗期间定时监测血常规,放疗治疗中出现的全身不适、厌食等症状,停药后可自行缓解。

8. 遵医嘱术后3~6个月到医院进行复查,不适随诊。

第二节　蝶鞍区肿瘤

鞍区的肿瘤可分为鞍内、鞍上、鞍旁、鞍后及鞍下肿瘤。其中鞍旁多为脑膜瘤等,鞍后多为脊索瘤等,鞍下为蝶窦肿瘤,根据其各自的临床特征及 X 线表现,易于鉴别。而鞍内与鞍上肿瘤之间及与发生在此部位的其他病变之间常相互混淆。

【常见肿瘤】

(一)垂体腺瘤

垂体瘤是一组从腺垂体和后叶及颅咽管上皮残余细胞发生的肿瘤。临床上有明显症状者约占颅内肿瘤的10%,男性略多于女性,垂体瘤通常发生于青壮年时期,常常会影响患者的生长发育、生育功能、学习和工作能力。临床表现为激素分泌异常综合征、肿瘤压迫垂体周围组织的综合征、垂体卒中和其他腺垂体功能减退表现。此组肿瘤以前叶的腺瘤占大多数,来自后叶者少见。据不完全统计,其中泌乳素细胞(PRL)瘤最常见,占50%~55%;其次为生长激素细胞(GH)瘤,占20%~23%;促肾上腺皮质激素细胞腺(ACTH)瘤,占5%~8%;促甲状腺素细胞(TSH)瘤与促性腺激素腺(FSH/LH)瘤较少见。无功能垂体腺瘤,占20%~25%。恶性垂体腺瘤很罕见。

1. 病因

(1)下丘脑调节功能失常

1)下丘脑多肽激素促发垂体细胞的增生,如移植入 GHRH 基因后,可引发大鼠促 GH 细胞增生,并进而发展成真正的垂体肿瘤。

2)抑制因素的缺乏对肿瘤发生也可起促进作用,如 ACTH 腺瘤可发生于原发性肾上腺皮质功能低下的患者。

(2)垂体细胞自身缺陷学说

1)垂体腺瘤来源于一个突变的细胞,并随之发生单克隆扩增或自身突变导致的细胞复制。

2)外部促发因素的介入或缺乏抑制因素:① DA(多巴胺)受体基因表达的缺陷;②癌基因和抑癌基因的作用。

2. 病理

(1)肉眼观:垂体腺瘤生长缓慢,大小不一,直径可由数毫米达 10cm,直径小于 1cm 者为小腺瘤,大于 1cm 者为大腺瘤;功能性腺瘤一般较小,无功能性的一般较大;肿瘤一般境界清楚,约30% 腺瘤无包膜(当肿瘤侵入周围脑组织时,称之为侵袭性垂体腺瘤),肿瘤质软、色灰白、粉红或黄褐;可有局灶性出血、坏死、囊性变、纤维化和钙化。

（2）光镜下：肿瘤失去了正常组织结构特点，瘤细胞似正常的腺垂体细胞，核圆或卵圆形，有小的核仁，多数腺瘤由单一细胞构成，少数可由几种瘤细胞构成，瘤细胞排列成片块、条索、巢状、腺样或乳头状，有的瘤细胞可有异型性或核分裂，瘤细胞巢之间为血管丰富的纤细间质。

3. 分类　垂体瘤可以按照肿瘤的大小和激素分泌的功能不同来分类。

（1）根据肿瘤大小：分为垂体微腺瘤（肿瘤的直径小于1cm）和垂体腺瘤（肿瘤直径大于等于1cm）。Ⅰ级：微腺瘤，肿瘤直径＜10mm；Ⅱ级：鞍内型，肿瘤直径＞10mm；Ⅲ级：鞍上生长，肿瘤直径＞2cm；Ⅳ级：肿瘤直径＞4cm；Ⅴ级：肿瘤直径＞5cm。

（2）按功能分类：非分泌（无功能）细胞瘤：用常规的方法测定血清激素浓度不增加，无特殊临床症状，占垂体瘤20%~35%。无内分泌功能腺瘤是唯一的在老年期发病，尤其在男性呈递增趋势的腺瘤。有分泌功能的垂体瘤，占垂体瘤65%~80%，激素分泌型肿瘤可以是单独发生，也可以是两种以上激素分泌增多的混合性肿瘤，临床表现也有相应的混合症状。

（3）按细胞嗜色性：可分为嗜酸性细胞瘤、嗜碱性细胞瘤和嫌色细胞瘤。

4. 临床表现　垂体瘤可有一种或几种垂体激素分泌亢进的临床表现；可有因肿瘤周围的正常垂体组织受压和破坏引起不同程度的腺垂体功能减退的表现；可有肿瘤向鞍外扩展压迫邻近组织结构的表现，这类症状最为多见，往往为患者就医的主要原因。

（1）激素分泌过多综合征

1）PRL瘤：是垂体分泌性腺瘤中最常见的肿瘤，女性多见，典型表现为闭经、溢乳、不育。男性则表现为性欲减退、阳痿、乳腺发育、不育等。

2）GH瘤：仅次于PRL瘤，本病以青中年发病较多，主要表现为巨人症（发生在骨骺未闭合的青少年患者）、面容改变、手足粗大（穿鞋子尺码增加）、多汗、骨关节病变、腕管综合征、手足指（趾）软组织及关节的肿胀、血压升高、血糖升高、冠心病以及甲状腺、结肠的肿瘤等。

3）ACTH瘤：临床表现为向心性肥胖、满月脸、水牛背、多血质、皮肤紫纹（身上紫红色的皮纹）、毳毛增多等。重者闭经、性欲减退、全身乏力，有的患者并有高血压、糖尿病、血钾减低、骨质疏松、骨折等。

4）TSH瘤：少见，由于垂体促甲状腺激素分泌过多，引起高亢症状，主要表现为怕热、多汗、体重下降、心慌、房颤等。

5）FSH/LH瘤：非常少见，有性功能减退、闭经、不育、精子数目减少等。

（2）激素分泌减少：某种激素分泌过多干扰了其他激素的分泌，或肿瘤压迫正常垂体组织而使激素分泌减少，表现为继发性性腺功能减退（最为常见）、甲状腺功能减退、肾上腺皮质功能减退。

（3）垂体周围组织压迫综合征

1）头痛：肿瘤造成鞍内压增高，垂体硬膜囊及鞍隔受压，多数患者出现头痛，主要位于前额、眶后和双颞部，程度轻重不同，间歇性发作。

2）视力减退、视野缺损：肿瘤向前上方发展压迫视交叉，多数为颞侧偏盲或双颞侧上方偏盲。

3）海绵窦综合征：肿瘤向侧方发展，压迫第Ⅲ、Ⅳ、Ⅵ对脑神经，引起上睑下垂、眼外肌麻痹和复视。

4）下丘脑综合征：肿瘤向上方发展，影响下丘脑可导致尿崩症、睡眠异常、体温调节障碍、饮食异常、性格改变。

5）肿瘤破坏鞍底可导致脑脊液鼻漏。

6）垂体卒中：瘤体内出血、坏死导致。起病急骤，剧烈头痛，并迅速出现不同程度的视力减退，严重者可在数小时内双目失明，常伴眼外肌麻痹，可出现神志模糊、定向力障碍、颈项强直甚至突然昏迷。

5. 辅助检查

（1）CT检查：是目前诊断垂体瘤的主要方法。微腺瘤：多数为鞍内低密度区＞3mm，少数呈高密度；表现为等密度的微腺瘤，需结合间接占位征象进行诊断。大腺瘤：多为高密度影，占据整个鞍内。向鞍上发展的肿瘤边界清楚而规则，少数呈分叶状，有的肿瘤内有低密度区，为肿瘤内软化灶、坏死或囊性变。少数垂体卒中，瘤内可见出血灶。

（2）磁共振成像（MRI）：能区别微小的组织差异，对垂体及肿瘤成像好，而对蝶鞍致密骨质不敏感。

（3）内分泌检查：应用内分泌放射免疫检查测定垂体和下丘脑多种内分泌激素，以确定肿瘤的性质、判断疗效及预后。检查的项目有：泌乳素、生长激素、促肾上腺皮质激素、促甲状腺刺激素、促性腺激素、黑色素刺激素、靶腺细胞分泌功能。

（4）气脑和脑血管造影。

6. 治疗

（1）垂体肿瘤的大小与治疗、预后关系密切：大约70%以上的垂体无功能瘤是不需要治疗的，若没有相应的垂体功能减低的情况，临床上可以长期随诊。

（2）手术治疗：若在随诊的过程中肿瘤生长速度加快，压迫了周围的组织，出现相应的临床症状，如视野缺损等，可以考虑手术治疗。目前手术方法有经蝶窦，开颅和伽马刀。

（3）药物治疗。

（二）颅咽管瘤

颅咽管瘤（craniopharyngioma）又称拉克（Rathke）囊瘤、垂体管瘤（tumor of hypophysis duct）、垂体造釉细胞瘤（Pituitary adamantinoma）、鞍上囊肿（suprasellar cyst）等。主要引起压迫症状，起源于垂体胚胎发生过程中残存的扁平上皮细胞，为颅内最常见的先天性肿瘤，好发于儿童，成年人较少见，好发于鞍上。占颅内肿瘤的1%~5%，其主要临床特点有下丘脑-垂体功能紊乱、颅内压增高、视力及视野障碍、尿崩症以及神经和精神症状。

1. 病因　本病为先天性疾病，生长缓慢。当胚胎发育时，Rathke囊与原始口腔相连接的细长管道即颅咽管，正常情况下，此管随胚胎发育而逐渐消失。而在病理状态下，Rathke囊前壁的残余部分，前叶结节部，退化的颅咽管的残存鳞状上皮细胞都可能成为发生颅咽管瘤的起源。因此颅咽管瘤可发生于咽部、蝶窦、鞍内、鞍上及第三脑室，有的可侵入颅后窝。

2. 病理　颅咽管瘤体积一般较大，肿瘤形态常呈球形、不规则形，或结节状扩张生长，无明显包膜，界限清楚，范围大小差异明显，大多为囊性多房状或部分囊性，少数为实质性，只含少数小囊腔。瘤体灰红色，囊液可为黄色、棕色、褐色或无色。囊性者多位于鞍上，囊性部分常处于实质部的上方，囊壁表面光滑，厚薄不等，薄者可如半透明状，上有多处灰白色或黄褐色钙化点或钙化斑，并可骨化呈蛋壳样，囊内容为退变液化的上皮细胞碎屑（角蛋白样物），囊液呈机油状或金黄色液体，内含闪烁漂浮的胆固醇结晶，一般10~30ml，多者可达100ml以上。肿瘤实质部常位于后下方，呈结节状，内含钙化灶，有时致密坚硬，常与颅内重要血管、垂体柄、视路及第三脑室前部等黏连较紧并压迫上述结构。实质性肿瘤多位于鞍内或第三脑室内，体积较囊性者为小。

肿瘤组织形态可分为牙釉质型和鳞形乳头型两种。牙釉质型多见，主要发生于儿童。此型最外层为柱状上皮细胞，向中心逐渐移行为外层呈栅栏状，内层细胞排列疏松的星状细胞。瘤组织常有退行性变、角化及小囊肿，囊内脱落细胞吸收钙后形成很多散在钙化灶，为颅咽管瘤的显著特征，几乎所有颅咽管瘤在镜下都可见到钙化灶，大多数病例在放射检查时可发现钙化灶。颅咽管瘤常伸出乳头状突起进入邻近脑组织，特别是下丘脑，使得肿瘤与这些脑组织紧密相连。鳞形乳头型由分化良好的扁平上皮细胞组成，其中隔有丰富的纤维血管基质，细胞被膜自然裂开或由于病变裂开而形成突出的假乳头状，一般无釉质型的角化珠、钙化、炎性反应及胆固醇沉积，此型多为实体性肿瘤。

3. 分类　大多数颅咽管瘤起源于颅咽管靠近漏斗部的残余鳞状上皮细胞，故肿瘤位于鞍上，形成所谓"鞍上型"颅咽管瘤；少数肿瘤起源于中间部的残余细胞，则肿瘤位于鞍内，形成所谓"鞍内型"颅咽管瘤。部分颅咽管瘤在鞍上和鞍内都有，则肿瘤呈哑铃形。

4. 临床表现　大多数颅咽管瘤呈间歇性生长，故总体上看肿瘤生长较慢，其症状发展也慢；少数颅咽管瘤生长快速，其病情进展亦较快。其临床表现包括以下几个方面：肿瘤占位效应及阻塞室间孔引起的高颅内压表现；肿瘤压迫视交叉、视神经引起的视力障碍；肿瘤压迫下丘脑、垂体引起的下丘脑-垂体功能障碍；肿瘤侵及其他脑组织引起的神经、精神症状。

（1）颅内压增高表现：颅咽管瘤的体积较大，作为颅内占位性病变，它可直接通过占位效应引起颅内压升高。颅咽管瘤还可压迫第三脑室，阻塞室间孔而使颅内压升高，这可能为其引起高颅压最主要的原因。颅内压增高症状在儿童多见，最常见的表现为头痛，可轻可重，多于清晨发生，伴有呕吐、耳鸣、眩晕、畏光、视盘水肿、展神经麻痹等，也可有发热、颜面潮红、出汗等自主神经功能紊乱的表现。头痛多位于眶后，也可为弥漫性，并向后颈、背部放射。在儿童骨缝未闭前可见骨缝分开、头围增大、叩击呈破罐声、头皮静脉怒张等。引起颅内高压者大多为较大的囊肿，肿瘤压迫第三脑室，阻塞室间孔还可引起阻塞性脑积水。由于囊肿内压力可自行改变，有时出现颅内高压症状自动缓解。偶尔瘤内囊肿破裂，囊液溢出后渗入蛛网膜下腔，可引起化学性脑膜炎和蛛网膜炎，表现为突然出现的剧烈头痛、呕吐，伴脑膜刺激症状，如颈项抵抗、Kening征阳性、脑脊液中白细胞增多、发热等。晚期颅内高压加重可致昏迷。

（2）视神经受压表现：表现为视力、视野改变及眼底变化等。鞍上型肿瘤因其生长方向无一定规律致压迫部位不同，使视野缺损变异很大，可为象限性缺损、偏盲、暗点等。肿瘤压迫视交叉可引起视野缺损，常见的为两颞侧偏盲，如见双颞侧上象限性偏盲，提示压迫由上向下，两侧受损程度可不一致。如肿瘤只压迫一侧视束，则产生同向偏盲。如果肿瘤严重压迫视交叉，可引起原发性视神经萎缩；如肿瘤侵入第三脑室，引起脑积水和颅内压增高，则可产生继发性视神经萎缩。眼运动神经可受累，产生复视等症状。鞍内型肿瘤由下向上压迫视交叉，产生视野缺损与垂体瘤相同，视力减退与视神经萎缩有关。有时可因视交叉处出血梗死、血液循环障碍而致突然失明。有原发性视神经萎缩者一般很少再发生视盘水肿。肿瘤向一侧生长时可产生 Foster-Kennedy 综合征。儿童对早期视野缺损多不引起注意，直至视力严重障碍时才被发觉。

（3）下丘脑症状：颅咽管瘤压迫下丘脑及垂体还可引起多种内分泌代谢紊乱和下丘脑功能障碍。肿瘤破坏视上核或神经垂体，可引起尿崩症，其发生率约20%；肿瘤侵及下丘脑口渴中枢可引起患者烦渴、多饮或口渴感丧失；肿瘤侵及饱食中枢，可引起多食或厌食；肿瘤侵及体温调节中枢，可出现发热；肿瘤损及垂体门脉系统或直接侵及腺垂体可引起腺垂体功能减退,肿瘤破坏下丘脑 TRH、CRH、GnRH 神经元可分别引起 TSH、ACTH 和促性腺激素的不足;肿瘤损及下丘脑抑制性神经元,则可引起垂体功能亢进,常见的表现有性早熟、肢端肥大症、皮肤色素加深、皮质醇增多症等;部分患者有肥胖、嗜睡、精神失常、血管舒缩功能紊乱等症状。

（4）垂体功能障碍症状:腺垂体功能减退较垂体功能亢进常见,尤以 LH/FSH 和 GH 缺乏较多见。儿童患者约 50% 有生长延迟,约 10% 患儿出现明显的矮小症伴性发育不全。成年患者 GH 缺乏的表现不突出,但有性功能减退的在 30% 以上。TSH 不足引起的继发性甲状腺功能减退约见于 1/4 的患者,ACTH 不足引起的继发性肾上腺皮质功能减退亦不少见。儿童患者垂体功能不足的早期表现为体格发育迟缓、身体矮小、瘦弱、易乏力怠倦、活动减少、皮肤光滑苍白、面色发黄,并有皱纹,貌似老年。牙及骨骼停止发育,骨骼不联合或推迟联合,性器官呈婴儿型,无第二性征,亦有表现为类无睾症者。少数可有怕冷、轻度黏液水肿、血压偏低,甚至呈 Simmond 综合征恶病质者。成人女性有月经失调或停经、不孕和早衰现象。男性出现性欲减退、毛发脱落、血压偏低、新陈代谢低下（可达到 35%）等。

（5）邻近症状:肿瘤可向四周生长,如向两侧生长,侵入颞叶,可引起颞叶癫痫;肿瘤向下扩展,侵及脑脚,可产生痉挛性偏瘫,甚至出现去大脑强直状态,部分患者可出现精神失常,表现为记忆力减退甚至丧失,情感淡漠,严重者神志模糊或痴呆。如向鞍旁生长者可产生海绵窦综合征,引起第Ⅲ、Ⅳ、Ⅵ对脑神经障碍等;向蝶窦、筛窦生长者可致鼻出血、脑脊液鼻漏等;向颅前窝生长者可产生精神症状,如记忆力减退、定向力差、大小便不能自理,以及癫痫、嗅觉障碍等;向颅中窝生长者可产生颞叶癫痫和幻嗅、幻味等精神症状;少数患者,肿瘤可向后生长而产生脑干症状,甚至长到颅后窝引起小脑症状等。少数患者嗅神经和面神经也可受累,表现为嗅觉丧失和面瘫。

5. 辅助检查

（1）实验室检查:普通实验室检查无特殊。多数患者内分泌功能检查可出现糖耐量曲线低平或下降延迟,血 T3、T4、TSH、LH、GH 等各种激素下降。检查的项目有:泌乳素、生长激素、促肾上腺皮质激素、抗利尿激素等。

（2）CT 扫描:显示为鞍区肿瘤占位性改变,实质性肿瘤非增强扫描表现为高密度或等密度影像,钙化斑为高密度,囊性者因瘤内含胆固醇而呈低密度像,囊壁为等密度,病变边界清楚,呈圆形、卵圆形或分叶状,两侧脑室可扩大。强化扫描时约 2/3 的病例可有不同程度的增强,囊性颅咽管瘤呈环状强化或多环状强化而中心低密度区无强化,少数颅咽管瘤不强化。一般具有钙化、囊腔及增强后强化三项表现。

（3）MRI 检查:T1 加权像显示低到高信号区,T2 加权像呈高信号区。

6. 治疗

（1）手术切除。

（2）次全切除患者术后进行放射治疗,增强存活,延缓肿瘤复发时间。

（三）鞍结节脑膜瘤

鞍结节脑膜瘤于 1899 年由 Stewart 首次介绍,Cushing 等于 1929 年将其称之为"鞍上脑膜瘤"。包括起源于鞍结节、前床突、鞍膈和蝶骨平台的脑膜瘤。因上述解剖结构范围不超过 3cm,临床对上述区域脑膜瘤习惯统冠以鞍结节脑膜瘤。文献报道发病率占颅内肿瘤的 4%~10%,女性发病较多,男女之比为 1:2.06,可发生于任何年龄,但以 30~40 岁中年人较多见。发病年龄从 21~68 岁,平均年龄 49.8 岁。

1. 病因 鞍结节脑膜瘤的发生原因尚不清楚。有人认为与内环境改变和基因变异有关，但并非单一因素所致。颅脑外伤、放射性照射、病毒感染等使细胞染色体突变或细胞分裂速度增快，可能与脑膜瘤的发生有关。分子生物学研究已经证实，脑膜瘤最常见为22对染色体上缺乏一个基因片段。

2. 病理 鞍结节脑膜瘤多呈球形生长，与脑组织边界清楚。瘤体剖开呈致密的灰色或暗红色组织，有时可含砂粒体，瘤内出血坏死可见于恶性脑膜瘤。鞍结节及其附近蝶骨平台骨质增生，有时鞍背骨质变薄或吸收。病理类型常见有内皮细胞型、血管型、成纤维型、砂粒型等，恶性脑膜瘤及脑膜肉瘤较少见。

3. 临床表现

（1）视力、视野障碍：为鞍结节脑膜瘤最常见症状。几乎所有患者都有视力、视野的改变，80%以上的患者为首发症状。视力障碍多为缓慢、进行性减退，可持续数月或数年。早期一侧视力减退伴颞侧视野缺损，单侧视力障碍占55%，随后对侧视神经和视交叉受压表现为双眼视力下降或双侧视野缺损，双侧视力障碍者占45%，最后可导致失明。但双侧视力或视野的改变往往不对称，不规则，甚至极少数患者一侧已经失明而另一侧尚属正常。这部分患者常首诊于眼科。此外，由于视神经、视交叉受压，眼底常出现视盘原发性萎缩，可高达80%。晚期由于颅内压增高，也可同时发生继发性眼底水肿。

（2）头痛：为早期常见症状，约半数以上患者有头痛病史。多以额部、颞部、眼眶等间歇性疼痛为主，不剧烈。颅内压增高时，头痛加剧伴有呕吐，常在晚间和清晨发作。

（3）垂体和丘脑下部功能障碍：垂体内分泌功能障碍和下丘脑损害症状较少见，但肿瘤长大压迫垂体时，也可发生垂体功能减低的症状，如性欲下降、阳痿或闭经；丘脑下部受累时，也可出现多饮、多尿、肥胖及嗜睡等表现。

（4）邻近结构受累症状：影响嗅束时有一侧或两侧嗅觉减退或消失。累及额叶时可产生嗜睡、记忆力减退、焦虑等精神症状。压迫海绵窦时可引起动眼神经麻痹及眼球突出等。

（5）颅内压增高症状：肿瘤晚期，由于肿瘤增大或由于肿瘤突入第三脑室内阻塞室间孔导致脑脊液循环障碍，发生脑积水所致。主要表现为头痛、恶心、呕吐、视盘水肿等。

（6）其他：少数患者以癫痫为主诉就诊，有的患者可出现锥体束征。

4. 辅助检查

（1）CT检查：可见鞍上等密度或高密度区，注射对比剂后肿瘤影像明显增强，骨窗像可见鞍结节骨质密度增高或疏松，冠状扫描可以判断肿瘤与蝶鞍、视交叉及颈内动脉的关系。

（2）MRI检查：T2加权像高信号提示肿瘤含水量较高，质地偏软；低信号或等信号则表示肿瘤纤维化和钙化成分较多，质地偏硬，不利于切除。

（3）MRA可以帮助了解肿瘤供血情况。

5. 治疗

（1）手术治疗：手术切除是治疗鞍结节脑膜瘤最有效的治疗方法。直径小于3cm小型肿瘤较易全切除，可获得治愈的良好效果；直径大于5cm的大型肿瘤，因与视路、垂体、下丘脑、海绵窦、颈内动脉及其分支关系密切，手术全切除难度较大。

（2）立体定向放射外科治疗：主要适用于：①年龄大，全身情况差，不能耐受手术治疗者；②肿瘤直径<3cm，且不伴有颅内压增高者；③肿瘤切除术后有残留者。

（四）其他鞍区肿瘤

1. 原发性空蝶鞍 空蝶鞍综合征（empty sella syndrome）系因鞍隔缺损或垂体萎缩，蛛网膜下腔在脑脊液压力冲击下突入鞍内,致蝶鞍扩大,垂体受压而产生的一系列临床表现。临床上可以分两类:发生在鞍内或鞍旁手术或放射治疗后者为继发性空蝶鞍综合征;非手术或放射治疗引起而无明显病因可寻者为原发性空蝶鞍综合征。好发于中年女性,80% 为肥胖者,有的人伴有高血压,有的合并有良性颅内压增高。多数患者主诉头痛,其部位、程度和间隔时间不一;有的有视力、视野异常,视力减退和视野异常可能没有规律;眼底常有原发性视神经萎缩,伴有良性颅内压增高者可能有视盘水肿;多数患者没有垂体内分泌功能障碍,如有也较轻微;部分患者合并脑脊液鼻漏。影像学检查是诊断的主要方法,包括蝶鞍平片、CT 和 MRI。平片只能发现蝶鞍扩大等间接征象,不易与垂体瘤鉴别,气脑造影可发现气体进入鞍内以资鉴别,X 线平片结合气脑造影曾是空蝶鞍综合征的主要诊断方法:可见蝶鞍扩大呈球形或方形,骨质疏松、造影时气体可进入鞍内。目前 CT 及 MRI 为诊断空蝶鞍综合征的可靠方法,尤其是 MRI,诊断准确率最高,其可清晰显示垂体受压变薄、向后下方移位,主要表现:①蝶鞍增大或正常,鞍内充满大量脑脊液,呈明显长 T1 长 T2 信号;②垂体受压变扁、厚度 ≤ 3mm,紧贴鞍底、矢状位呈短弧线状,冠状位呈向下浅弧形,成"锚状"。冠状位上垂体柄居中,矢状位上可见其后移。CT 冠状薄层扫描可以观察到垂体组织并避免骨伪影干扰。一般不需特殊治疗。

2. 视交叉部胶质瘤 占颅内肿瘤的 0.2%,占颅内胶质瘤的 0.4%,可发生于任何年龄段,但症状多开始于青年,性别差异不大。恶性程度较高,镜下见胞核巨大,且为多形核,罕见有丝分裂,肿瘤常轻微囊变。视神经胶质瘤患者的主要症状为病侧眼球突出、视力障碍、视野缩小及视盘水肿。来自视交叉的主要症状为头痛、内分泌障碍症状、视力减退、偏盲、视盘水肿或原发性视神经萎缩等。有不同程度的视力丧失、视神经孔扩大,蝶鞍多正常,垂体内分泌测定多为正常。CT 检查表现鞍上池消失,病灶可呈等密度或稍高密度肿块,注药后多见强化,或有不均匀、不规则的区域性强化,少数病例可呈均一强化。很少有钙化,即使有钙化也很轻微。MRI 检查在 T1 信号上见视交叉增粗和附近结构的移位。以手术治疗为主,术后可行放射治疗。

3. 脊索瘤 少见,多发生在成年人。常位于颅底中央部如斜坡,向鞍区侵犯,有多发脑神经麻痹症状、头痛、视力减退、双颞侧偏盲、视神经原发萎缩。没有内分泌素分泌过多症状,X 线颅底片可见骨质破坏,垂体内分泌素测定多为正常或低下。

4. 神经鞘瘤 神经鞘瘤大多数发生在感觉神经,运动神经发生者很少。侵及鞍区,以三叉神经鞘瘤最多。初发症状有疼痛、感觉麻木、迟钝、灼热感等。

【护理评估】

1. 评估患者有无闭经、溢乳、不育、巨人症、面容改变、向心性肥胖、满月脸、饥饿、多食、多汗、畏寒、性欲下降、头痛、视力及视野障碍等。

2. 评估患者有无其他神经和脑损害的表现,如尿崩症、高热、癫痫及嗅觉障碍等;患者多饮多尿导致水电解质紊乱;患者有无视力视野障碍、意识障碍等。

3. 评估患者心理 - 社会状况,视力视野障碍及形象改变等可引起患者烦躁不安、焦虑等心理反应;了解患者及家属对疾病的认知和适应程度。

4. 评估辅助检查结果,X 线检查、CT 或 MRI 检查结果;血常规检查是否存在凝血障碍,血生化检查是否出现水、电解质紊乱。

5. 评估患者身体状况,包括年龄、职业、民族、饮食营养、二便、睡眠、既往史、过敏史、家族史等;评估患者口鼻腔情况,有无感染灶。

【护理诊断／护理问题】

1. 潜在并发症：窒息、出血、脑脊液鼻漏、垂体功能紊乱、尿崩症、感染、电解质紊乱。
2. 恐惧、焦虑　与担心疾病预后有关。
3. 自理缺陷　与疾病引起的身体不适有关。
4. 自我形象紊乱　与疾病引起的形象改变有关。
5. 有外伤的危险　与疾病引起的神经系统受损有关。
6. 知识缺乏：缺乏疾病相关的保健知识。

【护理目标】

1. 无脑脊液鼻漏或出血发生，或对已发生的脑脊液鼻漏或出血进行了及时控制。
2. 无垂体功能紊乱症状出现，或对已经出现的垂体功能紊乱症状进行了及时纠正。
3. 无尿崩症发生，及时观察尿量、尿色、电解质变化，纠正低钠血症、高钠血症、高血糖。
4. 满足患者生活需要。
5. 无皮肤受损。
6. 患者得到有效的保护措施。
7. 患者心理状态正常，能够配合治疗护理。

【护理措施】

（一）术前护理

1. 一般护理

（1）手术并发症的预知：手术前需要了解患者手术方式，预知手术后可能存在的并发症，以制订术后的护理措施。

（2）开颅手术常规术前准备：遵医嘱完成配血、皮试、禁食水、剃头等术前准备；进行生活方式改变的演练，在进食姿势、身体清洁、如厕方式等方面进行讲解并进行演练，使患者获得初步的感受。

（3）经口鼻入路的手术，了解鼻腔情况：鼻腔有无感染、蝶窦炎、鼻中隔手术史等；术前一日剃鼻毛，指导患者张口呼吸锻炼。

（4）吸烟者，术前 1~2 周戒烟，以减轻对呼吸道的刺激，减少呼吸道分泌物。

（5）肠道准备：手术前一晚或当天早上排便 1 次，以减轻术后腹胀。

（6）排尿、排便练习：术后需床上大小便者，在术前 3 天进行床上大小便练习，以防术后因习惯改变所致的大小便排出不畅，对于尿失禁患者留置尿管，并做好护理。

2. 疾病观察

（1）倾听患者的主诉症状，了解头痛症状及视力视野的改变情况。

（2）生命体征监测，如出现血压高、脉搏慢、瞳孔的改变需要警惕颅高压的出现，严密观察，及时报告医生。

（3）每周测体重 1~2 次。

（4）了解每天出入量并准确记录。

（5）视力障碍、视野缺损者，给予生活照顾，外出时有人陪同以防意外。

（6）行内分泌检查、视力视野和眼底检查、增强 CT 及 MRI 检查了解肿瘤的大小。

（7）为改善垂体功能，术前可给予激素治疗。

3. 心理护理   患者因头痛、呕吐、视力下降、体型改变等容易产生焦虑、恐惧和自卑心理，应主动关心患者，耐心细致地与患者沟通，详细介绍疾病预后，鼓励安慰患者战胜疾病，使患者安心接受手术，家属积极配合做好充分准备。

4. 知识缺乏   向患者及家属讲解疾病的相关知识，使患者了解该病的基本知识及注意事项。

（二）术后护理

1. 心理护理   术后麻醉反应、伤口疼痛、对预后的担忧，使患者产生焦虑、无助的心理反应，应理解、同情患者的心理感受，通过护理减轻患者焦虑、无助感。

2. 饮食护理   麻醉清醒及恶心、呕吐反应消失后，可根据医嘱给予流质饮食，以后逐渐过渡到软食、普食，指导并鼓励患者进食高蛋白质、高热量、高维生素饮食，以利于伤口愈合及术后康复。

3. 体位护理   全身麻醉未醒的患者，去枕平卧，头偏向一侧，使口腔内分泌物或呕吐物易于流出，避免吸入气管。意识清醒后，床头抬高 15°~30°，以利于颅内静脉回流，如病情许可，术后早期，鼓励并协助患者离床活动。

4. 疼痛护理   麻醉作用消失后，患者即感觉伤口疼痛，应耐心倾听患者的主诉，安慰和鼓励患者，消除对疼痛的恐惧；遵医嘱适当应用镇痛药，缓解疼痛，手术 48 小时后伤口疼痛仍未减轻或加重者，应观察伤口及体温是否异常，及时发现和处理伤口感染。

5. 疾病观察   意识状态的变化、水电解质紊乱、脑脊液漏及视力视野障碍等是鞍区肿瘤患者术后可能发生的并发症，是该类患者护理的重点和难点。

（1）意识状态变化：鞍区肿瘤由于邻近下丘脑，容易产生垂体激素及电解质紊乱，易出现意识状态的变化，尤其术后 24 小时内应注意观察。护理要点：①每 15~30 分钟连续观察患者意识状态、瞳孔及体温、心率等生命体征，注意双侧瞳孔对比，详细记录。②有引流管的患者密切观察引流液的颜色、量、性质。③与医生沟通患者的甲状腺激素及垂体激素补充量及时间。④如全麻清醒后患者仍有躁动、以收缩压升高为主的持续高血压或频繁呕吐，应报告医生复查头颅 CT，排除颅内血肿及脑积水可能。

（2）癫痫样发作：术中脑组织牵拉、脑水肿、脑出血及电解质变化均可以降低癫痫发生的阈值，导致术后癫痫的发生，是鞍区肿瘤术后的危险并发症，一旦发生需要紧急处理。

（3）尿崩症：下丘脑至神经垂体通路受影响，使抗利尿激素分泌和释放减少，不能促进水在肾脏重吸收，导致尿量异常和尿比重减低。术后尿崩症常发生于 24~48 小时，若患者尿量＞200ml/h，连续 2~3 小时，排除使用脱水剂和大量喝水及流质食物的情况、尿比重＜1.005 且颜色清亮，可诊断为尿崩症。①观察尿色，监测尿量、尿比重，尿量用量杯测量；记录每小时静脉液体入量和饮水量，监测液体总出入量；每天检测电解质，严格记录。出现尿崩后立即报告医生。②如果患者术后使用脱水剂、利尿剂或使用抗利尿药物，使用后应密切注意观测尿量，详细记录。③避免摄入高糖食物，以免血糖快速升高，产生渗透性利尿作用。④指导患者多次、少量饮水，避免体液量出现较大波动。⑤术后尿量明显多于入量，呈负平衡状态，需要药物治疗、控制尿量时，口服制剂较为常用，但剂量差别较大，需个体化应用，常用有去氨加压素、垂体后叶素等药物，但要观察尿量变化和药物反应，防止尿量突然减少时引起水中毒，并观察有无血压增高等现象。

（4）低钠血症护理：密切观察患者的神志、表情，是否出现恶心、头晕、皮肤弹性消失、面色苍白、脉细速、血压下降、表情淡漠、嗜睡甚至昏迷,临床治疗以口服和静脉补钠相结合为主。①进食含钠食物,饮水中加入适量盐。②静脉缓慢输注含钠液体,避免输注过快,以免低钠纠正过快而致脱髓鞘的发生。生理盐水 400ml 加入 10% 氯化钠 100ml 静脉输入,60 滴 /min,输完后 2 小时采血复查电解质。

（5）高钠血症：多数是由中枢性尿崩症导致的高渗性脱水引起的。此类患者口渴感明显、黏膜干燥、皮肤弹性下降、血液黏稠度高,易导致血栓形成。临床治疗以口服给水为主,静脉补充以低张糖为主。①患者出现尿量明显增多时,遵医嘱给予血生化检查,及时发现电解质异常;②血钠升高者,鼓励进食清淡,多饮白开水;③遵医嘱替换掉含钠液体,多用 5% 葡萄糖液,补液不宜太快,血钠急剧下降容易导致抽搐。

（6）脑脊液漏：密切观察脑脊液鼻漏的量、颜色、性质,及时报告医生处理;绝对卧床,患侧卧位;不可堵塞鼻孔,及时使用清洁纸巾擦拭鼻腔血迹、污垢,防止液体反流;注意保暖,预防感冒,避免引起颅内压增高的因素,如咳嗽、打喷嚏、大笑、用力排便等,以免加重漏口损伤。

（7）为预防术后垂体功能低下或垂体危象,术后遵医嘱准确及时给予激素治疗,观察用药后反应。

（8）观察视力视野恢复情况。

6. 加强口腔护理。

【健康宣教】

1. 肿瘤引起形象改变的患者,委婉地告诉患者通过药物治疗、理疗有可能改善症状,鼓励患者正视现实,树立生活信心。

2. 进食高蛋白、高维生素、高热量饮食,并进食适量的水果、粗纤维食物。

3. 准确记录出入量,严格按照医嘱服药,遵医嘱调节药物剂量,不得擅自停药、减药。

4. 按时进行康复锻炼,尽快恢复功能,提高生活质量。

5. 如出现原有症状或原有症状加重,及时就诊。

6. 患者术后 3~6 个月门诊复查。

7. 定期随访,行激素水平检查和头部 MRI 检查。

第三节 脑室肿瘤

脑室内肿瘤通常指起源于脑室壁、透明隔或脉络丛,在侧脑室、第三脑室、中脑水管和第四脑室生长的肿瘤,包括原发脑室内肿瘤和继发脑室内肿瘤,前者起源于脑室壁和脑室内结构,向脑室内生长;后者起源于脑室周围组织,侵犯脑室。

原发脑室内肿瘤可分为两类:起源于脑室壁的肿瘤,如胶样囊肿、室管膜瘤、室管膜下瘤、中枢神经细胞瘤、星形细胞瘤、少枝胶质细胞瘤、结节性硬化;起源于脑室内结构的肿瘤,如脉络丛乳头状瘤、脑膜瘤、血管外皮细胞瘤、海绵状血管瘤及脉络丛囊肿。继发脑室内肿瘤为起源于脑室周围组织中的肿瘤,包括松果体肿瘤、视神经胶质瘤、颅咽管瘤及丘脑、杏仁核、海马旁回的胶质瘤等。

脑室内肿瘤约占颅内肿瘤的 10%,脉络丛乳头状瘤发病年龄多为 10 岁以下。第三脑室内颅咽管瘤和星形细胞瘤常见于青少年;第四脑室的室管膜瘤、星形细胞瘤和髓母细胞瘤的患者年龄多超过 20 岁；室管膜下瘤和脑室内表皮样囊肿的患者年龄多超过 30 岁；胶样囊肿、室管膜下巨细胞型星形细胞瘤和转移瘤多见于成人；侧脑室三角区的脑膜瘤多见于中年女性。

【分类】

按位置分类

1. 侧脑室肿瘤　许多不同类型的肿瘤都与侧脑室壁，特别是透明隔和尾状核头有关，该处有部分室管膜下层或原始基质层；出生后，该层神经细胞将持续生长，可在任一年龄段形成肿瘤，包括室管膜瘤、少枝胶质细胞瘤、中枢神经细胞瘤、脉络丛乳头状瘤和脑膜瘤等。

2. 第三脑室肿瘤　可起源于第三脑室内或第三脑室旁，如胶质瘤、脑膜瘤、海绵状血管瘤、颅咽管瘤、错构瘤、垂体腺瘤、拉特克颅裂囊肿及松果体胶质瘤等，巨细胞星形细胞瘤（结节性硬化）和室管膜下瘤是第三脑室前部和室间孔区常见的肿瘤。

3. 第四脑室肿瘤　主要起源于第四脑室的室管膜、脉络丛的肿瘤以及邻近组织长入的肿瘤，多见于儿童和年轻人，以恶性肿瘤居多，临床上以室管膜瘤、髓母细胞瘤、脉络丛乳头状瘤多见。

【常见肿瘤】

（一）室管膜瘤

室管膜瘤（ependymoma）是起源于脑室和脊髓中央管周围室管膜上皮细胞的神经上皮性肿瘤。室管膜瘤可起源于脑室系统任何部位，国外统计 70% 颅内室管膜瘤位于幕下，以第四脑室最为多见，幕上室管膜瘤中约有一半位于侧脑室内，余下多位于室旁脑实质内，第三脑室室管膜瘤较少见。脑实质内的室管膜瘤可发生于大脑半球的任何部位，但侧脑室三角区、颞顶枕交界处是好发部位，也可出现在脊髓和马尾。室管膜瘤占神经上皮肿瘤的 10%~18.2%；男女之比为 1.9∶1。儿童及青少年多见，儿童组的发病率占神经上皮肿瘤的 8.0%~20.9%。

1. 病理　大体观察外观呈紫红色，切面呈灰红色或灰白色。灰红色部分质地较软，肿瘤与周围组织界限较清楚，少数可有囊变或钙化。

2. 临床表现

（1）幕上室管膜瘤：一般生长缓慢，病程较长，症状缺乏特异性，通常肿瘤长到很大时才被发现。幕上室管膜瘤可引起高颅压症状，表现为头痛、恶心、呕吐和视盘水肿，也可引起局灶性神经功能障碍，如肢体运动障碍和失语等。部分患者出现癫痫。也可因伴随脑积水出现认知功能障碍。

（2）幕下室管膜瘤：表现颅高压症状，如头痛、恶心、呕吐和视盘水肿，同时多表现为共济失调和斜颈。患者也可出现后组脑神经症状，包括声音嘶哑、饮水呛咳、听力损害、构音不良、吞咽困难以及辨距不良等。第四脑室室管膜瘤由于刺激第四脑室底部迷走神经及前庭神经核，患者可出现剧烈头痛、眩晕、呕吐，甚至脉搏呼吸改变、意识突然丧失。

（3）室管膜瘤可沿脑脊液循环播散，发现颅内室管膜瘤脑脊液播散常见于幕下室管膜瘤，并且易出现在脊髓蛛网膜下腔的播散。

3. 影像学检查

（1）CT：表现为等或略高密度影，呈不规则或分叶状，边界较清晰，可伴有囊变和钙化，脑实质内的室管膜瘤常伴脑水肿，脑室内者常无或轻度水肿。增强扫描时肿瘤实质部分多呈轻到中等程度均匀增强。

（2）MRI：表现为脑室系统内长 T1、长 T2 或等 T2 信号占位，囊变部分呈更长 T1、长 T2 信号。注射 Gd-DTPA 后，实质部分常呈轻到中度强化。

4. 治疗　对于没有脑脊液播散的室管膜瘤，手术应尽可能全切病变，术后辅以局部放射治疗，一般患者预后较好。

（1）手术治疗：室管膜瘤首选手术治疗，肿瘤能否全切直接决定患者的预后。手术应争取全切肿瘤，解除占位效应，打通脑脊液循环通路。

（2）放射治疗：室管膜瘤是放射中度敏感的肿瘤之一，多数学者认为术后放疗有助于改善患者的预后。

（3）化疗：是颅内肿瘤治疗的辅助手段之一，尽管目前已经进行了广泛的研究，但仍处于探索阶段，疗效不十分确切。

（二）中枢神经细胞瘤

1982 年，Hassoun 在光镜下观察 2 例侧脑室内肿瘤时，发现肿瘤细胞类似少枝胶质细胞瘤，没有不典型有丝分裂和 Homer-Wright 玫瑰花环，也没有向神经节细胞分化的表现，故认为肿瘤起源于神经细胞，又不同于神经节细胞瘤和成神经细胞瘤，故命名为"中枢神经细胞瘤"（central neurocytoma）。2007 年世界卫生组织中枢神经系统分类将神经细胞瘤归于神经元和混合性神经元 - 胶质肿瘤，分级均为 Ⅱ 级。文献报道，发病年龄为 8d 至 67 岁，多见于 20~40 岁的青壮年，无明显性别差异，占颅内肿瘤的 0.1%~0.5%，从 1982 年到现在，文献报道的病例已超过 500 例。过去曾被称为脑室少枝胶质细胞瘤、大脑高分化神经母细胞瘤、大脑原发神经母细胞瘤或脑室神经母细胞瘤。脑室外神经细胞瘤更为罕见，最早报道见于 1989 年，发病年介于 5~76 岁，多见于 20~40 岁的青壮年，无明显性别差异。一般肿瘤生长缓慢，血运丰富，偶有报道可作为恶性肿瘤的受体，如黑色素瘤，在中枢神经细胞瘤内发生恶性肿瘤的转移。

1. 病理　大体上肿瘤呈灰白色，部分钙化。光镜下，肿瘤由小圆形细胞和花环样结构组成，通常罕见或缺乏有丝分裂和坏死。有丝分裂增加、坏死和血管增生是非典型肿瘤恶变的指征。电镜下，可见细胞核较圆，染色质清晰分散，胞浆内有平行的内质网、突出的高尔基体和溶酶体。

2. 临床表现　肿瘤多隐匿性生长，出现临床表现时，肿瘤多呈脑室内巨大肿瘤，常引起梗死性脑积水和进行性颅内压增高，持续数周至数个月。临床主要表现为头痛、恶心、呕吐、视力下降和视盘水肿，有些患者可出现不同程度的意识障碍、耳鸣、共济失调、感觉异常和记忆力障碍。偶有报道肿瘤引起脑室出血和突然死亡。少数无症状患者，在进行头颅 CT 或 MRI 检查时意外发现肿瘤。脑室外的中枢神经细胞瘤可引起偏瘫和癫痫，脊髓的肿瘤可引起感觉异常、麻木和肢体肌力减弱。

3. 影像学检查

（1）CT：肿瘤位于脑室内，多起源于透明隔，在一侧或两侧脑室内生长，呈不均匀强化，伴脑室扩张。

（2）MRI：显示双侧脑室不对称性扩张，肿瘤主体位于扩张严重的侧脑室，透明隔受压偏向对侧。

4. 治疗

（1）手术治疗：脑室内中枢神经细胞瘤首选治疗为显微外科切除病变。

（2）放疗与化疗：一般情况下，由于肿瘤对放疗高度敏感，放疗也是一种有效的治疗手段。一些不能耐受手术以及术后残留或复发的患者,可进行放疗或化疗。

(三)脉络丛乳突状瘤

脉络丛乳突状瘤(chroid plexus papilloma)是缓慢生长的良性肿瘤,起源于脑室的脉络丛上皮细胞,在儿童常见,常伴有脑积水。好发部位因年龄有所不同,在儿童多见于侧脑室而在成人多位于第四脑室,肿瘤在侧脑室者多位于三角区,亦可发生在颞角、额角和体部。

1. 病理　大体上肿瘤呈粉红色,结节样生长,与肿瘤周围脑组织边界清楚。肿瘤表面呈细小的乳突状或颗粒状,亦有人称为桑椹状。切面粗糙且组织易于脱落,质地较脆,很少发生囊变和出血坏死。亦可见到细小的钙化颗粒。

2. 临床表现

(1)脑积水与颅内压增高:大部分患者伴有脑积水,其原因包括脑肿瘤的所在位置直接梗阻脑脊液循环所致的梗阻性脑积水,以及脑脊液的生成与吸收紊乱造成的交通性脑积水两种情况,患者常见的颅内压增高征与脑积水的发生有直接关系,肿瘤的占位效应亦是颅内压增高的重要原因。

(2)局限性神经系统损害:局限性神经系统损害的表现因肿瘤所在的部位而异。肿瘤生长在侧脑室者半数有对侧轻度锥体束征;位于第三脑室后部者表现为双眼上视困难;位于后颅凹者表现为走路不稳、眼球震颤及共济运动障碍等。

3. 影像学检查

(1)CT:平扫呈高密度,增强扫描呈均匀钙化,边缘清楚而不规则,可见病理性钙化。

(2)MRI:与脑脊液分界清楚而肿瘤轮廓不规则,有些可见钙化,肿瘤有显著的对比增强,并有脑积水。

4. 治疗　治疗以手术为主,肿瘤在脑室内多为半游离状,有的与脉络丛组织相连,血供丰富,供血多来自于脉络膜前动脉、小脑后动脉等,应尽可能做到全切除。

(四)松果体细胞瘤

发生于松果体实质细胞的肿瘤包括松果体细胞瘤(pineocytoma)和松果体母细胞瘤(pinealoblastoma)。过去称为松果体瘤者大多为生殖细胞瘤(germinoma)或非典型畸胎瘤(atypical teratoma),而真正的松果体细胞瘤很少见。年龄分布范围较广,松果体细胞瘤多见于成人,儿童多为松果体母细胞瘤。男女性别比例基本相等。

1. 病理　大体上肿瘤呈灰红色,质地软,略呈半透明状,肿瘤可突入第三脑室内生长,基底部呈浸润性生长,与周围境界不清。

2. 临床表现

(1)颅内压增高:肿瘤突向第三脑室后部梗阻导水管上口,或向前下发展使导水管狭窄或闭锁,以致早期发生梗阻性脑积水及颅内压增高。

(2)脑积水症状:肿瘤阻塞中脑导水管等可引起脑积水,进而出现脑积水及高颅压症状,如头痛、恶心、呕吐、视物模糊、意识障碍、癫痫等临床表现。

(3)邻近脑组织受压症状:肿瘤压迫四叠体上丘可引起眼球上视不能、瞳孔散大和光反射迟钝或消失,称为背侧中脑(Parinaud)综合征;肿瘤压迫四叠体下丘及内侧膝状体可引起听力减退及耳鸣;肿瘤压迫小脑可出现躯干性共济失调及眼球震颤;肿瘤直接浸润丘脑下部或因为三脑室扩张压迫丘脑下部而引起丘脑下部损伤的表现,常见为多饮多尿、嗜睡、向心性肥胖、发育障碍等。

(4)内分泌症状:主要表现为发育停滞或不发育。

3. 影像学检查

（1）CT：平扫呈低密度、等高混杂密度或均一稍高密度病灶,肿瘤边界呈清楚的类圆形病灶,可有散在小钙化灶。

（2）MRI 检查：肿瘤在 T1 加权像呈等信号,也可呈低信号,而在 T2 加权像为高信号。

4. 治疗　松果体细胞瘤的治疗应当以手术治疗为主,由该肿瘤的病理性质所决定,因肿瘤对放射治疗不十分敏感,而部分患者在脑室腹腔分流术后虽然颅内压不高,但中脑受压的体征却更明显,只有直接手术切除肿瘤才能解除对脑干的压迫。

【护理评估】

1. 评估患者是否出现间歇性地与头位变化有关的头痛、呕吐,是否出现强迫体位。

2. 评估患者有无神经功能受损。

3. 评估患者心理 - 社会状况,头痛、呕吐等不适可引起患者烦躁不安、焦虑等心理反应；了解患者及家属对疾病的认知和适应程度。

4. 评估患者身体状况,包括年龄、职业、民族、饮食营养、二便、睡眠、既往史、过敏史、家族史等。

5. 评估患者是否有脑脊液循环受阻。

6. 评估患者有无尿崩症、肥胖、嗜睡等表现。

【护理诊断 / 护理问题】

1. 潜在并发症：中枢性高热、消化道出血、颅内压增高、尿崩症、低钠血症、高钠血症。

2. 恐惧、焦虑　与担心疾病预后有关。

3. 自理缺陷　与疾病引起的身体不适有关。

4. 营养失调（低于机体需要）　与疾病引起的剧烈呕吐有关。

5. 有外伤的危险　与疾病引起的神经系统受损有关。

6. 知识缺乏：缺乏疾病相关保健知识。

【护理目标】

1. 患者及家属了解容易受伤的潜在危险因素,患者得到安全、有效的保护措施。

2. 患者不出现脑疝或及时发现脑疝征象,立即给予处理。

3. 患者日常生活需求得到满足。

4. 患者呼吸道畅通,呼吸正常,或经治疗后能够有效排出痰液。

5. 患者出入量平衡、无电解质紊乱,异常情况得到及时干预。

6. 密切观察患者的异常病情,减少并发症的发生。

7. 患者了解疾病相关的知识,正确认识疾病。

8. 排除患者焦虑因素,患者心理状态正常,配合治疗护理。

【护理措施】

（一）术前护理

1. 一般护理

（1）手术并发症的预知：患者手术前需要了解手术方式,预知手术后可能存在的并发症,以制订术后的护理措施。

（2）常规术前准备:遵医嘱完成配血、皮试、禁食水、剃头等术前准备;进行生活方式改变的演练,在进食姿势、身体清洁、如厕方式等方面进行讲解并进行演练,使患者获得初步的感受。

（3）吸烟者,术前 1~2 周戒烟,以减轻对呼吸道的刺激,减少呼吸道分泌物。

（4）肠道准备:手术前一晚或当天早上排便 1 次,以减轻术后腹胀。

（5）排尿、排便练习:术后需床上大小便者,应术前 3 天进行床上大小便练习,以防术后因习惯改变所致的大小便排出不畅,对于尿失禁患者留置尿管,并做好护理。

2. 疾病观察

（1）倾听患者的主诉症状,了解头痛症状的改变情况。

（2）监测生命体征,如出现血压高、脉搏慢、瞳孔的改变需要严密观察,及时报告医生。

（3）观察患者意识、运动的变化。

（4）头痛、呕吐的护理:肿瘤压迫引起颅内压增高,甚至脑积水,可抬高床头 15°~30° 减轻头痛,呕吐后及时清除呕吐物,防止吸入气管,必要时遵医嘱应用镇痛药或镇吐药物或脱水剂。

（5）步态不稳、肢体无力或偏瘫的护理:协助日常生活,给予生活护理,加强皮肤观察,预防压疮;活动时有人陪伴,不要单独外出,防止跌倒;卧床时使用床栏,防止坠床。

（6）眼球不能上视及共济失调的护理:做好各种安全保护,床头桌上不宜放置暖水瓶或热水杯等,防止患者烫伤;患者外出需专人陪同,防止外伤的发生;协助患者进行刷牙、漱口、进食等生活处理。

（7）听力障碍的护理:注意患者听力的变化,以了解受压症状与病情发展程度。与患者交谈时,语调以能够使患者听到为准,讲话时面部表情要自然,不可出现不耐烦的表现。必要时为患者备纸和笔,使患者能进行有效沟通、交流。

3. 心理护理　不适症状可使患者自理能力受限,感到痛苦、恐慌;对疾病知识缺乏,手术对生命的威胁等使患者焦虑、缺乏安全感,应耐心细致地与患者沟通,详细介绍疾病预后,鼓励安慰患者战胜疾病,使患者安心接受手术,家属积极配合做好充分准备。

4. 知识缺乏　向患者及家属讲解疾病的相关知识,使患者了解该病的基本知识及注意事项。

（二）术后护理

1. 心理护理　术后麻醉反应、伤口疼痛、对预后的担忧,使患者产生焦虑、无助的心理反应,应理解、同情患者的心理感受,通过护理减轻患者焦虑、无助感。

2. 饮食护理　麻醉清醒及恶心、呕吐反应消失后,可根据医嘱给予流质饮食,以后逐渐过渡到软食、普食,指导并鼓励患者进食高蛋白质、高热量、高维生素饮食,以利于伤口愈合及术后康复。

3. 体位护理　全身麻醉未醒的患者,去枕平卧,头偏向一侧,使口腔内分泌物或呕吐物易于流出,避免吸入气管。意识清醒后,床头抬高 15°~30°,以利于颅内静脉回流,如病情许可,术后早期鼓励并协助患者离床活动。

4. 疼痛护理　麻醉作用消失后,患者即感觉伤口疼痛,应耐心倾听患者的主诉,安慰和鼓励患者,消除对疼痛的恐惧;遵医嘱适当应用镇痛药,缓解疼痛,手术 48 小时后伤口疼痛仍未减轻或加重者,应观察伤口及体温是否异常,及时发现和处理伤口感染。

5. 并发症的观察与护理 严密观察意识、瞳孔、呼吸、脉搏、血压的变化。意识水平的变化是反映病情轻重的重要指标。

（1）出血：术后24~48小时内易发生颅内出血。嘱患者不要用力咳嗽和用力排便。一旦发现患者意识改变，头痛，呕吐，烦躁不安，血压升高，脉搏、呼吸减慢等征象，及时与医生联系，做好再次手术的准备。观察伤口局部有无血肿、渗液、渗血等。

（2）脑水肿：术后3~5天为脑水肿的高峰期，见颅内压增高护理常规。

（3）应激性溃疡：术后常规给予抑制胃酸分泌的药物；密切观察消化道情况，如患者出现恶心、呕吐、腹胀，甚至呕吐物及大便为咖啡色或鲜血样时，应立即报告医生；遵医嘱给予止血药物。

（4）感染：加强口腔护理及皮肤护理，预防肺部感染及泌尿系统感染。

（5）预防下肢深静脉血栓的护理：①观察患肢周径的变化，方法为分别在髌骨上缘15cm、胫骨结节下10cm处做好标记，减少误差，每班测量1次，同健侧肢体比较，并做好记录。②倾听患者主诉，有无下肢疼痛、肿胀等不适感。③术后给予抗血栓压力带使用，根据患者腿围的测量结果选择合适的尺码，并同时给予患者气压式血液循环驱动器的使用。④当出现下肢深静脉血栓时，严禁患肢输液、按摩等操作，以防血栓脱落；抬高患肢，保持患肢高于心脏20~30cm，以利静脉回流，减少患肢肿胀；使用硫酸镁对患肢进行药物湿敷，以缓解血管痉挛，促进侧支循环建立，减轻疼痛。

6. 伤口护理

（1）术后常规在后枕部垫干净的治疗巾，保持伤口敷料清洁，避免切口长期受压。

（2）观察切口敷料情况及切口愈合情况，有无血液和脑脊液渗漏。

（3）切口感染者，协助做好分泌物培养，加强换药。

（4）术后10~14天伤口愈合良好者，给予拆线，拆线后仍需注意观察有无脑脊液漏的情况。

（5）有效控制疼痛，保证足够的睡眠，慎用吗啡、哌替啶等抑制呼吸道的药物。

7. 管路护理 管路放置位置正确，妥善固定，防止受压、扭曲或脱管；伤口引流管颜色转变成鲜红色时，提示颅内出血，在止血处理的同时，行急诊CT检查，以排除或确诊颅内出血，血肿量多时，需再次开颅清除血肿。

8. 肢体活动障碍的护理

（1）肿瘤压迫及术中不可避免的牵拉可致肢体活动障碍，向患者解释原因，取得理解和配合。

（2）开导患者：尽管肢体活动受影响，但生命得以挽救，要面对现实，尽快适应新的生活方式。

（3）指导并协助做被动运动，加强肢体功能锻炼，防止失用性萎缩和足下垂。

【健康宣教】

1. 心理指导 对于中枢性面瘫的患者，要委婉地告诉患者通过药物治疗、理疗有可能改善症状，鼓励患者正视现实，树立生活信心。

2. 进食高蛋白、高维生素、高热量饮食，并进食适量的水果、粗纤维食物。

3. 肢体功能障碍者，应加强锻炼，以提高生活自理能力。

4. 如出现原有症状或原有症状加重，及时就诊。

5. 嘱患者术后 3~6 个月门诊复查。

6. 指导患者去放疗科室或专科医院继续治疗。

7. 生活不能自理者,进行日常生活能力指导,应劝告患者,正视存在的现实,克服依赖心理,最大限度地进行自我护理。

第四节 下丘脑肿瘤

下丘脑又称丘脑下部,属于间脑,位于丘脑的前腹侧,以下丘脑沟为界,其腹侧面由脑底可见,向下延伸与垂体柄相连,是调节内脏活动和内分泌活动的较高级神经中枢所在。通常将下丘脑从前向后分为三个区:视上部位于视交叉上方,由视上核和室旁核所组成;结节部位于漏斗的后方;乳头部位于乳头体。下丘脑面积虽小,但接受很多神经冲动,故为内分泌系统和神经系统的中心,能调节腺垂体功能,合成神经垂体激素及控制自主神经和植物神经功能。下丘脑区常见肿瘤有颅咽管瘤、松果体瘤、脑膜瘤、视交叉神经胶质瘤等。

【常见肿瘤】

(一)颅咽管瘤

颅咽管瘤是指发生于胚胎期残余组织的先天性良性肿瘤。其发生原因主要与先天及遗传因素有关。本病无明显性别差异,可发生在任何年龄,但大部分病例发生在 15 岁以下。肿瘤压迫下丘脑、垂体引起下丘脑 - 垂体功能障碍。

(二)松果体瘤

松果体瘤系指松果体肿瘤引起的促性腺激素及性激素分泌增多(松果体的分泌功能与腺垂体有拮抗作用),又称性早熟综合征、早熟性巨生殖器巨体综合征。约占颅内肿瘤的1%,多见于男孩。松果体瘤中 75%~80% 是恶性的,包括生殖细胞瘤、癌、成松果体细胞瘤和某些胶质瘤,其余为良性肿瘤。松果体细胞主要有两种:松果体实质细胞和胶质细胞。

(三)视神经胶质瘤

视神经胶质瘤是发生于视神经内胶质细胞的良性肿瘤,可沿视神经向颅内蔓延。多发于学龄前儿童,成人少见,部分与神经纤维瘤病伴发,疑有遗传倾向。预后较颅内胶质瘤好。

(四)下丘脑错构瘤

下丘脑错构瘤又称下丘脑神经元错构瘤,是少见的非肿瘤性先天畸形性病变,由来自丘脑下部或灰结节的外胚层神经组织组成。主要见于儿童及婴幼儿,临床上极为罕见。有性早熟、痴笑样癫痫,有些可伴有其他类型癫痫或行为异常。下丘脑错构瘤表现为灰结节处异位的"脑组织",病理切片可见错构瘤由分化良好、形态各异而分布不规则的各种神经元构成,星形细胞及神经节细胞散在分布于纤维基质间,其中纤维结缔组织和血管结构并不明显。痴笑性癫痫是下丘脑错构瘤最具特征性的临床症状,患儿可伴有性早熟、行为异常、认知功能障碍,个别病例出现视觉异常。

【临床表现】

(一)肥胖

患者由于腹正中核的饱食中枢失去功能,以致食欲增加而肥胖。肥胖可以是本症突出的和唯一的表现,过度肥胖的患者其体重往往可以持续增加,引起这种现象的原因不甚清楚。Prade-Willi 综合征是由于下丘脑功能异常,有显著的肥胖、多食、糖尿病、表情迟钝、性腺功能低下和小手小脚。在性幼稚 - 色素性视网膜炎 - 多指畸形综合征,肥胖也是突出的症状之一。

（二）厌食与消瘦

当腹外侧核饮食中枢受损后,可致厌食和消瘦,严重者呈恶病质、肌肉无力、毛发脱落。重症还可伴发腺垂体功能减退。

（三）睡眠异常

1. 发作性睡病　最为常见,每次发作持续数分钟至数小时不等,难以抗拒。

2. 深睡眠症　可持续睡眠数天至数周,可叫醒进食、排尿,而后又入睡。

3. 发作性嗜睡贪食症　可持续睡眠数小时至数天,醒后贪食,多肥胖。

4. 夜间顽固性失眠。

（四）体温调节障碍

低体温较高体温多见。下丘脑性低体温程度多取决于环境湿度,患者对寒冷缺乏正常的代偿机制。退热药对高体温无效。

（五）水平衡的调节障碍

视上核受损可致尿崩症。如果下丘脑的口渴中枢受累,可引起液体摄入减少,可导致脱水和血清钠、氯的升高,可为补足液体和血管升压素所纠正。

（六）其他

1. 头痛与视野缺损　多与下丘脑疾病的性质有关。下丘脑疾病所致的头痛与视野缺损较垂体疾病为多。

2. 行为异常　下丘脑腹外侧核及视前区病变时可产生行为与精神异常,患者多有动作减少,甚至终日静坐不动。常伴有定向力障碍、喜怒无常、幻觉等。

3. 自主神经症状　多汗或少汗、手足发绀、瞳孔散大或缩小,或两侧大小不等,血压不稳。

【辅助检查】

下丘脑肿瘤病因多,表现亦多种多样,有时诊断比较困难。必须在详细询问病史的基础上,结合各种检查,认真排除有关疾病后,方可考虑本病,并应力求查明病因。

1. 内分泌检查　应常规测定性腺、甲状腺、肾上腺及垂体的功能,必要时应作有关动力学试验,以确定下丘脑 - 垂体 - 内分泌腺功能异常的病变水平。

2. X 线头颅平片、气脑造影、脑血管造影、头颅 CT、磁共振、脑脊液生化测定、细胞学检查及脑电图等均可酌情采用,以明确诊断和查明原因。

【治疗】

1. 非手术治疗　适用于原因不明或一时不能解除病因者。应用脱水药物控制症状,常用高渗性和利尿性脱水剂,使脑组织间的水分通过渗透作用进入血液循环再由肾脏排出,从而达到缩小脑体积、降低颅内压的目的。临床中常用 20% 甘露醇 250ml 快速静脉滴注,呋塞米 20~40mg,每天静脉推注 2~4 次,与甘露醇交替使用;白蛋白 10~20g 或浓缩干血浆等大分子的胶体静脉输入。七叶皂苷钠具有类固醇激素样作用,适用于颅内压增高不严重者,每次 20~40mg,2~3 次 /d;使用大剂量肾上腺皮质激素及促肾上腺皮质激素药进行静脉冲击治疗,以降低颅内压。

2. 手术治疗　颅内占位性病变者,争取手术切除;脑积水者,行脑脊液分流手术,均可缓解颅内高压。

【护理评估】

1. 评估患者年龄　婴幼儿及小儿的颅缝未闭合或融合尚未牢固,老年人脑萎缩,均可使颅腔的代偿能力增加,从而延缓病情的进展。

2. 评估引起颅内压增高的因素　了解患者有无颅脑外伤、颅内肿瘤、脑血管疾病等病史,是否合并其他系统疾病,如尿毒症、肝性脑病、毒血症、酸碱平衡失调等,初步判断颅内压增高的原因;注意患者是否有高热、呼吸道梗阻、便秘、剧烈咳嗽、癫痫等。

3. 评估患者身体状况

(1)局部:评估头痛的部位、性质、程度、持续时间及变化,有无诱因及加重因素,是否影响休息和睡眠;是否存在因肢体功能障碍而影响自理能力。

(2)全身:评估生命体征、意识、瞳孔及神经系统症状及体征;呕吐的程度,是否影响进食而导致水电解质紊乱及营养不良;有无视力障碍、意识障碍等。

4. 评估辅助检查结果　评估血生化检查是否存在水、电解质紊乱;CT 或 MRI 检查是否证实颅内肿瘤、颅内出血等病变;注意颅内病变的部位,位于颅脑中线及后颅凹的病变易阻塞脑脊液循环通路,即使病变不大也可导致颅内压增高,位于颅内大静脉附近的病变,可压迫静脉窦,阻碍颅内静脉回流和脑脊液吸收,也可使颅内压增高症状较早出现。

5. 评估患者心理 - 社会状况　头痛、呕吐等不适可引起患者烦躁不安、焦虑等心理;了解患者及家属对疾病的认知和适应程度。

【护理诊断 / 护理问题】

1. 脑组织灌注异常　与颅内压增高有关。
2. 潜在并发症:脑疝、尿崩症。
3. 有体液不足的危险　与呕吐及使用脱水剂有关。
4. 疼痛　与颅内压增高有关。
5. 有误吸的危险　与呕吐有关。
6. 焦虑　与担心手术预后有关。
7. 睡眠型态紊乱　与疾病有关。
8. 意识障碍　与下丘脑损伤、颅内压增高有关。

【护理目标】

1. 患者不出现脑疝或及时发现脑疝征象,给予立即处理。
2. 脑组织灌注正常,未因颅内压力增高造成脑组织的进一步损害。
3. 患者头痛得到护理,疼痛减轻,舒适感增强。
4. 患者呕吐后处理及时,未发生误吸。
5. 患者心理状态正常,能够配合治疗护理。
6. 患者饮食饮水充足,未发生水电解质紊乱及入量不足。

【护理措施】

（一）术前护理

1. 一般护理

（1）手术并发症的预知：术前了解患者的手术方式，预知手术后可能存在的并发症，制订相应的护理措施。

（2）开颅手术常规术前准备：遵医嘱完成配血、皮试、禁食水、剃头等术前准备，进行生活方式改变的演练：在进食姿势、身体清洁、如厕方式等方面进行讲解并进行演练，使患者获得初步的感受。

（3）吸烟者，术前 1~2 周戒烟，以减轻对呼吸道的刺激，减少呼吸道分泌物。

（4）肠道准备：手术前一晚或当天早上排便 1 次，以减轻术后腹胀。

（5）排尿、排便练习：术后需床上大小便者，术前 3 天进行床上大小便练习，以防术后因习惯改变所致的大小便排出不畅，尿失禁患者留置尿管，并做好护理。

2. 疾病观察

（1）倾听患者的主诉症状，了解头痛症状的改变情况。

（2）监测生命体征，如出现血压高、脉搏慢、瞳孔的改变，需要密切观察并及时报告医生。

（3）每周测体重 1~2 次。

（4）了解每天出入量并准确记录。

（5）视力障碍、视野缺损及肢体功能障碍者，给予生活照顾，外出时有人陪同以防意外。

（6）行内分泌、视力视野和眼底检查、增强 CT 及 MRI 检查了解肿瘤的大小。

3. 心理护理　患者因头痛、呕吐、视力下降、体型改变等容易产生焦虑、恐惧和自卑心理，应主动关心患者，耐心细致地与之沟通，详细介绍疾病预后，鼓励安慰患者战胜疾病，使之安心接受手术，家属积极配合做好充分准备。

4. 知识缺乏　向患者及家属讲解疾病的相关知识，使其了解该病的基本知识及注意事项。

（二）术后护理

1. 心理护理　术后麻醉反应、伤口疼痛、对预后的担忧等，容易产生焦虑、无助的心理反应，应理解、同情患者的心理感受，通过护理减轻其焦虑无助感。

2. 饮食护理　麻醉清醒及恶心、呕吐反应消失后，可根据医嘱给予流质饮食，以后逐渐过渡到软食、普食，指导并鼓励患者进食高蛋白质、高热量、高维生素饮食，以利于伤口愈合及术后康复。忌食辛辣、油腻、荤腥之物，应多吃青菜、水果。保持大便通畅，大便干燥者，可应用四磨汤口服液等药物配合治疗。意识障碍患者应暂禁食。

3. 体位护理　全身麻醉未醒的患者，去枕平卧，头偏向一侧，使口腔内分泌物或呕吐物易于流出，避免吸入气管。意识清醒后，抬高床头 15°~30°，以利于颅内静脉回流，减轻脑水肿。若患者呕吐严重，应保持侧卧位，防止剧烈呕吐造成误吸，如病情许可，术后鼓励并协助患者早期离床活动。

4. 疼痛护理　麻醉作用消失后，患者即可感觉伤口疼痛，应耐心倾听主诉，安慰和鼓励患者，消除对疼痛的恐惧；遵医嘱适当应用镇痛药，缓解疼痛，手术 48 小时后伤口疼痛仍未减轻或加重者，应观察伤口及体温是否异常，及时发现和处理伤口感染。

5. 疾病观察

（1）意识状态：下丘脑肿瘤，容易产生垂体激素及电解质紊乱，易出现意识状态的变化，尤其术后 24 小时内应注意观察。①每 15~30 分钟观察患者意识状态、瞳孔及体温、心率等生命体征，注意双侧瞳孔对比，详细记录；②有引流管的患者密切观察引流液的颜色、量、性质；③与医生沟通患者的甲状腺激素及垂体激素补充量及时间；④全麻清醒后患者仍有躁动、以收缩压升高为主的持续高血压或频繁呕吐，应报告医生复查头颅 CT，排除颅内血肿及脑积水可能。

（2）癫痫样发作：术中脑组织牵拉、脑水肿、脑出血及电解质变化等均可以降低癫痫发生的阈值，导致术后癫痫的发生。

（3）尿崩症护理：常发生于术后 24~48 小时。①观察尿色，监测尿量、尿比重，尿量用量杯测量；记录每小时静脉液体入量和饮水量，监测液体总出入量；每天检测电解质，严格记录。出现尿崩后立即报告医生。②术后使用脱水剂、利尿剂或使用抗利尿药物后应密切注意观测尿量，详细记录。③避免摄入高糖食物，以免血糖快速升高，产生渗透性利尿作用。④指导患者多次、少量饮水，避免体液量出现较大波动。⑤术后尿量明显多于入量，呈负平衡状态，需要药物治疗、控制尿量时，口服制剂较为常用，但剂量差别较大，需个体化应用，常用药物有去氨加压素、垂体后叶素等，但要观察尿量变化和药物反应，防止尿量突然减少而引起水中毒，并观察有无血压增高等现象。

（4）低钠血症护理：密切观察患者的神志、表情，是否出现恶心、头晕、皮肤弹性消失、面色苍白、脉细速、血压下降、表情淡漠、嗜睡甚至昏迷。临床治疗以口服和静脉补钠相结合为主。①进食含钠食物，饮水中加入适量盐。②静脉缓慢输注含钠液体，避免输注过快，以免低钠纠正过快而导致脱髓鞘的发生。例如生理盐水 400ml 加入 10% 氯化钠 100ml 静脉输入，60 滴 /min，输完后 2 小时采血复查电解质。

（5）高钠血症护理：多数是由中枢性尿崩症导致的高渗性脱水引起的。此类患者口渴感明显、黏膜干燥、皮肤弹性下降、血液黏稠度高，易导致血栓形成。临床治疗以口服给水为主，静脉补充以低张糖为主。①患者出现尿量明显增多时，遵医嘱给予血生化检查，及时发现电解质异常。②血钠升高者，鼓励进食清淡饮食，多饮白开水。③遵医嘱替换掉含钠液体，多用 5% 葡萄糖液，补液不宜太快，血钠急剧下降容易导致抽搐。

（6）中枢性高热的护理：①术后严密观察热型及持续时间，区别中枢性高热与肺部、泌尿系感染所致高热。②术后给予头枕冰袋、冰帽或全身冰毯等物理降温方法。③持续体温监测，体温应迅速控制在 38.5℃ 以下。④根据血生化情况、出入量情况，给予适当的液体补充。⑤严密观察患者意识状态，监测瞳孔、脉搏、呼吸等生命体征情况；⑥做好生活护理，及时更换潮湿被褥、病服，每天给予温水擦浴。

（7）药物治疗的护理

1）应用脱水药物的护理：在神经外科脱水治疗中，20% 甘露醇为常用的脱水药物，其次为甘油果糖等。需注意：保证输液速度；宜选择较粗直的静脉；注意病情是否有一过性血压升高，诱发继续出血；患者是否出现神志淡漠、嗜睡、烦躁不安、尿量减少等症状，警惕水电解质紊乱、肾功能损害等药物不良反应，及时报告医生进行检查及处理。

2）应用激素药物的护理：严格遵照医嘱给药，给药期间注意有无因应用激素诱发应激性溃疡、感染等不良反应。

6. 避免引起颅内压增高的因素，如用力排便、咳嗽等。

【健康宣教与出院指导】

1. 不要食用刺激食物,如辣椒、芥末、胡椒等,不吸烟、饮酒,不喝咖啡等刺激性饮料,以防血管收缩,导致头痛。

2. 保护好伤口,避免敷料脱落、污染、潮湿,不可抓、挠伤口。洗头水温以 40~43℃为宜,不使用刺激性洗发液。经常用双侧掌根部或鱼际肌同时按摩头皮,由前向后,由上向下,动作要轻柔,压力由轻到重逐渐增加,每次 30 分钟,每天 3~4 次,以促进局部血液循环,利于头皮生长。

3. 患者由于多尿、多饮,可在身边备足温开水,指导患者记录尿量及体重的变化。

4. 遵医嘱按时、按量服用抗癫痫药、激素类药,勿随意减量或停服,并定期监测血药浓度、肝肾功能、电解质、激素水平。

5. 出院后每月抽血检查激素水平,直至连续两次正常。

第五节　三室后肿瘤

三室后肿瘤(post-third ventrical tumors)为位于三脑室后部脑组织内的肿瘤,包括松果体细胞瘤、生殖细胞肿瘤、中枢神经细胞瘤、表皮样囊肿等。三室后为双侧丘脑之间的区域,上方为胼胝体压部,下方为中脑四叠体,前部为下丘脑,后部为松果体区,是脑解剖中很重要的深部组织,手术难度大,为神经外科中的难治部位肿瘤。

【常见肿瘤】

(一)松果体细胞瘤

松果体细胞瘤包括松果体细胞瘤和松果体母细胞瘤,前者多见于成人,后者多见于儿童。肿瘤可突入三脑室内生长。

(二)生殖细胞肿瘤

生殖细胞肿瘤位于三室后的生殖细胞肿瘤很常见,占全部颅内生殖细胞肿瘤的40%~50%。生殖细胞肿瘤好发于儿童及青少年,男性发病率明显高于女性。

(三)中枢神经细胞瘤

中枢神经细胞瘤常见于侧脑室,但也可发生于三脑室,压迫三室后。中青年发病者多见,男女比例无明显差异。

(四)表皮样囊肿

表皮样囊肿发生于三脑室后的表皮样囊肿临床上较少见,可阻塞三脑室或中脑导水管引起脑积水。

【临床表现】

三脑室后的肿瘤可产生一个有规律的临床综合征,称为三脑室后部综合征。此综合征表现为三脑室受压、推移产生颅内压增高,上脑干综合征(四叠体的上丘或下丘综合征、上行性网状激动系统受累的意识表现)、下丘脑内分泌功能障碍的表现。

1. 颅内压增高　三室后肿瘤常可阻塞导水管上口,或向前下发展使导水管狭窄或闭锁,发病早期即可出现梗阻性脑积水以致颅内压增高,表现为头痛、恶心、呕吐、视盘水肿。

2. 四叠体上丘综合征（Parinaud 综合征） 三室后肿瘤压迫四叠体上丘可引起眼球向上运动障碍、瞳孔散大或不等大。

3. Sylvian 导水管综合征 表现为眼球上视不能、瞳孔光反应改变、眼球会聚功能麻痹或痉挛、眼球震颤等。

4. 听力障碍 肿瘤体积较大、累及四叠体下丘时可造成双侧耳鸣及听力减退。

5. 小脑受累征 肿瘤向后下发展可压迫小脑上脚和上蚓部，出现辨距不良、躯干性共济失调、肌张力降低和意向性震颤等。

6. 内分泌症状 松果体细胞瘤可表现为性征发育停滞或不发育，生殖细胞瘤可表现为性早熟。

7. 其他症状 如肿瘤压迫中脑，部分患者可出现癫痫发作、病理反射阳性或意识障碍等。

【辅助检查】

1. CT 可发现三脑室后部、胼胝体压部下方的异常密度影，生殖细胞肿瘤及中枢神经细胞瘤可出现钙化。合并脑积水时常出现幕上脑室扩大。

2. MRI 可协助鉴别肿瘤性质，MRI 的矢状位影像有助于了解肿瘤的生长方向以及中脑受压的程度。

3. 肿瘤标志物 怀疑生殖细胞肿瘤者，需行 HCG 和甲胎蛋白的检测，HCG 升高者常提示生殖细胞肿瘤，但 HCG 未升高者不能排除生殖细胞肿瘤的诊断。

【治疗】

1. 一般处理 给予脱水降颅内压、镇痛、补液等处理，术前或术后出现眼征者可于眼科行适度矫正。

2. 放射治疗 中枢神经细胞肿瘤对放射治疗十分敏感，而松果体区肿瘤敏感性欠佳。

3. 化学治疗 三室后生殖细胞肿瘤对化疗较为敏感，常用的化疗药物包括替莫唑胺、长春新碱、甲氨蝶呤、铂类等。

4. 手术治疗 三室后肿瘤常合并脑积水，故严重梗阻性脑积水者可行侧脑室 - 腹腔分流术、脑室脑池造瘘术等。手术切除入路包括额部经侧脑室入路、顶枕部经胼胝体入路、侧脑室三角区入路、幕下小脑上入路等。

【护理评估】

1. 评估患者生命体征、意识及神经系统症状及体征；评估患者呕吐的程度；评估患者眼球运动障碍、瞳孔。

2. 评估有无导致颅内压急剧增高的相关因素，有无呼吸道梗阻、便秘、剧烈咳嗽、癫痫等。

3. 评估患者体重、进食情况，是否存在脱水、贫血、低蛋白血症；评估不能进食者的营养支持状况。

4. 评估患者皮肤、伤口、引流管的情况。

5. 评估患者用药史、过敏史、既往史、检查阳性指标等。

6. 评估患者听力及小脑共济失调情况。

7. 评估患者心理 - 社会状况，了解患者的心理反应、患者及家属对疾病的认知及适应情况。

【护理诊断／护理问题】

1. 脑组织灌注异常 与颅内压增高有关。
2. 潜在并发症：脑疝、颅内感染。
3. 清理呼吸道无效 与后组脑神经损伤有关。
4. 疼痛 与颅内压增高有关。
5. 有外伤的危险 与听力受损及共济失调有关。

【护理目标】

1. 术后观察到位，及时发现颅内压增高情况，配合医生进行处理。
2. 患者呼吸道畅通，呼吸正常，或经治疗后能够有效排出痰液。
3. 患者疼痛减轻，舒适感增强。
4. 患者术后敷料干燥，伤口换药及时，管路护理到位，未发生颅内感染。
5. 患者情绪平稳，能够配合治疗护理工作。

【护理措施】

（一）术前护理

1. 一般护理

（1）体位与活动

根据病情决定活动方式：①清醒、活动无障碍者，可以病房内活动；②颅内压增高患者，以卧床休息为主，抬高床头 15°~30°，以利于颅内静脉回流，减轻脑水肿；③呕吐严重者，应保持侧卧位，防止剧烈呕吐造成误吸。

（2）饮食护理：根据患者情况给予高蛋白、高维生素、低脂肪、清淡易消化的食物，多吃新鲜蔬菜和水果，保持大便通畅，必要时遵医嘱给予缓泻药；对于不能进食者遵医嘱静脉补充营养或行胃肠鼻饲饮食。

（3）心理护理：①合理安排病房，为患者创造适宜的生活环境；②主动、详细地介绍病区环境及主管的医护人员等，让患者尽快熟悉环境；③向患者及家属讲解疾病的发生、发展及转归等，消除顾虑；④术前了解患者的手术方式，预知手术后可能存在的并发症，以制订术后的护理措施；⑤帮助患者得到更多的社会和家庭的支持。

（4）术前宣教：①遵医嘱完成配血、皮试、禁食水、剃头等术前准备，进行生活方式改变的演练，在进食姿势、身体清洁、如厕方式等方面进行讲解并进行演练，使患者获得初步的感受；②排尿、排便练习。术后需床上大小便者，术前3天进行床上大小便练习，以防术后因习惯改变所致的大小便排出不畅，尿失禁患者留置尿管，并做好护理；③吸烟者，术前1~2周戒烟，以减轻对呼吸道的刺激，减少呼吸道分泌物；④女性患者月经期停止手术，发热或腹泻者慎行手术；⑤肠道准备。手术前一晚或当天早上排便1次，以减轻术后腹胀。

（5）加强安全护理：癫痫、感觉障碍（视觉障碍，面瘫）和运动障碍患者，做好陪护及交接班工作，防止坠床、跌倒及烫伤等意外发生。

2. 疾病观察

（1）倾听患者的主诉症状，了解头痛症状的改变情况。

（2）严密观察生命体征，如出现意识改变、血压升高、脉搏缓慢、瞳孔改变，需要密切观察并及时报告医生,给予及时处理;及时做好癫痫发作时护理,注意患者皮肤黏膜的颜色,关注血药浓度是否正常。

(3)巡视病房,观察患者意识、运动的改变。

(4)头痛、呕吐的护理:可抬高床头 15°~30°,以减轻头痛,呕吐后及时清除呕吐物,防止吸入气管,必要时遵医嘱应用镇痛药或镇吐药物或脱水剂。

3. 知识缺乏　向患者及家属讲解疾病的相关知识,使患者了解该病的基本知识及注意事项。

(二)术后护理

1. 心理护理　术后麻醉反应、伤口疼痛、对预后的担忧,使患者产生焦虑、无助的心理反应,应理解、同情患者的心理感受,通过护理减轻患者焦虑、无助感。

2. 体位护理　血流动力学稳定者取卧位,抬高床头 15°~30°,避免头颈过伸或过屈,有利于颅内静脉回流,减轻脑水肿。

3. 活动护理

(1)清醒患者鼓励术后早期床上活动,病情许可者,协助其下床活动,可先扶坐椅子,床边移步,上卫生间;体力允许者扶其病区走动;若出现头晕、心悸、出冷汗等应立即停止;以后逐渐增加活动量。

(2)肢体活动障碍者,在病情许可的情况下,应尽早行康复功能锻炼,进行被动运动及主动运动。

4. 饮食护理　麻醉清醒及恶心、呕吐反应消失后,可根据医嘱给予流质饮食,以后逐渐过渡到软食、普食,指导并鼓励患者进食高蛋白质、高热量、高维生素饮食,以利于伤口愈合及术后康复;昏迷或吞咽困难者,术后给予管饲饮食,暂时不能进食者或入量不足者,按医嘱给予补液,以增强机体抵抗力。

5. 伤口护理

(1)术后常规在后枕部垫干净的治疗巾,避免切口长期受压。

(2)观察切口敷料情况及切口愈合情况,有无血液和脑脊液渗漏情况。

(3)切口感染者,协助做好分泌物培养,加强换药。

(4)术后 10~14 天伤口愈合良好者给予拆线,拆线后仍需注意观察有无脑脊液漏情况。

(5)有效控制疼痛,保证足够的睡眠,慎用吗啡、哌替啶等有呼吸道抑制作用的镇痛药。

6. 管路护理　各种管路放置位置正确,妥善固定,防止受压、扭曲或脱管。伤口引流管颜色转变成鲜红色时,提示颅内出血,在止血处理的同时,行急诊 CT 检查,以排除或确诊颅内出血,血肿量多时,需再次开颅清除血肿。

7. 并发症的观察与护理

(1)出血:术后 24~48 小时内易发生颅内出血。嘱患者不要用力咳嗽和用力排便。一旦发现患者意识改变,头痛,呕吐,烦躁不安,血压升高,脉搏、呼吸减慢等征象,及时与医生联系,做好再次手术的准备。观察伤口局部有无血肿、渗液、渗血等。

(2)脑水肿:术后 3~5 天为脑水肿的高峰期,见颅内压增高护理常规。

(3)应激性溃疡:术后常规给予抑制胃酸分泌的药物;密切观察消化道情况,如患者出现恶心、呕吐、腹胀,甚至呕吐物及大便为咖啡色或鲜血样,应立即报告医生;遵医嘱给予止血药物。

(4)感染:加强口腔护理及皮肤护理,预防肺部感染及泌尿系统感染。

（5）呼吸道梗阻的护理：观察呼吸频率、幅度，注意患者黏膜的颜色，有无发绀，初步判断血氧含量；保持呼吸道通畅，协助翻身拍背，鼓励有效的咳嗽，加强吸痰，及时清除口、鼻腔分泌物，吸痰时避免长时间刺激；常规给予持续吸氧，防止低氧血症的发生；中枢神经呼吸障碍者，行气管插管或行气管切开，给予呼吸兴奋剂。

（6）预防下肢深静脉血栓的护理：①观察患肢周径的变化，方法：分别在髌骨上缘15cm、胫骨结节下10cm处做好标记，减少误差，每班各测量1次，同健侧肢体比较，并做好记录。②倾听患者主诉，有无下肢疼痛、肿胀等。③术后给患者使用抗血栓压力带，根据患者腿围的测量结果选择合适的尺码。并同时给患者使用气压式血液循环驱动器。④当出现下肢深静脉血栓时，严禁患肢输液、按摩等，以防血栓脱落；抬高患肢，保持患肢高于心脏20~30cm，以利于静脉回流，减少患肢的肿胀。用硫酸镁对患肢进行药物湿敷，以缓解血管痉挛，促进侧支循环的建立，减轻疼痛。

8. 康复锻炼　患者病情稳定后进行肢体、言语及吞咽的训练，具体训练方法见第十二章神经外科患者的康复。

9. 癫痫发作及用药指导　详见第三章第一节大脑半球肿瘤。

【健康宣教】

1. 做好生活指导，伤口拆线后愈合良好，1~2周可洗头。洗头水温以40~43℃为宜，不使用刺激性洗发液。经常用双侧掌根部或鱼际肌同时按摩头皮，由前向后，由上向下，动作要轻柔，压力由轻到重逐渐增加，每次30分钟，每天3~4次，以促进局部血液循环，利于头皮生长。

2. 适当锻炼，以不出现心悸、气短、乏力等症状为宜。应以散步、打太极拳等相对舒缓的运动为主，避免剧烈运动。

3. 给予高热量、高蛋白、高维生素、易消化的食物，忌油腻、辛辣刺激食物。

4. 按时、按量准确服用药物，切忌自行停药。术后激素及抗癫痫药物必须遵医嘱服用，停药减量要到正规医院的专科门诊进行调整。

5. 定期门诊随访，如有剧烈头痛、频繁呕吐、意识不清等及时就诊。对于出现的紧急情况应采取就近、及时的原则，避免耽误时间，延误治疗及抢救时机。

第六节　后颅窝肿瘤

后颅窝在前、中、后颅窝中属于容积最大、位置最深的颅腔，约占全部颅腔容积的1/8，有支配头部、四肢和躯干的感觉、运动神经，决定意识状态的神经以及自主神经由此通过。控制身体平衡的中枢也位于此处。除嗅、视神经外的10对脑神经在后颅窝内走行。后颅窝是脑脊液流出颅腔的通路，经小脑幕裂孔与幕上间腔相通，经枕骨大孔通向椎管。后颅窝周围有枕、颞、顶、蝶骨。后颅窝前界为鞍背、蝶骨后部和枕骨斜坡，后界为枕鳞下部、颞骨、岩骨、乳突两侧及枕骨外侧。上后界有顶骨乳突角的小部分。后颅窝内部的主要结构包括小脑、脑干、第四脑室、小脑幕及桥小脑角池等。因肿瘤占位效应、压迫或侵犯相应结构出现不同临床表现。

【常见肿瘤】

后颅窝肿瘤指小脑幕以下、枕骨大孔以上的肿瘤，因其发病部位的不同，可分为桥小脑角区肿瘤及四脑室及小脑肿瘤两大类。

（一）桥小脑角区肿瘤

桥小脑角区的位置，即脑桥与小脑之间的区域。内听道和三叉神经是其最重要的解剖结构。好发的肿瘤分别为听神经鞘瘤、脑膜瘤、三叉神经鞘瘤、胆脂瘤等。

1. 听神经瘤　为桥小脑角区最常见的肿瘤，约占该区肿瘤的 80%，后颅窝肿瘤的 40%。其起源于听神经鞘，为脑外肿瘤。好发于中年人，发病高峰年龄为 30~50 岁，无明显性别差异。病变早期发生于听神经内听道段，随着肿瘤的生长，内听道扩大，并向内侧脑池生长，形成肿块，肿块可囊变坏死、出血。

2. 脑膜瘤　脑膜瘤是桥小脑角区的常见肿瘤，属于脑外肿瘤。是起源于脑膜及脑膜间隙的病变。通常位于小脑脑桥角与小脑幕等部位。肿瘤内常见钙化，但明显囊变罕见。临床表现以第 Ⅴ、Ⅶ、Ⅷ 对脑神经损害和小脑功能障碍最常见。晚期肿瘤较大时可合并颅内压增高。良性脑膜瘤全切效果极佳，但因其生长位置，有 17%~50% 脑膜瘤做不到全切，另外还有少数恶性脑膜瘤也无法全切。上述两种情况需在手术切除后放疗。其手术步骤及术后并发症与听神经瘤相似。

3. 三叉神经鞘瘤　在脑神经肿瘤中，其发生率仅次于听神经瘤，占脑神经肿瘤的 4%~7%。青壮年多见，男性稍多于女性。起源于三叉神经根部或起源于三叉神经半月神经节并向根部生长的三叉神经鞘瘤，表现为后颅窝肿瘤。起源于三叉神经半月神经节时，肿瘤位于中颅窝。肿瘤位于颞骨岩尖部时，可跨越中、后颅窝生长（约 25%）。少数沿下颌支向下生长致卵圆孔扩大，肿瘤可经扩大的卵圆孔向颅外生长。

4. 胆脂瘤　又称表皮样囊肿，是桥小脑角区常见的肿瘤，占颅内肿瘤的 0.2%~1.8%，25~60 岁多见，男女比为 2∶1。最好发于硬膜下。约半数的颅脑胆脂瘤发生于桥小脑角区。肿瘤呈分叶状或不规则形，常沿周围脑池生长，边缘光滑。

（二）第四脑室及小脑肿瘤

第四脑室为脑内部的腔隙，位于小脑、延髓和脑桥之间。上接中脑导水管，下通脊髓中央管。于脑室底部（菱形窝）侧角及下角有孔，称第四脑室侧孔及中间孔，与蛛网膜下隙相通。第四脑室接受由第三脑室通过中脑导水管流来的脑脊液，并通过中孔或侧孔流向蛛网膜下腔，再通过蛛网膜颗粒进入静脉系统。第四脑室底呈菱形，脑桥与延髓的神经核团多与此相毗邻，如延髓的舌下神经核、迷走神经背核、耳蜗和前庭神经核，脑桥的面神经核、三叉神经运动核和三叉神经感觉核等。当第四脑室发生肿瘤时，首先产生脑脊液循环受阻导致脑积水症状，肿瘤向脑室周围扩延侵犯或使其周围组织受压时，主要为脑神经受损症状。

小脑肿瘤多数具有颅内压增高，并常以头痛为首发症状，疼痛常位于后枕部，头痛发作日趋频繁，伴有恶心、呕吐、视盘水肿及视力下降，有的出现复视。高颅内压产生枕骨大孔疝时，患者表现强迫头位。常见三叉神经、面神经、听神经及舌咽神经受损症状及上下肢共济失调、眼球震颤、头晕等。

1. 星形细胞瘤　小脑星形细胞瘤多见于儿童，以 10 岁前最常见。是儿童后颅窝最常见的肿瘤。少数也见于年轻成人。成人多见于幕上，少数幕下者多起源于小脑半球；儿童多见于幕下，多位于小脑和四脑室，起源于小脑蚓部。早期表现为一侧的小脑受累症状，肿瘤可累及中线、四脑室，阻塞脑脊液通路，引起脑积水，表现为颅高压征。弥漫性星形细胞瘤往往从中线长出，直接侵犯第四脑室，甚至脑干，临床上出现共济失调、颅高压征及脑神经麻痹等。

小脑星形细胞瘤目前多主张尽量争取手术，术后酌情辅助放疗和（或）化疗；不能手术的可采取立体定向放射治疗和（或）化疗。星形细胞瘤经手术和（或）放疗后，预后尚佳，一般认为肿瘤的病理类型、手术切除程度、发病年龄、病程、临床表现均可决定患者的预后。肿瘤全切者 5 年生存率可达 80%，而部分切除肿瘤或行肿瘤活检者 5 年生存率仅为45%~50%。对 40 岁以上肿瘤次全切除的患者，放疗可获得满意效果。肿瘤复发预后不佳，约半数肿瘤复发后恶变，近 1/3 肿瘤复发后演变为胶母细胞瘤。术后并发症主要为颅内血肿、脑积水、感染及小脑损伤症状，如共济失调、缄默症状等。

2. 髓母细胞瘤　属于胚胎性肿瘤，占原发颅内肿瘤的 2%~7%。主要发生在 15 岁前，4~8 岁和 25 岁左右是两个高峰年龄，男女比例约 4：1。髓母细胞瘤是一种恶性肿瘤，儿童常发生在小脑蚓部、第四脑室顶部。肿瘤生长迅速，易发生脑脊液转移；易突入第四脑室，引起梗阻性脑积水。成人常发生在小脑半球。肿瘤囊变、钙化、出血少见。临床上常见躯体平衡、共济运动障碍、脑积水症状等。在治疗上，对于有显著颅内压增高的患者，应先解除颅内压增高，可作肿瘤切除或脑脊液分流手术，手术尽量切除肿瘤。基于髓母细胞瘤易转移的特点，手术后应对全中枢神经系统进行放疗。有些病例还可以结合化疗。目前统计其 5 年生存率达 40%~60%，10 年生存率也达 30%~40%。

小脑髓母细胞瘤术后可能因小脑蚓部及双侧齿状核区损伤，导致出现缄默症状，表现为清醒状态下的患者，不愿意或不能讲话。其持续时间可能达数天至数个月，有最长 8 个月的报道。其他的并发症还有因小脑损伤导致的共济失调、平衡障碍、脑神经障碍、出血等。

3. 室管膜瘤　小脑室管膜瘤起源于室管膜细胞，以 1~5 岁和 40 岁左右为发病高峰年龄，多见于第四脑室底部。WHO 分级为 Ⅱ 级，多为良性肿瘤，膨胀性生长，结节状或分叶状，界清。亦可浸润生长；可因肿瘤细胞脱落或手术种植而转移。发生在四脑室者，因易引起梗阻性脑积水，故病程通常较短。可钙化、囊变。由于肿瘤位于脑室内，极易阻塞脑脊液循环通路，常早期出现颅内压增高症状。当肿瘤压迫第四脑室底部诸脑神经核或向侧方压迫小脑脚时，临床上可引起脑神经损害及小脑症状，如眼震、共济失调、肌力减退等。手术全切肿瘤是小脑室管膜瘤的首选治疗方案，对于脑积水的患者术前可先置脑室外引流以降颅内压。对于未能行肿瘤全切除的患者，术后应行放射治疗。

4. 血管母细胞瘤　血管母细胞瘤是后颅窝比较常见的肿瘤，约占其 7%。主要见于30~40 岁，是成人小脑四脑室区最常见的肿瘤之一。其发病主要位于中线旁小脑半球。圆形，局限性生长。大小不一，较大者有包膜。囊变突出，可有附壁结节。组织学上为良性，由密集的血管组织结构组成。其主要的临床表现为高颅压症状，如头痛、恶心、呕吐等，另外有小脑症状如肌力下降、感觉丧失、平衡和协调问题，或是脑积水。血管母细胞瘤为血管源性良性肿瘤，手术全切除为首选治疗，全切除肿瘤可以治愈此病。术后并发症主要包括颅内出血或血肿、脑水肿及术后高颅压、神经功能缺失等。

5. 转移瘤　转移瘤是成人小脑四脑室区最常见的肿瘤之一。高峰年龄为 40~60 岁。可同时有其他器官恶性肿瘤或幕上脑实质转移病灶存在。但小脑转移瘤单发也不少见，病灶常较大，其内常见坏死。其临床表现根据脑转移瘤的所在部位和病灶的多少，可出现不同的体征。常见有颅内压增高、偏瘫、偏身感觉障碍、失语、脑神经麻痹、小脑体征、脑膜刺激征、视盘水肿等。常用治疗措施包括外科手术、放疗、立体定向放射外科治疗和化疗等。目前，手术结合术后放疗的观点已被众多人接受。随着神经外科、放射诊断技术和治疗的进展，其疗效和预后均有改善，应根据每个患者的具体情况选择理想的治疗措施。其术后的主要并发症基本同其他小脑及四脑室区肿瘤。

【临床表现】

常见首发症状有头痛、呕吐、复视、视力减退、听力下降、走路不稳、面部麻木、一侧肢体无力、抽搐、呛咳、枕颈部疼痛等。根据病变部位及性质不同,主要有以下一种或几种表现。

1. 颅内压增高与脑疝　头痛、呕吐、视盘水肿、复视、视力减退、Cushing 反应等。严重者出现枕骨大孔疝,突然呼吸、心跳停止,甚至死亡。

2. 小脑损害表现　表现为共济失调、平衡功能障碍、不能站立、行走不能、不能完成精细动作。震颤、肌张力障碍。Romberg 征阳性,指鼻试验、跟 - 膝 - 胫试验阳性。

3. 脑干损害表现　可以因脑神经核团损害而首先出现脑神经受损表现,如复视、眩晕。典型表现是交叉性麻痹。随着病变所在脑干节段不同,出现不同的神经 / 神经核体征。严重者可出现意识障碍、抽搐、生命体征紊乱,呼吸心跳停止。

4. 耳蜗及前庭症状　头晕、眩晕、耳鸣、耳聋、平衡障碍。电测听检查提示神经性耳聋。

5. 邻近脑神经损害表现　如病侧面部疼痛、麻木、感觉减退、外展神经麻痹、周围性面瘫、吞咽困难、构音障碍、呛咳等。

【辅助检查】

1. CT 可发现三脑室后部、胼胝体压部下方的异常密度影,生殖细胞肿瘤及中枢神经细胞瘤可出现钙化。合并脑积水时常出现幕上脑室扩大。

2. MRI 可协助鉴别肿瘤性质,MRI 的矢状位影像有助于了解肿瘤的生长方向以及受压的程度。

【治疗】

1. 一般处理　即常规的脱水降颅内压、镇痛、补液等处理,术前或术后出现眼征者可于眼科行适度矫正。

2. 放射治疗及立体定向放射治疗。

3. 手术治疗。

【护理评估】

1. 评估患者后组脑神经功能　有无吞咽困难、饮水呛咳、面神经麻痹、面纹消失等。

2. 评估引起颅内压增高的因素　有无颅脑外伤、颅内肿瘤、脑血管疾病等病史,是否合并其他系统疾病,如尿毒症、肝性脑病、毒血症、酸碱平衡失调等,初步判断颅内压增高的原因;是否有高热、呼吸道梗阻、便秘、剧烈咳嗽、癫痫等。

3. 评估患者身体状况

(1)局部:评估头痛的部位、性质、程度、持续时间及变化,有无诱因及加重因素,了解头痛是否影响患者休息和睡眠;患者有无因共济失调影响自理能力。

(2)全身:评估生命体征、意识、瞳孔及神经系统症状及体征;呕吐的程度,是否影响进食而导致水电解质紊乱及营养不良;有无视力障碍、意识障碍等。

4. 评估辅助检查结果　评估血生化检查是否提示水、电解质紊乱;CT 或 MRI 检查是否证实颅内肿瘤、颅内出血等病变;注意颅内病变的部位,位于颅脑中线及后颅凹的病变易阻塞脑脊液循环通路,即使病变不大也可导致颅内压增高,位于颅内大静脉附近的病变,可压迫静脉窦,阻碍颅内静脉回流和脑脊液吸收,也可使颅内增高症状较早出现。

5. 评估患者心理 - 社会状况　评估患者的心理反应,患者及家属对疾病的认知和适应程度。

【护理诊断】

1. 脑组织灌注异常　与颅内压增高有关。
2. 潜在并发症:脑疝、角膜溃疡。
3. 有体液不足的危险　与呕吐及使用脱水剂有关。
4. 疼痛　与颅内压增高有关。
5. 有误吸的危险　与后组脑神经损伤有关。
6. 有外伤的危险　与共济失调、面神经感觉障碍有关。
7. 焦虑　与担心手术愈合有关。
8. 睡眠型态紊乱　与疾病有关。
9. 意识障碍　与颅内压增高有关。

【护理目标】

1. 患者不出现脑疝或及时发现脑疝征象,给予立即处理。
2. 脑组织灌注正常,未因颅内压力增高造成脑组织的进一步损害。
3. 患者头痛得到护理,主诉疼痛减轻,舒适感增强。
4. 患者呕吐后处理及时,未发生误吸。
5. 患者生活需求得到满足,未发生外伤等意外。
6. 患者眼部得到护理,未发生角膜溃疡。
7. 排除患者焦虑因素,患者心理状态正常,能够配合治疗护理。
8. 患者饮食饮水充足,未发生水电解质紊乱及入量不足。

【护理措施】

(一)术前护理

1. 一般护理

(1)体位与活动:根据病情决定活动方式:①清醒活动无障碍者,可以病房内活动;②颅内压增高者,以卧床休息为主,抬高床头 15°~30°,以利于颅内静脉回流,减轻脑水肿;③呕吐严重者,保持侧卧位,防止剧烈呕吐造成误吸。

(2)饮食护理:根据患者情况给予高蛋白、高维生素、低脂肪、清淡易消化的食物,多吃新鲜蔬菜和水果,保持大便通畅,必要时遵医嘱给予缓泻药;不能进食患者遵医嘱静脉补充营养或行胃肠鼻饲饮食。

(3)心理护理:①合理安排病房,为患者创造适宜的生活环境;②主动、详细地介绍病区环境及主管的医护人员等,让患者尽快熟悉环境;③向患者和 / 或家属讲解疾病的发生、发展及转归等,消除其顾虑;④术前了解患者的手术方式,预知手术后可能存在的并发症,如出现单侧面瘫、眼睑闭合不全、流口水等,以制订术后的护理措施;⑤帮助患者得到更多的社会和家庭的支持。

(4)术前宣教:①遵医嘱完成配血、皮试、禁食水、剃头等术前准备,进行生活方式改变的演练,在进食姿势、身体清洁、如厕方式等方面进行讲解并进行演练,使患者获得初步的感受;②排尿、排便练习:术后需床上大小便者,术前3天进行床上大小便练习,以防术后因习惯改变所致的大小便排出不畅,尿失禁患者留置尿管,并做好护理;③吸烟者,术前1~2周戒烟,以减轻对呼吸道的刺激,减少呼吸道分泌物;④女性患者月经期停止手术,发热或腹泻者慎行手术;⑤肠道准备:手术前一晚或当天早上排便1次,以减轻术后腹胀。

(5)加强安全护理　对于有感觉障碍(视觉障碍,面瘫)和运动障碍等患者,做好陪护及交接班工作,防止坠床、跌倒及烫伤等意外发生。

2. 疾病观察

(1)倾听患者的主诉症状,了解头痛症状的改变情况。

(2)密切观察患者有无颅内压增高症状,如出现头痛加剧、呕吐、复视等报告医生及时处理。

(3)脑神经麻痹者注意饮食、饮水温度、洗脸水温度以免烫伤,耳聋及动作不协调者协助日常生活,如洗漱、进食、如厕等,以免摔伤。

(4)巡视病房,观察患者的意识、运动变化。

3. 知识缺乏　向患者及家属讲解疾病的相关知识,使其了解该病的基本知识及注意事项。

(二)术后护理

1. 心理护理　术后麻醉反应、伤口疼痛、对预后的担忧,容易使患者产生焦虑、无助的心理反应,应理解、同情患者的心理感受,通过护理减轻其焦虑、无助感。

2. 体位护理　术毕麻醉未清醒时给予侧卧位,固定头部,约束带制动四肢。当患者尚未完全清醒时要加强看护,防止不配合而将气管插管拔出。翻身时做到用力均匀、动作协调,呈轴式翻身,避免变动头部位置时引起脑干移位或扭曲而致呼吸骤停,患者清醒后如血压平稳,予抬高床头15°~30°,以利颅内静脉回流,减轻脑水肿,降低颅内压。

3. 活动护理　清醒患者鼓励术后早期床上活动,病情许可者,协助其下床活动,可先扶坐椅子,床边移步,上卫生间;体力允许者扶其病区走动;若出现头晕、心悸、出冷汗等应立即停止;活动量逐渐增加;肢体活动障碍者,在病情许可的情况下,应尽早行康复功能锻炼,进行被动运动及主动运动。

4. 饮食护理　麻醉清醒及恶心、呕吐反应消失后,可根据医嘱给予流质饮食,以后逐渐过渡到软食、普食,指导并鼓励患者进食高蛋白质、高热量、高维生素饮食,以利于伤口愈合及术后康复;昏迷或吞咽困难者,术后给予管饲饮食,暂时不能进食者或入量不足者,按医嘱给予补液,增强机体抵抗力;后组脑神经损伤者常伴有声音嘶哑、呛咳,术后第1次进食时需由医护人员先试饮水,未发生呛咳时才可进食;不能进食者给予鼻饲或静脉营养。

5. 伤口护理　开颅术后颅内感染的发生率为0.2%~1%,而后颅窝手术后感染率更高,是大脑半球的3倍。保持头部切口敷料干燥,及时更换被血液、脑脊液或出汗污染的敷料。注意卧位尽量避免压迫伤口。如怀疑有颅内感染,及时行腰穿检查。

6. 病情观察

(1)术后严密观察患者神志、瞳孔、生命体征的变化,尤其是呼吸和神志的改变。术毕回室后护士要了解术中情况以及肿瘤位置和手术方式等,密切观察呼吸频率、节律及深度的变化。气管插管时间长,在拔管后易引起喉头水肿、舌根后坠、咳嗽无力及排痰不畅而致急性呼吸道梗阻,因此在拔除气管插管后注意观察皮肤、黏膜有无发绀现象,保持呼吸道通畅,及时清除呼吸道分泌物,必要时置口咽通气道,加大吸入氧浓度以维持血氧饱和度在90%以上。

（2）咽反射减弱或消失者,可发生吞咽困难、咳嗽无力、主动排痰困难,需按时翻身、叩背,按需吸痰,定时做雾化吸入,防止呼吸道阻塞和肺炎的发生。怀疑患者出现呼吸障碍时,要及时报告医生,必要时行气管插管或气管切开。

（3）眼睑闭合不全者,容易发生角膜溃疡,严重者可引起失明。要进行眼部护理,必要时滴眼药水和药膏、戴眼罩、佩戴角膜接触镜,或者行眼睑缝合术,以保护眼角膜。

（4）气管切开患者做好气切护理。

（5）面瘫的护理：医嘱使用激素、神经营养药物,予以理疗、针灸、红外线等治疗。嘱患者注意饮食、饮水温度,防止烫伤。进食后清理口腔,预防感染。指导患者锻炼面部肌群运动功能,如抬眉运动、闭眼运动、鼓腮运动、吮嘴运动、浴面运动等。

（6）引流管的护理：了解引流管头端位置,引流袋固定位置适当,如脑室引流管外口的位置一般高于耳屏10~15cm;保持引流管通畅,防止引流管扭曲、堵塞、脱落,观察并记录引流液的量及性质;如果短时间内引流量增加或颜色变深,及时报告医生;变换体位后及时调整引流袋的高度,外出做检查时夹闭引流管,以防引流液倒流引起颅内感染,或引流过度致桥静脉断裂引起颅内出血;更换引流袋时严格无菌操作,接口处严格消毒,接头连接紧密;脑室引流管拔管前夹闭1~2天,观察有无头痛、呕吐等颅内压增高现象。

（7）术后出现面部带状疱疹时,遵医嘱涂抹药膏,防止继发感染。

7. 并发症的观察与护理

（1）出血：术后24~48小时内易发生颅内出血。嘱患者不要用力咳嗽和用力排便。一旦发现患者出现意识改变,头痛呕吐,烦躁不安,血压升高,脉搏、呼吸减慢等征象,及时与医生联系,做好再次手术的准备。观察伤口局部有无血肿、渗液、渗血等。

（2）脑水肿：术后3~5天为脑水肿的高峰期,见颅内压增高护理常规。

（3）应激性溃疡：术后常规给予抑制胃酸分泌的药物;密切观察消化道情况,如出现恶心、呕吐、腹胀,甚至呕吐物及大便为咖啡色或鲜血样,应立即报告医生;遵医嘱给予止血药物。

（4）感染：加强口腔护理及皮肤护理,预防肺部感染及泌尿系统感染。

（5）呼吸道梗阻：观察呼吸频率、幅度,注意皮肤黏膜有无发绀,初步判断血氧含量;保持呼吸道的通畅,协助翻身叩背,鼓励有效咳嗽,加强吸痰,及时清除口、鼻腔分泌物,吸痰时避免长时间刺激;常规给予持续吸氧,防止低氧血症的发生;中枢神经呼吸障碍者,行气管插管或气管切开,给予呼吸兴奋剂。

（6）预防下肢深静脉血栓的护理。

（7）小脑缄默症：缄默症主要表现为患者意识清楚,缺少发音和言语的能力,表情淡漠,但对语言理解正常。这时不应简单地理解为患者故意不说话,而不予以重视。责任护士经常到患者身边与之交谈,鼓励并指导患者做简单的发音,促进发音的恢复。

（8）发热：血性脑脊液对体温调节中枢的刺激可引起体温升高,给予物理降温,如温水擦浴、头部冰敷、减少盖被等。如体温持续升高,报告医生进行处理,配合医生行腰椎穿刺术,留取脑脊液送检,排除颅内感染。鼓励患者多饮水,进食清淡的饮食,及时抽血监测电解质,随时更换汗湿的被服,防止并发症的发生。

（9）共济失调：可表现为行动缓慢、笨拙,步行时手足运动不协调,常向患侧倾倒,或表现为躯干性和下肢远端共济失调,行走时两足分离过远,步态蹒跚或左右摇晃。术后加强宣教,下地活动时有人陪同,治疗护理后拉上床栏,开水、锐器等危险物品应放在患者接触不到的地方,以减少受伤的可能;病情允许后,鼓励患者在协助下锻炼肢体功能,增加活动量,加快康复。

【健康宣教】

1. 做好生活指导,伤口拆线后愈合良好,1~2 周可洗头。洗头水温以 40~43℃为宜,不使用刺激性洗发液。经常用双侧掌根部或鱼际肌同时按摩头皮,由前向后,由上向下,动作要轻柔,压力由轻到重逐渐增加,每次 30 分钟,每天 3~4 次,以促进局部血液循环,利于头皮生长。

2. 适当锻炼,以不出现心悸、气短、乏力等症状为宜。以散步、打太极拳等相对舒缓的运动为主,避免剧烈运动。

3. 给予高热量、高蛋白、高维生素、易消化的食物,忌油腻、辛辣刺激食物,给予清淡有营养的饮食。

4. 遵医嘱按时、准确服用激素及抗癫痫药物,切忌自行停药。停药、减量要到正规医院的专科门诊进行调整。

5. 定期门诊随访,如有剧烈头痛、频繁呕吐、意识不清等及时就诊。对于出现的紧急情况应采取就近、及时的原则,避免耽误时间,延误治疗及抢救时机。

第七节　颅底、脑干肿瘤和颅内外沟通肿瘤

【分类】

(一)颅底肿瘤

颅底肿瘤起源于颅底和其相邻近结构,有些肿瘤由颅内向颅外或由颅外向颅内,通过颅底裂孔或破坏颅底骨质后,在颅内生长。因此部分瘤体位于颅内,而部分瘤体位于颅外。颅底肿瘤种类较多,临床上以前、中和后三个颅窝底范围划分。颅底肿瘤通常以手术治疗为主,早期确诊肿瘤的部位和特性对颅底肿瘤的诊治具有重要的意义。颅底肿瘤的种类中较为常见的有垂体瘤、颅咽管瘤、鞍结节脑膜瘤、海绵窦肿瘤等。

(二)脑干肿瘤

脑干位于颅后窝,由中脑、脑桥、延髓三部分组成,是生命中枢所在地,主管呼吸、心跳、意识、运动、感觉等,亦是神经传导束和神经核团集中的地方。脑干内的网状结构与意识状态有密切关系,一旦发生肿瘤,可出现复杂的临床症状和体征。脑干肿瘤发病率占颅内肿瘤的 1%~8%,以脑干胶质瘤最为常见,其次为海绵状血管瘤、血管母细胞瘤等。脑干肿瘤好发于小儿及青少年,肿瘤部位以延髓、脑桥多见,中脑次之。

(三)颅内外沟通肿瘤

颅内外沟通肿瘤指肿瘤经颅底骨间隙,同时分布于颅内外如颅腔、眼眶或鼻窦等的肿瘤。由于该类肿瘤位置深在,解剖关系复杂,治疗常涉及多学科领域。

【临床表现】

（一）颅底肿瘤

1. 前颅窝底肿瘤 起源于额骨的骨软骨瘤和成骨肉瘤、前颅窝底脑膜瘤，以及起源于鼻腔内的恶性肿瘤较为常见。早期可有嗅觉减退或丧失、颅内压增高症状（头痛，呕吐）、精神症状、癫痫发作；颅眶沟中的肿瘤可有眼球突出、复视和视力减退或失明等。

2. 中颅窝底及海绵窦区的肿瘤 颞下窝肿瘤多起源于中颅窝底脑膜瘤、三叉神经鞘瘤和血管纤维瘤，亦可有鼻咽癌侵入颅内等。常见症状是颜面部麻木或疼痛、咀嚼肌和颞肌萎缩，以及海绵窦闭塞的表现，如头晕、头痛、复视、眼球运动障碍，亦可有癫痫发作等。

3. 后颅窝底及小脑脑桥角肿瘤 斜坡脑膜瘤和脊索瘤可出现一侧或双侧多发性第Ⅲ～Ⅷ对脑神经麻痹，脊索瘤往往在鼻咽部有肿物突出。颈静脉孔区肿瘤可出现第Ⅸ～Ⅺ对脑神经麻痹。舌下神经瘤表现为一侧舌肌麻痹或萎缩。瘤体大者可出现头晕、共济失调等脑干症状。

4. 岩斜区肿瘤 主要以后组脑神经症状为主，常见为复视、面部麻木、眼球活动受限、饮食呛咳，其次是头痛、眩晕、半身无力或偏瘫、共济失调（醉汉步态）等。

（二）脑干肿瘤

首发症状因病变部位而异。

1. 一侧脑干占位病变的典型症状及体征是交叉性麻痹，即病变侧的脑神经或神经核损害体征，对侧长束功能障碍。随着病变所在的脑干节段不同，出现不同神经和（或）神经核体征。

2. 慢性起病的症状及体征较急性者相对轻微，而急性起病者则症状及体征显著。后者发病后常在短期内逐渐有些好转，而前者则是逐渐加重。如肿瘤内发生出血，则可突然症状加重。海绵状血管瘤可为突然发病，或在病程中出现突然加重。

3. 脑干肿瘤位于背侧或主要向背侧生长的，容易造成导水管或第四脑室梗阻而出现颅内压增高症状及体征，如头痛、呕吐、第Ⅵ对脑神经受损，眼底视乳突水肿、颈硬等症状及体征。但大多数脑干肿瘤的颅内压不增高，特别那些肿瘤完全位于脑干内者。

4. 肿瘤位于脑桥时，可引起呼吸频率的改变、肢体及面部麻木或无力。体征有咽反射迟钝或消失。特殊症状有不自主发笑、强迫头位。

5. 肿瘤位于中脑时，有意识障碍、头痛、呕吐、高颅压症状、上视不能、复视，其中复视是典型症状之一。特殊症状是不自主发笑。

6. 脑干综合征 如原发性动眼凝视障碍、不同类型的眼震、面神经麻痹、吞咽障碍等一个或多个脑神经异常，交叉性偏瘫、不随意运动、小脑功能障碍和（或）高颅压等。

（三）颅内外沟通肿瘤

颅眶肿瘤可表现为突眼、视力下降等；颅鼻沟通瘤则可出现鼻出血、鼻塞、视力下降等；中颅窝沟通瘤可出现视力下降、面部麻木、颞部包块等症状体征；后颅窝沟通瘤则多表现为声音嘶哑、饮水呛咳、吞咽困难等后组脑神经损害症状。

【影像学检查】

1. CT 星形细胞瘤为低密度，多能增强；有的高密度或混杂密度，偶有囊变。海绵状血管瘤在出血的急性期为均匀的高密度；在亚急性及慢性期为低密度。室管膜瘤为高密度，能增强。血管网状细胞瘤为高密度,显著增强。结核瘤呈环形高密度,中央为低密度,能显著加强。

2. MRI　星形细胞瘤为长 T1,长 T2 信号不均影像,该部脑干增粗。海绵状血管瘤出血急性期在 T1W1 及 T2W1 上皆为均匀的高密度,轮廓清晰,常呈圆形;亚急性及慢性期在 T1W1 及 T2W1 上也皆为高密度。室管膜瘤为长 T1,长 T2 信号,向脑干外发展至第四脑室或小脑脑桥角。血管网状细胞瘤为长 T1 及长 T2 信号,球形,位于延髓后方。结核瘤为环形高密度,加强后更显著,中间为低密度。

【治疗】

1. 治疗以手术为主。
2. 术后放射治疗有助于延缓肿瘤复发的时间。

【护理评估】

1. 评估患者起病时间以及首发症状　了解疾病的发病时间,了解疾病的首发症状,如是否有头痛、吞咽困难、饮水呛咳、嗜睡、心动过速、呼吸困难、耳鸣、面肌麻痹、感觉功能减退、运动困难等表现。

2. 评估患者呼吸功能　脑桥和延髓为呼吸、心血管、吞咽等重要中枢。延髓下端的前内侧部和后外侧缘与呼吸运动有关。刺激前内侧部产生吸气,刺激后外侧缘产生呼气,两部位交替刺激时,产生正常型呼吸。呼吸功能障碍则提示延髓出现损伤,需认真评估呼吸的频率、节律、幅度,尤其注意有无睡眠呼吸暂停的存在。

3. 评估患者意识状态　意识障碍甚至出现昏迷是肿瘤发展造成脑干网状结构受累的表现。

4. 评估患者神经功能　早期出现复视多由于脑肿瘤累及动眼神经和滑车神经核团所致。出现眼球外展运动障碍、面神经周围性瘫和面部感觉减退提示脑桥肿瘤累及展神经团、滑车神经核、面神经核和部分三叉神经核;当病变累及前庭神经时,可出现听力减退,眼球震颤和眩晕。延髓肿瘤可累及后组脑神经核,出现声音嘶哑、吞咽困难和舌肌瘫痪的表现。肿瘤向脑干腹侧发展时,出现脑干长束损伤的症状,表现为对侧肢体瘫痪。

5. 评估患者心理 - 社会状况　了解患者的心理反应;了解患者及家属对疾病的认知和适应程度。

6. 评估患者健康史　包括年龄、职业、民族、饮食营养、二便、睡眠、既往史、过敏史、家族史、自理能力等。

【护理诊断 / 护理问题】

1. 体温过高　与肿瘤压迫体温中枢有关。
2. 语言沟通障碍　与疾病引起的听力下降、舌肌瘫痪等有关。
3. 自理缺陷　与疾病引起的神经麻痹有关。
4. 呼吸机依赖　与肿瘤压迫呼吸中枢有关。
5. 知识缺乏:缺乏疾病相关的保健知识。
6. 潜在并发症:呼吸障碍、上消化道出血、昏迷、深静脉血栓。

【护理目标】

1. 患者体温保持正常或对异常的体温给予及时处理。

2. 患者生活需求得到满足。

3. 患者呼吸道保持畅通,呼吸正常,或经治疗后能够有效排出痰液,早日恢复自主呼吸,早日脱机。

4. 病情观察及时,发现异常及时报告,预防患者并发症的发生。

5. 护患沟通有效,患者情绪平稳,能够配合治疗护理工作。

【护理措施】

(一)术前护理

1. 一般护理

(1)手术并发症的预知:术前需要了解患者的手术方式,预知手术后可能存在的并发症,以制订术后的护理措施。

(2)常规术前准备:遵医嘱完成配血、皮试、禁食水、剃头等术前准备;进行生活方式改变的演练,在进食姿势、身体清洁、如厕方式等方面进行讲解并进行演练,使患者获得初步的感受。

(3)吸烟者,术前 1~2 周戒烟,以减轻对呼吸道的刺激,减少呼吸道分泌物。

(4)肠道准备:手术前一晚或当天早上排便 1 次,以减轻术后腹胀。

(5)排尿、排便练习:术后需床上大小便者,术前 3 天进行床上大小便练习,以防术后因习惯改变所致的大小便排出不畅,尿失禁患者留置尿管,并做好护理。

2. 疾病观察

(1)倾听患者的主诉症状,了解头痛症状的改变情况。

(2)严密观察生命体征,尤其是呼吸节律、幅度、频率的变化,注意患者皮肤黏膜的颜色,初步判断血氧是否正常。

(3)巡视病房,观察意识、运动的变化。严重呼吸障碍者,抬高床头 15°~30°,头颈在同一轴线上去枕或低枕卧位,保持呼吸道通畅。

(4)头痛、呕吐的护理:肿瘤压迫引起颅内压增高,可抬高床头 15°~30°减轻头痛,呕吐后及时清除呕吐物,防止吸入气管,必要时遵医嘱应用镇痛药或镇吐药物或脱水剂。

3. 心理护理 不适症状可使患者自理能力受限,感到痛苦、恐慌,对疾病知识的缺乏、手术对生命的威胁等可产生焦虑、安全感缺失,应耐心细致地与患者沟通,详细介绍疾病预后,鼓励安慰患者战胜疾病,使之安心接受手术,家属积极配合做好充分准备。

4. 知识缺乏 向患者及家属讲解疾病的相关知识,使其了解该病的基本知识及注意事项。

(二)术后护理

1. 心理护理 术后麻醉反应、伤口疼痛、对预后的担忧,容易使患者产生焦虑、无助的心理反应,应理解、同情患者的心理感受,通过护理减轻其焦虑、无助感。

2. 饮食护理 麻醉清醒及恶心、呕吐反应消失后,可根据医嘱给予流质饮食,以后逐渐过渡到软食、普食,指导并鼓励患者进食高蛋白质、高热量、高维生素饮食,以利于伤口愈合及术后康复。

3. 体位护理　手术伤口在后枕部,患者只能取侧卧。为患者摆放卧位时,于患者肩下放一软枕,使颈部伸直,以保持呼吸道的通畅,减少呼吸困难。翻身时保持头、颈、躯干在同一水平线上,防止扭曲颈部,引起呼吸困难或呼吸骤停。协助患者翻身 1 次 /1~2h,防止压疮形成。

4. 病情的观察

（1）密切观察意识、瞳孔、生命体征的变化。意识水平的变化是反映病情轻重的重要指标。延髓血管中枢受损时,可出现血压下降、脉搏细速、呼吸浅而慢等生命体征的变化。

（2）观察呼吸频率、幅度,注意患者黏膜的颜色,有无发绀,初步判断血氧含量。常规给予持续吸氧,防止低氧血症的发生。保持呼吸道的通畅,及时清除口、鼻腔分泌物,加强吸痰,吸痰时避免长时间刺激。中枢神经呼吸障碍:行气管插管或行气管切开,必要时给予呼吸兴奋剂。

（3）严密观察体温变化;高热患者身体虚弱,药物降温易造成出汗而致血容量降低,出现虚脱甚至休克。应慎用药物降温,最好采用物理降温的方法,以减轻脑组织的耗氧量。

（4）术后常规给予抑制胃酸分泌的药物;密切观察消化道情况,如出现恶心、呕吐、腹胀,甚至呕吐物及大便为咖啡色或鲜血样,应立即报告医生;遵医嘱给予止血药物。

5. 管路护理　管路位置放置正确,妥善固定,防止受压、扭曲或脱管。伤口引流管颜色转变成鲜红色时,提示颅内出血,在止血处理的同时,行急诊 CT 检查,以排除或确诊颅内出血,血肿量多时,需再次开颅清除血肿。

6. 肢体功能障碍护理　肿瘤造成的交叉性麻痹、病变侧的脑神经损害,以及对侧长束的功能障碍,使患者卧床时间长,易出现肌力减退、肌肉萎缩等。卧位时肢体保持功能位;术后早期病情稳定后即进行肢体功能锻炼;能够下床活动进行康复锻炼时,穿防滑鞋,增强摩擦力,防止滑倒受伤;病房、走廊、卫生间内扶手牢固。地面整洁、干燥,清洁地面后需待干后方可下地活动,外出检查有人陪同。

【健康宣教】

1. 心理指导　首先要祝贺患者疾病得到了很好的治疗能够顺利出院,同时指导并鼓励患者保持健康的心态,学会利用各种方式调剂自己的精神、情绪,积极进行康复锻炼,逐步增强自理能力,提高生活质量。

2. 带鼻饲管出院患者,指导患者 / 家属鼻饲管使用以及食物选择等。

3. 遵医嘱定时服药,不可擅自停药、改药,以免加重原有症状。

4. 指导患者家属做好家庭安全保护,以防止患者摔倒等外伤的发生。疾病相关资料妥善保管,以备后续治疗使用。

5. 告知患者术后 3~6 个月到医院进行复查,如出现吞咽困难、呼吸节律变化、肢体运动障碍、构音障碍等症状加重时,及时到医院就诊,避免延误病情。

6. 观察伤口,有红、肿、热、痛时应及时就诊。伤口愈合 1 个月可以洗头。

第四章 脊柱和脊髓疾病及护理

第一节 解剖及生理概要

一、椎骨

椎骨属于不规则骨,幼年时椎骨有32~34块,其中颈椎7块、胸椎12块、腰椎5块、骶椎5块、尾椎3~5块;成年后5块骶椎融合为1块骶骨,3~5块尾椎融合为1块尾骨。从脊柱侧面观,成人脊柱有颈、胸、腰、骶四个生理性弯曲,其中颈曲和腰曲凸向前,胸曲和骶曲凸向后。这些弯曲对维持人体的重心稳定和吸收震荡有重要意义,从而对脑和胸腔脏器具有保护作用。

(一)椎骨的一般形态

椎骨由前方的椎体和后方的椎弓构成。椎体和椎弓围成椎孔。所有的椎孔相连形成椎管,容纳脊髓及其被膜。椎体是椎骨的负重部分,表面为骨密质,内部为骨松质。椎体上下面借椎间盘相连。椎弓分为椎弓根和椎弓板。椎弓根与椎体相连,其上下缘各有一切迹,分别称为椎上切迹和椎下切迹,相邻两椎骨的椎上、椎下切迹围成椎间孔,内有脊神经和血管通过。椎弓板是由椎弓根向后内下方延伸的骨板。两侧椎弓板在中线汇合并向后下方伸出一个突起,称棘突。在椎弓根和椎弓板结合处向外侧伸出1对横突、向上方伸出1对上关节突、向下方伸出1对下关节突。

(二)各部椎骨的主要特征

1. 颈椎 共7块,椎体小,横切面呈椭圆形,第3~7颈椎体上面的两侧缘向上突起,形成椎体钩。横突根部有横突孔,内有椎动脉和椎静脉通过;第2~6颈椎棘突短,末端分叉,上下关节突的关节面近似水平位。椎孔大,呈三角形。

(1)第1颈椎:又称寰椎,呈环形,无椎体、无棘突和上下关节突,由前弓、后弓和左右两个侧块构成。前弓较短,后面有齿突凹。后弓较长,上面有椎动脉沟。侧块上有凹陷的上关节面,下有平坦的下关节面。

(2)第2颈椎:又称枢椎,椎体上面有向上伸出的齿突,与寰椎的齿突凹构成关节。

(3)第7颈椎:又称隆椎,棘突长,末端不分叉,在体表易于触摸,是椎骨计数的标志。

2. 胸椎 共12块,椎体横切面成心形,侧面后方近椎弓根处有上下肋凹,横突末端有横突肋凹;棘突细长,伸向后下方,呈叠瓦状排列。上下关节突的关节面近似冠状位。椎孔较小,呈圆形。

3. 腰椎 共5块,椎体肥大,横切面呈肾形;棘突呈板状,水平后伸;关节突粗大,关节面近矢状位。椎孔大,呈三角形。

4. 骶骨　由 5 块骶椎融合而成,呈三角形。底在上,其前缘突出称岬;尖朝下,与尾骨相连;前面光滑凹陷,有 4 条横线和 4 对骶前孔;后面隆凸粗糙,在正中线上棘突融合为骶正中嵴,外有 4 对骶后孔,孔的内侧和外侧分别为骶内侧嵴和骶外侧嵴;侧面外侧上方有一耳状面,与髂骨的耳状面形成骶髂关节。各骶椎的椎孔融合形成骶管,两侧通骶前孔和骶后孔,上通椎管,下端为骶管裂孔。骶管裂孔两侧向下的突起为骶角,是骶管麻醉的体表标志。

5. 尾骨　由 3~5 块尾椎融合形成,上接骶骨,下端游离为尾骨尖。

（三）椎骨的连结

可分为椎体间的连结和椎弓间的连结。

1. 椎体间的连结相邻的各椎体之间借椎间盘、前纵韧带和后纵韧带相连。

（1）椎间盘:是连接相邻两个椎体的纤维软骨盘,由中央部的髓核和周围部的纤维环构成,坚韧而富有弹性,具有"弹簧垫"样缓冲震荡的作用,并允许脊柱做屈伸和侧屈等运动。成人脊柱有 23 个椎间盘。临床上当纤维环破裂时,髓核容易向后外侧脱出,突入椎管或椎间孔,压迫脊髓和脊神经,产生相应的症状,称椎间盘脱出症。

（2）前纵韧带:牢固地附着于椎体和椎间盘的前面,上连枕骨大孔前缘,下达第 2 骶椎体,可防止脊柱过度后伸和椎间盘向前脱出。

（3）后纵韧带:紧密连接于椎体和椎间盘的后面,起自覆盖于枢椎体的覆膜,向下达骶管,可限制脊柱过度前屈。

2. 椎弓间的连结　包括椎弓板、棘突、横突间的韧带连结和上下关节突间的滑膜关节。

（1）黄韧带:为连接于相邻两椎弓板间的韧带,由黄色弹力纤维构成,协助围成椎管,可限制脊柱过度前屈,并参与维持直立姿势。

（2）棘间韧带:是连接于相邻棘突间的薄层纤维,附着于棘突根部到棘突尖。向前与黄韧带、向后与棘上韧带相移行。

（3）棘上韧带:是连接胸、腰、骶椎各棘突尖端之间的纵行韧带,有限制脊柱前屈的作用。在颈部,棘上韧带从颈椎棘突尖向后扩展成三角形板状的弹性纤维膜,称项韧带。

（4）横突间韧带:为连接于相邻椎骨的横突之间的韧带。

（5）关节突关节:由相邻椎骨上下关节突构成,属平面关节,只能做轻微滑动,但各椎骨之间的运动总和却很大。两侧的关节突关节属联动关节。

3. 寰椎与枕骨及枢椎的关节

（1）寰枕关节:由寰椎两侧块的上关节凹与枕骨髁构成的联动关节,属椭圆关节。两侧关节同时活动,可使头做俯仰和侧屈运动。

（2）寰枢关节:包括寰枢外侧关节和寰枢正中关节,可沿齿突垂直轴做旋转运动。

（四）脊柱的运动

脊柱除支持身体、保护脊髓、脊神经和内脏外,还有很大的运动性,可做屈、伸、侧屈、旋转和环转运动。

二、脊神经

1. 脊神经主要分布至躯干和四肢,共 31 对,包括 8 对颈神经、12 对胸神经、5 对腰神经、5 对骶神经、1 对尾神经。每对脊神经借前根和后根与脊髓相连。前根由运动神经纤维组成,后根由感觉神经纤维组成。前根和后根在椎间孔附近汇合成一条脊神经干。每一对脊神经后根上有一膨大的脊神经节,内含感觉神经元的胞体。

2. 第 1 颈神经在寰椎与枕骨之间出椎管,第 2~7 颈神经在同序数椎骨上方的椎间孔穿出,第 8 颈神经在第 7 颈椎下方的椎间孔穿出,胸、腰神经在同序数椎骨下方的椎间孔穿出,第 1~4 骶神经由相应的骶前、后孔穿出,第 5 骶神经和尾神经由骶管裂孔穿出。由于脊髓短而椎管长,所以各节段的脊神经根在椎管内走行的方向和长短不同。颈部脊神经根较短,行程略近水平,胸部脊神经根斜行向下,而腰骶部脊神经根较长,在椎管内近乎垂直下行,形成马尾。

3. 脊神经是混合神经,含有感觉纤维和运动纤维。感觉纤维始于脊神经节的假单极神经元,其周围突分布于皮肤、肌肉、关节以及内脏的感受器等,中枢突集聚成后根入脊髓,将躯体和内脏的感觉冲动传向中枢。运动纤维由脊髓灰质前角和胸腰部侧角、骶副交感核的运动神经元轴突组成,分布至横纹肌、平滑肌和腺体。

三、脊髓

脊髓起源于胚胎时期神经管后部。与脑相比,脊髓是中枢神经系统中分化较少的部分,仍保持着原始管状,并具有明显的节段性。脊髓是人类躯体和内脏功能活动的一个低级中枢,能完成许多反射活动,但它所执行的大部分复杂活动仍是在脑的控制下完成的。

(一)脊髓的位置和外形

1. 脊髓位于椎管内,平均重量约 30g,上自枕骨大孔续于延髓,下端在成人约平第 1 腰椎下缘(在新生儿可达第 3 腰椎下缘)移行为终丝连于尾骨。在成人脊髓约占椎管全长 2/3,平均长 42~45cm,最宽处横径为 1~1.2cm。

2. 脊髓呈前后稍扁的圆柱形,全长粗细不等,有两个膨大部分。

(1)颈膨大是脊髓最为粗大的部位,自第 4 颈节延伸至第 1 胸节,最大周径可达 3.8cm,颈膨大与上肢功能有关,发出神经(臂丛)支配上肢。

(2)腰骶膨大自第 2 腰节至第 3 骶节,最大周径可达 3.5cm,与下肢的神经支配有关。自腰骶膨大向下,脊髓逐渐变细,呈圆锥状,称脊髓圆锥,自此处向下延伸为细长的非神经组织的终丝,终丝由软脊膜直接延续形成,附于尾骨背面,对脊髓有固定的作用。

3. 脊髓表面有近似平行的纵行的沟或裂,将脊髓分为左右对称的结构。位于脊髓前面正中的纵沟较深,称前正中裂,脊髓血管穿支由此进入白质前连合,供应脊髓中央部;脊髓后面正中较浅的沟,称后正中沟;由此沟向脊髓内部伸入一薄层神经胶质板,称为后正中隔;在脊髓前方两侧,前方有前外侧沟,后方有后外侧沟,分别为脊神经前根根丝和脊神经后根根丝附着处。与前外侧沟相连的根丝形成 31 对前根,与后外侧沟相连的根丝形成 31 对后根。前、后根在椎间孔处汇合形成脊神经,共有 31 对。在脊髓颈段和上胸段,后正中沟与后外侧沟之间有后中间沟,是脊髓白质后索中薄束和楔束分界的表面标志。由于脊髓短于脊柱,腰、骶、尾神经根需在椎管的硬膜囊内下行一段距离,才能到达各自相应的椎间孔,这些在脊髓末端平面以下下行的脊髓神经根合称为马尾。

4. 根据脊神经根与脊髓连接的方式,将每一对脊神经及其前后根丝附着脊髓的范围,称一个脊髓节段。

(二)脊髓的内部结构

脊髓由中央管周围的灰质和白质两大部分构成。在脊髓横切面上,中央有一贯穿脊髓全长的小管,称中央管,向上延续至延髓的中央管,向下在脊髓圆锥内扩大形成终室,内含有脑脊液。中央管的周围为 H 形的灰质,灰质的四周为白质。

1. 灰质 称暗灰色,主要由神经元的胞体以及纵横交织的树突和轴突组成。在纵切面上,脊髓灰质纵观成柱;在横切面上,灰质柱呈突起状,称角。脊髓灰质分别向前、后延伸,按其位置可分为前角或前柱、后角或后柱。前、后角之间的灰质区域为中间带,从第 1 胸节到第 3 腰节的中间带向外侧突出形成侧角或侧柱。中央管前、后横行的灰质分别称灰质前、后连合。

(1)前角:前角神经元除中间神经元外,主要为运动神经元,发出轴突参与构成脊神经前根,故前角和前根为运动性。

(2)侧角:侧角神经元聚集形成中间外侧核,位居中间带外侧部的尖端,由支配内脏活动的节前神经元组成,分为胸腰段和骶段。胸腰段主要位于胸 1~ 腰 2(或腰 3)节段的侧角,是交感神经节前神经元胞体所在的部位,即交感神经的低级中枢。骶段位于骶 2~4 节段的灰质中间带内,称骶副交感核,是副交感神经节前神经元胞体所在的部位,是副交感神经的低级中枢。

(3)后角:后角神经元属于中间神经元,接受来自脊神经后根的纤维,为感觉性。自后向前依次为后角边缘核、胶状质、后角固有核、胸核、中间外侧核、中间内侧核、前角外侧核、前角内侧核、前角、中间带、后角。

2. 白质 位于灰质的外周,主要由上行神经纤维束和下行神经纤维束组成,因有髓神经纤维所含髓磷脂较多,呈现白色,故称白质。每侧的白质借表面纵行的沟列分为 3 个索。前正中裂与前外侧沟之间为前索;前、后外侧沟之间为外侧索;后外侧沟与后正中沟之间为后索。在中央管前方,左、右前索间有纤维横越,形成了白质前连合。每个索都有不同的神经纤维束,他们大致可分为三类:上行纤维束、下行纤维束和固有束。固有束起止均位于脊髓,参与脊髓节段间的联系;上行纤维束可将感觉信息上传到脑;下行纤维束从脑的不同部位将神经冲动下传至脊髓。

(1)上行纤维束:又称感觉传导束,躯干和四肢的各种感觉信号,经脊神经后根传入脊髓,通过上行纤维束直接或间接向上传至脑的不同部位。主要有薄束和楔束(位于脊髓后索内,起于脊神经节,由节内假单极神经元的中枢突经后根内侧部进入后索形成;周围突分布至躯干与四肢的肌肉、肌腱和关节的本体感受器及皮肤的精细触觉感受器)、脊髓丘脑束(包括脊髓丘脑侧束和脊髓丘脑前束)、脊髓橄榄束和脊髓网状束(两者均可间接传递皮肤感觉和本体感觉信息至小脑)与脊髓小脑束(包括脊髓小脑后束,脊髓小脑前束等)等。

(2)下行纤维束:又称运动传导束,是从大脑皮质或皮质下中枢投射至脊髓的纤维束,分为锥体系和锥体外系。锥体系是起自大脑皮质,直接终止于脊髓前角的传导束。锥体外系是指大脑皮质经过皮质下中枢间接与脊髓前角发生联系的传导束,包括红核脊髓束和前庭脊髓束等。

(3)固有束:固有束是紧贴灰质边缘的短距离的纤维束,在前索、外侧索和后索内,分别称为前固有束、侧固有束和后固有束。起自后角细胞和束细胞,轴突在同侧或对侧灰质边缘聚集,升降一定距离后又进入脊髓灰质而终止。固有束的行程不超越脊髓,有联系脊髓不同节段的作用,参与完成脊髓节段内或节段间的反射活动。

(三)脊髓的功能

脊髓在结构和功能上比脑较为原始。虽脊髓内部可以完成某些简单的反射,但许多复杂的功能仍在脑的各级中枢控制和调节下,通过上、下行传导束来完成。

1. 传导功能　脊髓一方面把脊神经分布区的各种感觉冲动经上行传导束传至脑；另一方面，又将脑发出的神经冲动通过下行传导束传至脊髓，调控骨骼肌运动和大部分内脏活动。因此，脊髓是脑与感受器、效应器发生联系的重要枢纽。脊髓损伤会导致上、下行传导束中断，引起相应的感觉和运动障碍。

2. 反射功能　脊髓除具有传导功能外，尚能完成许多反射活动。通过脊髓固有装置所完成的反射，称脊髓反射，其反射弧不必经过脑，但在正常情况下，脊髓的反射活动总在脑的控制下进行的。脊髓反射可概括为内脏反射和躯体反射两类。内脏反射有竖毛反射、排尿反射、排便反射等；躯体反射主要有牵张反射和屈曲反射。

3. 低级中枢　位于脊髓的调节血管舒缩、排尿、排便以及性功能活动的低级中枢。

4. 神经营养作用　脊髓前角细胞对其所支配的骨骼肌具有神经营养作用，当前角细胞损伤（如脊髓灰质炎）时，可致其所支配的肌肉发生萎缩。并且前角细胞对躯体骨骼亦有营养作用，前角细胞受到损伤后，由受损节段所支配的相应骨骼出现明显的骨质疏松现象。

5. 脊髓对内脏活动的调节　脊髓是调节内脏活动的初级中枢，完成基本的发汗、排尿、排便、血管张力、阴茎勃起等反射。如脊休克过后，上述基本反射可恢复。但脊髓的调节能力差，不能适应正常生命活动的需要。例如，截瘫患者在脊休克过后虽可维持一定的血压，但由卧位变为坐位时即感头晕；排尿、排便不能完全排空且不受意识控制。可见，脊髓对内脏的调节功能受上位中枢控制。

四、脊髓被膜及血管

脊髓的表面有 3 层被膜包裹，由外向内，依次是硬脊膜、蛛网膜和软脊膜。

（一）脊髓的被膜

1. 硬脊膜　厚而坚韧，包被脊髓。上端附于枕骨大孔边缘，并与硬脑膜延续。下部于第 2 骶椎平面逐渐变细缩窄，包裹终丝，末端附于尾骨背面；在椎间孔处硬脊膜移行为脊神经外膜。硬膜外隙，位于硬脊膜与椎管内面的骨膜及黄韧带之间，呈负压，内含疏松结缔组织、脂肪、淋巴管、椎内静脉丛，并有脊神经根通过；硬膜外麻醉就是将麻醉药物注入此间隙，以阻滞脊神经根内的神经传导。由于硬脊膜在枕骨大孔边缘与骨膜紧密愈着，故硬膜外隙不与颅内相通。

2. 脊髓蛛网膜　为一层半透明的薄膜，位于硬脊膜与软脊膜之间，它与软脊膜之间有宽阔的蛛网膜下隙，两层间有许多结缔组织小梁相连，隙内充满脑脊液。自脊髓末端至第 2 骶椎水平扩大的蛛网膜下隙称为终池，终池内只有马尾与终丝，故临床上常在第 3、4 或 4、5 腰椎间进行穿刺（腰椎穿刺），以抽取脑脊液或注入药物。脊髓蛛网膜下隙向上与脑蛛网膜下隙相通。

3. 软脊膜　薄而富有血管，紧贴在脊髓表面，并伸入脊髓的沟裂中，至脊髓下端延续为终丝。软脊膜在脊髓两侧，脊神经前、后根之间形成齿状韧带，该韧带呈齿形，尖端附于硬脊膜上。脊髓借齿状韧带和脊神经根固定于椎管内，并浸泡于脑脊液中，再加上硬膜外隙内的脂肪组织和椎内静脉丛的弹性垫作用，使脊髓不易受到外界震荡而造成的损伤。齿状韧带还可作为椎管内手术的标志。

（二）脊髓的血管

1. 脊髓的动脉　脊髓前动脉、脊髓后动脉（来自椎动脉）；节段性动脉的脊髓支（如颈升动脉、肋间后动脉、腰动脉、骶外侧动脉）。

2. 脊髓的静脉 较动脉粗且数目多,汇集成脊髓前、后静脉,通过前、后根静脉注入硬膜外隙的椎内静脉丛。

第二节 疾 病 分 类

一、脊柱脊髓损伤

过去,椎体外伤并不多见,一般由于工伤事故、战争或意外伤害等所致。近些年来,随着机械化程度的提高,脊柱脊髓损伤也随着增多,根据发病率,引起外伤的原因可分为交通事故30%~50%,工伤事故20%~40%,体育或娱乐活动中意外伤害7%。脊柱、脊髓损伤的分类并不统一,临床上较实用的是依据伤后脊柱的病理改变不同而将其分为部分性损伤及完全性损伤。

(一)部分性损伤
指脊柱本身的连续性尚未遭受完全破坏的损伤,临床上分为稳定型和不稳定型。

(二)完全性损伤
指脊柱椎节之间的连续性已完全中断的损伤,多由强大的暴力所致,或暴力持续时间较长,或先发生脊柱不完全损伤,后随着暴力的持续而使受损椎节位移,破裂的范围逐渐增大,最后椎节的骨质、韧带及椎管内的脊髓组织完全受累,并出现连续性中断的外观,随之稳定性也完全消失。

二、椎管内肿瘤

根据肿瘤位置相对于脊髓所侵及脊柱内分隔不同的空间,脊柱脊髓肿瘤大致可分为三类,即硬膜外肿瘤、硬膜内髓外肿瘤及硬膜内髓内肿瘤。或依据肿瘤病理又分为神经鞘瘤、脊膜瘤、胶质细胞瘤、脂肪瘤、血管瘤等肿瘤。

1. 硬膜外肿瘤 常见的肿瘤有脊膜瘤、神经纤维瘤、脊索瘤,多见于中年以上患者。

2. 硬膜内髓外肿瘤 好发部位为胸段及颈段,肿瘤性质以神经纤维瘤及脊膜瘤多见。

3. 髓内肿瘤 多为神经胶质瘤,其中以室管膜瘤多见,其次为星形细胞瘤。

三、退行性脊柱疾病

(一)椎间盘突出
1. 腰椎间盘突出 腰椎间盘退变后凸起或破裂,压迫脊神经根或马尾神经,引起腰痛、下肢痛或膀胱、直肠功能障碍,主要好发于中年患者。

2. 颈椎间盘突出 是由于颈部突然地、无防备的过度活动,或者椎间盘发生退行性改变,而出现急、慢性压迫性颈神经根病变或脊髓病变表现为主的一类疾病。

3. 胸椎间盘突出 临床较少见,外伤及胸椎间盘退变是造成椎间盘突出的主要原因。

(二)椎管狭窄
1. 颈椎管狭窄 因先天性及继发性因素引起一个或多个平面管腔狭窄,并出现相应的脊髓受累症状者为颈椎管狭窄症,发病率仅次于腰椎。

2. 胸椎管狭窄 较少见,多发生于中老年。

3. 腰椎管狭窄 由于后天各种因素(退变、外伤、失稳、畸形等)造成一个或多个腰椎管腔狭窄压迫马尾或神经根而产生一系列临床症状或体征。

四、脊柱脊髓先天性疾病

人类中枢神经系统的先天畸形发生率很高,约占所有产婴(含死婴)先天性畸形总数的60%。其中64%为神经轴及相应节段中胚叶发育缺陷所致的神经管与椎管闭合及发育异常。最多见者为脊柱裂。可发生在颈椎、胸椎、腰椎或骶椎。以腰骶部位者最常见,有的同时存在于不同部位。多数为1~2个椎板缺裂,少数累及多个椎板。本病表现形式多样,有的仅见椎板有一条窄的裂隙,或椎板与棘突同时裂开,或见椎板大范围的缺失,棘突也不存在。而在椎板与棘突缺损域有软骨或黏连的结缔组织填充,椎旁肌有时也嵌入缺损区内。脊柱裂分为隐性与显性两大类。

(一)隐性脊柱裂与脊髓栓系综合征

隐性脊柱裂的症状主要因受累节段的脊髓与脊神经损害引起,亦即与是否合并脊髓栓系、受压和神经损害的程度相关。发病有早有晚,可能在婴幼儿时已发病,有的在成年后才出现症状,这与脊柱裂引起一系列继发性病理变化以及脊髓栓系逐渐加重、发生缺血变化是一致的。

(二)脊柱裂、脊膜与脊髓脊膜膨出

由于先天性因素致椎板闭合不全,同时存在脊膜、脊髓、神经向椎板缺损处膨出。病因尚不明了。此症多发于脊柱背侧的中线部位,以腰骶段最为常见,少数发生在颈段或胸段。

五、炎症性脊柱脊髓疾病

(一)脊柱炎症

1. 强直性脊柱炎　是累及脊柱及其附属组织的慢性进行性炎性病变,最终导致纤维性或骨性强直与畸形。

2. 脊柱化脓性骨髓炎　好发于腰椎,其次为胸椎,急性起病多见,脊柱活动受限。

3. 脊柱结核　属于继发性病变,发病部位腰椎最多。

(二)脊髓炎症

1. 硬脊膜外脓肿　椎管内硬膜外腔的化脓性感染,好发于胸腰段。

2. 继发性黏连性蛛网膜炎　蛛网膜组织受到各种机械、物理、化学、细菌等因素刺激,出现的炎症和修复反应。

六、脊髓血管畸形

1. 脊髓动静脉畸形　指由供血动脉、畸形血管团及引流静脉构成的血管畸形,主要见于年轻人,最常见症状为进行性肢体功能障碍,其次为蛛网膜下腔出血。

2. 髓周动静脉瘘　指脊髓动静脉之间的直接交通,之间无畸形血管团。20~30岁多见,临床症状包括进行性肢体功能障碍、神经根痛及蛛网膜下腔出血。

3. 硬脊膜动静脉瘘　脊髓血管畸形中最常见的类型,发病以中年为主,男性居多。临床症状为进行性肢体麻木无力、神经根痛及括约肌功能障碍。

4. 海绵状血管瘤　类似肿瘤的血管畸形。

第三节 脊髓及脊柱损伤

脊柱为人体的中轴,由24块椎骨和一块骶骨一块尾骨组成,脊柱借助周围丰富的肌群、韧带与关节囊使之组成一个活动自如,并且有强大支撑力的链条状结构,其主要功能是保护脊髓,维持人体活动,并将头颈及躯干的负荷力传导至骨盆,再向下达双足部,因此脊柱损伤不仅限于脊柱骨组织损伤、腰背肌韧带撕裂,还可致脊髓神经损伤。

【病因】

脊柱脊髓损伤主要是因直接暴力(砸伤、摔伤、刺伤等)造成脊柱过度屈曲骨折、脱位,伤及脊神经。其次是因脊髓感染、变性、肿瘤侵及脊髓。因损伤水平和程度差异,可见损伤水平以下躯干、肢体、皮肤感觉、运动反射完全消失、大小便失禁等症状。

【临床表现】

1. 疼痛、活动受限 具有骨折患者特有的剧烈疼痛,尤其在搬动躯干时为甚,患者多采取被动移动体位。骨折局部有明显压痛及叩痛,并与骨折部位相一致。脊柱创伤无论何型骨折,脊柱均出现明显的活动受限。

2. 神经症状 颈椎1~2或枕颈段骨折脱位引起高位颈髓损伤,超过其代偿限度时可致患者死亡。颈3以下颈髓损伤系下位损伤,可至完全性瘫痪,损伤平面以下呈痉挛性瘫痪。胸段或腰段脊髓损伤,其平面以下感觉、运动及膀胱、直肠功能均出现障碍。马尾伤视受损范围不同而差异较大,下肢运动及感觉有程度不同的障碍,直肠、膀胱功能也可能受到影响。

3. 腹胀 早期由于椎体损伤引起腹后壁血肿,刺激交感神经;晚期由于肠麻痹,而引起肠蠕动功能减弱,发生腹胀,损伤早期也可由交感神经性休克而引起肠蠕动功能紊乱而导致腹胀。胸腰段骨折可因腹膜后血肿刺激局部神经丛,造成反射性腹肌紧张或痉挛,呈假性急腹症表现。

4. 发热反应 多见于高位脊髓损伤者,主要因为全身的散热反应失调所致,亦与中枢反射、代谢产物的刺激及炎症反应等有关。

5. 其他症状 受损的椎节旁肌肉防御性挛缩可出现肌肉痉挛;脊髓损伤、单纯胸腰段骨折致腹膜后出血可引起急性尿潴留等。

【处理原则】

1. 保守治疗 主要用于脊柱创伤轻、稳定性相对好、无明显脊髓神经压迫的患者。

2. 手术治疗 脊柱脊髓损伤的手术目的包括:脊柱骨折复位,恢复脊柱稳定;脊髓及神经减压;使患者早期活动和康复。手术方式包括:脊柱前路、后路、前后路联合三种选择方式。入路选择取决于脊柱损伤特点、脊髓受压迫部位,并参考手术者临床手术技能。脊柱手术应给予内固定物,并进行常规植骨融合。对截瘫患者,在保证脊柱稳定性的同时,不宜固定过多的脊柱运动单元,保留胸腰段活动范围对瘫痪患者日常生活(翻身、穿脱衣服、如厕等)很重要。

【护理评估】

1. 评估患者病史　受伤史。
2. 评估患者临床表现　完全性脊髓损伤及不完全性脊髓损伤。
3. 评估患者脊髓损伤节段。
4. 评估患者一般情况　呼吸、体温、排泄等。
5. 评估患者心理 - 社会状况。

【护理诊断／护理问题】

1. 身体移动障碍／生活自理能力缺陷　与疼痛及神经损伤有关。
2. 有皮肤完整性受损的危险　与不能自主活动有关。
3. 便秘　与括约肌功能障碍及肠麻痹有关。
4. 尿潴留／反射性尿失禁　与脊髓损伤所致自主神经功能损伤有关。
5. 气体交换受阻／清理呼吸道无效　与脊髓损伤、呼吸肌麻痹有关。
6. 体温过高或过低　与颈髓损伤后体温调节中枢丧失调节功能有关。
7. 自我形象紊乱　与脊髓损伤所致截瘫有关。

【护理目标】

1. 做好生活护理，满足生理需求。
2. 患者皮肤保持完整，不发生压疮。
3. 患者能排出成形软便，能建立规律排便习惯。
4. 患者能排空膀胱尿液／患者尿失禁得到有效控制，患者会阴、臀部不发生皮肤破溃。
5. 患者呼吸道保持通畅，肺部无痰鸣音，能有效地将痰咳出。
6. 患者体温保持在正常范围，患者主诉舒适感增加。
7. 患者能够正确认识现存的身体外表的改变，患者积极参与，重新建立自我形象。

【护理措施】

（一）急救中搬运和护理

1. 搬运工具应用硬板床或硬板担架，避免用软物和床单、毛毯等，搬运时应保持患者头、颈、躯干和四肢在一条直线上，用力均衡，避免拖、拉、拽等暴力动作。

2. 搬运过程中应严密观察患者生命体征和全身状况的变化。若合并颅脑、胸腹脏器损伤或合并创伤性休克，应先处理紧急情况，抢救生命。同时严密观察伤口出血及局部疼痛、肢体感觉、运动的变化。

3. 搬运患者时应禁止单人背送或暴力牵拉以免加重脊柱骨折或脊髓神经损伤的程度。

4. 搬运颈椎损伤患者时至少 3 人一起搬运，一人固定头部，同时头部两侧置沙袋固定，避免头部用力托起或旋扭，防止脊髓损伤引起呼吸肌麻痹而突然死亡。

（二）心理护理

脊柱脊髓损伤的患者会出现感觉、运动、反射障碍，使患者及家属出现不同程度的心理问题，如恐惧、抑郁、焦虑、愤怒等。护士在进行心理护理时，应该具有针对性，对患者及家属进行耐心的劝导，使患者和家属早日接受现实，积极进行康复治疗。

（三）围手术期护理

1. 术前护理

（1）遵医嘱进行配血，做抗生素皮试，做好皮肤准备，向患者进行脊柱早期康复的宣教，并对宣教效果进行评价。

（2）行颈、胸椎后路手术患者应教会患者深呼吸、咳嗽、咳痰的方法，戒烟戒酒。

（3）为患者讲解平卧硬板床的作用，积极引导，以维持脊柱水平位，有效避免二次损伤，进而主动配合治疗；帮助患者翻身，可手托患者肩部及臀部，保持肩部、腰部和臀部呈三点直线，翻身后将枕头置于肩胛部，嘱患者不要用力，略向后靠，下肢曲髋屈膝位，两膝间夹一软枕，对合并脊髓损伤患者应严密观察并记录肢体运动和体表感觉的变化。

（4）术前3天练习床上大小便，防止因术后不习惯床上排便导致尿潴留和便秘的发生。

2. 术后护理

（1）遵医嘱卧硬板床，术后全麻未醒患者去枕平卧4~6小时，头偏向一侧，防止呕吐引起的误吸，麻醉清醒后给予垫薄枕，轴线翻身，平卧与侧卧每2小时交替1次，循序渐进执行脊柱早期康复的相关训练。

（2）保持呼吸道通畅，高颈髓患者注意观察呼吸频率和节律，以及皮肤黏膜颜色，必要时进行血气分析，动态观察血氧饱和度变化情况。

（3）观察伤口敷料固定及渗血和渗液情况，如有异常及时报告医生处理。

（4）留置引流管的患者，妥善固定，防止牵拉脱管，观察引流液颜色、量及性质，如有异常及时报告医生。

（5）鼓励患者多食高蛋白、粗纤维的食物，如有排便功能异常的患者，及时遵医嘱给予适量缓泻剂，以防便秘的发生。

（6）观察肢体的运动、感觉、反射功能的变化，如有异常及时报告医生，进行相应处理。

（7）术后24小时内定时对患者进行疼痛评估，并对评估结果进行分析，遵医嘱给予处理，减少患者的紧张、焦虑等情绪，减轻患者疼痛，增加舒适感。

3. 常见并发症的预防和护理

（1）压疮：脊柱脊髓损伤后患者卧床时间长，营养状况下降，以及脊髓损伤后肢体感觉、运动减退等原因，均可使患者在短期内出现压疮，加重病情。术后患者每1~2小时翻身1次，观察压疮易发部位皮肤的情况。保持床单位清洁、干燥，防止物理性刺激对皮肤的损害。翻身过程中严格轴线翻身，注意头、颈、肩在一条直线上。尤其是高颈髓损伤患者注意保持颈部正中位，以防影响呼吸。必要时请压疮小组人员对特殊状况进行会诊。

（2）肺部并发症：长期卧床、机体抵抗力下降、气管切开等使患者保护性反射减弱或消失，不能将肺内分泌物及时排出，易引起肺部并发症的发生，如坠积性肺炎、肺不张、肺感染、肺栓塞、呼吸窘迫综合征、呼吸衰竭等。鼓励患者自主咳痰，必要时协助患者拍背，2小时/次，协助患者轴线翻身，痰液黏稠不易咳出者，在病情允许时，给予叩背机辅助叩背治疗。病情稳定后，鼓励患者佩戴支具，循序渐进下床活动。留置人工气道的患者，吸痰时应遵循按需吸痰的指征，动作轻柔，时间不超过15秒，以减少对气道黏膜的损伤。同时注意严格无菌操作。

（3）泌尿系并发症：脊柱脊髓损伤常引起患者尿潴留或尿失禁，临床上常留置导尿进行病情变化观察及局部皮肤保护，加之这类患者卧床时间较长，感染机会较多。鼓励患者少量多次饮水，每天饮水量不少于2 000ml，留置尿管的患者每天两次会阴擦洗，保持会阴部清洁、干燥；未留置尿管的患者，每晚做 1 次会阴冲洗，防止泌尿系感染的发生。同时注意观察尿液的颜色和性质。必要时遵医嘱做尿培养及相应检查。

（4）胃肠功能紊乱：脊柱损伤常伴有不同程度的脊髓损伤，引起自主神经功能紊乱，临床上常腹胀、便秘、食欲缺乏等。腹胀严重的患者，遵医嘱给予禁食，必要时行胃肠减压。教会患者行腹部按摩，以促进胃肠蠕动。鼓励患者少量多次饮水，多进食蔬菜、水果等粗纤维食物，必要时给予缓泻剂。

（5）体温失调：脊柱脊髓损伤时，患者出现高热（达 40℃以上）或低温（常在 35℃以下），其主要原因是自主神经紊乱，对周围环境温度的变化，丧失了调节能力和适应能力。注意保持病室内的温湿度，保持通风，鼓励患者少量多次饮水，体温过高时，给予冰敷、温水擦浴等物理降温方法，并动态监测体温变化。

（6）下肢深静脉血栓：脊柱脊髓损伤患者，会出现运动功能障碍，尤其是下肢运动障碍者，易形成深静脉血栓。深静脉血栓是创伤性脊髓损伤患者常见的并发症，为减少并发症的发生，要指导患者学会床上下肢运动，鼓励患者遵医嘱应用抗血栓压力带进行下肢深静脉血栓预防，必要时使用气压式血液循环驱动泵进行治疗。病情需要时给予抗凝药物治疗。

【健康教育】

1. 脊柱损伤锻炼方法　指导患者做背肌锻炼，一般在损伤后第 2 天即开始。手术或石膏固定者，腰背肌也提倡早期锻炼。锻炼背肌方法通常有挺胸、背伸、五点支撑法、三点支撑法、四点支撑法等。练习方法应循序渐进，每次练习时间不要过多、过累。

2. 脊髓损伤后功能康复　脊髓损伤将导致终生性运动障碍，因此对脊髓损伤的患者应严格加强功能锻炼。主要通过主动和被动的功能锻炼，尤其是上肢和背部的肌肉要认真地进行锻炼，为将来使用轮椅或扶拐下地打基础，做准备。

【出院指导】

1. 存在感觉、运动障碍的患者，指导患者和家属做好继续康复训练的方法和战胜疾病的信心。

2. 需要佩戴支具的患者，指导患者支具的佩戴方法和技巧，以保证出院后患者活动时的安全。

3. 出现原有症状加重及其他不适时及时就诊。

第四节　脊　髓　肿　瘤

【病因】

脊髓肿瘤指发生在脊髓本身和椎管内与脊髓邻近组织的原发性或转移性肿瘤。可发生在任何年龄，以 20~40 岁多见，除脊膜瘤外，男性多于女性。病因尚不清楚，可发生在脊椎的任何节段，因胸段最长，故肿瘤的发生率也相应较高。其次在颈、腰段。

【临床表现】

脊髓肿瘤除恶性肿瘤发病迅速外,多数病程长,进展缓慢。早期症状常不明显,当出现根性痛或肢体感觉障碍、运动无力等症状时,才引起注意。根据病程,可分为三期:刺激期、脊髓部分受压期和脊髓完全受压期。

(一)刺激期

肿瘤早期,因病变范围小,未压迫脊髓,仅刺激神经根及硬膜,可出现根性疼痛或运动障碍。神经鞘瘤、脊膜瘤以及位于脊髓背侧的髓外肿瘤,发生疼痛者多且严重。疼痛多呈烧灼样、针刺样、切割样痛,少数患者也可为钝痛。疼痛部位比较固定,多沿神经放射,上胸段可放射至胸部,下胸段可放射至腹部,有时易误诊为急腹症。任何加重腹压的动作如咳嗽、喷嚏等,均可使疼痛加重。当受压到一定程度,神经根功能丧失,则疼痛减弱,代之以区域性感觉缺损。若压迫涉及前根,可出现运动神经系统症状,表现为相应肌群无力,少数可见肌痉挛。髓内肿瘤出现根性痛者罕见,此类患者早期由于肿瘤侵及脊髓白质前联合,多有感觉分离现象。

(二)部分受压期

随着肿瘤的发展,可逐渐压迫脊髓,受压平面以下出现蚁走感、麻木等感觉障碍及下肢乏力、站立不稳等运动障碍。从时间上看,运动障碍一般先于感觉障碍,即先有运动传导束症状,再有感觉传导束症状,主要是因运动纤维较粗易受压迫所致。由于病变进展缓慢,在脊髓受压同时,可逐渐获得程度不同的适应和代偿能力,或因建立侧支循环而获得足够的血氧供应,某些症状可由于代偿而在相当长的时间内不加重,甚至有所缓解和减轻,重而复轻,轻而复重,但总的趋势是逐渐加重。肿瘤压迫脊髓一侧,可出现脊髓半切综合征,即同侧运动障碍及对侧感觉障碍,这种症状出现短暂或根本不出现。

(三)脊髓完全受压期

是脊髓受压晚期,表现为受压平面以下脊髓功能完全丧失。脊髓不同节段受压出现截瘫的临床表现如下:

1. 上颈段　常有颈枕区痛,颈椎活动时加重。膈神经受压时出现膈运动减弱,肿瘤向上突入枕骨大孔,可出现延髓及舌下神经受压症状,面部痛觉、温度觉消失。锥体束受压则出现四肢痉挛性瘫。

2. 第5颈髓　出现菱形肌、三角肌、棘肌弛缓麻痹,上肢其余肌肉、躯干肌、下肢肌肉呈强直性麻痹,二头肌、肱桡肌反射减退或消失,但叩击桡骨远端引起屈指反射亢进,三头肌反射存在或亢进。

3. 第8颈髓及第1胸髓腕指屈肌及手部小肌肉弛缓性麻痹,可能出现眼球交感神经麻痹,上肢腱反射存在。躯干及下肢肌肉出现强直性瘫痪。

4. 中胸段　所控制的肋间肌弛缓性麻痹,膈肌运动正常,腹部及下肢肌肉强直性瘫痪。

5. 第9、10胸髓腹直肌下半麻痹,上半正常,患者仰卧抬头,肚脐向上移位,即Beeder征阳性,上腹壁反射存在,下腹壁反射消失,下肢强直性瘫痪。

6. 第12胸髓至第1腰髓　腹直肌正常,但腹内斜肌及腹横肌的下部纤维麻痹,腹壁反射存在,但提睾反射减退或消失,下肢强直性瘫痪。

7. 第3、4腰髓髋关节能屈曲,股四头肌及内收肌弛缓性麻痹,腹反射减弱或消失,下肢其余肌肉强直性瘫痪,踝及跖反射亢进。

8. 第 1、2 骶髓　屈髋、股内收、伸膝及背侧屈足皆正常,足部小肌及腓肠肌弛缓性麻痹,屈膝力量减弱,膝反射存在,踝反射及跖反射消失,肛门及阴茎球海绵体反射存在。

9. 第 3、4 骶髓　结肠及膀胱麻痹,出现大小便潴留,因内括约肌功能存在而外括约肌麻痹,肛门及球海绵体反射消失,下肢运动及反射均正常。

10. 马尾神经受压　临床表现和脊髓腰段受损基本相似,但肌肉呈弛缓性瘫痪,膝以下各种反射消失,在小腿部有根性分布的感觉障碍。

【处理原则】

目前手术切除椎管内肿瘤仍是唯一有效的方法。约 3/4 椎管内肿瘤为良性病变。对此如能全切其预后良好。对恶性肿瘤经手术充分减压并术后辅以放疗也可以获得一定的缓解。

【护理评估】

1. 评估患者个人及家族史　评估患者的年龄、性别、教育程度、居住地、职业、经济状况、生长发育、劳动能力、生育史、月经、视力等情况,评估患者有无椎管内肿瘤等家族史。

2. 评估患者现病史　评估目前的症状,神经根性疼痛的性质、程度、持续时间、是否伴有受损脊髓平面以下的感觉减退或感觉异常(麻木或蚁走感)、四肢肌力减弱、下肢无力、肌张力增高及病理反射阳性、马尾神经损害征、肌张力及腱反射低下及大、小便失禁等症状。

3. 评估患者治疗过程　了解已接受的检查及其结果,如脊柱 X 线片、脊髓造影、CT 检查、MRI 检查等;已接受的治疗及其疗效。

【护理诊断 / 护理问题】

1. 疼痛　与脊髓肿瘤压迫脊髓、神经有关。
2. 清除呼吸道无效　与长期卧床手术有关。
3. 有感染的危险　与长期卧床、留置尿管及气管切开有关。
4. 活动无耐力　与疼痛有关。
5. 有皮肤完整性受损的危险　与肢体活动障碍有关。
6. 知识缺乏:缺乏脊髓肿瘤相关知识。

【护理目标】

1. 患者了解疼痛原因及减轻疼痛的方法,自述疼痛减轻。
2. 患者呼吸道保持通畅,肺部无痰鸣音,能有效地将痰咳出。
3. 患者在住院期间不发生感染。
4. 患者能满足基本活动需要,活动后心率、呼吸在正常范围。
5. 患者皮肤完整,不发生压疮。
6. 患者能够复述疾病的相关知识,积极配合治疗。

【护理措施】

(一)术前护理

1. 术前 1 天备皮、配血,注意检查术区皮肤有无感染及破溃,嘱患者术前晚 10 时禁食、水,注意患者睡眠状况,必要时遵医嘱给予镇静药。

2. 指导患者进行俯卧位练习,从 30 分钟开始,逐渐延长时间至患者可耐受 2~3 小时,以便适应手术时的体位,提高对手术的耐受。

3. 教会患者轴位翻身、腰背肌锻炼的方法　若为胸椎管内肿瘤,教会患者进行深呼吸功能锻炼,以增加肺活量。

4. 术前应训练患者床上大、小便,以防术后因麻醉、疼痛刺激和体位改变导致尿潴留及排便困难。

5. 术日晨测量生命体征,询问女性患者有无月经来潮,如有异常及时报告医生处理。

6. 做好患者心理护理,消除患者对手术产生的恐惧心理。

(二)术后护理

1. 保持床单位的整洁、干燥;保持室内温、湿度适宜,空气新鲜。

2. 高位颈髓肿瘤患者严密观察生命特征,特别是呼吸频率、型态,保持呼吸道通畅,防止肺部感染。

3. 采用轴式翻身法翻身,每 2 小时 1 次。

4. 严密观察病情变化,麻醉清醒后如出现背部、四肢疼痛难忍,感觉障碍平面上升,四肢肌力下降等,提示有可能出现术后血肿及水肿,及时报告医生。

5. 呼吸道护理

(1)保持呼吸道通畅,及时清除呼吸道分泌物。

(2)注意观察患者是否出现呼吸困难、烦躁不安等呼吸道梗阻症状。

(3)遵医嘱雾化吸入化痰药物,稀释痰液,定时协助患者翻身、叩背,促进痰液排出。

(4)呕吐时头偏向一侧,以免误吸致肺部感染。

6. 手术切口及引流管护理

(1)注意观察手术切口有无渗血,引流液的量、颜色及性状。如果引流液量多,颜色淡红或呈洗肉水样,立即报告医生进行处理,便于及时发现脑脊液漏。

(2)观察患者有无头痛等症状。

(3)引流袋固定于床边,保持引流通畅,避免引流管扭曲、受压、滑脱。保持引流管通畅,防止管内血液凝固堵塞。

7. 饮食护理　术后 1 天可给予高蛋白、易消化的食物,以增强机体抵抗力,多食纤维素丰富的蔬菜及新鲜水果,多饮水,以利大便通畅。

8. 严密监测体温,遵医嘱应用抗生素,根据病情选择合适的降温措施并记录降温效果。

9. 排泄护理

(1)对大便失禁的截瘫患者,帮助其养成定时排便的习惯,及时清除大便,保持肛周皮肤清洁、干燥。

(2)留置导尿患者每天会阴冲洗、消毒尿道口。定期更换尿管,定时夹闭、开放尿管,训练膀胱反射功能;鼓励患者多饮水。

10. 对于皮肤感觉障碍的患者,慎用冰袋、热水袋,防止冻伤及烫伤。

【健康教育与出院指导】

1. 给予高蛋白、易消化的食物;戒烟、戒酒。

2. 正确使用支具　必须佩戴颈托、胸腰围后再下床活动,掌握正确起身下床方法。支具佩戴常规 1~3 个月或遵医嘱。

3. 伤口红、肿、热、痛,及时到医院就诊,定期复诊。

第五节　脊髓及脊柱先天性疾病

【分类】

(一)隐性脊柱裂与脊髓栓系综合征

1. 病因　病因尚不明了,可能与先天性因素有关,影响椎管闭合不全或椎板与棘突发育缺如。

2. 临床表现　隐性脊柱裂的症状主要因受累节段的脊髓与脊神经损害引起,亦即与是否合并脊髓栓系、受压和神经损害的程度相关。局部皮肤有毛发增多,皮肤向内凹陷,有的呈现不规则的毛细血管瘤或色素沉着。发病有早有晚,可能在婴幼儿时已发病,有的在成年后才出现症状,这与脊柱裂引起一系列继发性病理变化以及脊髓栓系逐渐加重、发生缺血变化是一致的。按其临床症状,则有轻、中、重症之分。但有相当多的脊柱裂患者可终生不发生症状。

(1)轻症:起病时的症状有下肢力弱,轻度肌萎缩、麻木、遗尿,有时表现为腰痛或腿痛。多为一侧下肢受累,但也有双下肢同时发生肌无力者。检查发现:呈周围性神经损害的表现,即肢体肌张力低,弛缓性轻度肌肉无力,下肢及会阴部浅、深感觉减退。

(2)中症:上述运动与感觉障碍较为明显,常见有马蹄内翻足畸形,有时出现腰痛、坐骨神经痛或伴发尿失禁。

(3)重症:下肢表现明显肌力减退,甚至瘫痪;感觉亦明显减退或消失,常并发神经营养性改变、下肢远端发凉、发绀,出现营养性溃疡。有的在骶尾部也常发生营养性溃疡,骶神经分布区皮肤感觉障碍明显。久之下肢呈现失用性萎缩,跟腱反射消失,或发生挛缩。足畸形可出现仰趾足、弓形足、足内翻或外翻。部分患者表现为完全性截瘫及尿失禁,也有的为大便、小便均失禁。少数伴有椎间盘突出或腰椎滑脱,尚见有因脊髓栓系引起上肢症状者。

3. 处理原则　对于脊柱裂引起的脊髓栓系综合征者,均适合于手术,而且提倡尽早地予以手术治疗。只有手术解除脊髓栓系的因素,才能取得治愈、好转的机会。以往不少人将脊柱裂合并尿失禁或大小便失禁以及兼有下肢瘫痪者,视为手术禁忌证,亦即认为此类严重病例为不治之症。然而近 20 余年来积累了大量病例的临床处理经验,主张采取积极的手术态度,即使已有大小便失禁或下肢瘫痪者,也应争取手术。使其中一部分病例得到康复或有所好转。现代显微手术方法的广泛应用,更增加了手术的疗效。因此,对一些重症病例也不宜轻易放弃治疗。

手术治疗:儿童多用基础麻醉加局麻,个别采用气管插管全麻;成人用强化麻醉加局麻,或采用硬脊膜外麻醉,均在俯卧位下手术。无论病变在颈段、胸段或腰骶段,都使用棘上直切口,以利于向脊柱裂病变节段之上与下方扩大椎板切口。

手术后采取俯卧或侧卧位姿势一周,有明显尿失禁者,宜进行导尿术,保持手术部位的清洁、卫生;对幼儿应严防大小便的污染,酌用抗生素预防感染。伤口拆线后可增加康复治疗项目,如理疗、针灸、按摩及肢体功能锻炼等,并应用神经营养药物,以促进神经功能的早日恢复。

（二）脊柱裂、脊膜与脊髓脊膜膨出

1. 病因　由于先天性因素致椎板闭合不全，同时存在脊膜、脊髓、神经向椎板缺损处膨出。病因尚不明了。此症多发于脊柱背侧的中线部位，以腰骶段最为常见，少数发生在颈段或胸段。个别情况有自椎旁经由扩大的椎间孔向椎脊侧面突出者，或膨出囊向咽后壁、胸腔、腹腔及盆腔内伸展。脊膜膨出一般为单发，多发者较少见。脊膜膨出有时与先天性脑积水并存。

2. 临床表现

（1）背部中线肿物：婴儿出生时背部中线可见一囊性肿物，从枣大至巨大不等，呈圆形或椭圆形，基底较宽，少数可呈蒂状。肿物随年龄而逐渐增大。病儿哭闹或用力时，肿物可膨胀。表面皮肤正常；或包块基底皮肤正常而其顶部逐渐变薄；或已溃破者，表面呈肉芽状或有感染；或有脑脊液漏。

（2）神经损害症状：单纯脊膜膨出，可以无神经系统症状。脊髓脊膜膨出尤以脊髓畸形、变性，形成脊髓空洞者，症状多较严重，有不同程度双下肢瘫痪及大小便失禁。

（3）其他症状：少数脊膜膨出，向胸腔、腹腔、盆腔内伸出，出现包块及压迫内脏的症状。一部分病儿合并脑积水和其他畸形，出现相应症状。

3. 处理原则　原则上此类病变均适用于手术治疗。

（1）手术时机：凡神经症状较轻和无脑积水者，均应早期进行手术治疗。一般在生后2~3个月即可进行手术。囊壁菲薄将破裂或已破裂者，应尽早手术。局部已形成溃疡者，应更换敷料直到创面愈合后3~5个月再行手术。双下肢严重瘫痪和伴有脑积水者，应视为手术禁忌。随着现代麻醉和神经重症监护技术的进步，目前患者年龄并不是制约手术的问题。脊柱裂合并脊髓栓系的患儿，儿时一般没有症状，但是随着身体的发育，栓系的脊髓受到牵拉，从而出现相应的症状，所以应尽早进行脊髓栓系松解术。研究表明，一旦出现运动功能的障碍，如肢体的无力和麻木等，只有约45%的患者恢复正常；一旦发生尿失禁，只有12%的患者恢复正常，如果仍有尿失禁，可用人工体神经-内脏神经反射弧手术治疗。因此，一旦发现脊髓栓系，无论有无症状都要手术治疗。

（2）手术方法：主要是切除膨出的包块，分离脊髓神经黏连，修补缺损。①采用俯卧位，头低脚高；②一般采用横切口；③皮肤切除不可过多，防止缝合时皮肤过紧；④囊颈要游离到骨缺损处，必要时切除椎板和硬脊膜外瘢痕黏连带，神经组织要彻底松解和游离，尽可能保留有功能的马尾神经，但对圆锥造成牵扯作用的终丝应切断；⑤骨缺损处应用囊壁或腰背筋膜做加强修补，严密缝合以防止漏液。

（3）术后处理：①敷料周边以胶布封闭，防止尿、便污染；②术后采用俯卧位，臀部抬高，至7~9天拆线后再坐起或抱起；③术后随访观察头围是否增大。

【护理评估】

1. 评估患者个人及家族史　评估患者的年龄、出生时情况、生长发育、居住地及是否有先天性疾病家族史等。

2. 评估患者现病史　评估目前的症状，脊髓膨出物的大小、形态、颜色、位置、膨出物的透亮度、囊壁破损感染情况，评估是否有双下肢瘫痪或单侧肢体瘫痪、会阴部有无感觉障碍及大、小便失禁，评估肢体瘫痪的程度及肌力和肌张力的情况，了解是否合并脑积水和脊柱侧凸等其他畸形。

3. 患者疼痛评估　评估疼痛的位置、程度、时间等，是否影响休息与睡眠。

【护理诊断】

1. 排泄障碍　与脊髓损伤膀胱功能有关。
2. 进食 / 如厕 / 沐浴 / 卫生 / 穿戴自理缺陷　与脊髓损伤后躯干或肢体瘫痪有关。
3. 疼痛　与疾病及手术有关。
4. 有感染的危险　与囊肿破裂有关。
5. 潜在并发症：出血。
6. 有皮肤完整性受损的危险　与囊肿壁薄易破裂及皮肤缺乏营养、长期受压有关。
7. 焦虑　与担心手术效果及预后有关。
8. 知识缺乏：缺乏脊髓及脊柱先天性疾病相关知识。

【护理目标】

1. 患者可自行排便、排尿。
2. 患者生活需要能及时得到满足。
3. 患者自述疼痛减轻。
4. 护士及时发现患者伤口感染征象，及时报告医生。患者在留置尿管期间不发生泌尿系感染。
5. 避免患者受伤。
6. 护士及时发现出血等征象，及时报告医生处理。
7. 患者不发生压疮。
8. 患者焦虑情形减轻，身体处于放松状况。
9. 患者能复述术后康复 / 或药物治疗的相关知识。

【护理措施】

（一）术前的护理

1. 病情观察　及时发现病情变化及时报告、妥善处理。
2. 心理护理　加强与患者的沟通，了解其心理需求，耐心解答患者提出的问题并向其讲解所患疾病相关知识，向患者提供本病成功病例的相关信息，以减轻患者紧张、恐惧心理，增强手术治疗疾病的信心。满足患者基本生活需要，肢体活动障碍者给予帮助。认真倾听患者主诉，对于患者出现不适症状时，及时报告医生给予相应的治疗和护理措施，以减轻症状及不适。
3. 膨出部位护理　患者采取侧卧位，避免囊肿受压、破溃感染，衣物应宽松舒适，保护膨出部位及皮肤清洁、干燥。如肿物距离肛门、会阴部接近，做好肛周护理，便后立即用清水清洗臀部，翻身时避免拖、拉、推；对已破溃及皮肤有糜烂的患者应先对症治疗，用红外线照局部治疗使其干燥。创面结痂后早日手术治疗。
4. 饮食护理　增加蛋白质等营养物的摄入，不偏食，多吃水果、蔬菜，并保证充足水分，以保证排便通畅及增加机体的抵抗力，适应手术。
5. 术前准备　根据手术要求做好皮肤及用物准备，指导患者练习床上排便和排尿。遵医嘱完成抗生素皮肤试验及手术前备血工作。患者于手术前 1 天晚 10 点禁食水，防止麻醉插管时呕吐、窒息。备皮前做好解释工作，有颈 / 背部肿物患者，备皮时动作轻柔，可将囊壁轻压向一侧,轻刮另一侧,反之亦然;注意将凹陷处剃干净,切勿划伤皮肤。

（二）手术后护理

1. 一般护理　患者返回病房后,给予低流量吸氧、监测生命体征,观察麻醉清醒程度、引流情况及切口敷料有无渗液,观察四肢活动情况、对刺激的反应和肌张力,有无恶心、呕吐等表现。术后切口疼痛致患儿哭闹,需多抚摸、言语安抚患儿,以稳定患儿情绪,避免剧烈哭闹。

2. 体位护理　行膨出包块切除的患儿麻醉清醒前侧卧,注意保持呼吸道通畅。清醒后生命体征平稳时即可采取俯卧位或侧俯卧位,臀部略抬高;切口处可放置一小沙袋压迫24~48小时,以防脑脊液漏。采取侧卧与俯卧位交替,定时更换卧位,做好记录。成人患者术后清醒后采取平卧侧卧交替,垫薄枕,轴位翻身每2小时1次。

3. 预防手术切口感染　术后密切观察体温变化及手术切口局部有无红肿、压痛,手术切口在骶尾部时,距离肛门、会阴较近,防止大、小便污染,必须保持手术切口清洁、干燥,每次便后用温水清洗,并检查手术切口有无被污染,如发现已污染,应及时换药,并合理应用抗生素预防感染;可采用手术贴膜保护法,以防尿便污染切口敷料造成感染;颈部切口敷料注意勿被溢奶或呕吐物浸污。注意观察切口有无渗血、渗液。特别注意有无脑脊液漏现象,如发现敷料被淡红色或无色液体浸湿,立即报告医生进行检查。如渗液多时给予加压包扎,小沙袋压迫。

4. 观察肢体活动情况和大、小便情况有无改变　有的患者因囊肿压迫或脊髓牵拉,术前肢体活动感觉障碍,术后可明显恢复或逐渐恢复。有的患者因术中剥离困难或切除等损伤,术后暂时性或长久性活动功能减弱甚至消失,出现软瘫和大、小便失禁。

5. 预防颅内压增高及脑积水　患者出现头痛、恶心、呕吐、意识下降、面色苍白、烦躁不安、哭闹、抽搐、前囟隆起、张力增高、头围增大等颅内压增高及脑积水的表现时,应立即报告医生,必要时遵医嘱进行脱水治疗,降低颅内压。

6. 预防脑脊液漏　观察引流液的颜色、性质和引流量,保持术区敷料清洁、干燥,一旦出现脑脊液漏,立即采取头低脚高俯卧位,伤口局部用无菌棉垫加压包扎或小沙袋压迫,减少脑脊液漏。并及时报告医生更换敷料。

【健康指导】

术后加强肢体功能锻炼对神经功能的恢复十分必要,可进行肌肉按摩、主动或被动做下肢运动、辅助患者行走等。术后伤口愈合较好无其他合并症者,早期即可进行双下肢的屈伸训练,早期活动训练是预防黏连的有效方法。指导家属进行肢体功能锻炼,不可随意停止,避免过度运动,要循序渐进。

【出院指导】

1. 观察下肢肌力恢复情况,加强下肢的功能锻炼,增强肌力,提高生存质量。为了防止失用性肌肉萎缩,继续坚持主动与被动的肢体功能锻炼。

2. 进行力所能及的日常生活,鼓励患者自己进行吃饭、穿衣等能帮助肢体功能恢复的活动。

3. 肢体感觉障碍者,做好防止烫伤、冻伤等发生的预防措施,有计划地进行肢体功能康复锻炼。

4. 注意休息,加强营养,多食新鲜蔬菜、水果及粗纤维饮食防止便秘。

5. 大小便失禁者,排便后及时清理干净,保持局部皮肤清洁、干燥,防止压疮发生。

6. 术后1个月、3个月,6个月、12个月各复查1次,1年后随访。

第六节　脊髓血管性疾病

脊柱脊髓血管性疾病占原发脊柱内占位的40%,80%发生于20~60岁。主要包括脊髓动静脉畸形、硬脊膜动静脉瘘、髓周动静脉瘘、Cobb综合征等。本节主要介绍脊髓血管畸形,脊髓血管畸形是一种少见的先天性病变。占脊髓疾病的3%~11%。男性多于女性,各种年龄均可发生,但以成人多见。脊髓的供血动脉来自3大组:第1组来自锁骨下动脉的椎动脉、颈升动脉(甲状腺颈干)、颈升动脉和第一肋间动脉(肋颈干),第2组来自主动脉的肋间动脉和腰动脉,第3组来自髂内动脉的髂腰动脉和外侧骶动脉。脊髓的静脉引流从脊髓内的毛细血管床,通过髓内静脉引流到髓周静脉(静脉血管冠),然后再通过根静脉到椎静脉丛和脊柱外静脉网。临床上表现为脊髓功能呈缓慢的进行性加重或间歇性进展,最终完全截瘫或四肢痛。预后恶劣,需争取早期诊断,在未发生肢体瘫痪前尽早手术。

【病因】

脊髓血管畸形是一种脊膜脊髓血管先天性发育异常,常引起脊髓梗死或脊椎管内出血,出现脊髓神经损害症状,脊髓血管畸形导致脊髓损害,如盗血、压迫、脊髓静脉高压及脊髓缺血等。盗血是因脊髓供血动脉与异常血管通连,致使脊髓供血被异常血管偷流而引起脊髓缺血性损害。压迫是匍匐于脊髓表面异常粗大、扭曲的血管团对脊髓造成的持久性机械性压迫,使脊髓直接遭受损害。脊髓静脉高压是由于异常血管内大量血液注入静脉内使静脉压力增高,动静脉压减小,导致脊髓内血流灌注减少,造成脊髓长期缺血、缺氧而使脊髓变性、坏死。脊髓缺血是因血管内血栓形成或经多次轻微的脊椎管内出血,导致脊髓黏连性蛛网膜炎和瘢痕形成,引起继发性脊髓缺血、坏死。

【临床表现】

起病的缓急和病程的进展情况,因病变部位、年龄分布和病理改变而有不同的表现。一般分为三个类型:缓慢进展型、急性卒中型和反复发作型。

1. 疼痛　早期常有短暂性神经根痛,间或剧痛,呈刺痛或灼痛样。疼痛部位与病变节段吻合。咳嗽、喷嚏或排便时加重。

2. 感觉症状　肢体麻木、蚁走感,常有躯体深、浅感觉障碍。

3. 运动症状　肢体无力,逐渐加重,一侧或双侧肢体完全或不完全瘫痪。

4. 括约肌症状　大、小便失禁。

5. 自发性蛛网膜下腔出血　突然头痛、截瘫、颈项强直,克氏征阳性。

【处理原则】

脊髓血管病的治疗取决于病因。缺血性脊髓血管病的治疗原则与缺血性脑血管病相似。应用甘露醇等脱水剂减轻脊髓水肿。维持血压,低血压者应纠正血压,应用血管扩张药及促进神经功能恢复的药物。大剂量皮质类固醇激素、抗血小板药或抗凝剂对脊髓缺血的疗效尚不肯定。对症处理和支持治疗、加强护理、避免压疮和尿路感染是必要的。脊髓出血急性期应绝对卧床休息，疼痛时给予镇静镇痛药。硬膜外或硬膜下血肿，应紧急手术清除血肿，解除对脊髓的压迫，手术越早，效果越好。凝血障碍导致的脊髓出血应给予维生素 K。急性期过后，应尽早进行康复运动功能锻炼，促进功能恢复。

畸形血管可以采用显微手术切除。由于血管介入科学的发展，栓塞简单易行，且可以在造影诊断的同时进行，可以作为首选方法。栓塞的异常动脉不能是脊髓的供血动脉，同时要求恰好闭塞在瘘口处和静脉起始端，以防止再通的发生。

【护理评估】

1. 评估患者既往史 有无跌倒史和外伤史。

2. 评估患者全身症状 有无生命体征、意识、瞳孔变化；有无便秘、患者活动范围及活动量。

3. 评估患者局部表现是否存在感觉障碍，由于神经后根刺激传导束与硬脊膜，一些患者常常在被针刺区域的邻近有感觉过敏，有轻触觉和位置觉的缺失。询问是否有疼痛及疼痛的部位，疼痛是最常见的症状，多为脊髓蛛网膜下腔出血所致。评估有无肢体无力的症状。颈段脊髓肿瘤时上肢不能高举，握物不稳，不能完成精细的动作；下肢举步无力、僵硬、易跌，有时肌肉萎缩。

4. 评估辅助检查结果

（1）选择性脊髓动脉造影：可确诊，分别对椎动脉、颈深静脉、肋间静脉或腰静脉注入造影剂后，对血管畸形的部位、广度、种类和血流动力学进行监测。血管造影显示的血管畸形有供血动脉、血管团和引流静脉三个部分。

（2）磁共振（MRI）检查：在成像上可见椎管腔内背侧有圆形或椭圆形异常信号，脊髓局限增粗，脊髓内有异常的血管团块。

（3）CT 扫描检查：平扫可显示畸形血管增粗和斑点状钙化影。

【护理诊断／护理问题】

1. 肺炎 与长期卧床有关。
2. 便秘 与长期卧床有关。
3. 疼痛 与手术有关。
4. 活动无耐力 与肢体活动障碍有关。
5. 睡眠型态紊乱 与焦虑、术后疼痛、长期卧床有关。

【护理目标】

1. 保证患者卧床期间基本生活需要能够得到满足。
2. 保证患者住院期间不发生坠床等危险。
3. 当患者主诉疼痛时能及时给予处理。
4. 保证患者维持积极乐观情绪，减轻焦虑不安。
5. 及时观察大小便情况，保证其通畅。

【护理措施】

(一)术前护理

1. 心理护理　医护共同实施心理护理,医生负责医疗知识、疾病的宣教,护士负责收集患者反馈及给予患者心理安抚。对神志清醒者讲解手术的必要性及手术中需要患者配合的事项,消除其恐惧心理;对意识障碍者,术前做好家属的心理护理,使他们了解手术的目的和意义,了解术前准备的内容,以达到配合好手术的目的。

2. 遵医嘱进行术前准备,灌肠排出肠内粪便。可减少手术后肿胀和压迫。

(二)术后护理

1. 心理护理　向患者讲述手术的过程以及术后的确切诊断,消除其思想顾虑。向患者讲解手术后的康复及神经功能恢复的知识、鼓励患者坚持锻炼,逐步达到生活的自理,最终回到工作岗位。

2. 饮食及体位护理　给予高蛋白、高维生素、高纤维素的食物,以及足够的水分。若患者长期卧床,应限制含钙食物的摄取,以防泌尿道结石。定时翻身,给予适当卧位。脊髓术后为患者提供硬板床,加用防止压疮的气垫床。翻身时应采用轴线翻身,保持脊柱呈直线,两人动作一致,每2小时翻身1次。

3. 病情观察　观察脊髓受压的情况,特别注意维持患者的呼吸;观察患者脊柱的功能,以及活动与感觉功能丧失或恢复情况。观察背部伤口敷料是否干燥,有无渗出,腰背部引流的颜色、性质及量的多少、保持引流管通畅,避免打折受压,敷料渗出后报告医生及时更换,以免造成逆行感染。介入治疗后观察足背动脉搏动、皮肤的温度色泽、肢体血液循环、肢体运功和感觉以及肌张力的情况。

4. 泌尿系统护理　脊髓血管性疾病可致使患者大脑及低级中枢失去对排尿功能的控制,出现排尿功能紊乱或丧失,表现为尿潴留,不能自主地控制尿液的排出,当膀胱内尿液积聚过多、压力增大、超过括约肌张力的时候,尿液溢出,不能抑制尿液排出。给患者造成巨大的痛苦,需要长时间地留置尿管,易引起泌尿系感染。因此,对患者进行排尿训练非常必要。指导患者及其家属学会人为控制排尿的方法,定时夹闭尿管,训练膀胱功能。指导患者定时按摩膀胱,由轻到重,从下腹部慢慢向下推按。鼓励患者多饮水,让患者形成规律排尿,减少感染机会。

5. 功能锻炼　脊髓血管性疾病的患者往往会造成不同程度的瘫痪,向患者讲解功能锻炼的方法、时间及注意事项,强调功能锻炼的重要性。协助患者进行康复训练,并依据患者耐受能力逐渐加大训练强度,增加患者肌肉力量以及神经系统的协调能力,增强患者的耐力和适应能力。

【健康宣教】

1. 鼓励家属参加康复治疗活动。
2. 告知患者注意安全,以防发生意外。
3. 教导运动计划的重要性,并能切实执行。
4. 教导家属适时给予患者协助及心理支持,并时常给予鼓励。
5. 如有不适,定期医院检查。

第五章　脑血管疾病及护理

　　脑血管疾病是由各种血管源性病因引起的脑部疾病的总称。血管源性病因很多,可概括为两大类:一是心血管系统和其他系统或器官的病损,累及脑部血管和循环功能,如动脉粥样硬化、高血压性动脉改变、心源性栓塞以及炎症感染、血液病、代谢病、结缔组织病等导致或伴发供应脑部血管的狭窄、闭塞,使局部缺血,或因血管病损破裂而出血;二是颅内血管本身发育异常、创伤、肿瘤,如先天性颅内动脉瘤、脑动静脉畸形、血管源性或其他颅内肿瘤和颅脑损伤所致。以第一大类病因更常见。

　　流行病学调查研究表明,目前脑血管疾病与心脏病、恶性肿瘤构成人类疾病死亡的三大原因。新近的资料表明,我国城市脑血管病居死亡原因首位,卒中的类型分别是脑梗死(59.8%)、出血性卒中(39.3%)及难分类(0.8%)。Framingham 研究资料(1993)提示,在39~94 岁人群、随访 36 年的结果中,动脉硬化血栓形成性脑梗死为 55.9%、脑栓塞 26.6%、脑出血 6.4%、蛛网膜下腔出血 8.4% 及其他 2.7%。而不分年龄的话,则脑梗死为 85%,其中小血管病变 20%、心源性栓塞 20% 和其他类型脑梗死 45%,原发性颅内出血 15%,蛛网膜下腔出血 5%。脑血管病的发病仍是以缺血性疾病为主,而其中以血管异常导致的脑血栓形成居多。

第一节　解剖概要

　　脑重量只占体重的 2%~3%,但脑的代谢非常旺盛,它的耗氧量约占机体总耗氧量的20%,供血量要占心输出量的 15%~20%。脑血液供给减少或中断立即会导致脑缺血、缺氧,出现脑功能障碍,如不及时恢复血流,神经细胞就会肿胀、死亡。脑血液循环是一个整体,指的是大脑半球、间脑、脑干及小脑的血液循环,其中包括动脉系统、毛细血管及静脉系统。心脏通过主动脉弓供应脑的血液。主动脉弓分出无名动脉(现称头臂干)、左颈总动脉和左锁骨下动脉。头臂干上升至胸锁切迹水平再分为右颈总动脉和右锁骨下动脉。锁骨下动脉发出椎动脉。左、右成对的椎动脉和颈内动脉经颈部上升,进入颅腔,对脑供血。

　　脑动脉供血的基本模式:颅腔被小脑天幕分隔为幕上、幕下结构,幕上结构中的大脑额叶、顶叶和颞叶大部,基底节和下丘脑大部,以及眼部接受颈内动脉的血供。幕下结构包括丘脑大部、脑干和脊髓上部,整个小脑以及内耳接受椎动脉和基底动脉供血。但椎 - 基底动脉的终末分支——大脑后动脉升至幕上,供应部分颞叶和整个枕叶。故幕上、幕下结构的血供来源并非截然分开的。颈动脉和椎动脉之间,通过颅内、颅外的许多侧支吻合血管,特别是脑底动脉环的形成,使脑的幕上、幕下结构的血供相互融通和调剂,成为统一的整体。

一、全脑的动脉供血模式

全脑的动脉供血模式基本相同,共有三种血管类型。

1. 长旋动脉　自起源动脉发出后,在半球或脑干表面,绕其腹侧和外侧而行至背侧,在该处又与其他长旋动脉的末梢支相吻合,同时发出很多无名穿支进入脑实质,长距离运血供应较浅的脑组织。

2. 短旋动脉　又称外侧穿支,自起源动脉发出,行程较短,穿入脑部供应灰质和白质。

3. 旁中央动脉　又称中央穿支,从起源动脉发出后即在中线的一侧近旁穿入脑内供应近中线的核区等中央结构。

短旋动脉供应旁中支供应区和长旋支供应区之间的区域。旁中央动脉和短旋动脉不同于长旋支,几乎没有吻合而形成功能上的中动脉。

二、脑动脉

脑由 1 对颈内动脉和 1 对椎动脉形成的颈内动脉系统和椎 - 基底动脉系统供血。颈内动脉发自颈总动脉,椎动脉发自锁骨下动脉,两侧颈内动脉管径没有明显差异,而左、右侧椎动脉常常存在明显的个体差异。脑供血动脉在颅内经过 Willis 动脉环相互交通,为颅外组织供血的颈外动脉的小分支也可与颅内动脉系统的小分支交通吻合,这在血管病变时具有意义。以顶枕裂为界,大脑半球的前 2/3 和部分间脑的血液由颈内动脉分支供应,大脑半球后 1/3 及部分间脑、脑干和小脑的血液由椎动脉供应。此两动脉系在大脑可分为皮质支和中央支,前者营养大脑皮质及其深面的白质,后者供应间脑、基底节及内囊等。

(一)颈内动脉(internal carotid artery)

起自颈总动脉,颈总动脉在甲状软骨上缘分成颈内动脉和颈外动脉,颈内动脉垂直上升至颅底,由颞骨岩部的颈动脉管外口进入,沿颈动脉管向前、向内侧行进,由破裂孔入颅腔,紧贴海绵窦的内侧壁向前上方向,到前床突的内侧并向上弯转,重新出海绵窦,穿通硬脑膜进入蛛网膜下隙,并在此处转折向上,在穿出海绵窦处发出眼动脉。因此,按颈内动脉走行可将其分为颈部、岩部、海绵窦部和前床突上部 4 段。海绵窦部和前床突上部合称虹吸部,呈“U”形或“V”形弯曲,是动脉硬化的好发部位。颈内动脉供应脑部的主要分支如下:

1. 眼动脉(ophthalmic artery)　颈内动脉自海绵窦处发出后与视神经伴行进入眼眶,其供血范围包括前颅窝硬脑膜、眼眶、蝶窦、筛窦、鼻黏膜等。眼动脉终末分支供应额部、鼻根部和眼睑的皮肤,并与颈外动脉分支的面动脉和颌内动脉吻合,构成颈内动脉狭窄或闭塞时的侧支循环(眼动脉侧支)。眼动脉起始部远端的颈内动脉的动脉瘤可导致蛛网膜下腔出血。

2. 大脑前动脉(anterior cerebral artery)　自颈内动脉发出后又发出一些小分支进入前穿支,在视神经上方向前内行,进入大脑纵裂,两侧的大脑前动脉借前交通动脉(anterior communicating artery)相连,然后沿胼胝体沟向后行。皮质支又称浅支,分布于顶枕沟以前的半球内侧面,额叶底面的一部分和额、顶两叶上外侧,供应额极、额叶内侧、额中回、旁中央小叶、胼胝体和透明隔;中央支又称深支或前深穿动脉,分内侧前深穿动脉(heubner)和外侧前深穿动脉,自大脑前动脉的近侧段发出,经前穿支入脑实质,供应尾状核前部、豆状核前部、苍白球外侧核和内囊前肢。

3. 大脑中动脉(middle cerebral artery)　分布于大脑半球的背外侧面,为供应大脑半球血液最多的动脉,是所有大脑动脉中最粗大的,供应整个脑血液量的 80%,也是最易发生循环障碍的血管,可认为是颈内动脉的直接延续。大脑中动脉自颈内动脉发出后进入大脑外侧裂内,分为数个皮质支,营养大脑半球上外侧面的大部和岛叶,其中包括躯体运动中枢、躯体感觉中枢和语言中枢。若该动脉发生阻塞,将出现严重的功能障碍。大脑中动脉经前穿支时,发出一些细小的中央支,又称豆纹动脉,垂直向上进入脑实质,营养尾状核、豆状核、内囊膝和后肢的前部。豆纹动脉(又称出血动脉)行程呈 S 形弯曲,根据血流动力学原理,容易破裂出血,出现严重的功能障碍。

大脑中动脉皮质支供应大脑外侧面各区域的血液,其主要分支有眶额动脉(Ⅰ),中央前回动脉(Ⅱ),中央回动脉(Ⅲ),顶前动脉(Ⅳ),顶后动脉(Ⅴ),角回动脉(Ⅵ),颞枕、颞后动脉(Ⅶ)及颞前动脉(Ⅷ)。此外大脑中动脉供应的皮质区还包括除大脑纵裂缘以外的感觉运动区、重要语言皮质区、听觉皮质区和味觉皮质区。

大脑中动脉起始段即为大脑中动脉的中央动脉分为前外侧中央动脉、前外侧丘纹动脉、内侧和外侧穿动脉、豆纹动脉等多个分支,主要供应基底节和内囊,容易破裂出血。实际上它的许多分支都经豆状核穿过内囊到达尾状核,其中任何一支出血,都会导致对侧偏瘫。损害范围可确定出血的部位,但某部位的出血只限于某支脑动脉出血的说法是欠妥的。前外侧中央动脉分为内、外支。外侧支在起点 1cm 以外发出 3~5 个分支,规律整齐地沿着前内侧嗅裂外侧分布,最外侧一支在前后内侧嗅裂拐角处穿入,各中央动脉穿入后成扇状排列,经壳核表面或浅层弧形上行,穿入内囊达尾状核中,各支血管排列的顺序恒定,一般由外向内、外侧位的两支斜向后行,且多以第 2 支排列到最后,最外侧的一支位置稍前,因此外侧两支呈交叉状态。第 3 支经壳核中部浅层走行,第 4 支经壳核前部浅层上行。第 4 支多分为深、浅两支,深支经壳核与苍白球之间上行。如果有第 5 支,第 3、4 支多为深浅关系。第 5 支经壳核前部上走行。内侧支从起始部 1cm 以内发出,在前内侧嗅裂内侧,返动脉穿入部位的稍后方穿入。一支经壳核前部浅层走行,并分支至深层;另一支经壳核中部深层上走行。各支血管均穿过内囊至尾状核。其他一些小分支直至壳核腹侧部。在返动脉发育较差的情况下,内侧支有分支分布至壳核前端。

4. 脉络膜前动脉(anterior choroidal artery) 脉络膜前动脉沿视束下面向后外走行,向后越过视束前部,至大脑脚前缘又斜向后外,再越过视束,在海马回钩附近,经脉络膜裂入侧脑室下角,终止于脉络丛,与脉络膜后外动脉吻合,向后上绕经三角区,在室间孔与三脑室脉络丛相接。进入下角前,发出 1~3 个皮质动脉和 2~3 支中央动脉。皮质动脉分布于海马回钩,在视束外侧分支入外侧膝状体、大脑脚、乳头体、灰结节、尾状核、杏仁核和海马等处。纹状体内囊动脉供应纹状体和内囊的中央动脉,从脉络膜前动脉发出,少数直接从颈内动脉发出。一支穿视束斜而后外达苍白球;另一支在视束外侧向后行于视束外侧的一个狭隙内,再向后外,经内囊后支及豆状核下缘沿视辐射朝向后行,发 1~2 支至苍白球。此动脉管径细小且行程又长,易被血栓阻塞,所以临床上苍白球和海马发病较多。脉络膜前动脉和纹状体内囊动脉分布的范围为内囊后肢的后 2/3、内囊膝、尾状核、苍白球、杏仁核、丘脑、丘脑下部、乳头体、灰结节、外侧膝状体的外侧、视束、红核、黑质、听辐射、大脑脚、豆状核、侧脑室脉络膜丛、海马、海马回及钩。

5. 后交通动脉(posterior communicating artery) 后交通动脉是颈内动脉系与椎 - 基底动脉系的吻合支。在蝶鞍和动眼神经的上面,水平向后稍向内行,与大脑后动脉吻合。因此,当发生后交通动脉瘤时,会压迫动眼神经,出现动眼神经麻痹症状,引起眼球运动障碍和瞳孔散大。中央支前群供应下丘脑、丘脑腹侧、视束前部和内囊后肢；中央支后群供应丘脑底核。这些中央动脉之间没有吻合，其中任何一支阻塞，接受该支供应的区域将发生梗死。结节丘脑动脉是中央动脉中最大的分支，大多是从后交通动脉中段发出，在下腔内向上外行走，在灰结节、视束和大脑脚之间的三角形区域内进入脑实质，弯向内行进，经乳头体核前缘至丘脑内侧部，再经乳头丘脑束前面膝状弯曲折向外上方行，到达内囊。

（二）椎动脉（vertebral artery）

起自锁骨下动脉第 1 段，穿第 6 至第 1 颈椎横突孔构成的骨管隧道内，达寰椎横突孔上面弯向后内，绕过寰椎后弓，穿寰枕筋膜及硬膜经枕骨大孔入颅腔，入颅后，左、右椎动脉逐渐靠拢，沿延髓侧面斜向内上，在脑桥与延髓交界处合为基底动脉（basilar artery），基底动脉沿脑桥腹侧的基底沟上行，至脑桥上缘分为左、右大脑后动脉两大终支。椎动脉起始部位是脑血管病的好发部位。椎动脉细而长，行程迂曲，在椎骨间的关系改变时，如头过度后仰或回旋时，均可影响到椎动脉供血，导致脑干缺血。

1. 椎动脉　主要分支如下。

（1）脊髓前动脉（anterior spinal artery）：脊髓前动脉一般在椎动脉合并成基底动脉前附近的内侧面发出，斜向前内，平橄榄体下与对侧的合成单干，沿前正中裂下降，接受各节段的脊髓支。发出延髓动脉，经前正中裂突入，分布至第Ⅸ ~ Ⅺ对脑神经根。

（2）脊髓后动脉（posterior spinal artery）：多从小脑下后动脉发出，也可在延髓侧面从椎动脉发出。发出后先绕过延髓向后，再沿脊髓后面下降。

（3）小脑下后动脉（posterior inferior cerebellar artery）：是椎动脉最大的分支，平橄榄下端附近发出，经第Ⅸ ~ Ⅺ对根丝之前，向后上方行。其近侧部有恒定的大襻曲，凸向外。向后外行经延髓与小脑扁桃体之间，行程弯曲，供应小脑下面后部和延髓后外侧部。该动脉行程弯曲，易发生栓塞而出现同侧面部浅感觉障碍，对侧躯体浅感觉障碍（交叉性麻痹）和小脑性共济失调等。该动脉还发出脉络膜支组成第 4 脑室脉络丛。发出脉络膜支后，再弯向后下达扁桃体内侧面中部分为内外支。内侧支即下蚓动脉，在中线分为前、后两支，前支细小，后支粗大。沿蚓垂、蚓锥的侧面向后达蚓叶、蚓结节。有时达山坡下缘与上蚓动脉形成明显粗大的动脉吻合。

2. 基底动脉　其主要分支如下：

（1）小脑下前动脉（anterior inferior cerebellar artery）：自基底动脉起始段发出，从基底动脉下 1/3 段发出的最多。向后外斜行，在面听神经的前面、后面或中间，达绒球外上方弯向下内，分内外侧支，分布于小脑下面的前外侧部。内侧支行向内，至小脑下面的前外侧部。外侧支细小，沿脑桥臂向外行，经小脑边缘达水平裂。其起始段还发出一些小支至脑桥、延髓、展神经、面神经、前庭蜗神经的神经根。在小脑前外侧缘还发出小支绕过脑桥臂至齿状核。经腹侧达小脑下面，供应小脑下面的前部。

（2）迷路动脉（labyrinthine artery）：又称内听动脉，细长，80% 以上的迷路动脉发自小脑下前动脉。与面神经和位听神经伴行，入内听道，分为蜗支与前庭支入内耳，供应内耳迷路。动脉血液减少时，可以引起恶心、呕吐及眩晕等平衡障碍，如同时失听，提示为椎 - 基底动脉系统的疾病。

自基底动脉两侧及后面发出的动脉，左右侧各有 4~5 支，沿脑桥前外侧入脑桥。从基底动脉后壁近脑面发出许多细小的小动脉，从基底动脉沟缘穿入脑实质内，供应脑桥基底部。上端及下端还有一些细分支，分别入脚间窝、盲孔和延髓脑桥沟内，分别命名为脑桥前内侧动脉、脑桥前外侧动脉、脑桥外侧动脉、脑桥后动脉、前内侧动脉和前外侧动脉。

（3）小脑上动脉（superior cerebellar artery）：在近基底动脉的末端发出，绕大脑脚向后，供应小脑上部。其中内侧支较大，行向后内，在小脑上缘内侧部与上丘侧面之间分为 2~3 支，最内侧的一支称为上蚓动脉，在山顶前缘分为前后两支。前支向前至小脑舌及中央叶，后支向后，一般再分为两小支，一小支至中线的一侧沿山顶、山坡、蚓叶，与下蚓动脉之支形成明显的吻合；另一小支沿上蚓与半球之间向后行。内侧支的其他分支，分布于中央叶、前后方叶及上半月叶的内侧部。外侧支较小，行于三叉神经根的后外侧，经小脑前上缘外侧至小脑下面的下半月叶、二腹叶的外侧。

（4）大脑后动脉（posterior cerebral artery）：是基底动脉的终末分支，在脑桥上缘由基底动脉发出后伴动眼神经和小脑上动脉的上方，绕大脑脚向后，沿海马回钩转至颞叶和枕叶内侧面。皮质支分布于颞叶的内侧面和底面及枕叶，中央支由起始部发出，经脚间窝入脑实质，供应背侧丘脑，内、外侧膝状体，下丘脑和底丘脑等。动眼神经在大脑后与小脑上动脉之间，当颅内高压导致海马疝时，海马旁回钩移至小脑幕切迹下方，使大脑后动脉向下移位，压迫并牵拉动眼神经，可导致动眼神经麻痹。大脑后动脉可以受小脑幕游离缘的压迫，引起枕叶的梗死。若两侧枕叶梗死，将出现皮质盲。若丘脑膝状体动脉阻塞，会出现丘脑综合征，表现为痛、温觉消失，且有特殊的不愉快感觉。

（三）大脑动脉环（Willis 环）

颈内动脉与椎 - 基底动脉入颅后，由两侧大脑前动脉起始段、颈内动脉、大脑后动脉借前、后交通动脉连通而共同组成一个多角形的动脉环。位于脑底下方、蝶鞍上方，环绕视交叉、灰结节及乳头体周围。此环使两侧颈内动脉系与椎 - 基底动脉系相交通。在正常情况下两侧的血液是不会混流的，一般各动脉连接成完整环状，作为一种代偿的潜在装置，分为前、后两部。前部由两侧大脑前动脉交通前段和前交通动脉所组成，后部由双侧后交通动脉和大脑后动脉交通前段所组成。当大脑动脉环的某处发育不良或被阻断时，可在一定程度上通过该环使血液重新分配和代偿，以维持脑的血液供应。

（四）脑动脉的吻合和侧副循环

1. 脑底部的动脉吻合 Willis 环是脑底最大，也是最重要的动脉吻合，对脑血液功能的调节起重要作用，它保证了三对大脑动脉左右侧基本平衡的血液供应。

2. 脑周围的动脉吻合 各大动脉的皮质支的末梢在软脑膜内形成弥漫的软脑膜血管网，彼此互相沟通，在脑沟深部可发现软脑膜动脉间的吻合，有端端吻合和枝形吻合的形式，一般多见于 3 条大脑动脉供血区的交错区。

3. 脑内动脉吻合 脑动脉之间的吻合是广泛存在的，大脑后动脉和大脑中动脉的供血范围有很大变异。一般情况下，大脑后动脉的供血区扩大到外侧裂，但另一些情况，大脑中动脉供应枕叶凸面和枕极，但距状裂旁的视觉皮质恒定接受大脑后动脉的供血。由于视放射常常由大脑中动脉供血，所以偏盲不一定归咎于大脑后动脉梗死。除枕叶以外，大脑后动脉还供应颞叶内侧面（颞支）。

4. 颈外动脉 - 颈内动脉侧支循环（collateral circulation of external and internal carotid artery） 颈内动脉狭窄时血液经过颈外动脉绕行进入颈内动脉及其供血区。面动脉和颞浅动脉则可以通过内眦动脉与眼动脉交通，眼动脉血液再逆行进入颈内动脉虹吸段，颊动脉也可发出侧支至眼动脉。另外，咽升动脉和 ACI 脑膜支之间也可出现颅内、外颈动脉供血区的交通吻合。

5. 颈外动脉-椎动脉的侧支循环（collateral circulation of external carotid artery and vertebral artery）　椎动脉供血区与颈外动脉供血区通过供应颈部肌肉和项部肌肉的血管分支相互交通，其中，枕动脉为颈外动脉的输出性动脉分支，可以产生双向性的侧支循环。椎动脉近端闭塞时可通过枕动脉发出代偿性供应项部肌肉的分支，相反地，颈总动脉或颈外动脉近端闭塞时，椎动脉的肌肉分支通过枕动脉输送至颞外动脉供血区。例如，颈内动脉和颞外动脉供血中断，椎动脉发出的侧支可逆行供血至颈外动脉，然后正向输入颈内动脉。

三、脑静脉

脑的静脉分为大脑浅静脉组和大脑深静脉组，两组之间相互吻合。浅静脉组主要收集大脑半球的皮质和髓质的静脉血，分大脑上静脉、大脑中静脉和大脑下静脉，它们之间有着丰富的吻合。深静脉组主要收集大脑半球髓质（包括内囊）、基底节、间脑及脑室脉络丛等的静脉血，分为大脑大静脉系（亦称 Galen 静脉系）和基底静脉系（亦称 Rosenthal 静脉）两部。

脑静脉与体周围静脉不同，脑的静脉性硬膜窦与动脉分开走行，不与动脉伴行，因此动脉性供血区与静脉性引流区不一致。脑静脉壁薄、无瓣膜，可分为两类，一类是收集大脑血液的静脉，另一类是收集脑干和小脑血液的静脉。脑实质的静脉血通过短的皮质静脉被引流至蛛网膜下腔和硬膜下腔。皮质静脉根据部位可分为额叶的上吻合静脉（亦称 Trollard 静脉）、大脑后上静脉、颞叶的大脑中浅静脉和下吻合静脉。

大脑外静脉（external cerebral vein）是以大脑外沟为界的三组静脉，其中包括大脑上静脉（外侧沟以上）8~12 支，收集大脑半球外侧面和内侧面的血液，注入上矢状窦；大脑下静脉（外侧沟以下）主要注入横窦和海绵窦；中组又分为浅、深两组，大脑中浅静脉收集半球外侧面近外侧沟的静脉，本干沿外侧沟向前下，注入海绵窦，大脑中深静脉收集脑岛的血液，与大脑前静脉和纹状体静脉汇合成基底静脉（basal vein）。基底静脉注入大脑大静脉。

大脑内静脉（internal cerebral vein）是由脉络膜静脉和丘脑纹静脉在室间孔后上缘合成，向后至松果体后方，与对侧的大脑内静脉汇合成一条大脑大静脉。大脑大静脉收集半球深部的髓质、基底核、间脑和脉络丛等处的静脉血，在胼胝体压部的后下方向后注入直窦。脑干的静脉回流通过细密的吻合支网，部分回流至横窦或岩上窦，部分通过基底静脉回流至大脑大静脉。

第二节　疾病分类

随着对脑血管疾病的病因、病理、发病机制、临床表现、实验室和仪器检查诸方面研究的深入，脑血管病的分类也不断发展、日臻完善，以适应临床和研究工作的需要。1986 年，中华医学会第二次全国脑血管病学术会议修订发表的《脑血管疾病分类草案》，将各种病因的脑血管病（包括脑卒中），参照世界卫生组织《国际疾病分类》共分为十二大类。1995 年中华医学会第三次全国脑血管病学术会议再次修订。

一、Whisnant 的脑血管疾病分类

1990 年，Whisnant JP 担任主席的美国国立卫生研究所下设的国立神经疾病与卒中研究所领导的一个专门委员会发表了一份《脑血管疾病分类（第三版）》。该分类按以下七个方

面,即临床障碍、病理学、危险因素与预防、临床评检(病史、体格检查)、实验室和仪器评检(包括各种特殊检查)、卒中后患者状况及解剖学(血管、脑、脊髓)等对脑血管疾病进行了最为全面而详细的分类。但若在日常临床工作中应用,则失之繁琐。本节仅将该分类的第一方面即临床障碍节详细介绍,以便与我国现行的《分类方案》相互参照、应用。

(一)无症状型

无症状型包括血管病性脑部或视网膜症状者;局灶脑功能紊乱,常见于短暂脑缺血发作。

(二)脑卒中

脑卒中包括脑梗死、脑出血和蛛网膜下腔出血。

1. 时相

(1)好转型:卒中后病情进行性好转、缓解。

(2)恶化型:卒中后病情进行性恶化,相当于进展型卒中。恶化的时间可持续数分钟、数小时或更长,又分为渐进型、阶梯型、波动型恶化等病程类型。

(3)稳定型:卒中后神经缺损症状在一段时间内(分类诊断时应注明具体时间)少有变化,相当于旧分类名词的"完全型卒中"。如缺损持续超过 24 小时而又在 1~3 周内消失,亦称为可逆性缺血性神经功能缺损(RIND)。

2. 卒中的类型

(1)脑出血:又分基底节区、丘脑、壳核、脑叶、小脑、脑桥等部位的出血。

(2)蛛网膜下腔出血:原发性、非损伤性蛛网膜下腔出血的常见病因为动脉瘤破裂,其他病因为动静脉畸形(AVM)和新生物,有 10%~15% 病例查不出病因。

(3)脑动静脉畸形(AVM)所致颅内出血:AVM 可引起脑内、蛛网膜下腔或两者混合存在的颅内出血。

(4)脑梗死:①缺血性梗死包括血栓性、栓塞性、血流动力性脑梗死,因供应脑局部的某段动脉已有严重狭窄或闭塞,当全脑血液灌流严重降低(例如心输出量降低)时侧支代偿血流不足所致。脑梗死通常考虑为粥样硬化血栓性、心源栓塞性和腔隙性。但有 30%~40% 脑梗死患者在临床上不易分清为哪一类而被称为难分类型脑梗死。粥样硬化血栓性脑梗死因硬化斑增大而使动脉管腔严重狭窄或在其上附加血栓而引起,另一方式为斑块或血栓碎片形成栓塞造成梗死(动脉栓子)。心源栓塞性脑梗死产生栓子的心脏情况有心房颤动或扑动、近期的心肌梗死、充血性心力衰竭、瓣膜病变等,周围静脉血栓可成为右心分流到左心所致经心脏性脑栓塞的栓子来源(反常性栓子)。②腔隙性脑梗死由小穿通动脉病损所致脑深部的微小梗死,其直径一般不超过 1.5cm。

3. 按病理、病因,定位症状和体征　通常按脑血液供应来归纳脑梗死的定位症状和体征而分为颈内动脉、大脑中动脉、大脑前动脉、椎 - 基动脉系统(椎动脉或小脑后下动脉、基底动脉、大脑后动脉)等类型的脑梗死及综合征。

(三)血管性痴呆

单个大块的,或多个较小的梗死灶致使大量脑组织损害,无疑都可造成认知能力衰退,然而血管疾病作为痴呆病因的客观证据,在认识上仍有分歧。痴呆和卒中一样,其发病率随着老龄化而增高,痴呆患者常伴有脑梗死是不足为奇的。多发脑梗死可能导致血管性痴呆,单个的小梗死一般不会成为痴呆的原因。由于慢性缺血而无脑梗死就能造成痴呆的概念,至今尚无证据予以支持。

（四）高血压脑病

应与脑卒中（通常是指脑内出血）相区别。主要发生于慢性而未能很好控制的高血压患者。发病时舒张压常高于17.3kPa（130mmHg）。头痛、意识障碍、视盘水肿等常较神经缺失体征为明显。颅内、脑内并无大片出血。

二、国内现行通用的脑血管病分类

国内现行通用的脑血管病分类方法系以病理、病因相结合为基础，详见我国脑血管疾病分类草案。

（一）颅内出血

1. 蛛网膜下腔出血

（1）动脉瘤破裂引起：先天性动脉瘤、动脉硬化性动脉瘤、细菌性动脉瘤。

（2）血管畸形。

（3）动脉硬化。

（4）颅内异常血管网症。

（5）其他。

（6）原因未明。

2. 脑出血

（1）高血压脑出血。

（2）继发于梗死的出血。

（3）肿瘤性出血。

（4）血液病引起。

（5）动脉炎引起。

（6）药物引起（抗凝剂、血栓溶解剂如尿激酶等）。

（7）脑血管畸形或动脉瘤引起。

（8）其他。

（9）原因未明。

3. 硬膜外出血。

4. 硬膜下出血。

（二）脑梗死（颈动脉系统及椎-基底动脉系统）

1. 脑血栓形成

（1）动脉粥样硬化引起。

（2）各类动脉炎引起。

（3）外伤性及其他物理因素。

（4）血液病如红细胞增多症等。

（5）药物。

（6）其他原因。

2. 脑栓塞

（1）心源性。

（2）动脉源性。

（3）其他（脂肪栓、气栓、瘤栓、寄生虫栓、静脉炎栓等）。

3. 腔隙性脑梗死。

4. 血管性痴呆。

5. 其他。

(三)短暂性脑缺血发作

1. 颈动脉系统。

2. 椎 - 基底动脉系统。

(四)脑供血不足

(五)高血压脑病

(六)颅内动脉瘤

1. 先天性动脉瘤。

2. 动脉硬化性动脉瘤。

3. 细菌性动脉瘤。

4. 外伤性假性动脉瘤。

5. 其他。

(七)颅内血管畸形

1. 脑动静脉畸形(AVM)。

2. 海绵状血管瘤。

3. 静脉性血管畸形。

4. Galen 静脉瘤。

5. 颈内动脉海绵窦瘘。

6. 毛细血管扩张症。

7. 脑面血管瘤病。

8. 颅内颅外血管交通性动静脉畸形。

9. 其他。

(八)脑动脉炎

1. 感染性动脉炎。

2. 大动脉炎(主动脉弓综合征)。

3. 弥散性红斑狼疮性动脉病变。

4. 结节性多动脉炎。

5. 颞动脉炎。

6. 闭塞性血栓性脉管炎。

7. 钩端螺旋体动脉炎。

8. 其他。

(九)脑动脉盗血综合征

(十)颅内异常血管网症

(十一)颅内静脉窦及脑静脉血栓形成

1. 上矢状窦血栓形成。

2. 直窦血栓形成。

3. 横窦血栓形成。

4. 其他。

（十二）脑动脉硬化症

第三节　颅内动脉瘤

颅内动脉瘤是由于局部血管壁异常产生的囊性膨出，其发病在脑血管意外中居第三位，仅次于血栓形成和高血压脑病。主要见于中老年人（30~60岁），青年人较少，最小的5岁，最大的70岁。动脉瘤破裂出血常致患者残疾或死亡，幸存者仍可再次出血。颅内动脉瘤的80%发生在大脑动脉环（Willis环）的前部及其邻近的主动脉干上。

【病因】

（一）先天性动脉瘤

最为常见，占80%~90%，常发生在颅内各动脉的分叉部，主要由于动脉管壁中层缺少弹力纤维、平滑肌较少及血流动力学等可使动脉瘤形成。

（二）动脉硬化性动脉瘤

占10%~18%，常发生于40~60岁年龄段，主要由于动脉壁有粥样硬化，破坏动脉壁的内弹力层和中层，动脉瘤多呈梭形扩张。

（三）感染性动脉瘤

占0.5%~2.0%，由于细菌栓子经血液播散停留在脑动脉终末分支或动脉分叉部，动脉周围炎性病灶如颅骨感染、脑脓肿、脑膜炎等侵蚀动脉壁形成感染性动脉瘤。

（四）外伤性动脉瘤

占0.5%，是颅脑损伤、手术创伤直接伤及动脉管壁形成假性或真性动脉瘤。

【临床表现】

在动脉瘤未破裂之前，绝大多数患者无临床症状，个别可因体积较大，压迫相邻神经与脑组织产生相应的症状和体征。动脉瘤破裂则引起蛛网膜下腔出血或脑内血肿。

（一）蛛网膜下腔出血

颅内动脉瘤最常见的症状是单纯性蛛网膜下腔出血，主要是动脉瘤壁薄，而发生血液渗出，血流入蛛网膜下腔。表现为突然剧烈头痛，头痛部位可局限在前额、枕部或遍及全头，伴有恶心、呕吐、烦躁不安、面色苍白、颈项强直、全身出虚汗、有短暂不同程度的意识障碍。一般无肢体瘫痪、感觉障碍和失语等局灶体征。由于动脉瘤部位不同，可发生硬脑膜下血肿、脑内血肿、脑室内血肿。临床还可出现颅内压增高，严重者发生脑疝。动脉囊壁破裂可造成大出血，患者深昏迷、瞳孔散大、呼吸骤停，在几分钟或几小时内死亡。颅内动脉瘤的再出血占15%，而再出血的死亡率为40%~60%。颅内动脉瘤再出血时间为7~10天最多。

（二）局部症状

1. 动眼神经麻痹　在颈内动脉-后交通支动脉瘤中有30%~53%患者可出现病侧动眼神经麻痹。其表现为病侧眼睑下垂、瞳孔扩大、光反应消失、眼球固定。

2. 偏头痛　常见于颈内动脉瘤，表现为病侧眼眶或前额部的搏动性疼痛，压迫同侧颈总动脉时，头痛可暂缓解。

3. 单侧眼球突出　多见于病变侧海绵窦内动脉瘤，大型动脉瘤可压迫海绵窦而引起眼静脉回流障碍,眼球结膜充血水肿,常伴有第Ⅲ、Ⅳ、Ⅵ对脑神经不完全麻痹。小型动脉瘤破裂可形成海绵窦内动静脉瘘,出现搏动性突眼,伴有血管杂音、球结膜水肿、眼底静脉增粗和搏动。

4. 视野缺损　多发生于大脑前交通动脉瘤,可压迫视神经或视交叉,表现病侧不同视野缺损,如单侧颞侧偏盲、单侧鼻侧偏盲、不典型双颞偏盲等。

5. 其他症状　椎动脉、小脑后下动脉、脊髓前后动脉瘤可引起小脑体征及后组脑神经损害、上颈髓压迫症状。

(三)脑血管痉挛所致脑缺血

颅内动脉瘤破裂引起的蛛网膜下腔出血可引起脑血管痉挛。严重脑血管痉挛可造成脑缺血,如脑梗死。其发生率占 21%~62%,其中 34%~46% 的患者出现神经系统病理体征。脑血管痉挛使脑组织缺血性梗死而发生脑水肿,颅内压增高,出现不同程度的神经功能障碍,表现为偏瘫、感觉减退、失语、二便失禁、昏迷等症状。

【处理原则】

目前颅内动脉瘤分非手术治疗、手术治疗和血管内栓塞治疗,手术治疗中以开颅夹闭动脉瘤蒂是最理想的方法。非手术治疗包括:

1. 绝对卧床休息 4 周以上,保持患者安静。
2. 适当降低血压,降低脑灌注压,减轻脑血流对动脉壁冲击。
3. 应用抗纤维蛋白溶解酶药物。
4. 应用脱水药物抗脑水肿,降低颅内压。
5. 缓解脑血管痉挛。

【护理评估】

1. 评估患者　既往病史头痛程度,有无引起颅内压增高的危险因素,有无跌倒史和外伤史,有无癫痫发作史。
2. 评估患者全身症状　有无生命体征、意识、瞳孔变化,有无肢体活动、运动、感觉功能障碍等异常体征,有无便秘、咳嗽程度、患者活动范围及活动量。
3. 评估辅助检查
(1)腰椎穿刺:脑脊液多呈粉色或血色。
(2)听诊:用听觉侦测器发现动脉瘤。
(3)颅骨 X 线平片:对 1/3 的巨型动脉瘤患者的诊断有一定的参考价值。
(4)CT:直径在 5mm 以上的动脉瘤经强化后有可能被发现,对确定出血范围、血肿大小、脑梗死情况都很有用,有助于动脉瘤的定位。
(5)MRI:显示动脉瘤的全部及其与周围的关系,判断动脉瘤蒂的部位与大小。
(6)脑血管造影:用于最后确定诊断。凡患者有蛛网膜下腔出血、自发的脑神经麻痹或后组脑神经障碍等,均应行脑血管造影。显示动脉瘤的部位、大小、形态、数目、囊内有无血栓、动脉硬化及动脉痉挛的范围、血管的正常与变异、侧支循环等。

【护理诊断 / 护理问题】

1. 潜在并发症:颅内压增高、颅内出血。

2. 脑组织灌注异常 与手术有关。

3. 有感染的危险 与术后留置引流管有关。

4. 便秘 与长期卧床有关。

5. 疼痛 与疾病、手术伤口有关。

6. 有受伤的危险 与癫痫发作有关。

7. 活动无耐力 与肢体活动障碍有关。

8. 睡眠型态紊乱 与焦虑、术后疼痛、长期卧床有关。

【护理目标】

1. 保持患者血压波动在正常范围内且平稳。

2. 住院期间不发生再次出血或出血后能及时观察到。

3. 保证患者卧床期间基本生活需要得到满足。

4. 保证患者住院期间不发生坠床等危险。

5. 当患者主诉疼痛时能及时给予处理。

6. 手术后不出现感染的症状。

7. 及时观察大小便情况，保持通畅。

【护理措施】

（一）术前护理

1. 一般护理

（1）急性期绝对卧床休息，避免一切可引起血压或颅内压增高的因素，如用力排便、咳嗽、喷嚏、情绪激动、便秘等，尽量少搬动患者，避免震动其头部，保持病室安静，减少探视。避免声光刺激，可适当使用镇静剂，以保证休息质量，利于脑血管修复。

（2）患者常因剧烈头痛而焦躁不安，应鼓励患者保持情绪稳定，创造安静的休息环境，避免一切精神干扰，可适当使用镇痛药，为明确诊断需行腰穿和脑血管造影检查，患者常因惧怕而失眠，担心操作是否顺利，应向患者耐心解释，放下思想包袱，积极配合检查。

（3）提倡低渣饮食，有助于减少大便次数和大便量，但应富含营养，多食蔬菜和水果，避免辛辣食物，戒烟酒。

（4）定时监测血压、血氧饱和度、中心静脉压，准确记录每天的出入液体量。

2. 用药护理

（1）应用止血剂的护理：急性期大量使用止血剂，以阻止纤维蛋白溶酶形成，抑制纤维蛋白的溶解，防止再出血。静脉给药过快时可有低血压、心动过缓，故输液速度不宜过快。用药过程中，注意观察有无胃肠道反应、早搏、皮疹及结膜充血等。

（2）应用钙离子拮抗剂的护理：为了防止出血后的继发性脑血管痉挛引起的缺血性神经损伤，蛛网膜下腔出血后早期应用钙离子拮抗剂，如尼莫地平，该药能优先作用于脑部小血管，改善脑供血，但在治疗过程中可出现头晕、头痛、胃肠不适、皮肤发红、多汗、心动过缓等，少数患者可出现失眠、不安、激动、易激惹等中枢神经系统变态反应，应注意密切观察。并告知停药后症状很快消失，静脉给药时，应现配现用，并注意控制好输液速度，防止发生低血压。

（3）应用脱水剂的护理：通常采用单独或联合应用脱水剂的方法。常用药物有 20% 甘露醇、呋塞米、50% 葡萄糖、甘油果糖等。用药期间,严密观察尿量、皮肤黏膜改变,定期检测电解质变化。

（二）术后护理

1. 一般护理 抬高床头 15°~30°,以利静脉回流、减轻脑水肿、降低颅内压;术后卧床 24 小时,限制体力活动 3~4 周,以防弹簧栓子移位;给予下肢按摩,防止下肢深静脉血栓形成;保持呼吸道通畅,头偏向一侧,吸尽分泌物,定时翻身、拍背,以利痰液排出;给予高蛋白、高热量、高维生素、易消化饮食,保持大便通畅;做好口腔皮肤护理,按时翻身拍背,按摩受压部位,促进血液循环,防治压疮;留置导尿管者应保持其通畅,按时进行膀胱冲洗和尿道口消毒,防止并发症发生。

2. 病情观察 观察生命体征,尽量使血压维持在一个稳定水平;避免一切可以引起颅内压增高的因素,如情绪激动、精神紧张、剧烈运动、用力排便或咳嗽等;注意观察患者瞳孔的大小、对光反射情况,动态观察意识的变化,并做好记录。

3. 穿刺点的护理 股动脉穿刺术后穿刺点绷带加压包扎,术侧肢体制动 6 小时,8 小时后可适度弯曲,24 小时后方可下地活动,定时协助患者翻身,更换卧位,在不影响患者治疗的前提下尽量保持患者的舒适。观察穿刺点局部有无渗血、淤斑、血肿,肢体皮肤温度、颜色、感觉、足背动脉搏动及腹部情况。如出现异常立即报告医生,及时预防术后并发症的发生。

4. 主要并发症的防治及护理 动脉瘤破裂后 2 周内是患者死亡和病残的高峰期,主要是颅内血肿、血管痉挛和再出血。因此做好并发症的防治工作对挽救患者生命及提高生存质量有重要意义。

（1）动脉瘤破裂出血:是血管内栓塞术后严重的并发症之一,多因血压波动引起,应采取措施避免一切引发血压骤升的因素。术后使用心电监护仪持续监测血压 24~72 小时,每 30 分钟测量并记录血压变化。瘤体破裂早期表现为头痛、头晕、恶心、颈强直,出现上述情况须立即报告医生,并密切观察瞳孔,及时发现早期脑疝的征象,做好急诊开颅手术的各项准备工作。

（2）脑血管痉挛:由于导管在脑血管内停留时间长,机械刺激易诱发脑血管痉挛。表现为一过性神经功能障碍,如头痛、短暂的意识障碍、肢体瘫痪和麻木、失语。早期发现,及时处理,可避免脑缺血、缺氧而出现不可逆的神经功能障碍。每 2 小时观察患者意识、生命体征变化 1 次,同时注意有无语言、肢体运动障碍情况。为预防脑血管痉挛,常规应用尼莫地平、罂粟碱等药物扩张血管。

（3）脑梗死:是最严重的并发症之一,多因瘤内血栓脱落或栓塞材料脱落栓塞血管引起,术后早期应严密观察语言、运动和感觉功能的变化,经常与患者交流,嘱其回答简单问题或活动肢体,以便及早发现病情变化,并进行处理。如发生一侧肢体无力、偏瘫、失语甚至神志不清,应考虑有脑梗死的可能,需及时行抗凝、扩容治疗。术后常规使用抗凝药物,如低分子肝素钙皮下注射、口服肠溶阿司匹林,以预防脑梗死。在使用抗凝药物期间,应监测出凝血时间,调整抗凝药物剂量,密切观察牙龈、结膜、皮肤有无出血点。

5. 癫痫的护理 减少刺激,防止癫痫发作,安装好床档,备好抢救用药,防止意外发生,尽量将癫痫发作时的损伤减少到最小。

【健康宣教】

1. 保持情绪稳定,生活要有规律。

2. 避免剧烈运动及咳嗽,保持大小便通畅,防止血压变化。

3. 定期接受随访,若有病情变化,立即到医院检查治疗。

第四节 颅内血管畸形

颅内血管畸形(intracranial vascularmalformations)是指脑血管发育障碍引起的脑局部血管数量和结构异常,并对正常脑血流产生影响。它包括脑动静脉血管畸形、海绵状血管瘤、毛细血管扩张、脑静脉畸形。脑动静脉血管畸形在颅内肿瘤中占 1.5%~14%,在蛛网膜下腔出血中占 6%。动静脉畸形和颅内动脉瘤发生率的比例是 1:6.5,颅内动脉瘤和动静脉畸形可发生在同一患者身上。此病男性多于女性,可见于任何年龄,其中 72% 的患者在 40 岁以前起病。影响手术效果的因素很多,如病变的大小、深浅、部位、供血动脉的来源及多少等。切除畸形血管后再出血的发生率很低,仅为 2% 左右。

【病因】

本病为胚胎发育异常造成的先天性局部脑血管畸形,致使动脉直接与静脉沟通,形成脑动 - 静脉之间的短路,出现一系列脑血流动力学紊乱。

【临床表现】

小的动静脉畸形常无症状,甚至动静脉畸形相当大也无症状。除非出血或癫痫才被发现,绝大多数是出血后才诊断出来,其次是寻找癫痫原因发现的。其症状因动静脉畸形的部位、大小、是否有出血或缺血等而定。

(一)出血

出血是颅内动静脉畸形最常见的症状,占 52%~77%。出血通常发生在活动时。血管畸形的大小、部位与出血的发生有关:很大的动静脉畸形较小的动静脉畸形出血少,中心型动静脉畸形较边缘型易出血。一般出血不多,大量出血者仅占 16%。出血前数周至数年内可出现头痛、癫痫和某些局灶体征等。血管畸形破裂时的蛛网膜下腔出血症状与其他各种原因引起者无大的差别;发生脑内血肿时有压迫症状出现,严重时造成脑疝而死亡;脑室内出血患者常昏迷,急性脑水肿发生率高。动静脉畸形的出血机会比颅内动脉瘤少,初次出血的死亡率也较动脉瘤低得多,预后较好。

(二)癫痫

一般为癫痫大发作和局灶性癫痫。动静脉畸形患者发生癫痫的原因是:动静脉短路使脑局部缺血,邻近脑组织胶质样变;颞叶动静脉畸形的点火作用。

(三)头痛

头痛多数是颅内出血的结果,除此之外,约 43% 患者在出血前就有持续性的或反复发作性头痛,往往是顽固性头痛。头痛与动静脉畸形部位符合的仅占 13%~36%,定位的意义不大。

(四)局灶症状

由血管畸形部位、血肿压迫、脑血液循环障碍及脑萎缩区域而定。

1. 额叶 常出现癫痫大发作,智力、情感障碍,偏瘫。

2. 颞叶 癫痫、幻视、幻嗅,命名性失语、感觉性失语。

3. 顶叶　局灶性癫痫、感觉障碍、失读、失用、计算力障碍、偏盲、幻视，空间定向障碍。

4. 基底节　震颤、不自主运动、肢体笨拙、运动增多综合征等，出血后也可出现偏瘫等症状。

5. 脑桥及延髓的动静脉畸形　颈痛、恶心、呕吐、锥体束征、共济失调、脑神经麻痹。

6. 其他症状　精神症状、眼球突出、血管杂音。

【处理原则】

AVM 的治疗需要根据患者的一般情况，病灶的位置、大小、供血动脉与引流静脉等因素综合考虑设计个体化的治疗方案。AVM 治疗总的原则是防治 AVM 出血，纠正盗血等异常血流动力学，控制癫痫，缓解头痛及局部神经功能障碍。目前的治疗方法有手术和非手术治疗两种，手术治疗包括供血动脉结扎术、AVM 切除术、栓塞术、立体定向夹闭供血动脉。

（一）外科手术治疗

目的：阻断供血动脉及切除畸形血管团，解决及预防出血；治疗癫痫；消除头痛；解决盗血，恢复神经功能。

1. 脑保护措施　术中用巴比妥类药物麻醉，给予 20% 甘露醇 500ml、地塞米松 30mg、维生素 E 300mg，可能使脑动脉在正常体温下阻断 40 分钟而不出现神经症状。分离病灶前经血管外或血管内临时阻断颅底主要动脉或供血动脉，使分离时出血少，缩短手术时间。

2. 术前及术中的功能定位　对于功能区动静脉畸形可在术前及术中进行功能定位，包括术前头皮电极的体感记录、脑磁图检查、超选择性异戊巴比妥（Amytal）试验。术中功能定位包括清醒患者的皮质刺激、体感诱发电的皮质地图。通过这些检查来区别动静脉畸形是否累及功能区，或在功能区附近。累及功能区者，术后会出现永久性神经功能障碍。

3. 供血动脉结扎术　目前常使用这种手术方法处理尚不能切除的深部及重要功能区的动静脉畸形，或者作为病变切除前的一个步骤加以利用。

4. 脑动静脉畸形切除术　如有蛛网膜下腔出血，则待其恢复及 CT 显示蛛网膜下腔出血消失再行手术；如为脑内出血而不威胁生命，也可待其出血引起的继发性损伤恢复后再手术；如血肿威胁生命，应立即手术清除，若可能连动静脉畸形一起切除；如不能切除应择期手术。有脑缺血表现的患者应分期手术夹闭供血动脉；或行 1 次或几次栓塞后，过一时期再手术切除。

（二）立体定向放射治疗

用立体定向放射治疗脑动静脉畸形是近 20 年来在立体定向手术基础上发展起来的一种新的治疗方法。它是利用射线束代替立体定向探针，通过定向引导放射 AVM，使其皱缩、破坏、血栓形成而达到治疗目的。这种方法不用开颅，故又称非侵入性治疗方法。

1. 伽玛刀治疗脑动静脉畸形。

2. 带直线加速器的立体定向放射外科。

【护理评估】

1. 评估患者既往病史　了解患者症状出现的时间及原因，由于脑血管畸形所产生的症状主要是出血症状和与畸形及血肿压迫部位有关的症状，了解患者发病初期有无持续、反复发作的头痛，是否出现癫痫、运动、语言、听力、感觉等神经系统功能障碍的表现。

2. 评估患者全身症状　了解患者的一般情况，既往饮食、睡眠、排便习惯，自理能力与心理状态。患者及其亲友对于疾病知识了解程度,家庭经济状况及费用支付方式。通过对意识、瞳孔、生命体征的监测以及时发现和处理脑血管畸形出血导致的颅内压增高,以及威胁患者生命的脑疝。

3. 评估患者神经功能　有无肢体偏瘫、失语、幻视、幻嗅等特定部位功能损伤表现,是否出现震颤、不自主运动、肢体笨拙等基底核损害的症状,以及共济失调、听力减退、呼吸障碍等脑桥及延髓病变的表现。血管畸形可发生在不同部位,45%~80% 在大脑半球,8%~18%在内囊、基底核或脑室,约有 6% 颅内血管畸形是多发的,它对于神经功能造成的伤害与发生的部位有着密切的关系。

4. 评估辅助检查结果

(1)血管造影:蛛网膜下腔出血或自发性脑内血肿应行脑血管造影或磁共振血管造影(MRA),顽固性癫痫及头痛也要行 MRA 或脑血管造影,以早期发现病变。

(2)CT 扫描:对出血范围、大小、血栓形成的梗死灶、脑室内出血、脑积水有很高的诊断价值。

(3)MRI 及 MRA:呈蜂窝状或葡萄状血管流空低信号影。MRA 不需要注射任何造影剂,便能显示脑的正常和异常血管,以及出血及缺血改变等。

(4)经颅多普勒超声检查:据病变性质不同,血流速度可以加快或减慢。

【护理诊断 / 护理问题】

1. 舒适的改变　与头痛有关。
2. 有受伤的危险　与癫痫发作有关。
3. 潜在并发症:颅内出血、颅内压增高、脑疝、癫痫发作、球结膜溃疡。
4. 自理能力缺陷　与限制卧床有关。
5. 感知改变　与颅内压增高有关。

【护理目标】

1. 患者头痛及伴随症状能缓解或去除。
2. 癫痫发作时能做好安全防护,避免受伤。
3. 预防并发症,并发症发生时能及时发现和处理。

【护理措施】

(一)术前护理

对神志清醒者讲解手术的必要性及手术中需要患者配合的事项,消除其恐惧心理,对有意识障碍者,术前做好家属的心理护理,使他们了解手术的目的和意义,了解术前准备的内容,以达到配合好手术的目的。

(二)术后护理

1. 心理护理　向患者讲述手术的过程,以及术后的确切诊断,告诉患者手术后可得到治愈,消除其思想顾虑。向患者讲解手术后的康复及神经功能恢复的知识、鼓励患者坚持进行锻炼,逐步达到生活的自理,最终回到工作岗位。

2. 饮食与体位护理　术后应鼓励患者进食高蛋白质食物,以增加组织的修复能力,保证机体营养供给。清醒患者保持头高位(床头抬高 30°),以利血液回流,减轻脑水肿。

3. 潜在并发症

（1）脑出血：观察并记录意识、瞳孔、血压、呼吸、脉搏的变化每2小时1次，尤其需要注意血压的变化，防止血压过高或过低；观察临床症状的改变，如视力、听力、运动等功能有逐渐地下降趋势提示脑出血或脑水肿；注意观察有无一过性运动性失语、脑内出血等正常灌注压突破综合征的表现，即由于脑动静脉畸形盗血，造成畸形血管周围的正常脑组织供血不足，而使这部分血管扩张，失去自动调节能力，当手术切除畸形血管后，原来被盗取的血液重新流入病理性扩张的血管，导致血管源性脑水肿、脑实质出血的表现。

（2）脑缺血与脑动脉痉挛：详见本章第三节"颅内动脉瘤"相关内容。

（3）癫痫：开颅术后围手术期出现癫痫发作，必须采取措施及时加以控制，以防诱发脑水肿、颅内出血、脑缺氧等加重脑的损害。选用苯巴比妥肌内注射，同时给予口服抗癫痫药物如苯妥英钠、卡马西平等。使用抗癫痫药物时定时进行血药浓度的监测，防止药物浓度不够，达不到控制癫痫的目的或浓度过高造成药物中毒。指导患者一定保持情绪稳定，避免情绪过度激动，以免诱发癫痫。当癫痫发作时，立即将患者平卧；保持呼吸道的通畅、吸氧；呼吸道严重梗阻时，给予气管内插管；注射苯巴比妥和地西泮，并立即进行静脉穿刺，持续静脉滴注抗癫痫药物；指导患者准时服用抗癫痫药物，嘱患者不可漏服或增减药物剂量，智力障碍者需待患者将药服下后方可离开。

【健康宣教】

1. 保持乐观情绪和心态的平静，生活要有规律。
2. 坚持服用各种药物，如抗癫痫药物，不可擅自停药、改药，以免加重病情。
3. 定期接受随访，若再次出现头痛、呕吐、神经功能障碍等症状，应立即到医院检查治疗。

第五节　颈动脉海绵窦瘘

颈动脉海绵窦瘘（carotid cavernous fistula, CCF）是指颈动脉及其分支与海绵窦之间形成异常的动静脉交通而产生的一组临床综合征。依病因可分为外伤性颈动脉海绵窦瘘（TCCF）和自发性颈动脉海绵窦瘘（SCCF）；按血流动力学分为直接型（又称高流量型）和间接型（又称低流量型）。按解剖部位可分为颈内动脉海绵窦瘘和颈外动脉海绵窦瘘；按瘘口多少可分为单纯性颈动脉海绵窦瘘和复杂性颈动脉海绵窦瘘。

【病因】

直接型颈动脉海绵窦瘘最多见的原因是外伤。颅底骨折时可引起颈内动脉窦内段及其分支的撕裂或横断；少数直接型颈动脉海绵窦瘘是自发性的，多为颈内动脉海绵窦段的动脉瘤破裂所致，间接型的病因和发病机制仍不清楚。

【临床表现】

外伤性颈动脉海绵窦瘘可在伤后立即发生，也可在几周后发生，男性多见。

1. 颅内杂音　为连续如机器轰鸣般的声音，呈持续性，在心脏收缩时加重，常影响睡眠。用听诊器可在额部和眶部听到。以指压患侧颈总动脉，杂音减低或消失。

2. 突眼、眼球突出　数日内即非常显著，然后停止进展。结膜常充血水肿，眼睑充血、肿胀,下睑结膜常因水肿而外翻。有时眶部及额部静脉怒张,并有搏动。如不及时治疗,一侧海绵窦瘘经海绵间静脉窦使对侧海绵窦扩张,引起双侧突眼。

3. 眼球搏动　因心脏搏动时血液经颈内动脉传至扩张的眼静脉所致。在眼球侧方较其前方更易触知。有时搏动可以看见。以指压患侧颈总动脉,眼球搏动减弱或消失。10%~15% 患者无突眼和眼球搏动。

4. 眼球运动障碍　第Ⅲ、Ⅳ、Ⅵ对脑神经麻痹,患侧眼球运动障碍,甚至眼球固定。

5. 三叉神经节　第一支常被侵犯,引起额部、眼部疼痛和角膜感觉减退。

6. 眼底征象　视盘水肿,视网膜血管扩张,静脉尤甚,有时视网膜出血。病史长者,视神经进行性萎缩,视力下降甚至失明。

自发性颈内动脉海绵窦瘘,以中年女性多见,妊娠及分娩常为诱因。所形成的瘘多为低流量的,临床表现较外伤性轻。1/3 的患者可自愈。

【处理原则】

治疗 CCF 的目的是抢救视力、清除血管杂音和眼球突出,故基本原则就是在不影响脑血供的情况下封闭瘘口,截断颈动脉和海绵窦的异常沟通。

CCF 的外科治疗历史,已近 2 个世纪,从最初的颈动脉结扎,到后来的孤立手术、“放风筝”疗法,以及近 30 年来高速发展的血管内治疗。CCF 的治疗效果越来越好,简述以下几种方法。

1. 目的　①保护视力;②消除杂音;③突出眼球回缩;④防止脑缺血或出血。

2. 血管内栓塞治疗　此法是目前颈内动脉海绵窦瘘的标准治疗方法。

3. 外科手术治疗

(1)颈总动脉或颅内动脉结扎术:这是最初治疗 CCF 的术式,方法简单,但效果不肯定。为防止术后发生脑缺血,术前应行颈动脉压迫实验(Mata训练),并行对侧颈总动脉造影证实侧支循环可代偿供血方可进行。

(2)孤立术:为防止对侧侧支循环经后交通动脉逆行供血,可开颅于后交通动脉发出之前结扎颈内动脉,效果应好于单纯颈部结扎,为防止颈外动脉经眼动脉供血,还应分离结扎眼动脉。

(3)开颅直接栓塞术。

【护理评估】

1. 评估患者既往病史　询问患者既往是否患有高血压、糖尿病、心脏病等慢性病及肝炎、结核等传染性疾病。是否有手术、住院史,尤其需要特别注意有无颅脑外伤史。有无药物、食物的过敏史。患者家族成员中有无患有同类疾病的人员。了解患者出现症状后进行过何种检查和治疗,现在患者存在有哪些不适的感觉。

2. 评估患者全身症状　意识、瞳孔、生命体征的监测了解疾病发展以及患者现在的病情。患者常因突眼、眼球搏动而就诊。由于眼静脉无瓣膜,高压的动脉血流入海绵窦,再流向眼静脉,使眼部血液回流障碍及充血,以致病侧或双侧眼球突出,多可见与脉搏一致的眼球搏动,球结膜及眼睑高度水肿出血或外翻。了解患者是否出现眼部视力降低、复视,询问患者是否感到颅内杂音,由于瘘口血流的原因,患者颅内出现轰隆样或吹风样的杂音,严重可导致失眠。

3. 评估患者神经功能　评估患者的视力,进行性视力障碍常因眼静脉淤血、静脉压升高以及眼动脉供血不足所致。评估有无第Ⅲ、Ⅳ、Ⅵ对脑神经损害的症状,如眼球固定、复视等。观察患者是否出现眼球突出并随着脉搏搏动,触诊眼球是否存在震颤,听诊眼球、额眶部及颞部有无与脉搏搏动一致的杂音,压迫病变侧颈总动脉杂音有无减弱或消失。有无由于原发损伤造成的脑神经损伤的症状,如脑损伤遗留的肢体瘫痪、失语等。

4. 评估辅助检查结果

（1）头部 CT 扫描:可发现突眼,海绵窦显影增强或眼静脉增粗。CT 对于 TCCF 判断并发损伤有意义,可以发现骨折、血肿及脑挫伤、颅眶损伤的范围等。但对于 SCCF 的诊断帮助不大。

（2）MRA:可清晰发现 TCCF 引流静脉走向,但是对于某些低流量 SCCF 的诊断帮助不大。

（3）血管造影:是最重要的检查手段。

【护理诊断 / 护理问题】

1. 焦虑 / 恐惧　与患者对病情不熟悉、担心预后有关。
2. 自我形象紊乱　与眼球突出有关。
3. 舒适的改变　与搏动性头痛有关。
4. 潜在并发症:脑出血、感染。

【护理目标】

1. 患者焦虑 / 恐惧程度减轻,配合治疗及护理。
2. 患者眼球突出得到改善。
3. 患者主诉不适感减轻或消失。
4. 术后未发生相关并发症或并发症发生后能得到及时治疗与处理。

【护理措施】

（一）术前护理

1. 心理护理

（1）解释颈动脉海绵窦手术的必要性、手术方式、注意事项。

（2）鼓励患者表达自身感受。

（3）教会患者自我放松的方法。

（4）对个体情况进行有针对性的心理护理。

（5）鼓励患者家属和朋友给予患者关心和支持。

2. 饮食护理　向患者宣教合理饮食,多食富含纤维素的食物,如水果、蔬菜等,以防止便秘。观察患者每天大便情况,必要时可给予开塞露或缓泻剂。

3. 眼部护理

（1）观察并记录患者眼部体征:眼球突出情况、眼结膜充血、眼球活动。

（2）观察视力情况,如有视力下降或失明,要加强安全护理。

（3）加强眼部护理,以防角膜溃疡和眼结膜炎。白天用眼药水滴眼,晚上涂红霉素眼药膏,必要时覆盖湿盐水纱布,用消毒棉签擦拭眼内分泌物。对眼结膜感染患者,先用 0.9% 氯化钠溶液清洗眼内分泌物,然后再滴眼药水。

（二）术后护理

1. 心理护理　鼓励患者配合医务人员进行各种治疗,向患者讲解手术后的康复及神经功能恢复的知识。指导患者早期（术后 24~48 小时内）卧床休息,防止栓塞球囊松脱、移位与出血。指导患者保持情绪稳定,保证睡眠充足,防止血压升高。

2. 饮食与体位护理　术后应鼓励患者进食高蛋白质食物,以增加组织的修复能力,保证机体营养供给。清醒患者保持头高位（床头抬高 30°）,以利血液回流,减轻脑水肿。

3. 潜在并发症护理　继发颅内出血及穿刺部位出血

（1）观察意识、瞳孔、血压、呼吸、脉搏的变化,及时记录。

（2）观察视力、眼球外观、颅内杂音等症状有无改善。

（3）观察穿刺部位敷料及足背动脉搏动。

【健康宣教】

1. 保持乐观情绪和心态的平静,生活要有规律。

2. 坚持服用各种药物,不可擅自停药、改药,以免加重病情。

3. 定期接受随访,如有不适应立即到医院检查治疗。

第六节　脑缺血性疾病

缺血性脑血管病（Ischemic cerebrovascular disease）约占脑血管病的 80%,包括短暂性脑缺血发作（transient ischemic attack, TIA）和缺血性脑卒中,也称脑梗死。短暂性脑缺血发作系指突发的脑、视网膜或脊髓因短暂性缺血而造成的全脑或局灶性神经功能缺损,且出现符合动脉分布为特点的神经症状。脑梗死是指各种原因引起的脑部血液供应障碍,使局部脑组织发生不可逆性损害,导致脑组织缺血、缺氧性坏死,临床出现相应的局灶性神经体征。主要包括脑血栓形成、脑栓塞、腔隙性脑梗死三类。

【病因】

1. 供应脑血循环　血液循环的动脉粥样硬化是缺血性脑血管病发生的最常见原因。最多见的是颈动脉粥样硬化血栓的形成,常导致管腔狭窄,造成供应脑的血流降低。

2. 动脉 - 动脉的血栓栓塞　栓子来源于颈部的颈动脉或椎动脉的动脉粥样硬化斑块的溃疡面,或较少地来自心脏内的附壁血栓;心源性栓子最多见的原因为心房纤颤、瓣膜疾病和左心室血栓形成等。

3. 较少见病因　①夹层动脉瘤、动脉炎及血液成分的异常（如真性红细胞增多症、血小板减少症、抗心磷脂抗体综合征等）;②血流动力学的改变:血流有短暂的降低,如任何原因的低血压、心律不齐、锁骨下动脉盗血综合征和药物的不良反应;③心脏介入和手术治疗的并发症;④高血压、动脉粥样硬化、心脏疾病、糖尿病以及血红细胞增多症都易促成短暂性脑缺血发作的发生。

【临床表现】

（一）短暂性脑缺血发作

本病多发于 40 岁以上,且随年龄增长而有增加的趋势,男性多于女性。其临床特点为突然起病,发作性言语、运动和感觉障碍,不出现以意识障碍为主的全身症状,症状和体征出现后迅速达到高峰。多数病例每天发作 2~3 次,也有数十次者,每次发作持续时间多为5~20 分钟,24 小时内完全恢复,不留任何神经功能的缺损。根据受累血管不同,临床上可分为颈内动脉系统 TIA 和椎 - 基底动脉系统 TIA。

1. 颈内动脉系统 TIA　①运动障碍:对侧肢体和面部无力、活动不灵和偏瘫;②感觉障碍:对侧面部及肢体感觉异常或消失;③言语障碍:主侧半球病变时可见运动性失语、感觉性失语及混合性失语,也可出现失读、失写等症;④视觉障碍:短暂的单眼失明是本病的特征,表现为突发单眼黑矇,5~10 分钟后消失。部分视野缺损常见,偏盲则较少见。

2. 椎 - 基底动脉系统 TIA　①共济失调:常见步态不稳、平衡失调。可见眩晕、恶心、呕吐、眼球震颤等。②运动障碍:多表现为一侧脑神经麻痹伴对侧肢体瘫痪。猝倒发作为椎 - 基底动脉系统 TIA 所特有,患者猛转头时,突然下肢无力倒地,无意识丧失,很快恢复,是由于椎动脉受压致脑干上行性网状结构短暂缺血,肌张力减低而形成。另外,还可出现构音困难、言语不清。③感觉障碍:麻木、感觉减退或消失,可见于单肢、双上肢或双下肢,亦可四肢感觉障碍伴口面部感觉障碍。④视觉障碍:可有复视、偏盲或双目失明。

(二)脑血栓形成

一般症状:本病多见于 50~60 岁以上有动脉硬化的老年人,部分有糖尿病史。常于安静时或睡眠中发病,1~3 天内症状逐渐达到高峰。有些患者病情逐渐进展数天,症状才达到高峰,意识多清楚,颅内压增高不明显。

局限性神经症状:变异较大,与血管闭塞的程度、闭塞血管大小、部位和侧支循环的好坏有关。

1. 颈内动脉系统

(1)颈内动脉系统:以偏瘫、偏身感觉障碍、偏盲三偏征和精神症状为多见,主侧半球病变尚有不同程度的失语、失用和失认,还出现病灶侧的原发性视神经萎缩,出现特征性的病侧眼失明伴对侧偏瘫称黑矇交叉性麻痹、Horner 征、动眼神经麻痹和视网膜动脉压下降。如颅外段动脉闭塞时,颈动脉可有触痛,呈条索状,搏动减退或消失,颈部可听到异常血管杂音。如侧支循环良好,临床上可不出现症状。多普勒超声扫描除可发现颈动脉狭窄或闭塞外,还可见到颞浅动脉血流量呈逆向运动。

(2)大脑中动脉:最为常见。主干闭塞时有三偏征,主侧半球病变时尚有失语。中动脉表浅分支前中央动脉闭塞时可有对侧面、舌肌无力,主侧受累时可有运动性失语;中央动脉闭塞时可出现对侧上肢单瘫或不完全性偏瘫和轻度感觉障碍;顶后、角回或颞后感觉性失语和失用。豆纹动脉外侧支闭塞时可有对侧偏瘫。

(3)大脑前动脉:由于前交通动脉提供侧支循环,近端阻塞时可无症状;周围支受累时,常侵犯额叶内侧面,瘫痪以下肢为重,可伴有下肢的皮质性感觉障碍及排尿障碍;深穿支阻塞,影响内囊前支,常出现对侧中枢性面舌瘫及上肢轻瘫。双侧大脑前动脉闭塞时,可出现精神症状伴有双侧瘫痪。

2. 椎 - 基底动脉系统

(1)小脑后下动脉(wallenberg)综合征引起延髓背外侧部梗死,出现眩晕、眼球震颤,病灶侧舌咽、迷走神经麻痹,小肠性共济失调及 Horoner 征,病灶侧面部、对侧躯体、肢体感觉减退或消失。

(2)旁正中央动脉甚罕见,病灶侧舌肌麻痹、对侧偏瘫。

（3）小脑前下动脉表现为眩晕，眼球震颤，两眼球向病灶对侧凝视，病灶侧耳鸣、耳聋，Horner 征及小脑性共济失调，病灶侧面部和对侧肢体感觉减退或消失。

（4）基底动脉表现为高热、昏迷、针尖样瞳孔、四肢软瘫及延髓麻痹。急性完全性闭塞时可迅速危及患者生命，个别患者表现为闭锁综合征。

（5）大脑后动脉表现为枕顶叶综合征，以偏盲和一过性视力障碍如黑矇等多见，此外还可有体象障碍、失认、失用等。如侵及深穿支可伴有丘脑综合征，有偏身感觉障碍及感觉异常以及锥体外系等症状。

（6）基底动脉供应脑桥分支可出现下列综合征：①脑桥旁正中综合征（Foville 综合征）：病灶侧外展不能，两眼球向病灶对侧凝视，对侧偏瘫；②脑桥腹外综合征（Millard-Gubler 综合征）：病灶侧周围性面瘫及外直肌麻痹，伴病灶对侧偏瘫，可有两眼向病灶侧凝视不能；③脑桥被盖综合征（Raymond-Cestan 综合征）：病灶侧有不自主运动及小脑体征，对侧肢体轻瘫及感觉障碍，眼球向病灶侧凝视不能。

（三）脑栓塞

本病发病急骤，症状多在数分钟或短时间内达到高峰。临床表现的轻重与栓子的大小、数量、部位、心功能状况等因素有关。

1. 颈内动脉系统栓塞　主要表现为偏瘫、偏身感觉障碍、同向偏盲"三偏征"，可伴有失语、局灶性癫痫发作等，偏瘫以面部和上肢为重。

2. 椎 - 基底动脉系统栓塞　主要表现为眩晕、眼球震颤、小脑性共济失调、交叉性瘫痪、四肢瘫痪、饮水呛咳、吞咽困难、构音障碍等。

3. 颈内动脉或椎 - 基底动脉主干栓塞或多发性栓塞　迅速出现颅内压增高、昏迷表现。

（四）腔隙性脑梗死

多见于 60 岁左右老年人。常有高血压、高脂血症和糖尿病。症状突然或隐袭发生，约 30% 患者症状可在 36 小时内逐渐加重。也有部分患者可以没有任何症状，仅在影像学检查时发现，所以有人又将其归类为无症状性脑梗死。临床上常见的腔隙综合征有纯运动卒中、纯感觉卒中、感觉运动卒中、构音障碍 - 手笨拙综合征、共济失调轻偏瘫综合征。

1. 纯运动卒中　约占腔隙脑梗死的 50%，有偏身运动障碍，表现为对侧面瘫、舌瘫和肢体瘫；也可为单纯的面瘫、舌瘫或单肢瘫痪，常不伴有失语、感觉障碍或视野缺损。病灶主要在内囊、脑桥基底部，有时在放射冠或大脑脚处。

2. 纯感觉卒中　约占腔隙脑梗死的 5%，主要表现为一侧颜面、上肢和下肢感觉异常或感觉减退。病灶主要位于丘脑腹后核，也可在放射冠后方、内囊后肢、脑干背外侧部分等。

3. 感觉运动卒中　约占腔隙脑梗死的 35%，累及躯体和肢体部分的纯运动卒中伴有感觉障碍。病变部位累及内囊和丘脑，由大脑后动脉的丘脑穿通动脉或脉络膜动脉病变所致。

4. 构音障碍 - 手笨拙综合征　约占腔隙脑梗死的 10%，其临床特征为突然言语不清，一侧中枢性面瘫、舌瘫（常为右侧），伴有轻度吞咽困难以及手动作笨拙，共济失调（指鼻试验欠稳），但无明显肢体瘫痪。病灶位于脑桥基底部上 1/3 和 2/3 交界处或内囊膝部上方。

5. 共济失调轻偏瘫综合征　约占腔隙脑梗死 10%，常表现为突然一侧轻偏瘫，下肢比上肢重，伴有同侧肢体明显共济失调。病损通常在放射冠及脑桥腹侧。

此外，腔隙脑梗死还可引起许多其他临床综合征，如偏侧舞蹈性综合征、半身舞动性综合征、闭锁综合征、中脑丘脑综合征、丘脑性痴呆等。

【处理原则】

(一)短暂性脑缺血发作

治疗目的是消除病因,减少及预防复发,采取有效的措施防止发生脑梗死。

1. 病因治疗　病因明确者应针对病因治疗,控制脑卒中危险因素,如动脉粥样硬化、高血压病、心脏病等,消除栓子来源。

2. 药物治疗

(1)抗血小板聚集:可选用下列药物:肠溶阿司匹林,50~100mg,每天 1 次;氯吡格雷,75mg,每天 1 次;双嘧达莫 50~100mg,每天 3 次。

(2)扩张血容量:低分子右旋糖酐或 706 代血浆具有扩容、改善微循环和降低血液黏度的作用,常用低分子右旋糖酐或 706 代血浆 500ml 静脉滴注,每天 1 次,14 天为 1 疗程。

(3)抗凝治疗:对于伴发房颤和冠心病的 TIA 者,建议使用抗凝治疗,若患者发作频繁,用其他药物疗效不佳,又无出血疾病禁忌,可采用抗凝治疗。常用药物为肝素、双香豆素、达比加群酯等。肝素可用超小剂量(1 500~2 000U)加入 5%~10% 葡萄糖 500ml 静脉滴注,每天 1 次,7~10 天为 1 疗程。必要时可重复应用,疗程间隔时间为 1 周,但在应用期间,要注意出血并发症。本治疗不作为 TIA 的常规治疗。

(4)保护脑细胞:缺血再灌注使钙离子大量内流引起细胞内钙超载,可加重脑组织损伤,可应用钙通道拮抗剂尼莫地平、氟桂利嗪等。

3. 手术治疗　血管检查证实为中度至重度血管狭窄病变,通过颈动脉内膜切除术可减少颈内动脉 TIA 或发生脑梗死风险,近期一些国内外研究发现血管内支架植入术也有益于减少发生 TIA 或卒中风险。

(二)脑血栓形成

急性期的治疗原则:①力争发病后尽早采取最佳治疗方案;②针对脑梗死后的缺血半暗带及再灌注损伤进行综合保护治疗;③要采取个体化治疗;④要考虑脑与心脏及其他器官功能的相互影响,重症患者要积极防治并发症,并进行早期康复治疗。

1. 溶栓治疗　对严格选择的发病 3 小时内的患者应积极采用静脉溶栓治疗,发病时间在 6 小时内可采用动脉溶栓(椎 - 基底动脉血栓可适当放宽时间)。首选 rt-PA,无条件时可用尿激酶替代。

2. 降纤治疗　通过降解血中纤维蛋白原,增强纤溶系统活性,抑制血栓形成,适用于合并高纤维蛋白原血症者。可供选择的药物有降纤酶、巴曲酶、蚓激酶等。

3. 抗凝治疗　主要目的是防止血栓扩展为进展性卒中,防止卒中复发,并预防发生深静脉血栓及肺栓塞。临床上常用的药物有肝素、低分子肝素及华法林。用药期间也须严密注意出血倾向,出血性疾病、活动性溃疡、严重肝肾疾病、感染性血栓及高龄者忌用。

4. 抗血小板聚集药　阿司匹林 100~300mg,每天 1 次或氯吡格雷 75mg,每天 1 次,口服,可降低死亡率和复发率,但在进行溶栓及抗凝治疗时不要同时应用,以免增加出血的风险。

5. 脑保护治疗　临床常用的是依达拉奉、胞二磷胆碱。

6. 手术治疗　可采用颈内动脉颅外段血栓切除术,或颅内 - 外动脉吻合术。但疗效不佳,近几年应用较少。也有应用颈动脉腔内血管成形术。如系颈椎病骨质增生所致者可行骨刺清除术和颈椎侧前方减压术等。

在治疗过程中,将血压维持适当水平,不宜偏低。对瘫痪肢体,应早期进行被动活动及按摩,以促进功能恢复,并防止肢体挛缩畸形。恢复期继续加强瘫痪肢体功能锻炼和言语功能训练,除药物外,可配合使用理疗、体疗和针灸等。

(三)脑栓塞

治疗基本同脑血栓形成。注意以下几点:①急性期应卧床数周,避免活动,减少再发的风险;②当发生出血性脑梗死时,应立即停用溶栓药、抗凝药物及抗血小板聚集药物,防止出血加重和血肿扩大;③同时治疗原发病,防止再发生栓塞;④当有心力衰竭时,应及时纠正心力衰竭、改善心功能;⑤气体栓子时,取头低侧卧位和高压氧疗法,脱水剂用量宜少,以利尿剂为主;⑥进行抗凝和抗血小板聚集治疗,预防脑栓塞发生。

(四)腔隙性脑梗死

该病无特异治疗,其关键在于防治高血压、动脉粥样硬化和糖尿病等。急性期适当的康复措施是必要的。纯感觉卒中主要病理是血管脂肪透明变性,巨噬细胞内充满有铁血黄素,提示红细胞外渗,因此禁用肝素等抗凝剂,但仍可试用阿司匹林、双嘧达莫;纯运动型较少发生血管脂肪变性,可以应用肝素、东菱精纯克栓酶及蝮蛇抗栓酶,但应警惕出血倾向。腔隙梗死后常有器质性重症抑郁,抗抑郁药物患者常不易耐受,最近有人推荐选择性5-羟色胺重摄取抑制剂(西酞普兰,10~14mg/d),治疗卒中后重症抑郁安全有效,无明显不良反应。无症状型腔隙性脑梗死主要针对其危险因素,如高血压、糖尿病、心律失常、高脂血症、高黏血症及颈动脉狭窄等,进行积极有效的治疗,对降低其复发率至关重要,对本病的预防也有极其重要的意义。

【护理评估】

1. 评估患者既往病史　评估患者既往高血压、高血脂、糖尿病、冠心病史,TIA 发作史。
2. 评估患者全身症状　进行患者意识、瞳孔、生命体征、言语、肢体活动的评估,认知障碍评价;评估颅内及全身出血情况。
3. 评估患者局部表现/神经功能　评估眩晕情况、吞咽功能情况、感觉障碍、视力异常、排便排尿障碍。
4. 评估辅助检查结果　脑部及颈部血管超声检查初步评估狭窄部位及程度,CT 检查排除脑出血,MRI 检查梗死部位判断是否有新发梗死灶,CTA 明确狭窄部位及性质,凝血检查患者凝血情况,血生化检查患者血糖、血脂、肝肾功能情况。

【护理诊断/护理问题】

1. 有受伤的危险　与 TIA 发作有关。
2. 潜在并发症:高灌注综合征、出血。
3. 认知障碍　与疾病有关。
4. 知识缺乏:缺乏脑缺血性疾病相关知识。

【护理目标】

1. 患者处理得当,不发生与疾病无关不良事件。
2. 抢救配合及时、措施完善,不延误患者的救治时机。
3. 患者情绪平稳,能够配合治疗护理工作。

【护理措施】

（一）术前护理

1. 一般护理　注意观察意识、语言、肢体活动和生命体征变化；合并糖尿病患者遵医嘱监测血糖情况；及时给予必要的生活护理；给予患者适当解释，缓解患者紧张、焦虑的心理。

2. 针对性护理

（1）口服抗血小板聚集药物：遵医嘱服用抗血小板聚集药物，观察患者有无出血情况。

（2）饮食护理：指导患者进食低盐低脂、清淡、易消化、富含蛋白质和维生素饮食，多食蔬菜、戒烟戒酒。合并糖尿病的患者应限制糖的摄入，给予糖尿病饮食，控制血糖。

（3）对症护理：针对患者出现的症状给予护理。如 TIA 发作或癫痫发作加强患者安全护理，了解发作原因、频次、规律及发作时的临床症状；吞咽障碍：洼田饮水试验评估吞咽障碍的程度，需肠内营养时保持喂养管路通畅，每 4 小时监测胃内残留液的量、颜色、性质，抬高床头 30°；语言障碍：可利用表情-手势-语言相结合的方法或实物、图片交流；肢体活动障碍：应给予良肢位摆放，摆放原则为上肢伸直、下肢弯曲、髋关节内收、防足下垂，持续摆放，至少每 2 小时变化体位，可健侧卧位、患侧卧位、平卧位交替。

（二）术后护理

1. 定时观察生命体征，特别需要关注患者血压，严格遵照医嘱控制血压范围。

2. 介入治疗患者因卧床时间较长，应关注患者舒适度情况，及时满足患者生活需求。

【健康宣教】

1. 良肢位摆放的方法。

2. 吞咽指导。

3. 语言指导。

4. 避免危险因素。

（1）饮食不宜吃油腻和油炸食物，在原有基础上减少盐的摄入。

（2）戒烟、限酒。

（3）服药期间可能对肝肾功能造成影响，建议出院后一个月、三个月、半年、一年抽血检测相应指标。

（4）随时监测血压波动。

5. 出院带药　常包括抗凝等药物，指导药物服用的单次剂量、服用方法、间隔时间，可能的不良反应。

第七节　脑　出　血

脑出血有损伤性和非损伤性两种，前者已在颅脑外伤中介绍，后者又称原发性或自发性脑出血，系指颅内或全身疾病引起脑实质内出血。引起非损伤性脑出血的原因很多，但以高血压性脑出血最常见，占总数的 40%~50%。由于高血压性脑出血有其固有的特点，本节以其作为代表，重点进行介绍。

【病因】

1. **急性高血压**　由于血压骤然升高造成颅内出血。
2. **慢性高血压**　由于长期高血压致脑血管退行性改变引起颅内出血。
3. **物理因素**　剧烈体力活动、寒冷等,导致脑血流量的急剧增加。
4. **其他**　血管淀粉样改变,慢性肾衰竭伴凝血功能障碍,系统性红斑狼疮。

【临床表现】

1. **基底节出血**　偏瘫或轻偏瘫、偏身感觉障碍和同向性偏盲("三偏"),均发生于出血灶的对侧。此乃血肿压迫内囊。患者双眼向病变侧凝视,可有局灶性抽搐和失语(优势半球出血)。随着出血量增多,患者意识障碍加重,并出现颅内压增高症状,甚至小脑幕裂孔下疝,导致呼吸和循环衰竭而死亡。

2. **大脑皮质下出血**　头痛明显。如出血位于脑中央区,有偏瘫、偏身感觉障碍,特别是辨别觉丧失。如出血在枕顶叶,可有同向偏盲。如发生在额叶,可有强握、吸吮反射,排尿困难,淡漠和反应迟钝。如有抽搐多为局灶性并限于偏瘫侧。优势半球出血者尚有失语、失读、记忆力减退和肢体失认等。

3. **丘脑出血**　临床表现似壳核出血,但有双眼垂直方向活动障碍或双眼同向上或向下凝视,瞳孔缩小。患者长期处呆滞状态。如血肿阻塞第三脑室,可出现颅内压增高症状和脑积水。

4. **脑桥出血**　发病后患者很快进入昏迷状态。出血常先自一侧脑桥开始,表现出血侧面瘫和对侧肢体迟缓性偏瘫(交叉性瘫痪)。头和双眼转向非出血侧,呈"凝视瘫肢"状。出血扩大并波及两侧脑桥,则出现双侧面瘫和四肢瘫痪。后者多为迟缓性,少数为痉挛性或呈去脑强直,双病理征阳性,眼球自主活动消失,瞳孔小,为针尖样,对光反应迟钝或消失,此征见于1/3患者,为脑桥出血特征症状,系由于脑桥内交感神经纤维受损所致。持续高热(≥39℃),乃因出血阻断丘脑下部对体温的调节。由于脑干呼吸中枢受影响,常出现不规则呼吸和呼吸困难。如双瞳孔散大,对光反应消失,呼吸不规则,脉搏和血压异常,体温不断上升或突然下降,均示病情危重。

5. **小脑出血**　大多数患者有头痛、眩晕、呕吐,伴共济失调,站立时向病侧倾倒,病侧肢体不灵活,但无偏瘫、无失语,有构词不良。少数患者发病迅速,短期内昏迷,出现脑干受压征、眼肌麻痹和小脑扁桃体下疝或急性脑积水表现。

6. **脑室出血**　见于上述脑实质出血,如壳核或丘脑出血可破入侧脑室,量大可充满整个脑室和蛛网膜下腔。小脑或脑桥出血可破入第四脑室,量大可反流入小脑幕上脑室系统。脑室出血者病情多危重,意识常在发病后1~2小时内进入昏迷,出现四肢抽搐或瘫痪,双侧病理征阳性。可有脑膜刺激征、多汗、呕吐、去脑强直。呼吸深沉带鼾声,后转为不规则。脉搏也由缓慢有力转为细速和不规则。血压不稳定。如血压下降、体温升高则多示预后不良。

【处理原则】

(一)非手术治疗

主要目的在于防止再出血和控制动脉痉挛。用于以下情况:患者全身情况不能耐受手术;诊断不明确,需进一步检查;患者拒绝手术或手术失败者。

1. 绝对卧床,镇静、镇痛、预防癫痫、通便。尽量减少不良刺激。

2. 预防和治疗脑血管痉挛。

3. 降低血压是减少再出血的重要措施之一。通常血压降低 10% 即可。

4. 降低颅内压,能够增加脑血流,减轻血 - 脑屏障的损害,加强脑保护。

5. 预防感染,加强营养,维持水电解质平衡。

6. 抗纤溶治疗　抑制纤维蛋白溶解酶原形成。

（二）手术治疗

1. 立体定向穿刺引流血肿　由于脑内血肿具下列特征,适合立体定向穿刺引流。

2. 开颅血肿清除　主要适用于合并早期脑疝者、小脑出血、原发出血病因不明者。对于后者应探查血肿壁和四周,以排除肿瘤、隐性血管畸形或血管瘤。

3. 脑室穿刺引流　适用于小脑出血合并脑积水、脑室出血。

【护理评估】

1. 评估患者既往病史　有无原发性高血压,病程及具体的血压数值,使用哪些药物控制,服药后的效果等,血压增高是造成该病的主要原因。是否有手术、外伤及住院史,有无药物、食物的过敏史。了解患者家庭中是否有患有同类疾病的人员。

2. 评估患者全身症状　询问患者是否以急性意识丧失、失语、肢体瘫痪为首发症状,了解患者症状出现的时间及表现,患者有无一侧肢体偏瘫、言语障碍、突发性眩晕、头痛、躯体共济失调等表现。有无生命体征、意识、瞳孔变化,有无肢体活动、运动、感觉功能障碍等异常体征。有无便秘;咳嗽程度、患者活动范围及活动量。

3. 评估患者神经功能　患者常见有意识障碍、偏瘫、失语、头痛、呕吐、抽搐、尿失禁等神经功能障碍的表现。高血压脑出血造成的神经功能的损伤与出血部位、出血量及出血的发展速度有密切的关系。

4. 评估辅助检查　CT 扫描为诊断脑出血的首选方法。除非疑有动静脉畸形,一般不主张首选脑血管造影,通过 CT 检查可以直接了解出血情况并判断预后。

5. 评估心理 - 社会状况　患者家庭生活是否和谐,亲戚间是否亲密,发病有无明显诱因。患者或家属对疾病与健康知识是否了解,是否期望了解。患者支付医疗费用方式,是否存在因经济上的拮据造成心理负担。

【护理诊断／护理问题】

1. 舒适的改变　与头晕、头痛、呕吐有关。

2. 自理能力缺陷　与头痛、偏瘫、失语有关。

3. 脑灌注不足　与脑出血、颅内压增高有关。

4. 意识障碍　与出血、脑水肿有关。

5. 低效性呼吸型态　与急性颅内高压压迫脑干引起呼吸困难有关。

6. 有感染的危险　与昏迷、脑室引流有关。

【护理目标】

1. 颅内出血得到有效的处理,生命体征平稳。

2. 颅内压急剧升高得到及时治疗与护理。

3. 患者意识障碍好转、恢复。

4. 患者能够正确对待语言、肢体功能障碍。

【护理措施】

（一）术前护理

1. 心理护理　高血压脑出血为急性发作，患者出现偏瘫、失语等神经功能症状时缺乏足够的精神准备，突然遭受到如此严重的打击，清醒患者极易出现烦躁、焦虑的情绪，而意识障碍患者的家属也易产生无助甚至迁怒情绪。患者入院时，应热情接待、给予安慰，使患者或家属情绪稳定。指导患者家属克制紧张不安情绪，以免影响患者，使其激动、紧张造成血压升高，加重出血，病情恶化。立即完善术前相关准备，控制高血压，增加患者及家属的安全感。

2. 饮食护理　需要手术的患者严格禁食禁饮，防止术中误吸。非手术治疗且意识清楚、吞咽状况好的患者可给予半流质，吞咽障碍的患者给予鼻饲饮食。

3. 体位护理　肢体偏瘫的患者，尽量避免患侧卧位，患肢摆放功能位，加放床档，及时予以翻身。颅内压增高患者，呕吐时侧卧位或平卧位头偏向一侧。

4. 颅内压增高症状护理

（1）严密注意患者意识、瞳孔、血压、呼吸、脉搏的变化及神经功能损害程度的变化，以了解病情进展和严重程度，防止脑危象形成。高血压脑出血是脑血管疾病患者中死亡率和致残率都很高的一种疾病，通常发病后 20~30 分钟即形成血肿，出血逐渐停止；出血后 6~7 小时，血肿周围开始出现血清渗出及脑水肿，随着时间延长，这种继发性改变不断加重，甚至形成恶性循环。

（2）遵医嘱定时给予脱水剂，降低颅内压。

（3）限制探视人员，保持病房安静及患者情绪的稳定，告诫家属不要刺激患者。

（4）做好皮肤护理，防止压疮形成，进行呼吸道管理防止肺炎的发生。

（5）高热的患者，尽量使用物理降温方法控制体温，常用冰袋、温水擦浴、冰毯机持续降温等。

（6）持续吸氧，防止缺氧加重脑水肿。

（7）准备好吸痰、气管切开、气管内插管以及各种抢救药品，以备急用。

（二）术后护理

1. 心理护理　向患者讲述手术的过程以及术后的确切诊断，告诉患者手术后可得到治愈，消除其思想顾虑。向患者讲解手术后的康复及神经功能恢复的知识、鼓励患者坚持进行锻炼，逐步达到生活的自理，最终回到工作岗位。

2. 饮食与体位护理　术后应鼓励患者进食高蛋白质食物，以增加组织的修复能力，保证机体营养供给。清醒患者保持头高位（床头抬高 30°），以利血液回流，减轻脑水肿。

3. 血肿引流的护理　注意引流液量的变化，如果引流量突然增多者应考虑颅内再次出血。一般脑室引流管引流时间在 1 周左右，待脑脊液颜色恢复正常，试夹闭引流管后颅内压正常时即可拔管。

4. 肢体康复的护理术后患者常出现偏瘫失语，应加强肢体功能锻炼和语言训练。协助患者进行肢体的被动活动，进行肌肉按摩，防止肌肉萎缩和关节畸形。

【健康宣教】

1. 指导患者进食低盐、低脂、清淡饮食,保证营养。
2. 遵医嘱正确服药,注意监测血压,在医生指导下将血压控制在正常范围。
3. 生活要有规律,保证充足睡眠,注意情绪稳定,劳逸结合。
4. 保持平和、乐观的人生态度,有偏瘫、失语者应积极面对现实,加强肢体功能锻炼、语言训练。

第六章　颅内感染性疾病及护理

第一节　疾病概述

中枢神经系统感染（infections of the central nervous system）系指各种生物病原体（包括病毒、细菌、螺旋体、寄生虫、立克次氏体和朊蛋白等）侵犯中枢神经系统（the central nervous system）实质、脑膜及血管等引起的急性或慢性炎症性（或非炎症性）疾病。

中枢性感染途径有：①血行感染。病原体通过昆虫叮咬、动物咬伤、使用不洁注射器静脉或肌内注射、静脉输血等进入血流。面部感染时病原体也可经静脉逆行入颅，或孕妇感染的病原体经胎盘传给胎儿。②直接感染。穿透性颅外伤或邻近组织感染后，病原体蔓延进入颅内。③神经干逆行感染。嗜神经病毒（neurotropic vires）如单纯疱疹病毒、狂犬病毒等首先感染皮肤、呼吸道或胃肠道黏膜，然后经神经末梢进入神经干。

中枢神经系统感染按照感染部位分为：①脑炎、脊髓炎或脑脊髓炎。主要侵犯脑和（或）脊髓实质。②脑膜炎、脊膜炎或脑脊膜炎。主要侵犯脑和（或）脊髓软膜。③脑膜脑炎。脑实质与脑膜合并受累。根据发病情况及病程可分为急性、亚急性和慢性感染。根据致病因子的特异性，分为特异性感染和非特异性感染。

颅内非特异性感染（Non-specific intracranial infection）是指由化脓性细菌所致的颅内感染。常见的致病菌有脑膜炎双球菌、肺炎球菌、嗜血流感杆菌、葡萄球菌、链球菌、肺炎克雷伯氏菌、大肠埃希氏菌、厌氧杆菌、变形杆菌、沙门氏菌属及铜绿假单胞菌等。常见疾病有化脓性脑膜炎、脑脓肿、硬脑膜下脓肿、硬脑膜外脓肿。

颅内特异性感染（Specific intracranial infection）多由身体其他部位感染经血行扩散所致，常有明确的致病微生物。病灶单发者多见，可发生于颅内任何部位。常见疾病有脑结核瘤、霉菌性肉芽肿、脑蛛网膜炎、艾滋病的神经系统损害。

第二节　颅内非特异性感染

一、化脓性脑膜炎

化脓性脑膜炎（purulent meningitis）指的是由化脓性细菌所引起的脑膜炎。由于此类感染主要波及蛛网膜下腔，所以脑、脊髓、脑神经以及脊神经均可受累，而且还常常伴有脑室壁及脉络丛的炎症。

【病因】

化脓性脑膜炎可由任何化脓性细菌引起。最常见的致病菌为脑膜炎双球菌、嗜血流感杆菌和肺炎球菌。其次为金黄色葡萄球菌、链球菌、大肠埃希氏菌、变形杆菌、沙门氏菌及铜绿假单胞菌等。其他较为少见。新生儿脑膜炎以大肠埃希氏菌和溶血性链球菌为多见。开放性颅脑损伤所引起的多数为葡萄球菌、链球菌和铜绿假单胞菌。

【感染途径】

1. 由邻近的化脓性病灶所引起的,包括鼻窦炎、中耳炎、乳突炎、扁桃体炎、颈部的化脓性病灶、颅骨骨髓炎、硬脑膜外、硬脑膜下脓肿以及脑脓肿等。

2. 由颅脑损伤所引起的,包括开放性颅脑损伤和颅底骨折等。

3. 由远离的化脓性病灶经血行感染所引起的,包括细菌性心内膜炎、肺部的化脓性感染,菌血症以及其他远处的化脓性病灶。

4. 某些先天性的病变,如脑膨出或脊膜、脊髓膨出破溃时,感染也可直接进入蛛网膜下腔。皮样囊肿如果与外界相沟通时,也可引起直接感染。

5. 由于神经外科手术后感染所引起,包括颅脑和脊髓的手术。

【临床表现】

1. 本病通常为暴发性或急性起病,少数为隐袭性发病。初期常有全身感染症状,如畏寒、发热、全身不适等。并有咳嗽、流涕、咽痛等上呼吸道症状。头痛比较突出,伴呕吐、颈项强直、全身肌肉酸痛等。

2. 精神症状也较常见,常表现为烦躁不安、谵妄、意识朦胧、昏睡甚至昏迷等。

3. 有时可出现全身性或局限性抽搐,在儿童尤为常见。

4. 检查可发现明显的脑膜刺激征,包括颈项强直、克尼氏征及布鲁津斯基征阳性。

5. 视盘可正常或充血、水肿。

6. 由于脑实质受累的部位与程度不同,可出现失语、偏瘫、单瘫及一侧或双侧病理征阳性等神经系统的局灶性体征。

7. 由于脑基底部的炎症常累及脑神经,可引起眼睑下垂、瞳孔散大固定、眼外肌麻痹、斜视、复视、周围性面瘫、耳聋及吞咽困难等。

8. 颅内压增高也较常见,有时可致脑疝形成。

【处理原则】

化脓性脑膜炎的诊断一经确定,应立即采用相应的抗生素进行治疗。

1. 若病原体明确者应针对病原菌选用敏感的药物。

(1)脑膜炎双球菌、肺炎双球菌感染可首选青霉素 G。

(2)嗜血流感杆菌应首选氨苄青霉素及四环素。

(3)肺炎球菌首选头孢菌素、氯霉素或卡那霉素。

(4)大肠埃希氏菌首选氨苄青霉素及头孢菌素。

(5)厌氧杆菌和变形杆菌首选卡那霉素及庆大霉素。

(6)沙门氏菌属则首选氨苄青霉素及氯霉素。

（7）铜绿假单胞菌首选多粘菌素及庆大霉素。

2. 若一时无法明确者,可按一般发病规律选用药物。

3. 如果全身给药效果欠佳,可结合鞘内给药。

4. 若临床上考虑为多种致病菌混合感染,则需联合用药。

5. 使用抗生素的同时尚须注意营养、水电解质平衡,防治脑水肿和加强护理。

6. 在充分使用抗生素的情况下给予肾上腺皮质激素类药,有助于控制脑水肿和减轻炎症反应。

【护理评估】

1. 初始评估

（1）基础生命体征。

（2）神经系统症状和体征:GCS、瞳孔、运动、语言、脑神经、感觉、反射。

（3）头痛性质、部位、程度,有无呕吐、颈项强直、抽搐。

（4）注意患者的精神症状,有无烦躁不安、人格改变、记忆衰退等表现。

（5）活动能力,坠床、跌倒的风险评估。

（6）了解起病时间、症状及就诊情况。

（7）询问患者有无皮肤及呼吸道等前驱感染征象。

（8）既往史:有无全身性免疫缺陷疾病、慢性消耗性疾病。

（9）心理 - 社会状况:家庭支持、经济状况、宗教信仰。

2. 持续评估

（1）生命体征及神经系统的症状及体征。

（2）有无近期局部化脓性感染、上呼吸道炎症及胃肠道症状。

（3）有无全身感染中毒症状,如高热、精神萎靡、易激惹、烦躁不安、厌食等。

（4）观察有无意识程度下降、头痛加重、呕吐、血压上升、心率、呼吸减慢等颅内高压表现。

（5）有无神经系统表现,如头痛、颈强直、喷射性呕吐、意识障碍、惊厥、肢体瘫痪、前囟饱满、颅缝增宽等。

（6）脑神经受损情况,是否有落日眼、偏瘫、失语、耳聋等现象。

（7）精神症状、心理状况。

（8）实验室和特殊检查结果:血常规、电解质、肝肾功能、脑脊液、脑电图、心电图、头颅CT 和 MRI 等检查。

（9）药物作用和不良反应。

（10）患者及家属对疾病的认知程度、家庭经济及支持情况。

【护理诊断 / 护理问题】

1. 疼痛　与感染、颅内压升高等有关。

2. 体温过高　与感染有关。

3. 潜在并发症:脑疝、癫痫。

【护理目标】

1. 严密观察生命体征,及时发现病情变化,积极配合抢救。

2. 患者疼痛减轻,舒适感增强。

【护理措施】

1. 严密监测生命体征 动态观察患者体温、脉搏、呼吸、血压、意识、瞳孔、囟门张力、头围、头痛、呕吐、抽搐情况,并详细记录。

2. 一般护理

(1)急性期卧床休息,颅内压增高时适当抬高床头。

(2)病室适当通风,保持安静,减少声音、强光与知觉刺激,以免加重患者躁动不安、头痛及精神等方面的不适感。

(3)保持床单位清洁、干燥,患者衣着舒适,保持皮肤清洁、干燥,减少降温后大量出汗带来的不适感;做好口腔护理、会阴部护理等,防止感染。

(4)视力、运动和感觉障碍患者,加强安全管理,防止发生压疮、烫伤、跌倒、坠床等意外,必要时家属陪护。

3. 对暴发性病例的护理

(1)专人护理,密切观察病情,积极配合抢救。

(2)保持呼吸道通畅,观察有无呼吸衰竭,必要时行气管插管、气管切开,辅助通气。

(3)皮肤有广泛出血、血压下降、面色苍白、出冷汗等按休克处理,在扩容治疗时,观察输液过程中有无呼吸困难,防止肺水肿及左心衰竭。

(4)出现头痛、呕吐、惊厥、昏迷、血压升高、瞳孔不等大,常提示颅内压增高、脑水肿表现,应及时采取脱水疗法。

4. 高热护理

(1)每 4 小时测体温 1 次,观察热型及伴随症状。

(2)无明显颅内压增高时,鼓励患者多饮水,必要时静脉补液。

(3)出汗多时及时更衣,注意保暖。

(4)体温超过 38.5℃时,给予物理降温或药物降温,观察降温效果。

5. 饮食护理

(1)给予营养、清淡、可口、易于消化的流质、半流质饮食,餐间可给水果及果汁。

(2)昏迷患者可给予鼻饲,保证有足够的入量。

6. 药物治疗的护理

(1)脱水药:保证药物准确、按时、快速静脉滴注,用药过程中注意观察患者皮肤弹性、皮肤颜色变化,准确记录液体出入量。

(2)糖皮质激素:用药期间监测患者血常规、血糖变化;观察患者有无心悸、出汗等不适;预防感冒、交叉感染。

7. 心理护理 保持与患者及家属良好的沟通,及时提供各种诊疗、护理信息,鼓励他们正确对待疾病,树立战胜疾病的信心。

【健康宣教】

1. 指导患者保持良好生活习惯,正常饮食与作息,保持一个良好的机体免疫状态及心理状态。

2. 居住环境保持空气新鲜,阳光充足。

3. 在康复师指导下,继续进行康复训练。

4. 学会自我检测,掌握该病的早期症状,如有头痛、高热等应及早到医院就诊。

5. 积极治疗前驱感染疾病,防止疾病迁延,最后导致神经系统受累。

二、脑脓肿

脑脓肿(intracerebral abscess)是化脓性细菌侵入脑内所形成的脓腔。由于脑组织直接遭到严重的破坏,所以这是一种严重的颅内感染性疾病。

【病因】

脑脓肿最常见的致病菌为葡萄球菌、链球菌、肺炎克雷伯氏菌、大肠埃希氏菌和变形杆菌等。有时为混合感染,致病菌往往因感染源的不同而异。

【感染途径】

1. 直接来自邻近的感染病灶。

2. 血行感染　由肺部的各种化脓性感染、胸膜炎、细菌性心内膜炎、膈下脓肿、胆道感染、盆腔炎、牙周感染以及皮肤的痈、疖等经血行而播散。

3. 由于开放性颅脑损伤,化脓性细菌直接从外界侵入脑部。

4. 病因不明确者称之为隐源性脑脓肿,指在临床上无法确定其感染来源的。

【临床表现】

1. 脑脓肿发病可缓可急　通常有以下三方面的临床表现:

(1)全身感染症状:如畏寒、发热、头痛、呕吐、全身乏力、脑膜刺激征等,周围血常规显示中性粒细胞增多。

(2)颅内压增高症状:可在急性脑炎阶段急剧出现,然而多数在脓肿形成后出现,此时头痛呈持续性,伴阵发性加重,头痛剧烈时伴呕吐、心率减慢、血压升高以及眼底水肿等。

(3)局灶性症状:根据脑脓肿所在部位的不同而出现各种相应脑受压的症状。

1)颞叶脓肿常有感觉性或命名性失语(优势半球)、对侧偏盲及轻度偏瘫等。

2)额叶脓肿常出现性格改变,表情淡漠、记忆障碍、局限性或全身性癫痫发作、对侧肢体瘫痪、运动性失语(优势半球)等。

3)顶叶脓肿可有深浅感觉障碍或皮质感觉障碍,优势半球病变可有失语、失写、失认症或计算不能等。

4)小脑脓肿常出现水平性眼球震颤、肢体共济失调,强迫头位等。

2. 脑脓肿在临床上还容易发生两种危象,即脑疝和脑脓肿破裂。二者均可使病情急剧恶化甚至死亡。

【处理原则】

1. 感染初期一般只采用抗生素及降低颅内压的药物,包膜形成后可行手术治疗。

2. 穿刺抽脓　抽出脓液后注入抗生素,反复穿刺直到痊愈。

3. 脓肿引流　对脓肿包膜较薄、切除困难者采用放置引流管,随脓腔缩小逐渐将引流管拔出,直至痊愈拔除。

4. 脑室引流　脓肿破入脑室者、术后行脑室持续引流,并用抗生素反复冲洗。

【护理评估】

1. 评估健康史和身体状况　发病前有无中耳炎、乳突炎、身体其他部位的感染或全身性感染等病史;是否在原发病症状的基础上出现颅内感染症状,如急性期有发热、恶心、呕吐、全身不适、白细胞增高等,慢性期有消瘦、疲乏、表情淡漠、反应迟钝等。有无颅内压增高症状。有无脑病灶症状,如偏瘫、失语、病理征阳性,常出现较晚且不明显。

2. 评估实验室检查　腰椎穿刺检查有无颅内压增高,脑脊液细胞数和蛋白质含量增高等阳性结果;超声波检查,大脑中线波是否向对侧偏移;CT、MRI 检查、脑血管造影等检查,是否显示为占位性病变。

【护理诊断 / 护理问题】

1. 体温过高　与感染有关。
2. 潜在并发症:脑疝、癫痫。
3. 焦虑　与担心疾病预后有关。

【护理目标】

1. 严密观察生命体征,及时发现病情变化,积极配合抢救。
2. 患者情绪平稳,舒适感增强,能配合治疗护理工作。

【护理措施】

1. 术前护理
(1)给予心理支持,当患者出现失语、视野缺损、偏瘫时给予安慰,避免情绪激动。
(2)取平卧位,抬高床头 15°~30°,避免颅内压增高的因素,如咳嗽、用力排便等。
(3)密切观察患者意识、瞳孔及生命体征的变化。
(4)高热者按高热护理常规。
(5)合理使用抗生素及脱水剂,注意观察药物副作用及效果。
(6)小脑脓肿可引起步态不稳,应注意安全,防止意外发生。
(7)协助各项检查。
(8)术前常规皮肤准备。

2. 术后护理
(1)麻醉未清醒前取平卧位,头偏向健侧;清醒后床头抬高 15°~30°,躁动者加床档。
(2)给予高蛋白、高热量、易消化饮食,鼓励多饮水。
(3)病情观察
1)观察意识、瞳孔、生命体征变化,注意伤口渗血情况。
2)观察脓腔引流的量、颜色及性质,保持引流管通畅,防止挤压、打折,冲洗引流管后需夹管 2 小时再开放。
3)高热者按高热护理常规。
4)观察头痛程度,注意有无颅内压增高症状。
(4)合理使用抗生素及脱水剂,注意观察药物副作用及效果。

【健康教育】

1. 加强营养,增强体质。
2. 注意头痛情况及体温变化。
3. 治疗原发病,加强功能锻炼。
4. 养成良好卫生习惯,讲究个人卫生。
5. 遵医嘱服用抗生素,注意有无不良反应。
6. 遵医嘱服用抗癫痫药物,不多服、不漏服。
7. 定期复查。

三、硬脑膜下脓肿

硬脑膜下脓肿(intradural abscess)是指颅内发生化脓性感染后脓液聚积于硬脑膜和蛛网膜之间的硬脑膜下腔。

【病因】

硬脑膜下脓肿常见的致病菌为链球菌和葡萄球菌,但婴幼儿常为流行性感冒杆菌或肺炎球菌所致。

【感染途径】

感染途径多数为邻近感染病灶扩展的结果,偶尔也发生在开放性颅脑损伤或硬脑膜下血肿手术后。由败血症和菌血症以及远处的感染经血行播散所引起的硬脑膜下脓肿较为少见。

【临床表现】

1. 症状
(1)全身症状,如畏寒、高热、脉搏频数、全身不适,一般情况甚差。晚期可出现嗜睡、谵妄等。
(2)剧烈的弥漫性全头痛,频繁的呕吐,全身感觉过敏。
(3)大脑或小脑局灶性症状,如偏盲、失语症、双侧下肢无力、瘫痪,或偏身感觉减退。发生小脑症状时,提示病变在颅后窝。
2. 体征
(1)脑膜刺激症状:颈项强直、Kernig 征阳性、Brudzinski 征阳性。
(2)颅内高压症状:脓肿较大时,可出现相对缓脉、精神障碍、行为与性格改变、视盘水肿,以及嗜睡、昏迷等。

【处理原则】

1. 全身使用抗生素。
2. 及时进行脓肿引流手术,必要时应开颅切除脓肿的包膜。
3. 合理应用脱水药降颅内压。
4. 支持疗法,纠正酸中毒,注意水电解质平衡。
5. 待病情稳定后施行原发病灶的根治手术。

【护理评估】

1. 评估意识、瞳孔、生命体征的变化。
2. 评估患者头痛的程度,有无恶心、呕吐。
3. 评估实施钻孔引流的患者,引流液的量、颜色、性质及引流袋的位置,引流通畅与否。
4. 评估患者肢体活动情况。

【护理诊断／护理问题】

1. 疼痛　与感染有关。
2. 体温过高　与感染有关。
3. 潜在并发症:脑疝、癫痫。
4. 焦虑　与担心疾病预后有关。

【护理目标】

1. 严密观察生命体征,及时发现病情变化,积极配合抢救。
2. 患者情绪平稳,舒适感增强,能配合治疗护理工作。

【护理措施】

1. 严密观察意识、瞳孔、生命体征的变化,发现异常及时报告。
2. 高热者按高热护理常规。
3. 观察头痛程度,注意有无颅内压增高症状。
4. 抬高床头 15°~30°,避免颅内压增高的因素,如咳嗽、用力排便等。
5. 保持呼吸道通畅,昏迷患者头偏向一侧,持续吸氧 3L/min。
6. 昏迷患者加强口腔护理、皮肤护理、翻身叩背,预防肺炎及压疮的发生。
7. 具备手术指征的患者及时完善术前准备。
8. 床旁备好急救物品和抢救药物。
9. 实施钻孔引流的患者,注意观察引流液的量、颜色、性质并作记录,观察引流袋的位置,引流管是否通畅。
10. 心理护理,保持与患者及家属良好的沟通,鼓励他们正确对待疾病,树立战胜疾病的信心。

【健康宣教】

1. 加强营养,增强体质。
2. 注意头痛情况及体温变化。
3. 治疗原发病,加强功能锻炼。

四、硬脑膜外脓肿

硬脑膜外脓肿(epidural abscess)亦称硬脑膜外层炎,是较为少见的一种颅内感染。脓肿局限于颅骨与硬脑膜之间。

【病因】

硬脑膜外脓肿的致病菌与硬脑膜下脓肿相类似,常见的为葡萄球菌和链球菌,有时为革兰氏阴性杆菌。

【感染途径】

1. 直接感染 如颅骨骨髓炎破坏颅骨内板,额窦炎破坏额窦的后壁,中耳炎和乳突炎破坏岩骨的鼓室盖、岩骨尖或乙状窦部的骨质等均可引起各相应部位的硬脑膜外脓肿。

2. 血行感染 如头面部的感染,细菌可通过颅骨导静脉进入颅内而发生硬脑膜外脓肿。也可由全身各处的感染或败血症等,细菌经血行播散而引起,但均较为少见。

【临床表现】

1. 急性期 常有周身不适、畏寒、发热和局限性头痛。局限性头痛的位置与硬脑膜外脓肿所在的部位往往是一致的。严重感染者有寒战、高热、谵妄、抽搐和脑膜刺激症状。颅内压增高的症状常不明显,脑脊液检查多无改变。

2. 慢性期 进入慢性期后,症状反而减轻,表现的临床特点与感染途径有关。

3. 脓肿较大压迫脑皮质,可引起相应的局灶症状,如偏瘫、局限性癫痫等。

【处理原则】

1. 合理应用抗生素。
2. 行钻孔引流术以彻底排出脓液。
3. 由于外伤或开颅术后引起的,若发现有碎骨片或异物残存者,应当手术去除。
4. 颅骨骨髓炎引起的应当切除死骨。
5. 对其他各种原发病灶同样应当进行根治手术。

【护理评估】

1. 评估患者意识、瞳孔、生命体征的变化,若出现寒战应及时监测体温。
2. 评估患者头痛的程度,有无恶心、呕吐。
3. 评估实施钻孔引流的患者,引流液的量、颜色、性质及引流袋的位置,引流通畅与否。
4. 评估患者肢体活动情况。

【护理诊断 / 护理问题】

1. 疼痛 与感染有关。
2. 体温过高 与感染有关。
3. 焦虑 与担心疾病预后有关。

【护理目标】

1. 严密观察生命体征,及时发现病情变化,积极配合抢救。
2. 患者情绪平稳,舒适感增强,能配合治疗护理工作。

【护理措施】

1. 严密观察意识、瞳孔、生命体征变化及全身反应,若出现寒战应及时监测体温,留取化验。

2. 评估疼痛程度,安慰、鼓励患者,尊重患者对疼痛的反应,注意有无颅内压增高症状。

3. 高热者按高热护理常规。

4. 抬高床头 15°~30°,避免颅内压增高的因素,如咳嗽、用力排便等。

5. 保持呼吸道畅通,昏迷患者头偏向一侧,持续吸氧 3L/min。

6. 昏迷患者加强口腔护理、皮肤护理、翻身叩背,预防肺炎及压疮的发生。

7. 具备手术指征的患者及时完善术前准备。

8. 术后按时、足量使用抗生素,同时要观察用药效果、不良反应,及时纠正水电解质紊乱。

9. 实施钻孔引流的患者,注意观察引流液的量、颜色、性质并作记录,观察引流袋的位置,引流管是否通畅。

10. 心理护理　患者病程长,疼痛剧烈,常有恐惧、悲观、甚至绝望心理,应与患者及家属良好的沟通,鼓励他们正确对待疾病,树立战胜疾病的信心。

11. 饮食指导　患者由于持续发热,能量消耗多,应注意补充营养,增强机体抵抗力,促进康复。指导患者进食高蛋白、高热量、高维生素、易消化饮食,保持水电解质平衡。

12. 功能锻炼　原则为循序渐进,在控制疼痛的前提下,指导患者活动各关节,进行肌肉的静力收缩锻炼,3~4 组/d,每组 5~10 分钟,或以患者能耐受为宜,以预防下肢深静脉血栓形成。

【健康宣教】

1. 加强营养,增强体质。
2. 注意头痛情况及体温变化。
3. 治疗原发病,加强功能锻炼。

第三节　颅内特异性感染

一、脑结核瘤

【概述】

颅内结核瘤即颅内结核性肉芽肿,是脑实质或脑膜的一种局灶性结核,多数由身体其他部位的结核病灶播散到颅内形成的肉芽肿性病变,少数为弥散性结核性脑膜炎残留感染所致。多见于青少年和儿童,男女比例相当。

【临床表现】

临床上脑结核瘤可以分为全身型和局限型两类。

1. 全身型　患者同时有其他脏器活动性结核病灶。结核瘤常多发,伴有结核性脑膜炎。因此,全身状况比较差,出现发热、咳嗽、盗汗、消瘦等征象。

2. 局限型　只有颅内结核瘤而无其他器官结核病表现,易被诊为脑肿瘤。常表现为颅内压增高和局限性病征,主要取决于结核瘤的大小和部位。幕上结核瘤的首发症状常为头痛和癫痫,然后出现进行性局灶症状和颅内压增高症状。幕下结核瘤常以颅内压增高为首发症状,继而出现小脑症状,严重时可有小脑性强直发作。大多数患者全身情况尚可,少数表现结核病的全身征象,如低热、盗汗、消瘦和血沉快等。

【处理原则】

目前多数学者主张在明确诊断的基础上,在 CT 或 MRI 密切监测下,应首先用抗结核药物治疗 4~8 周,如症状无改善,结核瘤无缩小,再考虑手术。

1. 药物治疗　异烟肼、利福平和乙胺丁醇易透过血 - 脑屏障,链霉素有强大的杀结核分枝杆菌的能力,所以这四种药物联合应用效果最佳。

2. 外科治疗　包括开颅手术切除病灶、立体定向活组织检查和脑室分流术。

【护理评估】

1. 评估患者生命体征及神经系统的症状及体征。
2. 评估患者头痛性质、部位、程度,有无呕吐、颈项强直等颅内压增高的表现。
3. 评估患者有无癫痫发作。
4. 评估患者体重及营养状况。
5. 评估患者既往史,有无结核病史。

【护理诊断 / 护理问题】

1. 疼痛　与感染有关。
2. 体温过高　与感染有关。
3. 营养失调　与低于机体需要量有关。
4. 潜在并发症:脑疝、癫痫。

【护理目标】

1. 观察患者生命体征,及时发现病情变化。
2. 患者疼痛减轻,舒适感增强。
3. 患者摄入营养足够,无体重减轻。

【护理措施】

1. 密切观察并记录患者神志瞳孔和生命体征。
2. 有活动性肺结核的患者应隔离于单间病房,护理患者时应严格遵守操作常规,做好消毒处理,注意个人手卫生,防止医源性交叉感染。
3. 观察有无癫痫发作,有无颅内压增高征象,警惕脑疝的发生。
4. 联合抗结核药物治疗中,密切观察药物副作用、毒性。
5. 遵医嘱定时使用脱水药物,注意观察出入量、电解质和脱水效果。
6. 心理护理,及时沟通,掌握患者心理变化,给予安慰和鼓励。

【健康宣教】

1. 抗结核药物治疗中,用药时间长,且有一定的副作用,应做好宣教,让患者树立规律、适量、全程用药的信心。

2. 早期康复锻炼可预防肌肉萎缩、下肢深静脉血栓形成。

二、霉菌性肉芽肿

【病因】

中枢神经系统的真菌感染属于深部真菌感染,按照其致病条件分为两类:

1. 原发性致病　真菌直接造成人的局部或播散性真菌感染。

2. 机会致病　正常健康人感染后不致病,但在一定条件下可发病,如毛霉菌、放线菌、念珠菌、隐球菌等。新型隐球菌是隐球菌属中唯一的致病菌,对中枢神经系统有特殊的亲和力,也是颅内真菌感染中最常见的一种。

【临床表现】

1. 颅内新型隐球菌感染多见于青壮年,呈亚急性或慢性起病。病程数周至半年,偶有一年或更长时间者。

2. 起初有轻度间歇性头痛,以后转变为持续性头痛、恶心、呕吐、视物模糊、颈项强直等。

3. 一般为低热,偶有高热。

4. 较大肉芽肿可出现颅内占位征和局灶性体征,严重者可导致脑疝。

5. 脑积水是较常见的并发症。

【处理原则】

1. 手术治疗　新型隐球菌肉芽肿或脓肿形成占位病变,引起颅内压增高及局灶症状者,应进行开颅手术切除,术后继续使用药物治疗。

2. 药物治疗　两性霉素 B、5- 氟尿嘧啶、双氯苯咪唑或咪康唑。

【护理评估】

1. 评估患者意识、瞳孔、生命体征的变化。

2. 评估患者头痛的程度,有无恶心、呕吐等颅内压增高的症状。

【护理诊断 / 护理问题】

1. 疼痛　与感染有关。

2. 体温过高　与感染有关。

3. 潜在并发症:脑疝。

4. 焦虑　与担心疾病预后有关。

【护理目标】

1. 严密观察患者生命体征,及时发现病情变化,积极配合抢救。

2. 患者疼痛减轻,舒适感增强。

【护理措施】

1. 严密监测生命体征,动态观察患者体温、意识、瞳孔变化,予以相应的发热护理。
2. 颅内压增高时适当抬高床头 15°~30°,避免颅内压增高的因素,如咳嗽、用力排便等。
3. 给予心理支持。

【健康宣教】

1. 非特殊情况尽量减少使用广谱抗生素及免疫抑制剂。
2. 加强体育锻炼,提高自身免疫力。

三、脑蛛网膜炎

【概述】

脑蛛网膜炎(arachnoiditis of brain)是常见的颅内非化脓性感染性疾病,急性、亚急性或慢性起病,好发于青年和中年人。主要病变是局限或多发的蛛网膜增厚与黏连,可引起对脑和脑神经的压迫和供血障碍。

【病因】

1. 感染
(1)颅内感染:由细菌、病毒和寄生虫等感染所致的各种类型脑膜炎、脑脊髓膜炎、脓肿等均可能引起蛛网膜炎。其中,结核性脑膜炎是最常见的病因。
(2)颅外感染:中耳炎、乳突炎、鼻窦炎是比较常见的病因。
2. 颅脑损伤或手术。
3. 某些鞘内注射的药物。
4. 颅内原发性病变。

【临床表现】

1. 不同程度的发热和全身症状。
2. 脑部受损表现
(1)视交叉区蛛网膜炎:是颅底蛛网膜炎最常见的受累部位。表现为额部及眶后疼痛、视力视野障碍、视盘呈炎性改变、水肿、原发性或继发性萎缩,累及丘脑下部时可有垂体功能异常,如嗜睡、轻度尿崩、性功能减退等。多数颅内压正常。
(2)颅后窝蛛网膜炎,又分为三亚型。
1)中线型:最常见,侵犯枕大池区,黏连阻塞中孔、侧孔或枕大孔,引起梗阻性脑积水,导致颅内压增高症,病程发展快,一般病情较重。累及延髓时可发生真性球麻痹。
2)小脑凸面型:病程可达 1~3 年,表现为慢性颅内压增高症及小脑体征。
3)桥小脑角型:出现桥小脑角综合征,如眩晕、眼震、病侧耳鸣、耳聋、周围性面瘫、颜面疼痛及感觉减退、共济失调等。如累及颈静脉孔区,可出现病变侧颈静脉孔综合征,即同侧舌咽、迷走及副神经受累。颅内压增高较少。病程较缓慢,可长达数年。

（3）大脑半球凸面蛛网膜炎：病变发展慢，可反复发作，可长达数月或数年，主要累及大脑半球凸面及外侧裂，表现为头痛、精神症状及癫痫发作。无或轻度偏瘫、偏侧感觉障碍及失语等。

（4）混合型：以上各型蛛网膜炎可混合存在，如大脑凸面、颅底和环池等也可广泛黏连，引起交通性脑积水，主要表现为颅内压增高症，局灶性体征不明显。

【处理原则】

1. 非手术治疗

（1）抗感染治疗。

（2）降低颅内压。

（3）使用改善脑组织营养及血运的药物。

2. 手术治疗

（1）开颅蛛网膜黏连松解切除术。

（2）单纯蛛网膜囊肿切除术。

（3）脑脊液分流术等。

【护理评估】

1. 评估患者生命体征、视力、尿量。

2. 评估患者神经系统症状和体征：GCS、语言、运动、感觉、反射。

3. 评估患者头痛性质、部位、程度，诱发和缓解疼痛的因素。

4. 评估患者有无呕吐、颈项强直、抽搐。

【护理诊断／护理问题】

1. 舒适的改变　与头痛、颅内压增高有关。

2. 体温异常：高热　与感染有关。

3. 生活自理能力缺陷　与疾病所致的感觉和运动障碍有关。

4. 焦虑　与疼痛和对疾病担忧有关。

【护理目标】

1. 患者疼痛减轻或消失。

2. 患者体温正常。

3. 患者逐渐恢复生活自理能力。

4. 患者焦虑减轻或消失。

【护理措施】

1. 疼痛护理

（1）疼痛时卧床休息，保持床单位清洁、干燥、柔软，使患者躺卧舒适。

（2）疼痛可因咳嗽、打喷嚏、用力排便而加重。护理时注意保持患者大便通畅，当出现咳嗽症状时及时给予治疗，减轻疼痛。

（3）保持患者情绪稳定，关心、理解、同情患者，经常与患者交谈，分散其对疼痛的注意力,试用松弛疗法减轻疼痛。

（4）按医嘱给予解痉镇痛药,疼痛影响睡眠时,睡前给予镇静催眠药。

2. 高热护理

（1）严密观察生命体征、意识状态、尿量,每2~4小时1次,详细记录。

（2）高热（39~40℃）时物理降温,如冰敷、酒精擦浴或使用空调降低室温,记录出入量,及时补充水分,防止发生虚脱。

（3）抗生素的应用:按医嘱给予合适的抗生素,注意观察疗效。

（4）加强支持治疗:静脉输液维持液体平衡,必要时少量输新鲜血或白蛋白增强机体抵抗力。

3. 饮食护理　给予营养丰富的流质或半流质饮食,并供给充足的水分、无机盐和维生素,饮食宜清淡易消化,多食新鲜水果,增强机体抵抗力。

【健康宣教】

1. 心理指导　由于肢体运动障碍、腰痛及生活自理能力差等原因,患者常有焦虑情绪。护士应耐心做好患者的思想工作,给予关心鼓励,使患者树立信心。

2. 饮食指导　给予营养丰富的饮食能增强机体的抵抗力,高热出汗多时嘱患者多饮水和果汁,能补充机体丢失的水分,长期卧床的患者多吃含纤维素的食物防止便秘。

3. 休息指导　休息时可取平卧位或侧卧位,瘫痪者床上可垫海绵垫。术后患者要绝对卧床数日,因坐起可使伤口处压力增高,形成脑脊液瘘。

4. 功能锻炼　患者因神经受损,造成肌力减弱、肌萎缩,鼓励患者每天坚持做上肢和下肢的功能锻炼。

5. 出院指导　嘱患者要避免再形成黏连的因素,包括腰穿、脊髓造影、脊柱外伤等。

四、艾滋病的神经系统损害

【概述】

艾滋病即获得性免疫缺陷综合征（acquired immune deficiency syndrome）,简称 AIDS,是由人类免疫缺陷病毒（human immunodeficiency virus, HIV）引起的具有传染性的疾病。HIV发生感染后的表现分为五种状态:①急性感染期;②潜伏状态;③持续性全身淋巴结增生;④艾滋病相关综合征（ARC）;⑤艾滋病全盛期。HIV引发的神经系统表现可单独存在,也可与前5种状态共同发病,有1/3的艾滋病患者有神经系统的表现,约10%患者为首发症状和主要表现。

【临床表现】

临床上依据起病快慢、病程长短、病毒侵及神经系统的部位不同及是否伴有其他病原体感染,可将 AIDS 的神经系统感染分为四类。

1. 急性原发性感染

（1）急性可逆性脑病。

（2）急性化脓性脑膜炎。

（3）其他:如单脑神经炎（特别是 Bell 麻痹）、急性上升性或横贯性脊髓炎、炎性周围神经病（如格林 - 巴利综合征）。

2. 慢性原发性感染

（1）AIDS 合并痴呆（AIDS dementia complex，ADC）。

（2）复发性或慢性脑膜炎。

（3）慢性进展性脊髓病（Chronic progressive myelopathy）。

（4）周围神经病。

（5）HIV 引起的肌病临床少见。

3. 中枢神经系统机会性感染　脑弓形虫病是 AIDS 最常见的机会性感染，另外还有真菌、细菌、病毒性感染。

4. 继发性中枢神经系统肿瘤　AIDS 患者细胞免疫功能被破坏使对某些肿瘤的易感性增加。

【处理原则】

1. 药物治疗　目前尚未发现能够治愈 HIV 感染的特异性的治疗药物。治疗主要针对 HIV 感染、复制、结合 T 辅助细胞和引起其死亡的各个环节的不同机制来进行治疗和预防。主要药物如下：

（1）核苷反转录酶抑制剂，如拉米夫定和齐多夫定等。

（2）非核苷反转录酶阻断剂，如地拉韦定等。

（3）蛋白酶抑制剂，如氨普那韦等。

（4）核苷酸反转录酶阻断剂，如阿德福韦。

2. 外科治疗　颅脑手术对于 AIDS 的中枢神经系统损害并非是主要的治疗手段。

（1）单发的无脑神经转移的淋巴瘤、Kaposi 肉瘤及 AIDS 相关病原体感染造成的肉芽肿或脓肿可行开颅手术切除。

（2）继发脑积水：可考虑脑室腹腔分流术。

（3）脑组织活检：立体定向手术取活检对于明确诊断有重要的意义。

【护理评估】

1. 病因分析　患者是否吸毒？是否使用过不洁注射器？当地就医环境如何？是否有性病接触史？是否有生活不检点？性生活史是否复杂？患者母亲是否患有艾滋病或是艾滋病毒携带者？

2. 病情观察　观察基础生命体征，是否有头晕、头痛、癫痫、进行性痴呆、脑神经炎。

3. 评估患者神经系统症状和体征　GCS、瞳孔、运动、语言、脑神经、感觉、反射。

4. 评估患者营养状况、体重、生化指标等。

【护理诊断 / 护理问题】

1. 营养失调：低于机体需要量　与艾滋病期并发各种机会感染和肿瘤有关。

2. 感染　与艾滋病造成的自身免疫缺陷有关。

3. 恐惧、社交孤立　与艾滋病预后不良、疾病折磨、担心受到歧视有关。

【护理目标】

1. 患者的营养随时得到补充。
2. 患者能够采取有效的隔离措施。
3. 患者接受患病的事实,积极配合治疗。

【护理措施】

1. 营养支持护理

(1)应给予高热量、高蛋白、高维生素、易消化饮食,以保证营养供给,增强机体抗病能力。同时应根据患者的饮食习惯,注意食物的色香味,少量多餐,设法促进患者食欲。若有呕吐,在饭前30分钟给予止吐药。若有腹泻,应鼓励患者多饮水或给肉汁、果汁等。不能进食、吞咽困难者予鼻饲;必要时静脉补充所需营养和水。

(2)监测患者体重、血红蛋白的变化等。

2. 预防与消毒隔离

(1)预防原则主要是加强对艾滋病的宣传教育工作,普及艾滋病传播及防治知识,使医务人员和群众对艾滋病有正确的认识。控制传染源,患者及 HIV 携带者的血、排泄物和分泌物应进行消毒,艾滋病进展期患者应注意隔离。

(2)切断传播途径

1)杜绝不洁注射,严禁吸毒,特别是静脉毒瘾,不共用针头、注射器,使用一次性注射器及针灸针。

2)加强血制品管理,血液抗 -HIV 阳性者禁止献血、血浆、器官、组织和精液等。加强血站、血库的建设和管理。

3)开展艾滋病的防治教育,开展正确的性道德教育,加强与 HIV 及 AIDS 有关的性知识、性行为的健康教育,洁身自好,防止与 HIV 感染者发生性接触。

4)切断母婴传播,女性 HIV 感染者特别是 HIV-I 感染者应尽量避免妊娠,以防止母婴传播,HIV 感染者哺乳期应人工喂养婴儿。

5)消毒隔离,工作实验台面可用75% 乙醇消毒,血液或体液污染的物品或器械用1:10~1:100 浓度的次氯酸钠或 1:10 稀释的漂白粉液擦拭或浸泡,高温消毒也是杀灭 HIV 的有效办法。接触患者的血液或体液时,应戴手套、穿隔离衣,不共用牙刷、刮脸刀片等。

(3)保护易感人群:在进行手术及有创性检查(如胃镜、肠镜、血液透析等)前,应检测 HIV 抗体。对吸毒、卖淫、嫖娼等人群要定期监测,加强对高危人群的 HIV 感染监测。

3. 用药护理　使用药物治疗者,可能出现骨髓抑制作用,早期表现为巨幼细胞性贫血,晚期可有中性粒细胞和血小板减少,亦可出现恶心、头痛和肌炎等症状,注意观察。用药前检测血型,做好输血准备;定期检查血常规,中性粒细胞 ≤ 0.5×10^9/L 时,应报告医生。

4. 心理护理　多与患者沟通,了解患者的心理状态,关心体谅患者,同时动员其亲属朋友给患者以关怀、同情和支持。

【健康宣教】

1. 广泛开展宣传教育和综合治理,使群众了解艾滋病的病因和感染途径,采取自我防护措施进行预防,尤其应加强性道德的教育,严禁卖淫、嫖娼、吸毒。

2. 严格血源管理 合理、安全应用血液制品,控制 HIV 的血源传播。注射、手术、拔牙等应严格无菌操作,实行"一人一针一管"注射,严格筛查精液及组织器官供者,防止医源性感染。

3. 建立艾滋病监测网络,加强对高危人群的监测及国境检疫。

4. 对 HIV 感染者实施管理

（1）实施定期或不定期访视及医学观察。

（2）适当限制其活动范围,但要保证其工作、生活的权利,不被社会歧视。

（3）严禁进行献血及器官、精液捐献,性生活时应使用避孕套。

（4）出现症状、感染或恶性肿瘤者应住院治疗。

（5）已感染 HIV 的育龄妇女应避免妊娠,已受孕者应中止妊娠。

5. 由于免疫功能低下,患者常死于机会性感染,应向患者及家属介绍预防和减少感染的措施、感染时的症状及体征、常见的危急症状,以及必要时采取的紧急措施和护理。

第四节　脑寄生虫感染

一、脑囊虫病

【病因】

脑囊虫病(cerebral cysticercosis)是猪绦虫(链状绦虫)的幼虫(囊尾蚴)寄生于人体组织中所引起的疾病。本病发生率高,占囊虫病的 50%~80%。囊虫病广泛分布于世界各地,以南美洲和远东地区为主,我国主要流行于东北、华北、西北和华东等地区。

【临床表现】

1. 癫痫发作 癫痫发作是脑囊虫病的首发症状,也可为唯一症状。按发作程度依次为脑囊虫病伴癫痫发作、全身强直阵挛发作、单纯部分发作、复杂部分发作、失神发作等。癫痫发作有多样性和易变性特点。

2. 颅内压增高 主要表现为剧烈头痛、恶心、呕吐、视物模糊、视力下降以至于失明,部分患者表现为急性颅内压增高过程,头痛剧烈,呕吐频繁,出现不同程度的意识障碍、表情淡漠、意识朦胧,甚至昏迷、脑疝形成。

3. 精神症状和智力障碍 与囊虫引起广泛脑组织破坏和脑皮质萎缩有关。常见的有失眠、头晕、精神错乱、恐怖、错觉、幻觉、抑郁、妄想、注意力不集中、记忆力减退、理解和判断能力下降,有时不主动进食,外出后回家不知家门,随地大小便等。

4. Brun 征 是指当囊虫寄生于第四脑室形成囊肿时,导致脑室变形、脑脊液循环障碍,同时由于脉络丛受到囊虫毒素的影响分泌增加,当患者在急速转动头部时,突然引起脑脊液回流障碍,出现的急性颅内压增高症状。表现为患者突然出现眩晕、恶心、呕吐,甚至摔倒,继而出现呼吸、循环功能紊乱或脑干受压症状。

5. 颅内炎性症状 此类患者多为急性起病,伴有体温升高,体温 38℃左右,头痛、呕吐、颈项强直等。

6. 脑血管炎性改变 由于囊虫异体蛋白和其他毒素刺激,可引起脑血管内皮细胞非特异性炎性改变,使血管变窄、管壁变厚,造成动脉管腔狭窄或闭塞,引起脑局部组织缺血或梗死,出现肢体无力、单瘫、偏瘫、感觉障碍、头晕等。

【处理原则】

1. 病因治疗

（1）主要用药:阿苯达唑,为目前治疗脑囊虫病的首选药物;吡喹酮:广谱抗蠕虫药物;甲苯达唑。

（2）注意事项

1）脑囊虫病患者必须住院治疗。

2）囊虫病合并猪肉绦虫病者,通常先驱绦治疗,以免发生严重反应而影响囊虫病的治疗。

3）杀虫治疗前务必检查有无眼囊虫病,如有眼囊虫病,须先行眼科手术治疗摘除囊虫,因杀虫治疗过程中囊虫死亡所引起的变态反应、免疫反应可致失明。

4）为了减免杀虫治疗过程中囊虫在体内大量死亡所引起的变态反应,应酌情应用肾上腺皮质激素等。

5）根据病情脱水降低颅内压治疗,如发生严重颅内压增高,除及时停用抗囊虫药物及脱水、抗过敏处理外,还可进行去骨瓣减压术,以防止颅内压增高所导致的脑疝形成。

2. 对症治疗

（1）颅内压增高者,应用 20% 甘露醇溶液,静脉输液,每天 2~4 次,或甘油果糖注射液 250~500ml,静脉输液,每天 1~2 次。对严重的难以控制的颅内压增高,可先行去骨瓣减压手术。

（2）在抗囊虫过程中,由于囊虫的死亡,可产生异性蛋白反应,使颅内压进一步增高,可静脉滴注或推注地塞米松,或口服泼尼松。

（3）有癫痫发作者,应同时行抗癫痫治疗,如丙戊酸钠、卡马西平或其他抗癫痫药。

（4）有精神症状者合并用抗精神病药物,如氟哌啶醇、奋乃静、氯丙嗪、利培酮、奥氮平等。

【护理评估】

1. 评估患者基础生命体征。

2. 评估患者神经系统症状和体征,包括 GCS 评分、瞳孔、运动、语言、感觉。

3. 评估患者头痛性质、部位、程度,有无呕吐、颈项强直、抽搐。

4. 评估患者精神症状,有无失眠、头晕、精神错乱、抑郁、妄想、智力减退等。

【护理诊断 / 护理问题】

1. 意识障碍　与脑组织水肿、颅内压高有关。

2. 有受伤的危险　与抽搐、精神及行为异常有关。

3. 潜在并发症:脑疝　与颅内压增高有关。

【护理目标】

1. 严密观察生命体征,及时发现病情变化,积极配合抢救。

2. 保障患者安全,不发生跌倒、走失。

【护理措施】

1. 颅内压高的患者,应注意避免脑疝的发生,要听取患者的主诉,及时遵医嘱用降压药物,观察患者的生命体征变化以及意识、瞳孔的改变。

2. 癫痫发作的患者,应对患者加以保护,注意保持呼吸道通畅,必要时遵医嘱用抗癫痫药。

3. 有精神症状的患者,要注意患者的安全,防止摔伤,要有家属陪伴。

4. 服用吡喹酮的患者,要密切观察生命体征变化,注意用药反应,如出现高热、颅内压高等症状后,及时对症处理,反应严重时遵医嘱减量或停药。

5. 给患者讲解饮食卫生的重要性,饭前、便后要洗手,避免虫卵经口传入肠道。

【健康宣教】

1. 在医生的指导下用药,按时服药。

2. 注意个人卫生,避免虫卵经口传入肠道。

二、脑型肺吸虫

脑型肺吸虫(cerebral paragonimiasis)病是肺吸虫侵入脑组织所导致的疾病。脑型肺吸虫病占肺吸虫的 20%~30%,青少年多见,一般见于严重的肺吸虫病患者。肺吸虫病分布主要分布在亚洲、非洲、美洲,我国 23 个省、市、自治区均有散发及地方流行。

【病因】

脑型肺吸虫病主要是卫氏并殖吸虫(paragonimus westermani)和斯氏并殖吸虫(paragonimus skrjabini)等寄生于脑内引起的疾病。通常在食用生的或未煮熟的水生贝壳类后感染,肺吸虫幼虫在小肠脱囊而出,穿透肠壁进入腹腔,再穿过膈肌到达肺内发育为成虫。成虫可从纵隔沿颈内动脉周围软组织上行入颅。虫体在脑内移行时可直接引起脑组织的损害,且虫体所产生的代谢物沉积,可导致组织的异体反应。

【临床表现】

患者最早出现腹痛、腹泻等腹部症状,其次为咳嗽、咳铁锈色痰、胸痛等肺部症状,神经系统症状随后出现。症状常因其侵犯脑组织的部位不同而变化,以头痛、癫痫、运动障碍较为常见。

临床表现主要有以下几个症状:

1. 颅内压增高症状　头痛、呕吐、视力减退、视盘水肿等。

2. 炎性症状　畏寒、发热、头痛及脑膜刺激征等。

3. 脑组织刺激性症状　癫痫、头痛、视觉、幻觉、肢体异常感觉等。

4. 脑组织破坏性症状　瘫痪、感觉消失、失语、偏盲、共济失调等。

【处理原则】

1. 病因治疗抗寄生虫药物治疗,吡喹酮(首选)、硫氯酚。

2. 手术治疗

(1)明显颅高压或脊髓压迫症状。

（2）病灶比较局限、定位明确、有可能切除者。

（3）病情在不断恶化,病灶内有活的成虫在活动者。

3. 对症治疗　治疗颅高压、癫痫发作、精神症状等。

4. 预防　加强肺吸虫病的有关教育,防止虫从口入,并做到早期发现、早期治疗;加强动物及粪便管理,不随地吐痰。

【护理评估】

1. 评估当地并殖吸虫病的流行情况。

2. 评估患者有无生吃或吃未熟的水生贝壳史,或饮生水史。

3. 评估患者有无急、慢性并殖吸虫病的临床表现,尤其是肺部病变表现如早期腹泻、腹痛,继而咳嗽、咳铁锈色痰伴胸痛。

4. 评估患者免疫学检查、病原学检测结果。

5. 评估患者及家属有无焦虑、紧张等情绪。

【护理诊断/护理问题】

1. 清理呼吸道无效　与虫体侵犯肺部,引起呼吸道分泌物增多有关。

2. 腹泻　与并殖吸虫侵犯肠道有关。

3. 潜在并发症:颅内高压、癫痫、截瘫等　与虫体寄生于脑、脊髓有关。

【护理目标】

1. 患者能有效咳嗽、咳痰,及时清除痰液,保持呼吸道通畅。

2. 患者腹泻及其不适症状减轻或消失。

3. 严密观察生命体征,及时发现病情变化,积极配合抢救。

【护理措施】

1. 一般护理

（1）发热及在药物治疗时应卧床休息,有颅内压增高者绝对卧床休息,床头抬高30°。有癫痫者加床档,以防发作时坠床。

（2）急性期给予流质或半流质饮食,慢性期给予营养丰富食物。

2. 病情观察

（1）注意体温、脉搏、呼吸变化。

（2）观察患者咳嗽的时间、性质、痰量及颜色。

（3）注意腹痛部位、大便次数、性质及颜色。

（4）注意有无肢体瘫痪及大小便障碍。

（5）严密观察意识、瞳孔变化,有无精神症状及癫痫发作先兆等。

3. 对症护理

（1）咳嗽、咯血患者,应镇咳、止血,取半卧位,保持呼吸道黏膜的湿润,利于痰液稀释排出;痰液黏稠、咳痰困难者,及时清除呼吸道的痰液,防止呼吸道堵塞而突发窒息。

（2）有癫痫发作的患者按癫痫护理处理。

（3）便秘患者应给予通便;尿潴留患者给予导尿,必要时留置导尿管。

（4）腹痛时给腹部热敷；腹泻患者应注意记录出入量，维持水电解质平衡。

（5）有精神、行为异常者应注意安全。

（6）有手术指征者，做好术前检查及术后护理。

4. 心理护理

（1）多与患者或家属交流，鼓励其说出自己的想法和感受，对其提出的问题耐心解释。

（2）教会家属必要的护理措施，了解本病的相关知识，告知患者和家属本病经治疗后预后良好，解除其恐惧、焦虑心理。

5. 观察药物不良反应

（1）吡喹酮不良反应短暂而轻，主要有头晕、头痛、乏力、轻度腹痛等，一般不需处理。

（2）应用硫氯酚时，应注意有无恶心、呕吐、腹痛、腹泻及皮肤荨麻疹等症状；如患者突然出现烦躁、呼吸急促、发绀、血压下降、喉头水肿，多为过敏性休克征兆，应立即吸氧，迅速报告医生共同抢救。

【健康宣教】

1. 开展卫生宣传教育

（1）改变群众生食、半生食水生贝壳类、蝲蛄及饮用生溪水的习惯，是防止人体受感染的关键。

（2）彻底治疗病兽，管理好动物传染源，不随地吐痰及大小便，防止虫卵入水。

2. 疾病知识指导

（1）讲述疾病知识，特别是咯血、窒息的预防，并告知患者治疗药物、疗程及预后等。

（2）本病预后与患者所感染的虫种、寄生部位及感染程度有关，一般患者预后较好，但有脑组织破坏者预后较差，可致残疾等。

三、脑型血吸虫

血吸虫病多发生在亚洲和热带地区，在我国流行的血吸虫为日本血吸虫。血吸虫患者中有 2%~4% 出现脑部症状。

【病因】

随粪便排出的血吸虫卵在水中孵化成毛蚴，进入中间宿主钉螺体内发育成尾蚴后，离开钉螺，在水面游动。人接触到这种疫水后，尾蚴可经皮肤钻入人体内，成虫主要寄生于门静脉系统，排出大量虫卵，使肝脏及肠系膜的静脉阻塞而产生一系列消化系统受损的临床症状，还可以在其他部位引起病变，以脑和肺常见。

【临床表现】

感染血吸虫后数周至数年出现脑部症状。根据临床表现可分为急性和慢性两大类。

1. 急性型 在感染后 4~6 周出现，常暴发起病，以脑膜脑炎（高热、嗜睡、意识障碍、昏迷、躁动、锥体束征、痉挛发作与脑膜刺激征）、脊髓炎和周围神经炎为主要表现。

2. 慢性型 在感染后 3~6 个月出现，也有在感染后 1~2 年发病者。因虫卵引起肉芽肿形成而表现类似于颅内肿瘤，出现癫痫发作（常为部分性，也可为全身性）、颅内高压及偏瘫、偏身感觉障碍等局灶性神经系统损害的症状及体征。脊髓肉芽肿形成可引起急性不全性横贯性脊髓损害体征。

【处理原则】

1. 病因治疗 首选吡喹酮,不但可杀死血吸虫成虫,还可杀灭虫卵并抑制虫卵肉芽肿生长。此外还可选用硝硫氰胺、酒石酸锑钾治疗。

2. 对症治疗 癫痫发作给予抗癫痫治疗;有颅内高压者给予脱水降低颅内压治疗。

3. 手术治疗 可根据情况采用病灶摘除或去骨瓣减压术。

(1)有大的血吸虫性肉芽肿,引起明显的颅内压增高,药物治疗无效。

(2)脑部炎性水肿反应造成急性颅内压增高、脑脊液循环通路阻塞或脑疝形成,内科药物脱水减压处理无效时,应考虑手术减压后药物治疗。

【护理评估】

1. 严密观察意识、瞳孔及生命体征的变化。

2. 观察呕吐的性质、伴随症状及肢体活动情况,监测体温变化,观察有无锥体束征及脑膜刺激征等神经系统阳性体征。

3. 观察血压和尿量,有无水电解质失衡,观察脱水效果。

【护理诊断 / 护理问题】

1. 体温过高 与血吸虫感染后虫卵和毒素作用有关。

2. 潜在并发症:脑疝。

3. 焦虑 与担心疾病预后有关。

【护理目标】

1. 严密观察生命体征,及时发现病情变化,积极配合抢救。

2. 患者情绪平稳,舒适感增强,能配合治疗护理工作。

【护理措施】

1. 保持病室安静整洁,限制探视及陪护人员,取头高位,抬高床头 15°~30°,以利颅内静脉回流,减轻脑水肿。

2. 高热的患者,鼓励其多喝水,酌情给予物理降温,温水擦浴。

3. 病原治疗的患者,在服药期间应密切观察病情,发现问题及时处理。

4. 恢复期患者,鼓励加强语言练习和肢体功能锻炼。

5. 脑型血吸虫病患者因起病急、病情重,患者及家属对疾病知识了解有限,常有极大的恐惧感,护士应加强沟通,耐心讲解相关疾病知识,以解除患者不安情绪,正确对待疾病,积极配合治疗。

【健康宣教】

1. 告知患者及其家属疾病的诊断和治疗结果及预后,不要接触疫水,以免再次感染血吸虫。

2. 有癫痫发作患者,详细交代继续服用抗癫痫药物的方法、疗程及注意事项,并叮嘱患者必须定期专科门诊复查。

3. 复查内容包括血常规、肝功能、腰穿、头颅 CT 或 MRI、EEG 及肝脾 B 超等。

4. 一般病情稳定 3~6 月复查 1 次,追踪观察 3~5 年,病情有变化时随诊。

四、脑包虫病

【病因】

脑包虫病(brain echinococcosis)又称脑棘球蚴病,是狗绦虫的幼虫侵入脑组织或颅骨与硬膜之间,发育成包虫囊肿所致,其发病率约为全身包虫病的 1%。好发于儿童,患者与狗、羊有密切接触史,常见于畜牧地区,我国主要散发于西北地区。

【临床表现】

1. 原发型　主要的临床特点是颅内压增高和癫痫发作。

(1)棘球蚴逐渐增大,造成颅内占位效应,并对脑室系统压迫和梗阻,以致颅内压增高。

(2)囊肿较大的出现头痛、恶心、呕吐,视力减退和视盘水肿等。

(3)由于包虫囊肿扩张性生长,刺激大脑皮质,引起癫痫发作。

(4)囊肿所在部位产生局灶性症状,如偏瘫、失语、偏身感觉障碍等。

2. 继发型

(1)症状比较复杂,一般分原发棘球蚴破入心内期、潜伏静止期和颅内压增高期。

(2)继发棘球蚴破入心内,由于大量棘球蚴的内容物突然进入血流,可出现虚脱、呼吸急迫、心血管功能障碍以及变态反应等症状。

(3)由于棘球蚴不断长大,且系多个,分布广泛,所以该型临床特点与脑转移瘤相似。

【处理原则】

1. 手术治疗　早期手术摘除是重要的治疗方法,以完整切除囊肿为原则。

2. 药物治疗　抗寄生虫药物可使囊肿缩小,阻止变态反应和外科手术后的继发性脑包虫病。

3. 对症治疗

(1)应用脱水剂,降低颅内压。

(2)抗癫痫治疗。

【护理评估】

1. 评估患者是否有狗、羊的接触史。

2. 评估患者意识、瞳孔、生命体征变化及肢体活动情况。

3. 评估患者是否有颅内压增高的征象,如头痛加剧、呕吐频繁、反应迟钝、意识障碍加深,应警惕脑疝的发生。

4. 评估患者是否有癫痫发作的情况。

5. 评估患者排便情况。

6. 评估患者的心理状态及自我调节能力。

【护理诊断/护理问题】

1. 疼痛 与颅内压增高有关。
2. 潜在并发症:脑疝、癫痫。
3. 焦虑 与担心疾病预后有关。

【护理目标】

1. 严密观察生命体征,及时发现病情变化,积极配合抢救。
2. 患者疼痛减轻,情绪稳定,积极配合治疗护理。

【护理措施】

1. 休息与活动 急性期多休息,减少活动,如出现头晕、头痛等情况应卧床休息,必要时留家属陪护。
2. 用药护理 告知用药的目的及有可能出现的不良反应;对颅内感染者正确合理使用敏感抗生素。
3. 饮食护理 加强营养,预防全身感染;避免再进食生肉极有可能携带寄生虫病原体的生食,养成良好的卫生习惯。
4. 心理护理 鼓励患者树立战胜疾病的信心,寄生虫病是可治之病,消除其恐惧心理。

【健康宣教】

1. 疾病预防
(1)强化和普及健康教育。
(2)对家犬登记管理、严格控制无主犬。
(3)治疗犬病。
(4)严格管理市场和家庭屠宰,防止家犬接触包虫感染的脏器。
2. 按时服药、定期复查;如有不适及时就诊。
3. 提高自身免疫力,养成良好的生活习惯,增强体育锻炼,注意劳逸结合。
4. 正规饲养犬、羊等,以免它们感染寄生虫病原体。

第七章　功能性疾病及护理

第一节　概　　述

功能神经外科是神经外科的一个重要组成部分,它是运用各种外科手术技术改善中枢神经系统的功能失调,通过对中枢神经系统特定的神经根、神经通路或神经元群等进行刺激、破坏或重建,实现新的各系统之间的平衡,达到缓解症状、恢复神经功能目的的一门学科。与传统的神经外科相比,功能神经外科的发展与先进技术及科技产品结合得更为紧密,高新技术的发展极大推动了功能神经外科的发展。

虽然功能神经外科的历史可以追溯到公元前46年,当时古罗马医生用电鳐放电为患者治疗头痛,但是早前的有关功能神经外科的工作大多以对大脑电信号的采集记录以及对大脑进行电刺激研究脑功能为主。直到1925年神经病学家Jackson才认识到癫痫是由皮质神经细胞的过度放电所致,这一伟大的提示,奠定了今日癫痫和癫痫外科的基础,在1936年Gibbs记录到癫痫发作期脑电图的棘波之前,癫痫外科都是以Jackson观点主导的以切除癫痫症状对应区域为主的手术,脑电图应用之后即成为寻找电生理致痫灶、指导癫痫外科手术的重要工具。1947年,Spiegel和Wycis教授发明了首个比较完善的人脑立体定向手术头架系统,并在1950年,首次通过立体定向技术为一位亨廷顿舞蹈病的患者施行了脑内苍白球和丘脑背内侧核团注射微量酒精的毁损手术,术后患者的肢体震颤有了一定的好转,这一手术标志着立体定向功能神经外科正式成立。1967年10月,Shealy医生为1例癌痛患者植入了脊髓电刺激设备,完成了首例脊髓电刺激手术并达到了满意的治疗效果。1968年美敦力公司的植入式脊髓电刺激器正式商业上市,这一发明的问世标志着神经调控学的诞生。在短短的半个世纪时间里,功能神经外科得到了迅猛的发展,目前是神经外科领域发展最迅速、最有活力的分支学科之一。随着磁共振(MRI)、正电子发射计算机断层显像(PET-CT)、脑磁图(MEG)等检查技术的发明发展,脑电技术的成熟以及皮质脑电监测技术和立体定向脑电监测技术的出现,致痫灶定位技术日渐完善,癫痫外科得到了长足的发展,近些年来随着Rosa机器人辅助下电极埋藏技术的发展,可以以更小的创伤在更短的时间内置入电极。除了电极埋藏,在机器人辅助下也可以行颞叶深部结构热凝损毁术和精准干细胞移植术,必将使更多的患者受益。随着适用于全身各个不同部位的神经电刺激器的发明问世,脑深部电刺激术、脊髓电刺激术、迷走神经电刺激术等神经调控手术不断进入临床,为越来越多的患者医治以往传统神经外科无法治疗的病症。

目前功能神经外科研究和诊治的疾病包括:运动障碍性疾病(帕金森病、肌张力障碍、特发性震颤等)、药物难治性癫痫、脑神经疾病(三叉神经痛、面肌痉挛、舌咽神经痛等)、疼痛(幻肢痛、癌性疼痛等)、精神疾病(强迫症、抑郁症、抽动秽语综合征)、痉挛状态等。国际上接受脑深部电刺激手术及迷走神经电刺激手术的患者均已超过14万。我国功能神经外科疾病发病率较高,据统计难治性癫痫患者超过900万,2006年,我国有帕金森病患者200万例,2030年将达500万例,如果将精神疾病、疼痛、药物成瘾等患者统计在内,保守估计我国神经调控技术的适用对象将超过5 000万例。随着接受手术患者的增多,寻求更好的调控模式至关重要,以反馈式电刺激为代表的智力神经调控理念的提出,旨在实现快速、动态的调节脑网络,加速脑功能性疾病采用脑深部电刺激治疗后的起效时间及加强治疗效果。研究的目标是在帕金森病中可以通过检测异常的β振荡来自行调节电刺激的参数,以更好地控制症状。此外,随着对癫痫等疾病的进一步研究表明,脑功能性疾病大都涉及神经网络问题,而非局限性疾病。在颞叶癫痫大鼠模型中,丘脑前核局部场电位变化早于临床发作,所以可以通过癫痫的网络早期识别癫痫发作并且应用反馈性电刺激来控制癫痫发作。因此相信反馈性电刺激也必将使得神经调控技术达到新的高度。

功能神经外科的蓬勃发展,也带动了护理学的发展,对护理人员的专业素养提出了新的要求,对能力的要求亦达到了新的高度,日新月异的技术革命在很大程度上提高了护理人员的专业敏感性,本章节就当今功能神经发展的重点方向进行阐述,以培养高精尖的功能神经外科护理人才。

第二节 慢 性 疼 痛

疼痛是伴随现有的或潜在的组织损伤而产生的生理和心理因素复杂结合的主观感受。2001年国际疼痛学会(International Association for the Study of Pain, IASP)对疼痛的定义是:疼痛是一种令人不快的感觉和情绪上的主观感受,伴有现存的和潜在的组织损伤。疼痛对个体的认知、情绪等心理过程有消极影响。疼痛会干扰个体的选择性和持续性注意,损害其记忆功能,长期疼痛还会诱发焦虑和抑郁等情绪。Ohayon等对3 011名德国人调查发现慢性疼痛的患病率为24.9%。神经外科很早就开展微血管减压治疗三叉神经痛和舌咽神经痛。随着医疗技术的不断发展和人们生活水平的逐渐提高,疼痛作为继体温、脉搏、呼吸、血压四大生命体征之后的第五生命体征,正日益受到医学界及患者的关注。国内的慢性顽固性疼痛的治疗近年来发展迅速,治疗手段更加多样化并与国际接轨,许多大医院成立了疼痛专科。对于癌痛等慢性炎症性疼痛,采用吗啡药物输注治疗;周围或中枢神经损伤后的顽固性神经病理性疼痛,除传统的药物、理疗、神经阻滞射频技术外,可以尝试周围神经、神经根、脊髓、丘脑、大脑皮质等不同疼痛传导部位的神经电刺激。其中脊髓电刺激应用范围最广,不但对周围神经损伤后疼痛效果好,而且对周围缺血性疼痛、顽固性心绞痛都有确切疗效。运动皮质电刺激近年来除用于治疗中枢痛、幻肢痛外,还可用于脑出血后瘫痪肢体的恢复,但目前对皮质刺激的疗效及最佳部位尚不确定,仍需多中心临床研究的大宗数据。

神经病理性疼痛(NP)是由周围和(或)中枢神经系统原发性和(或)继发性损害、功能障碍或短暂性功能紊乱引起的疼痛,表现为以痛觉过敏(hyperalgesia)、异常性疼痛(allodynia)和自发性疼痛(spontaneous pain)为特点的综合征。

【病因】

1. 周围神经与脊髓 周围神经受到损伤,可造成神经纤维的病理改变,轴突损伤区及脊髓背根神经节(DRG)神经元细胞膜上离子通道密度和开放特性发生改变,使外周传入纤维兴奋性和传导性改变,传导痛觉刺激的 Aβ 纤维(触觉神经元)和 C 纤维(痛觉神经元),特别是 C 纤维兴奋阈值升高,损伤性刺激使其兴奋,从而产生病理性疼痛。

2. 高位中枢　脊髓以上的丘脑、大脑皮质躯体感觉区及中脑灰质神经元参与痛觉过敏,而神经损伤后下行易化调节系统功能改变则可能参与脊髓敏化的维持,因此,脑内结构损害及功能失调构成了难治性神经病理性疼痛的中枢性病因。

【临床表现】

主要表现为痛觉过敏、异常性疼痛及自发性疼痛。痛觉过敏系指对伤害性刺激产生过强的伤害性反应,异常性疼痛是指对非伤害性刺激产生伤害性反应,自发性疼痛则是指在无可见的刺激条件下出现疼痛。

【处理原则】

神经病理性疼痛的治疗药物,包括抗抑郁药、抗癫痫药、N-甲基-D-天冬氨酸(NMDA)受体阻断药、交感神经阻断药、阿片类镇痛药等,规范用药可使大多数患者的疼痛症状得到缓解。神经病理性疼痛的外科治疗经历了较长的发展过程,在疼痛治疗中占有重要地位,包括神经调控技术、神经损毁术和神经血管减压术等。

1. 神经调控技术

(1)外周神经电刺激术:外周神经电刺激术(PNS)是直接将刺激电极植入相应的周围神经,通过脉冲刺激达到控制疼痛之目的,是治疗交感神经介导的慢性疼痛综合征和单纯周围神经病变引起的难治性疼痛的重要方法,适用于慢性、药物难治性及难以忍受的神经病理性疼痛。枕神经电刺激术(ONS)主要适用于外伤后、外科手术后引起的枕神经分布区域的疼痛;眶上神经电刺激术(SNS)以外伤后、外科手术后引起的三叉神经分布区域的病理性疼痛(如额窦手术及开颅手术后的疼痛)为主要适应证;枕神经和眶上神经电刺激术也已在实验室中被用于治疗偏头痛和丛集性头痛。但感觉完全缺失,如痛觉缺失及试验性刺激治疗失败则为外周神经电刺激术的禁忌证。外周神经电刺激术对神经源性疼痛较伤害性疼痛更为敏感,是治疗头面神经痛的一种安全且有效的方法。具备成熟外科技术条件的医疗单位,外周神经电刺激术的长期有效率超过 50%。

(2)脊髓电刺激术(SCS):脊髓电刺激术是将电极植入椎管内,以电脉冲刺激脊髓治疗疼痛的一种神经调控方法。外科手术方法为:在局部麻醉下,于 X 线引导下,经皮穿刺将测试电极植入相应脊髓节段的硬脊膜外,外接体外刺激器进行试验性治疗 3~5 天,观察其疼痛控制效果,如果疼痛减轻程度超过 50%,为治疗有效,可以进行永久性电极植入。于全身麻醉下,植入连接导线和脉冲发生器,或打开相应脊髓节段的椎板,更换外科电极置于硬脊膜外并固定,植入连接导线和脉冲发生器并连接。其作用机制存在多种学说,包括脊髓门控机制、阻断神经传导通路、降低交感神经兴奋性和激活神经递质受体等。脊髓门控机制学说最早提出,应用广泛。其主要理论为电刺激产生经 Aβ 粗触觉纤维传导的麻木振动感,逆行抑制脊髓对痛觉纤维传入信号的接收,从而达到镇痛效果,同时具有扩张血管、改善微循环的作用。治疗频率 5~500Hz、电压 0.30~15.00V、波宽 0.10~1.00ms,以患者自觉疼痛缓解并且无不良刺激反应为宜。

(3)运动皮质电刺激术:运动皮质电刺激术(MCS)系将电极植入中央前回运动皮质

表面,应用 fMRI 定位上、下肢和面部的运动皮质,术中应用神经电生理学监测,如术中体感诱发电位(SEPs)N20/P20 及皮质电刺激诱发对侧运动反应等方法,结合功能神经导航将电极植入相应区域的运动皮质硬脑膜外,通过脉冲发生器给予适当的脉宽、频率和电压发放电刺激脉冲,以达到治疗疼痛之目的。该方法主要适用于药物难治性传入性神经阻滞及神经病理性疼痛,包括脑卒中、外伤或多发性硬化所致中枢性疼痛、常规治疗无效的三叉神经痛、痛性麻木和带状疱疹后遗神经痛(PHN)、臂丛神经撕脱伤后疼痛,以及幻肢痛、残肢痛等。对于药物难治性疼痛,运动皮质电刺激术的有效率为 40%~70%,患者仅有轻微的对侧肢体肌力减弱,而无严重并发症。脑皮质血流动力学研究显示,在刺激过程中,躯体感觉皮质的血流量并无改变,因此推断此种治疗方法可能是通过激活下行网状系统轴突而非通过尖树突或细胞体而发挥作用。在刺激过程中,其同侧丘脑腹外侧、内侧丘脑、岛叶、扣带回膝部、脑干等与疼痛相关的组织结构血流量增加。如果患者肌力明显下降,则不宜行运动皮质电刺激术,因为该术式需要完整的皮质脊髓束参与才能发挥控制疼痛的作用。

(4)脑深部电刺激术:脑深部电刺激术(DBS)通过立体定向仪引导将电极植入脑深部核团,植入胸前的脉冲发生器可发射高频电脉冲刺激,使相应神经核团产生一系列生物化学和物理效应,从而达到有效的镇痛目的。在试验性刺激效果良好的患者中,有超过 80% 难治性腰椎疼痛(腰椎术后疼痛综合征)患者和 58% 脑卒中后疼痛患者,经脑深部电刺激术治疗后获得持续性疼痛缓解。总之,有 25%~35% 患者可获得长期疼痛缓解,其缓解率甚至可达 80%。

(5)其他神经调控方法:还有经皮神经电刺激术(TENS)、经皮脊髓电刺激术(TSE)、经皮(穴位)神经电刺激术(TEAS),也在神经病理性疼痛中得到不同程度的应用。神经调控技术疗效肯定、创伤小、具有可逆性和可调节性,对脑和神经组织无损害,因此,越来越多的患者和临床医生选择神经调控技术。但是,神经调控的植入装置费用十分昂贵,限制了其在临床的普及应用,目前,国内的清华大学自主研发的脑深部电刺激已进入临床应用,使该治疗方法在国内得以推广,在疼痛领域的运用仍需进一步的临床研究。

2. 神经损毁术

(1)立体定向脑内核团损毁术:痛觉冲动从感受器传导至大脑皮质,主要通过特异性和非特异性传导系统,立体定向脑内核团损毁术治疗疼痛的原理是在痛觉传导通路和调节痛觉的结构上制造损毁灶,从而阻断痛觉传导或调节痛觉中枢,达到缓解疼痛之目的。

(2)脊髓背根入髓区损毁术:20 世纪 60 年代研究发现,脊髓背根入髓区与痛觉传导有关,并开始探讨将其作为疼痛治疗的靶点。1981 年,Nashold 和 Bullitt 首先将脊髓背根入髓区切开术用于治疗脊髓损伤后的去传入性疼痛,并取得了良好的疗效。关于脊髓背根入髓区损毁术的原理,大多数学者认为是永久性破坏伤害性传入通路的二级神经元,从而缓解疼痛症状。脊髓背根入髓区损毁术的最佳适应证是臂丛神经撕脱伤后疼痛和脊髓或马尾神经损伤后疼痛。有文献报道,采用脊髓背根入髓区损毁术治疗臂丛神经撕脱伤后疼痛,长期随访有 63%~87% 患者疼痛缓解满意,但疼痛减轻在术后 3 年时比较稳定,5 年后疼痛改善效果逐渐减弱,但疗效仍然满意。脊髓背根入髓区损毁术的并发症主要包括患肢浅感觉减退或缺失范围扩大、同侧下肢深感觉障碍,以及肌力下降、脑脊液漏等。

(3)其他损毁性手术:有交感神经切除术、神经切断术、脊髓前侧柱切断术、脊髓前联合切开术等,均有文献报道,但临床应用较少。

3. 神经血管减压术　目前,微血管减压术(MVD)已经成为治疗三叉神经痛和舌咽神经痛的首选外科治疗方法。

【护理评估】

1. 评估方法

(1)视觉模拟评估法(visual analogue scale, VAS):在无痛与剧痛之间划一条长线(一般长为100mm),线上不作标记、数字或词语,以免影响评估结果。一端代表无痛,另一端代表剧痛,让患者在线上最能反映自己疼痛程度之处划一交叉线。

(2)文字描述评估分量表(verbal descriptors scale, VDS):醒目、便于理解,但对文化程度低或不识字的人难于应用。

(3)数字评估分量表(numerical rating scale, NRS):由患者在10分制的标尺上根据疼痛自评:0级为无疼痛,1~3级为轻度疼痛,4~6级为中度疼痛,7~10级为重度疼痛。

(4)面部疼痛表情量表:由6个面部表情来表达疼痛程度,从微笑(代表不痛)到最后痛苦的哭泣(代表无法忍受的疼痛)。适用于任何年龄、无特定的文化背景及性别要求、各种急慢性疼痛的患者,特别是老人、小儿以及表达能力丧失者,患者能立即指出能反映他疼痛的那张面部表情图(图1-4-1)。

(5)Mcgill疼痛分级:用问答法将疼痛分为5级。0级无疼痛,;1级有疼痛感但不严重;2级轻度疼痛,不舒适;3级疼痛,痛苦;4级疼痛较剧,恐惧感;5级剧痛。

(6)按世界卫生组织的疼痛分级标准进行评估,疼痛分为4级:

1)0级:指无痛。

2)1级(轻度疼痛):平卧时无疼痛,翻身咳嗽时有轻度疼痛,但可以忍受,睡眠不受影响。

3)2级(中度疼痛):静卧时痛,翻身咳嗽时加剧,不能忍受,睡眠受干扰,要求用镇痛药。

4)3级(重度疼痛):静卧时疼痛剧烈,不能忍受,睡眠严重受干扰,需要用镇痛药。

(7)Prince-Henry评分法

1)0分:咳嗽时无疼痛。

2)1分:咳嗽时有疼痛发生。

3)2分:安静时无疼痛,但深呼吸时有疼痛发生。

4)3分:静息状态时即有疼痛,但较轻微,可忍受。

5)4分:静息状态时即有剧烈疼痛,并难以忍受。

2. 评估患者用药史,对各类镇痛药的敏感程度,有无滥用药物,对药物的依赖性及成瘾性。

【护理诊断／护理问题】

1. 疼痛　与神经病理性疼痛有关。
2. 焦虑与抑郁　与长期疼痛有关。
3. 活动无耐力　与疼痛有关。
4. 睡眠障碍　与疼痛有关。

【护理目标】

1. 保持患者情绪稳定,配合治疗。
2. 遵医嘱保证患者药物的合理运用。

【护理措施】

1. 术前护理

（1）心理护理：对患者进行动态疼痛评估，护士适时了解患者的疼痛情况，可准确及时地给予相应的疼痛护理治疗，如健康宣教、按摩、口服镇痛药、静脉给药、经皮给药等镇痛，实施针对性的指导或健康教育，如对镇痛、镇痛药、评估方法等的认识，借助图片、视频等形式进行交流示范，鼓励患者表达出内心的感受，并耐心倾听患者的倾诉。

（2）给药护理：药物镇痛是围手术期治疗疼痛的主要手段。1986年世界卫生组织发布了癌症疼痛治疗指南，确定了癌症疼痛三阶梯治疗方案，到目前仍作为临床疼痛治疗的模式。

1）按阶梯给药：镇痛药的选择应根据疼痛的程度由轻到重，按顺序选择不同强度的镇痛药，即第一阶梯到第三阶梯。如患者首次就诊时的疼痛是中至重度，其治疗药物应从第二或第三阶梯开始。

2）按时给药：镇痛药应有规律的按时给药，而不是需要时才给。第二剂量应在前一剂量药效消失之前给予，以持续解除患者疼痛。不要在患者感觉疼痛时才给药，更不得拖延给药时间。如患者突发剧烈疼痛，急需镇痛药援助时，给药应在原用药方案基础上增加1次，剂量按规定的每4小时1次剂量的50%~100%。晚上睡前可增加药物剂量的50%~100%，以保证无痛睡眠。

3）尽可能口服给药：镇痛药最好的给药途径是口服。口服给药方便、血液浓度相对稳定，既可避免注射给药带来的创伤，又可提高患者的独立性，患者可在家中接受疼痛控制。

4）个体化给药：患者对麻醉药品的敏感度个体之间差异很大，所以阿片类药物并没有标准剂量，应做到个体化。应该说凡能使患者疼痛得到缓解的剂量就是正确的剂量。因此个体化给药应在医生的指导及监测下进行，患者不能随意调节药物的剂量。

5）注意具体细节：有效的疼痛控制取决于医生、护士、患者共同合作。护士应将有关疼痛、疼痛评估、使用药物及其他缓解疼痛的方法，准确明白地告诉患者及家属，让其相信准确、合理的疼痛治疗可以有效帮助患者控制疼痛，纠正患者及家属惧怕药物成瘾的思想观念，让患者主动报告疼痛，参与疼痛的治疗。用药后必须在1~2天内做到定时评估，以便及时调整药物，以此保证最佳的药物治疗剂量，并将药物的副作用降至最小。

（3）术前准备：常规禁食水，根据术式进行备皮，脊髓电刺激颈后及腋下备皮，脑深部电刺激头部及腋下备皮。

2. 脑深部电刺激术后护理

（1）一般护理：全麻术后常规护理，24小时内卧床休息，减少活动；术后鼓励早期进食，增强抵抗力；协助进行生活护理，满足生活需求；常规给予止血药，以防颅内出血；遵医嘱应用抗生素，预防感染。

（2）专科护理

1）脑水肿：术后出现不同程度的脑水肿，常为手术创伤后反应，尤其是颅内电极的置入，导致穿刺道及电极周围脑组织的水肿。术后6小时持续低流量吸氧，以预防和减轻脑水肿。密切观察患者的意识、瞳孔、生命体征及肢体活动情况，出现异常应及时报告医生并遵医嘱给予对症处理。

2）出血：手术微电极穿刺靶点过程中可能会损伤到血管，虽立体定向能精确地定位并避开重要的神经血管，但仍避免不了一些小血管的损伤，且靶点靠近内囊、丘脑等重要区域，术后 48 小时内应特别注意观察患者的意识、瞳孔及生命体征的变化,如出现脉缓、血压升高、瞳孔不等大、肢体功能感觉障碍等,提示颅内压升高或颅内血肿,应及时报告医生,遵医嘱行脱水、止血治疗的同时应早期复查 CT,及时发现颅内血肿,并尽早给予对症治疗。

3)伤口护理:观察头部及胸部伤口有无渗血、渗液以及患者有无红、肿、热、痛等感染征象;脉冲发生器放置在胸壁皮下,此处皮下组织薄,不易吸收渗血渗液,短期内易出现红肿等刺激症状,数日后可自行缓解。应告知患者右上肢不宜较大幅度地活动,尤其是外展,易导致伤口裂开,且胸部伤口接近腋下,易被汗液污染导致感染,应避免抓挠伤口,尽量保持伤口周围清洁、干燥,避免不良刺激,一旦出现红、肿、热、痛等感染征象应尽早报告医生并做处理。术后患者伤口肿胀疼痛,应耐心安慰患者,消除顾虑,适当抬高床头 15°~30°,减小切口张力。

4)用药护理:因术后 2 周之后方开机调试,患者在此之前仍按原剂量服用药物,待开机后症状改善,找到了最佳刺激参数,药物可酌情减停。

5)心理护理:手术损伤、麻醉反应、疼痛刺激、担心手术风险、昂贵的手术费用、知识缺乏及担心疾病预后等原因常导致患者及家属的恐惧、焦虑,从护理的角度让患者及家属全面地了解手术利弊,以及手术治疗的大致过程,使患者及家属以更加平和的心态接受手术及后续治疗。

6)潜在并发症:感染、腐蚀、皮肤磨损、电极折断、电极移位、植入装置故障在术后任何时期都有可能发生。在导线的隧道尤其是连接点部位可能出现皮肤磨损,穿刺电极引流作用可能发生脑脊液漏;放置脉冲发生器的皮下囊袋创面较大,缺少吸收功能,可能出现皮下血肿或渗液,有导致继发感染的可能。应密切观察患者意识、瞳孔、生命体征及肢体活动情况等变化,观察头部伤口有无渗血、渗液。

3. 脊髓电刺激术后护理

(1)一般护理:植入临时电极进行电刺激试验治疗期间,严密监测患者生命体征,定时换药,观察创口敷料情况及有无脑脊液漏;遵医嘱进行防感染、镇痛、止血、对症支持治疗;指导患者操作体外刺激器,告知刺激感受如同按摩感,如有变化或不快感及时报告医生。

(2)脊髓刺激器的使用及维护:观察脊髓刺激器运转情况,并记录各种参数,患者的自我报告是评估患者疼痛的唯一可靠标准,因此,刺激的电压、脉宽、频率设定因人而异,根据患者的主诉和 VAS 评分进行调节;注意对刺激器的保护,治疗期间患者禁止行短波透热疗法、微波透热疗法、超声波透热疗法和磁共振,防止造成刺激器的损坏;嘱患者不淋浴,如有出汗及时更换创口敷料,创口出现红、肿、热、痛要及时处理,防止感染;能下床患者避免剧烈活动,如颈部、躯干过度屈伸或回旋等,避免摔倒和受碰撞,患者避免长时间坐姿,不要拿超过 2.5kg 的物品,翻身时避免牵拉导线,防止电极移位;对长期卧床患者,功能锻炼时避免弯曲、扭转、伸展身体。

(3)疼痛评估:每 2 小时用 VAS 评分法评估并记录患者疼痛缓解的情况。VAS 评分呈下降趋势,疼痛缓解,更换永久性刺激器,若疼痛缓解效果不明显,视为无效,则予以取出临时电极,不再埋置永久性刺激器。

(4)置入永久性刺激器后的观察和护理:置入后 6 小时内,每小时监测生命体征,观察创口敷料,如有出汗及时擦身并更换创口敷料,预防感染;置入后 2 天协助患者下床活动,活动时注意保持肩与腰要同一方向,避免手臂举过头和肩、腰部用力伸展等运动;置入后继续应用 VAS 评分法评估并记录疼痛缓解情况,每 2 小时评估 1 次,刺激器置入后 2~3 天内 VAS 评分会因为伤口处疼痛有所提高,严密观察。

【健康宣教】

1. 建立通讯联系卡,了解患者康复期状况并及时指导患者调整刺激器参数。鼓励患者进行康复运动,保持愉悦心情,如出现感觉异常及时就诊。

2. 告知患者及家属心脏起搏器、超声设备、电疗器、防盗器等能影响刺激器,不要接近雷达天线、广播天线、高压设备及强磁场,开机状态时不能做高场强的检查。

3. 清楚刺激器型号、电量使用时间或电池寿命,按时充电或换电池。

4. 遵医嘱进行规律的术后程控和随访,随着疼痛的改善情况调整药物。

第三节　癫　　痫

癫痫是指由多种原因引起脑部神经元群阵发性异常放电所致的发作性运动、感觉、意识、精神、自主神经功能异常的一种神经科常见疾病、多发病。包括三个要素:至少1次的癫痫发作,反复癫痫发作的倾向及易感性,有相应的神经生物学、认知、心理及社会等各方面的影响和障碍。有至少1/3的患者药物治疗困难,需要考虑癫痫外科治疗。

【病因】

1. 先天性疾病　如染色体异常、遗传性代谢障碍、脑畸形及先天性脑积水等。

2. 中毒　铅、汞、一氧化碳、酒精等中毒,以及全身性疾病如肝性脑病、高血压综合征、急进性肾炎、尿毒症等,均可引起癫痫发作。

3. 颅内肿瘤　30岁以后发生癫痫的患者,除脑外伤外,脑肿瘤是常见原因,尤其是缓慢生长的胶质瘤、脑膜瘤等。

4. 产伤　颅脑产伤是婴儿期症状性癫痫的常见原因。

5. 挫伤、出血和缺血　导致局部脑组织软化,日后成为癫痫灶。成人闭合性脑外伤后约有5%发生癫痫,重症及开放性脑外伤发生癫痫的更多,可达30%左右。

6. 感染　各种脑炎、脑膜炎、脑脓肿急性期的充血、水肿、毒素的影响及血液中的渗出物都能引起癫痫发作,痊愈后形成的瘢痕及黏连也可能成为癫痫灶;寄生虫,如脑血吸虫病、脑囊虫病常引起癫痫。

7. 脑血管病　除血管畸形产生癫痫发作时年龄较轻外,脑血管病癫痫多见于中老年人。出血性及缺血性脑血管病均可引起癫痫。病后1年左右开始发生癫痫的约占5%。

8. 变性疾病　如结节性硬化症、阿尔茨海默病等也常见有癫痫发作。

9. 营养代谢疾病　低血糖、糖尿病昏迷、甲亢、维生素 B_6 缺乏症等均可引起癫痫发作。

10. 高热惊厥　儿童期严重或频繁的高热惊厥容易造成局部脑缺氧或水肿,日后形成癫痫灶而致病。

11. 遗传因素　影响癫痫发作,在特发性癫痫的近亲中,患病率为2%~6%,高于一般人口的0.5%~1%;在症状性癫痫患者的近亲中,癫痫发病率为1.5%,也高于常人。提示同样患病时,癫痫遗传性的作用。有些症状性癫痫的病因,如高热惊厥和结节硬化等,本身即系遗传性疾病。经过基因及代谢筛查,部分难治性癫痫和遗传有密切关系。

【诱因】

1. 年龄　年龄对癫痫的发病率、发作类型、病因和预后均有影响。癫痫的初发年龄多在 20 岁以前,占 60%~80%。在年龄与病因方面,新生儿期和婴儿期首次有癫痫发作者多为脑器质性疾病,如产伤、感染、先天性脑部疾病等。原发性癫痫多在 20 岁以前开始发作,其中有 6~10 岁和 14~17 岁两个高峰年龄。青年及成年时,颅脑外伤是一个重要原因,中年期颅内肿瘤所致者较多见,老年期则脑血管病所致者占居首位。在另一方面,大脑发育过程也影响癫痫发作形式。例如儿童失神癫痫,多在六七岁开始,青春期后常转化为全身性强直 - 阵挛发作。又如婴儿痉挛症,多在 1 岁以内开始,数年后可转化为不典型失神发作、全身性强直 - 阵挛发作等。

2. 内分泌　在女性患者中,任何类型的发作通常在经期和排卵期频率增加。实验证明,雌激素低下时和黄体酮急剧下降时最易发作。少数患者仅在经期时发作,称为经期性癫痫。更有少数患者仅在妊娠早期有发作,称为妊娠性癫痫。

3. 睡眠　特发性强直 - 阵挛发作和肌阵挛发作常在早晨醒后发生,婴儿痉挛症发作常在醒后和睡前。良性儿童期中央 - 颞部癫痫大多在睡眠阶段发作。此外,睡眠不足常会导致发作。

4. 其他诱发因素　疲劳、饥饿、便秘、饮酒、情感冲动以及各种一过性代谢紊乱和变态反应,都能激发患者的发作。过度换气对于失神发作,过度饮水对于强直 - 阵挛发作,闪光对于肌阵挛发作,也有诱发作用。非感觉性诱因:如发热、过度换气、代谢紊乱、身体应激反应、情感紊乱和精神失常、睡眠(困倦、缺少睡眠、入睡、睡醒)、饥饿或过饱等。感觉性刺激:视觉刺激(光、阅读、电视)、听觉刺激(声音、音乐、巨响)、前庭刺激、嗅觉或味觉刺激、触觉或本体觉刺激。

【临床表现】

(一)发作分类

1. 全面性发作　强直 - 阵挛性发作、失神发作、强直发作、阵挛发作、肌阵挛发作、失张力发作等。

2. 部分性发作

(1)简单部分性发作:运动性发作、感觉性发作、自主神经性发作、精神性发作。

(2)复杂部分性发作:有意识障碍可为起始的症状,也可由简单部分性发作而来并可伴有自动症等。

(3)部分发作继发泛化:由部分性发作起始发展为全面性发作。

3. 难以分类的发作　跌倒发作、反射性发作。

(二)发作表现

1. 全身性发作

(1)强直 - 阵挛性发作:以意识丧失和对称性抽搐为特征。发作可分为三期:①强直期。患者突然意识丧失、跌倒、全身骨骼肌同时持续性抽搐、上睑抬起、眼球上翻、喉部痉挛、躯干和四肢紧张性伸直,持续 20 秒左右。②阵挛期。全身间歇性阵挛,频率由快变慢,松弛期逐渐延长,最后一次强烈阵挛后抽搐突然停止,本期持续约 1 分钟。此期因患者伴有阵挛性呼吸,唾液和支气管分泌物增多,同时可能会造成舌咬伤,因此口中有白沫或血沫,还可能发生尿失禁。在以上两期中可见心率加快、血压升高、支气管分泌物增多、瞳孔散大和对光反射消失、呼吸暂时中断、皮肤发绀,病理反射征阳性。③惊厥后期。呼吸首先恢复,继而心率、血压、瞳孔等恢复正常,意识逐渐清醒。自发作开始至清醒历时 5~10 分钟。清醒后常感头晕、头痛、全身酸痛和乏力,对抽搐全无记忆。个别患者在完全清醒前有一短暂的自动症或情感异常。

（2）失神发作:分为典型失神发作和非典型失神发作:

1）典型失神发作:发作时脑电图通常为规则而对称的 3Hz 棘 - 慢复合波及多棘 - 慢复合波,亦常为双侧性。发作间期脑电图往往正常,但可有阵发性活动（如棘波或棘 - 慢复合波）,这种活动一般规则而对称。失神发作的特点是突然起病,中断正在进行的活动,茫然呆视,可能有双眼短暂上翻,如果患者正在说话,则可变慢且中断;如正在走路,可突然站立不动;如正在进食,则食物在送往口腔的途中突然停止。此时与之说话往往无反应。当和有些患者说话时,可使其发作中止。发作持续数秒至半分钟,然后和开始一样迅速消失。可有以下几种类型:①仅有意识障碍的失神。发作表现如上所述,发作时无其他活动。②有轻微阵挛成分的失神。发作失神与上述单纯失神一样,但可出现眼睑、口角或其他肌群的阵挛性动作,其程度可由不易觉察的动作到全身肌阵挛性跳动;手中所持物品可以跌落。③有失张力成分的失神。发作时可有维持姿势和维持四肢的肌张力减低,导致头下垂,偶有躯干前倾、双臂下垂、紧握则可放松。偶尔张力减低到使患者跌倒。④有肌强直成分的失神。发作时肌肉可有强直性收缩,引起伸肌或屈肌张力对称性或非对称性增高。如患者正站立时,头可向后仰,躯干后弓,导致突然后退。头可强直性拉向一侧。⑤有自动症的失神。自动症表现如前述。在失神发作时,还可见似有目的的动作,如舔唇、吞咽、抚弄衣服或无目的行走等。如与之说活,则可咕哝作声或头转向说话声音处,当触碰或弄痒患者,则他可以用手来抚摸。自动症可十分复杂,也可很简短,有时不仔细观察不易发现。常出现混合性失神。⑥有自主神经成分的失神。以上②~⑥条可单独或共同出现。

2）非典型失神发作:发作时脑电图较杂乱,可包括不规则棘 - 慢复合波,快活动或其他阵发性活动。异常为两侧性,但常不规则和不对称。发作间期脑电图的背景往往不正常,发作性电活动常不规则和不对称。可有:①有肌张力改变,更明显;②起病和（或）停止均非突然。

（3）强直发作:表现为全身肌肉强烈的强直性痉挛,肢体直伸、头和眼偏向一侧、颜面青紫、呼吸暂停和瞳孔散大。躯干的强直发作造成角弓反张。脑电图示低电位的 10Hz 波,振幅逐渐升高。

（4）阵挛发作:表现为全身肌肉反复阵挛性抽搐,恢复较强直阵挛发作为快。脑电图示快活动、慢波及不规则棘 - 慢波。

（5）肌阵挛发作:呈突然、短暂的快速肌肉或肌群收缩,可能遍及全身,也可能局限于面部、躯干或肢体。可单独出现,亦可有规律地重复,晨醒和刚入睡时最易发生。脑电图示多棘 - 慢波。

（6）失张力发作:表现为肌张力的突然丧失,造成垂颈、张口、肢体下垂或全身跌倒,持续 1~3 秒,可有或无意识障碍。脑电图示多棘 - 慢波或低电位快活动。

2. 简单部分性发作

（1）运动性发作:表现为身体某一局部发生不自主抽动,多见于一侧眼睑、口角、手或足趾,也可波及 - 侧面部或肢体,病灶多在中央前回及附近,常见以下几种发作形式:

① Jackson 发作，异常运动从局部开始，沿大脑皮质运动区移动，临床表现抽搐自手指 - 腕部 - 前臂 - 肘 - 肩 - 口角 - 面部逐渐发展，严重者发作后可留下短暂性（半小时至 36 小时内消除）肢体瘫痪，称为 Todd 麻痹；②旋转性发作，表现为双眼突然向一侧偏斜，继之头部不自主同向转动，伴有身体的扭转，但很少超过 180°，部分患者过度旋转可引起跌倒，出现继发性全面性发作；③姿势性发作，表现为发作性一侧上肢外展、肘部屈曲、头向同侧扭转、眼睛注视着同侧；④发音性发作，表现为不自主重复发作前的单音或单词，偶可有语言抑制。

（2）感觉性发作：躯体感觉性发作常表现为一侧肢体麻木感和针刺感，多发生在口角、舌、手指或足趾，病灶多在中央后回躯体感觉区；特殊感觉性发作可表现为视觉性（如闪光或黑矇等）、听觉性、嗅觉性和味觉性；眩晕性发作表现为坠落感、飘动感或水平 / 垂直运动感等。

（3）自主神经性发作：出现苍白、面部及全身潮红、多汗、立毛、瞳孔散大、呕吐、腹痛、肠鸣音亢进、烦渴和欲排尿感等。病灶多位于岛叶、丘脑及周围（边缘系统），易扩散，出现意识障碍，成为复杂部分性发作的一部分。

（4）精神性发作：可表现为各种类型的记忆障碍（如似曾相识、似不相识、强迫思维、快速回顾往事）、情感障碍（无名恐惧、忧郁、欣快、愤怒）、错觉（视物变形、变大、变小，声音变强或变弱）、复杂幻觉等。病灶位于边缘系统。精神性发作虽可单独出现，但常为复杂部分性发作的先兆，也可继发全面性强直 - 阵挛发作。

3. 复杂部分性发作　占成人癫痫发作的 50% 以上，也称为精神运动性发作，病灶多在颞叶，故又称颞叶癫痫，也可见于额叶、嗅皮质等部位。由于起源、扩散途径及速度不同，临床表现有较大差异，主要分以下类型：

（1）仅表现为意识障碍：一般表现为意识模糊，但不是意识丧失。由于发作中可有精神性或精神感觉性成分存在，意识障碍常被掩盖，表现类似失神。成人“失神”几乎毫无例外是复杂部分性发作，但在小儿应注意与失神性发作鉴别。

（2）表现为意识障碍和自动症：经典的复杂部分性发作可从先兆开始，先兆是痫性发做出现意识丧失前的部分，患者对此保留意识，以上腹部异常感觉最常见。也可出现情感（恐惧）、认知（似曾相识）和感觉性（嗅幻觉）症状，随后出现意识障碍、呆视和动作停止。发作通常持续 1~3 分钟。自动症是指在癫痫发作过程中或发作后意识模糊状态下出现的具有一定协调性和适应性的无意识活动。自动症均在意识障碍的基础上发生，伴有遗忘。自动症可表现多种多样，反复咂嘴、噘嘴、咀嚼、舔舌和牙或吞咽（口、消化道自动症）；或反复搓手、拂面，不断地穿衣、脱衣、解衣扣、摸索衣服（手足自动症）；也可表现为游走，奔跑，无目的地开门、关门，乘车上船；还可出现自言自语、叫喊、唱歌（语言自动症）或机械重复原来的动作。自动症并非复杂部分性发作所特有，在其他（如失神）发作或发作后意识障碍情况下也可出现。自动症出现的机制可能为高级控制功能解除，原始自动行为的释放。意识障碍严重程度、持续时间和脑低级功能相对完整等满足了自动行为出现的条件，临床上以复杂部分性发作自动症最常见。

（3）表现为意识障碍与运动症状：复杂部分性发作可表现为开始即出现意识障碍和各种运动症状，特别在睡眠中发生，可能与放电扩散较快有关。运动症状可为局灶性或不对称强直、阵挛和变异性肌张力动作，各种特殊姿势（如击剑样动作）等，也可为不同运动症状的组合或先后出现，与放电起源部位及扩散过程累及区域有关。

4. 部分发作继发泛化　单纯部分性发作可发展为复杂部分性发作，单纯或复杂部分性发作均可泛化为全面性强直阵挛发作。

（三）临床特征

1. 发作性　癫痫突然发生,持续一段时间后迅速恢复,间歇期正常。
2. 反复性　癫痫发作性事件反复发生。
3. 短暂性　发作持续事件都非常短暂,除癫痫持续状态外,发作持续数秒或数分钟后大部分可自行缓解。
4. 刻板性　就某一患者而言,每次发作的临床表现几乎一致。

【处理原则】

1. 切除性手术　包括致痫病灶切除术及热凝毁损术。
2. 姑息性手术　胼胝体切开及神经调控手术,目前神经调控包括迷走神经刺激及脑深部电刺激术。

【护理评估】

1. 评估患者病史　包括发作类型、持续时间及用药,重点询问有无精神状态异常、咬舌、游走及暴力倾向等情况。
2. 评估患者及家属对癫痫的管理情况　包括是否规律服药、是否了解发作时的注意事项、是否规避诱发因素等。
3. 评估患者精神状况及智力情况　了解其配合程度,制订针对性的护理计划。

【护理诊断／护理问题】

1. 有受伤的危险　与癫痫发作有关。
2. 自我形象紊乱　与癫痫发作有关。
3. 知识缺乏:缺乏癫痫防护相关知识。
4. 有窒息的危险　与癫痫发作有关。
5. 漫游状态　与患者癫痫发作、智力低下及无行为能力有关。
6. 焦虑与抑郁　与长期反复的癫痫发作及社会支持系统有关。

【护理目标】

1. 保证患者安全,避免坠床、跌倒及自伤、伤人的行为发生。
2. 保证患者及其家属良好的依从性,配合治疗护理工作。
3. 患者围手术期监测到位,无感染、意外拔管等情况发生。

【护理措施】

（一）术前护理

1. 心理护理　从护理的角度让患者及家属更全面地了解手术治疗的大致过程,使患者及家属以更加平和的心态接受手术治疗。患者家属可因知识缺乏、担心患者预后、需承担昂贵的医疗费用等出现焦虑、恐惧及其他一些心理问题,应及时给予心理疏导,鼓励和安慰患者及其家属,树立其战胜疾病的信心。
2. 发作时的护理
（1）保持呼吸道通畅,去枕平卧,头偏向一侧,发作时防止窒息、自伤,防止舌后坠及分泌物造成呼吸道梗阻,给予氧气吸入,必要时留置口咽或鼻咽通气道,严重时给予气管插管或切开。

（2）采取安全保护措施,确保周边环境安全,防止发生意外。

（3）观察发作的过程、发作持续时间、开始的部位及发作后有无失语、偏瘫等遗留症状。

（4）抽搐时切勿过度用力压迫肢体,以免产生骨折或脱臼。

（5）发作剧烈或持续时间超过5分钟或频繁的癫痫发作形成了一个固定而持久的状态,发作间期意识不恢复成癫痫持续状态,应立即遵医嘱用药控制发作,注意观察患者的呼吸情况。

3. 术前准备　常规禁食水,根据不同的术式进行备皮,术前抗癫痫药物不可停服、漏服。

（二）术后护理

1. 一般护理

（1）全麻术后护理常规。

（2）术后24小时内是颅内出血的高峰期,3~5天内是脑水肿的高峰期,在此期间严密观察患者的意识、瞳孔、生命体征及肢体活动的变化,发现异常及时报告医生,必要时行CT检查。

2. 额叶癫痫术后　异常放电起源于额叶的癫痫称额叶癫痫,其发生率占部分癫痫的20%~30%,在儿童期额叶癫痫较颞叶癫痫更常见。常见原因有外伤后瘢痕软化、皮质发育不良、肿瘤、中枢系统感染及血管异常等。

（1）术后短期内,部分患者可能仍存在精神情感异常,易激惹,甚至躁动,对患者应更加耐心、细心,不能强压躁动肢体,可给予适当约束。

（2）保持患者情绪稳定,避免血压、颅内压的升高,引起恶性循环,必要时遵医嘱服用镇静药物。

（3）额叶的中央前回和中央旁小叶的前部为第Ⅰ躯体运动区,通常为手术禁区,但若病灶接近该区,术中不免触碰牵拉,术后会有对侧肢体的肌力减退,协助患者按时翻身,避免压疮,并早期给予肢体被动运动,促进肌力恢复。

（4）若病灶接近额下回及额中回后部,术后短期内患者常出现不同程度的运动性失语和失写症,患者常因无人理解而脾气暴躁或抑郁,应耐心劝导患者,从单字发音、书写开始进行锻炼,循序渐进,此类症状常在数周内恢复。

3. 颞叶癫痫术后　颞叶癫痫发病率占癫痫患者的1/4~1/2,在外科可治疗的难治性癫痫中,颞叶癫痫占60%~70%,手术多采用颞前叶及内侧结构切除,有资料表明,该术式可使80%~90%患者获得显著改善。

（1）由于解剖位置的特殊性,术后易产生硬膜外血肿,在24~48小时内严密观察患者,一旦出现意识的变化应立即报告医生。

（2）颞上回后部为听觉性语言中枢,此区若受牵拉,患者虽听觉正常,但听不懂别人讲话的意思,自己说话错误,混乱而不自知,此为感觉性失语,可以先用写字来耐心地获取患者信息,避免出现烦躁,然后再通过简单的字句训练来恢复言语功能。

（3）听觉中枢位于颞横回,虽一侧受损不致失聪,患者可出现患侧听力下降,甚至耳鸣,应报告医生,注意休息并遵医嘱用药。

（4）颞叶储存记忆,若海马结构一并切除,患者的短期记忆会受到影响,应鼓励患者在术后进行记忆锻炼。

4. 顶叶癫痫术后 顶叶癫痫是指癫痫灶起源于顶叶的一组癫痫综合征,约占全部癫痫的 6%,相对少见。顶叶的范围远小于额叶和颞叶,其临床表现和脑电图亦缺乏特异性,且部分顶叶属于大脑的重要功能区,手术切除困难,预后欠佳。

(1)顶叶癫痫患者的致痫灶常位于或接近功能区,手术通常保留或切除范围较小,因此术后患者的发作情况可能无改善或改善不明显,患者及家属情绪可能比较低落,应鼓励与安慰家属,给予心理支持。

(2)顶叶的中央后回和中央旁小叶的后部为第Ⅰ躯体感觉区,术后患者常出现躯体感觉障碍,患者须慎用暖水袋及冰袋,如用时须注意观察皮肤情况,避免烫伤及冻伤。

(3)视觉性语言中枢:位于顶叶的角回,当该区域受牵拉时,患者易出现失读症,虽视觉正常,但不能理解文字符号的意义,嘱患者从简单的数字开始锻炼,一般数周内可缓解。

(4)患者术后可出现不同程度的肢体功能障碍,按时给予翻身,避免压疮,并早期给予肢体被动运动,必要时请康复科会诊。

5. 枕叶癫痫 按病因可分为原发性和继发性,其中继发性常见病因有皮质发育不良、灰质异位、外伤后或出血后脑软化灶、脑血管畸形等。

(1)术后 48 小时内严密观察患者病情变化,避免活动性出血的发生,若患者发生意识变化,应立即通知医护人员。

(2)患者会出现幻视等情况,嘱患者及家属不要过度紧张,保护好患者,避免磕碰及跌倒。

(3)切除一侧枕叶皮质,会导致患者双眼对侧偏盲,嘱患者不要紧张恐慌,并鼓励与安慰患者,注意安全。

6. 岛叶癫痫术后 岛叶生理功能复杂,岛叶具有记忆、驱动、情感、高级自主控制、味觉和嗅觉等多种不同的功能,与内脏感觉有关,且与多种疾病有着密切的联系。

(1)当患侧为优势半球时,牵拉岛盖皮质或皮质血管损伤致语言功能区血供障碍等原因,患者可发生语言功能障碍,多为短暂性,可给予患者耐心锻炼,多进行说、听、读、写的训练,促进早期恢复。

(2)岛叶的血供来自大脑中动脉,若手术损伤其分支发出的最外侧豆纹动脉,可引起基底节区的直接损伤或血管障碍,是引起术后偏瘫的主要原因,可早期给患者按摩患肢,促进肢体功能恢复,多在数周内恢复,少见永久性偏瘫。

7. 胼胝体切开术 胼胝体切开术是一种姑息性手术,通过切开胼胝体部分节段或全部,以阻断癫痫样放电经胼胝体在半球间扩散,从而获得控制癫痫发作的手术方式。

(1)术后常见并发症:急性失联合综合征,多数患者术后即发生,表现为自发言语减少,当患者为成人或采取胼胝体全段切开时,可出现缄默、尿失禁,少见左侧肢体失用性偏瘫,告知家属该类症状为术后较为常见的反应,不用太过紧张,一般数天至数周内可自行恢复,有学者认为侧卧位可减少其发生率和严重程度。

(2)在胼胝体后端及全段切开的患者中,可发生半球感觉分离的症状,表现为感觉失联合的症状,两侧半球躯体感觉、视觉、听觉障碍,由于患者常伴有精神发育迟滞,此项评价较为困难。多与患者沟通交流,耐心倾听患者的内心感受,并试着帮助其协调。

8. 大脑半球切除术 大脑半球切除术是指阻断一侧半球皮质与其他神经系统联系的各种手术方式总称,一般采用该术式的疾病为各种先天性或后天获得性因素所致的一侧半球弥漫性病损,并伴难治性癫痫和神经功能缺损,如半球巨脑回畸形、Sturge-Weber 综合征和 Rasmussen 脑炎等。

（1）体位护理：大脑半球术后要求患者取平卧位或健侧卧位，以行解剖性大脑半球切除术的患者为重点，避免脑组织移位，在患侧头部敷料上标识减压窗，转运及搬动患者时，动作应轻柔缓慢，防止头部受震动；因患者卧床时间较长，告知患者及家属保持体位的重要性，并至少 2 小时翻身 1 次，侧卧位时保护好耳郭，避免产生压疮。对于欠配合的小儿，在征得患儿家属同意的情况下给予适当约束，保持安全体位，并定时观察约束处皮肤。

（2）脑水肿的护理：术后 3~5 天为颅内水肿的高峰期，解剖性及功能性大脑半球切除术的患者，颅内存在一定的空腔，大部分患者能够平稳度过水肿期，而目前为保留患者神经功能和预防远期并发症，做得更多的术式是大脑半球离断术，该术式以最少部分的切除、最大限度地离断脑组织为原则，没有足够的水肿空间，极易导致中线移位，甚至发生脑疝，因此，在遵医嘱按时使用脱水剂的同时必须严密观察患者意识、瞳孔、生命体征及肢体活动的变化。

（3）发热的护理：由于手术创伤较大，因此吸收热时间也较长，加之患者术前体质均较弱，高热较为常见，呈弛张热，以幼儿为著。高热时各种代谢功能的变化使机体热量消耗加大，液体丢失增多而消化吸收功能下降，故应嘱患者家属多给予易消化、富营养的高热量、高蛋白、高维生素、低脂肪的流食或半流食，并鼓励患儿多饮水，患儿的体温情况对医生观察病情、计算补液量亦有重要作用，应严密观察并准确记录。体温升高时主要采用物理降温，常用温水擦浴、酒精擦浴或者在患者颈部、腋下等部位放置冰袋，用毛巾或治疗巾包裹并定时更换冰袋位置，以防冻伤，及时更换衣服和床单，保持皮肤清洁、干燥，超过 39℃时遵医嘱用药，观察药物疗效，大量出汗时应鼓励患者多饮水，遵医嘱给予补液，以免脱水和电解质紊乱的发生。

（4）低钠血症的护理：患者出现低钠时，初期可表现为精神萎靡、厌食及胃肠道胀气，逐渐出现嗜睡、持续性抽搐甚至低渗性昏迷，危及生命。患严重低钠者可存在感觉异常、皮肤弹性差，应更加密切观察皮肤情况，避免烫伤、冻伤及压疮的发生。

（5）硬膜外积液的护理：术后硬膜封闭严密的患者，初期可出现皮下积气，后期出现皮下积液，硬膜封闭不严密的患者初期就有皮下积液，应加强观察，及时发现并报告医生，必要时协助医生行皮下穿刺。临床主要表现为头痛、发热及精神萎靡，呈进行性发展，由 CT 检查发现。给予患者头低足高位，并遵医嘱补液治疗，指导患者通过重力的物理作用使得患者的脑组织膨胀，严重者则需要置管引流。

（6）肢体活动障碍的护理：脑有很强的发育代偿能力及可塑性，进行早期康复的意义重大。选择病情基本稳定，能与医护人员沟通与配合的患者，根据患者及家属的接受程度，制订康复护理教育计划，根据不同年龄，确定每天活动的次数及时间，加强主动活动与被动活动相结合，活动后要将各关节伸展固定于功能位置，防止关节僵硬变形。多与患者沟通交流，保持其情绪稳定，心情舒畅，积极参与并坚持功能锻炼。

9. 迷走神经刺激器植入术　它无需对病灶进行精确定位，通过刺激迷走神经即可使顽固性癫痫的发作次数减少，对部分患者甚至可以完全控制，为不能进行手术切除或切除术后复发的顽固性癫痫患者开辟了新的治疗途径。

（1）迷走神经支配部分咽部感觉和肌肉运动，术后患者可出现一过性的声音嘶哑及饮水呛咳，3~5 天后可自行恢复。观察患者有无颈部及心前区疼痛，还要注意观察饮水情况，若存在较为严重的饮水呛咳及吞咽困难，应早期留置胃管，避免误吸。

（2）抬高床头 15°~30°，减小切口张力，告知患者左上肢不宜较大幅度地活动，尤其是外展,易导致伤口裂开,且胸部伤口接近腋下,易被汗液污染导致感染,应避免抓挠伤口,尽量保持伤口周围清洁、干燥,避免不良刺激,一旦出现红、肿、热、痛等感染征象应尽早报告医生并做处理。

（3）术后短期内尚未开机或仅给予很小的刺激参数,仍需按时、按量服用药物,待调节至最佳刺激参数后症状改善,遵医嘱酌情减停。

【健康宣教】

1. 用药指导

（1）遵医嘱按时按量服药,术后定期复查脑电图及磁共振,医生会根据脑电图结果调整药物,切勿私自减停药物,若忘记服药,24小时需加服1次,但是对于半衰期短的药物如地西泮,最好不要两次药物同服。

（2）若服药后1小时内发生呕吐,应加服1次。

（3）丙戊酸钠餐后口服吸收慢,宜于餐前服用,苯妥英钠与卡马西平与食物同服可加快吸收,宜于和食物同服。

（4）癫痫患者停药,遵医嘱从复合药物治疗转为单一药物治疗,然后单一药物治疗由大剂量改为小剂量,循序渐进,切忌自行停药、改药,间断、不规则用药。

（5）德巴金等缓释片、控释片均不能研碎服用。

（6）抗癫痫药物可加速维生素的代谢,长期服药期间应在医生指导下补充维生素。

（7）定期监测肝、肾功能。

2. 伤口护理 切口2周内避免沾水,避免过度牵拉,出现切口红、肿、热、痛时及时就诊。

3. 加强营养 多进食高维生素、高蛋白、易消化饮食,如瘦肉、鸡蛋、牛奶等,多进食水果、蔬菜。忌烟、酒,少吃辛辣等刺激性食物,可乐等碳酸饮料、红牛等功能饮料、各种酒类、咖啡、茶饮料、巧克力等应少吃或不吃,避免诱发发作。

4. 注意劳逸结合 可做家务等轻体力劳动,适当活动可加快新陈代谢,促进免疫力的提高,适当阅读对大脑的恢复亦有好处。但不能过度运动,以不劳累为限。活动时应有家属陪同,不可进行登山、游泳、驾驶等危险的活动,避免熬夜及进行重体力、脑力劳动,每天使用电脑、电视、手机等电子产品不宜过久。注意预防感冒,季节更替时不宜贪凉。

5. 埋置迷走神经刺激器（VNS）的患者护理 术后短期内尚未开机或仅给予很小的刺激参数,仍需按时按量服用药物,待开机后症状改善,找到了最佳刺激参数,遵医嘱酌情减停。为确保VNS长期的疗效需专科医护人员长期的调试和规律的随访,嘱患者进行规律的术后程控和随访,一般半年调机1次;开机状态下避免进入强磁场环境,如需行核磁检查,需关机后进行,但即使在关机状态下亦不能行埋置脉冲发生器部位的核磁。根据刺激器型号及用电量情况按时充电或更换电池,一般5~7年不等,以保证其正常工作。若出现发作突然增多或其他感染等不良反应发生,应及时就诊。

第四节　运动障碍性疾病

一、帕金森病

帕金森病（parkinson disease, PD）又称震颤麻痹,是最常见的神经退行性疾病之一。流行病学显示,患病率为 15~328/10 万,＞65 岁人群约 1%；发病率为 10~21/10 万。PD 病因及发病机制尚未明确,可能与社会因素、药物因素、患者因素等有关。

【病因】

1. 年龄因素　对于许多疾病来说老年化都是一个主要的危险因素。研究证明,无论是发达国家中,还是发展中国家,疾病与年龄的相关性不断增长。调查发现,在 50~59 岁人群中,每十万人中有 17.4 人患病,在 70~79 岁人群中每十万人中就有 93.1 人患病,终生发展的风险在 1.5%。随着年龄的增长,PD 患者颅内的多巴胺（DA）能神经元数目随之减少。研究发现年龄每增长 10 年,DA 能神经元丢失率可达 5%~10%,但具体机制仍不明了。除此之外,随着年龄的增长防御机制随之老化,而氧化应激损伤增强。小胶质细胞也随着年龄的增长而导致染色体端粒不断缩短,最终使得细胞裂解。但正常的神经系统老化并不能直接引起 PD 样的运动障碍,所以年龄介导的神经元衰老机制仍需进一步研究。

2. 遗传因素　大量研究使得我们目前已对许多导致帕金森综合征或是帕金森叠加综合征的基因有了一定的了解,包括 PD 的重要危险因素 GBA、MAPT、EIF4G1；导致迟发型常染色体遗传型 PD 的 VPS35（空泡蛋白分型 35）和与伴有黑质纹状体 - 苍白球神经退变及路易小体形成的常染色体遗传型 PD 相关的 ATP13A2、MAPT、EIF4G1 等。PD 不同的遗传形式及症状也与特殊的基因突变具有相关性。但其中具体的生化途径仍不清楚,目前认为与相关的基因突变引起氧化应激损伤、谷氨酸兴奋性毒性、线粒体功能障碍、神经炎症和细胞凋亡等导致神经细胞损害有关。

【临床表现】

1. PD 早期的临床表现包括非运动症状和运动症状,非运动症状是最具致残性的症状之一

（1）非运动症状：早期即使临床表现不典型也会存在嗅觉功能的降低,故嗅觉障碍可能是临床前表现。其次是便秘、睡眠障碍包括日间睡眠过多和不自主瞌睡、快动眼睡眠障碍、抑郁。

（2）运动症状

1）手足间歇性震颤：在排除其他疾病如特发性震颤、甲状腺功能亢进、动脉硬化、慢性酒精中毒、脑炎导致的震颤后,表现为间歇性震颤,而非持续性,震颤的频率为 4~6 次 /s。

2）肌强直：表现为肢体僵硬、手脚动作笨拙、肩部酸痛、颈部、腰部发板及转颈不灵活,表情呆板等。还可表现为颈肩部疼痛、头痛、腰痛,颈肩部疼痛是早期常见症状,易误诊为关节炎、滑囊炎。

3）运动迟缓：包括精细运动减慢如系纽扣、使用餐具、系鞋带等；自主运动和姿势减少或消失,吞咽功能障碍导致流涎,单音调、构音障碍、行走时摆臂运动减少、翻身、起立、跑步、行走、转弯等动作笨拙缓慢,写字动作异常包括速度减慢、写字不规则、越写越小等。

4）特殊姿势步态：头及躯干前倾、上臂内收、肘、腕关节屈伸障碍、指掌关节僵硬、髋及膝关节轻度弯曲。

（3）自主神经功能障碍　便秘、出汗异常、性功能减退和溢脂性皮炎等。

2. 运动并发症类型

（1）运动并发症是 PD 中后期的症状,主要有两种类型：一种是运动减少（症状波动）,

包括剂末现象、不可预测的衰竭、开 / 关现象、对多巴无反应或延迟"开"期、冻结步态、长时程波动及后期戒断衰退。另一种是运动过多（异动症），包括峰值期异动症、双相性异动症、关期肌张力障碍。

（2）PD 运动并发症常合并存在，不同的运动并发症出现在 PD 病程及多巴治疗后的不同时期；两种并发症的发生率不同，异动症发生率明显高于剂末现象和开关现象；运动并发症的发生随发病时间及左旋多巴使用时间的延长，风险逐年增加，甚至在应用左旋多巴单药治疗 1~2 年即可出现运动并发症，而使用多巴受体激动剂时运动并发症明显减少；运动并发症多发生于发病年龄较轻且对左旋多巴反应较好的患者；发病年龄较轻，病情进展更快，更容易发生运动并发症；运动并发症的发生有性别差异，女性患者的症状波动及异动症的发生率均高于男性。

【处理原则】

1. 常规处理 合理选用药物和理疗，控制或减轻症状，预防继发性的功能障碍；积极进行运动功能训练，尽力改善运动、平衡和协调功能；积极进行作业治疗和言语训练，设法维持或提高日常生活活动能力，采用以运动疗法为主的综合康复治疗，改善患者功能，提高生活质量。

2. 神经调控技术 左旋多巴替代治疗一直为帕金森病最有效的治疗方案。尽管左旋多巴早期可以明显改善患者的症状，但长期使用会导致症状波动和异动症等副作用。据统计，左旋多巴治疗 6~9 年后，高达 56% 帕金森病患者发生疗效减退现象，严重的表现为"开 - 关"现象，约 36% 患者会发生异动症。丘脑底核（STN）刺激疗效较好，所需刺激参数较低，常作为 DBS 手术靶点。

【护理评估】

1. 评估患者既往史、用药史、现阶段主要临床症状及影响正常生活的首优问题。
2. 评估患者的饮食、排泄、睡眠型态及社会支持系统。
3. 评估患者"开 - 关"的时间，以便安排检查及治疗时间。

【护理诊断 / 护理问题】

1. 活动无耐力 与运动障碍有关。
2. 焦虑与抑郁 与自理能力缺失有关。
3. 自我形态紊乱 与运动障碍有关。
4. 便秘 与帕金森并发症有关。
5. 有受伤的危险 与运动障碍有关。
6. 睡眠型态紊乱 与帕金森并发症有关。

【护理目标】

1. 保证患者围手术期的安全，避免发生跌倒及坠床。
2. 保证患者良好的饮食、排泄及睡眠状态。
3. 保持患者情绪稳定，积极配合治疗护理。

【护理措施】

1. 术前护理

（1）心理护理：PD病程较长，症状进行性发展，药效波动，患者深受疾病折磨，加上手术费用高，患者易出现情绪低落、孤僻、胆怯、抑郁等心理问题。抑郁在PD患者中更为常见，约有近一半的患者受此困扰。护理过程中，需注意评估患者的职业、文化水平和心理需求，与患者建立良好的护患关系，必要时请心理专家予专业心理疏导。

（2）在床档周围放置软垫，防止抖动的肢体碰伤。锐器、热水瓶等危险物品放置合理。预防压疮、跌倒及坠床，对于消瘦的患者，需注意定时协助翻身，慌张步态患者行走时宜穿摩擦力大的鞋，以防跌倒。

（3）评估患者饮食及营养状况，由于肌张力增高、肢体震颤、夜间睡眠紊乱、吞咽困难等原因，PD患者多处于营养摄入不足、消耗相对增加的负平衡状态。指导患者制订合理的饮食计划，总体原则是高热量、低胆固醇、多纤维素、少盐清淡饮食。平时多饮水、多食水果，进餐时患者处坐位或半卧位，给患者足够的进餐时间，防止食物呛咳并发吸入性肺炎。

（4）患者多伴有睡眠障碍，处理时要采取药物治疗与护理治疗相结合。入睡困难者遵医嘱给予短效安眠药，剂末现象所致的睡眠障碍者给予长效左旋多巴制剂；梦魇、幻觉明显者给予非典型抗精神病药；睡眠行为障碍者给予氯硝西泮片。并给患者创造一个柔和、安静的环境，病床周边设有护栏，加强安全护理，防止各种意外事件发生，并在床头挂上防坠床的警示牌。

（5）术前准备：保持大便通畅，有利于减轻肠道负担和术后肠蠕动的恢复；头部备皮；监测血压、血糖；震颤非常明显的患者，术日晨不停药，并注意观察患者服药的依从性；僵直为主的患者，术日晨应停药，以便术中做出相应评估。

2. 术后护理

（1）严密观察意识、瞳孔及生命体征变化，观察有无脑疝先兆症状。老年患者血管退化，护理过程中应高度警惕血压波动，防止血压骤升骤降引起颅内出血。严密观察切口渗液及有无颅内压增高症状，如头痛、频繁呕吐等。因老年患者术后卧床，易发生压疮、坠积性肺炎、深静脉血栓等并发症，如病情稳定应指导床上主动、被动活动，如抬臀运动、踝泵运动、深呼吸；协助翻身。术后第1天予清淡饮食，根据患者食欲及饮食习惯，提供适当食物，必要时请营养科会诊。

（2）肢体功能训练：术后第1天开始进行肢体被动训练，上肢依指、腕、肘、肩关节，下肢依足、踝、膝、髋关节顺序进行按摩及肌肉舒缩运动，3次/d，20min/次，以不引起患者不适为度。术后1个月开启神经刺激器后进行主动训练，包括屈腕、屈肘、抓物、转踝、肌肉舒缩等，时间与频次与被动活动相同。1个月后进行无依托行走训练，强度逐渐增加，一旦出现肌肉痉挛即停止训练。嘱患者勿剧烈运动，以减少刺激器和皮下组织摩擦，防止感染。训练时，需家人或护士在场，以防跌伤。

（3）药物护理：术后抗感染治疗，输液速度不宜过快，老年患者小于60滴/min，有心功能不全者小于50滴/min。神经刺激器打开后，根据平时用药剂量服用。患者清醒后，能吞咽者尽早服用美多巴，减轻戒断效应。由于高蛋白的食物会减少左旋多巴的吸收且不利其透过血-脑屏障，嘱患者宜餐前30分钟或餐后1小时服药，以免食物蛋白质中的中性氨基酸与多巴胺竞争而影响药效。指导患者按时、按量服药，不可骤然停药、换药。同时服用降压药、降糖药的患者定时监测血压、血糖。根据患者症状的严重程度进行选择和调整药物。

【健康宣教】

1. 告知患者及家属由于刺激器磁性的存在,嘱患者术后避免强磁扫描,家用电器一般不会影响。不建议使用心脏起搏器、电除颤,禁止做透热治疗。

2. 不可充电神经刺激器的电池寿命为5~7年。当电池耗竭后,需要在局麻下进行更换,但电极和延伸导线不需要更换。术后1个月开机,告知患者不同症状的改善时间也不同。僵直、肌张力障碍和运动迟缓等症状改善相对较快,短至数秒内可以见效果。异动症则改善较慢,需数天甚至数月。应用中要密切观察患者各症状发作及间歇的时间,据此调节参数,一旦出现症状难以控制,立即复诊,勿自行调节参数。

3. 嘱患者术后1个月内避免弯曲或扭转身体,以确保电极安全、可靠,在医生的指导下逐步进行术后的康复训练及语言功能的训练,逐步恢复到正常生活。

4. 告知患者及家属脑深部电刺激常见的副作用包括异动症(仅见于STN刺激初期)、肌张力过低、眼睑张开困难、认知障碍、情绪障碍。经过一段时间适应后逐渐消失,很少有副作用伴随刺激的治疗作用长期存在。

二、肌张力障碍

肌张力障碍是指由于肌肉过度收缩导致身体局部或全身出现持续性扭转或姿势异常的一组病症,是继特发性震颤和帕金森病后的第三大运动障碍疾病。其发病机制尚不明确,一般认为与基底节的结构及功能异常相关。

【病因】

肌张力障碍根据病因分型,可分为原发性(特发性)肌张力障碍、肌张力障碍叠加、遗传变性病、发作性肌张力障碍、继发性(症状性)肌张力障碍。

1. 原发性肌张力障碍　目前尚无确切获得性病因,亦无神经变性的证据,目前已知遗传因素在其发病中起重要作用。通常认为原发性肌张力障碍为单基因遗传病,以常染色体显性遗传伴不同外显率为主,无明确的神经病理改变。肌张力障碍的分子遗传学研究揭示:几乎所有的原发性肌张力障碍及某些继发性肌张力障碍均存在遗传学基础。

2. 继发性及其他肌张力障碍　继发性肌张力障碍是由多种因素,如脑外伤、颅内感染、服用某些药物等引起的神经系统结构损伤后出现的神经系统症状。肌张力障碍叠加目前尚无神经变性的证据,绝大多数与遗传变异相关。与肌张力障碍叠加相似,遗传变性病也表现为肌张力障碍伴其他运动障碍性症状。不同的是,遗传变性病还伴其他神经变性疾病的症状,如共济失调、生长发育迟滞、痴呆、癫痫发作等,其中代谢异常在疾病发生中起重要作用,影像学和实验室检查通常会有阳性发现。发作性肌张力障碍通常认为是一种离子通道病,与遗传变异密切相关。

【临床表现】

1. 原发性肌张力障碍　DYT1型是最常见和最严重的原发性早发性肌张力障碍,平均起病年龄为12.5岁,患者几乎全部于28岁前发病,90%患者首发症状为单侧下肢受累,并逐步发展为全身扭转性肌张力障碍,除可伴有轻度震颤外,多无其他神经系统体征;DYT2型多为下肢起病并迅速累及全身;DYT4型多表现为构音障碍,部分患者有斜颈症状并最终发展为全身性肌张力障碍;DYT6型常首先累及颈部和头颅部肌肉,表现为明显的局灶性肌张力障碍、痉挛性斜颈;发作性肌张力障碍是较为少见的类型,常为儿童或青少年发病,可分为发作性非运动源性肌张力障碍、发作性肌张力障碍合并手足徐动及共济失调及发作性运动源性肌张力障碍。

2. 肌张力障碍叠加综合征　反应性肌张力障碍临床表现为儿童期发病的局灶性下肢肌张力障碍,可伴有锥体系及锥体外系症状,少数患者可误诊为遗传性痉挛性截瘫或脑瘫等。本病通常女性多见,进展缓慢,对小剂量的左旋多巴持续敏感,患者早期临床表现与青少年帕金森病难以鉴别;肌阵挛性肌张力障碍的典型症状是上臂和躯干肌肉阵挛性抽动,多数患者对酒精敏感,大部分患者有显著的局灶性肌张力障碍症状,通常是斜颈或书写痉挛,患者常表现有精神症状,包括惊恐发作和强迫行为;速发性肌张力障碍帕金森综合征发病年龄14~45岁,起病为急性(几小时内起病)或亚急性(几天或几周内起病),其后症状进入平台期,患者主要表现为下颌肌张力障碍、构音障碍、吞咽困难,同时伴随运动徐缓、肌强直、静止性震颤等帕金森病症状。

3. 扭转痉挛(torsion dystonia)　是肌张力障碍的最严重类型,又称扭转性肌张力障碍、变形性肌张力障碍、豆状核性肌张力障碍,临床上以肌张力障碍和四肢、躯干甚至全身缓慢而剧烈的不随意的扭转为特征,是一种慢性、进行性发展的严重神经退行性疾病。许多病因可能造成基底节的尾状核和壳核的小神经元变性和萎缩,基底节的脂质及脂色质增多,从而导致基底节环路受损引起皮质水平的抑制功能障碍。

【处理原则】

1. 药物治疗

(1)抗胆碱能药物:主要包括苯海索、苯扎托品、普罗吩胺等。能阻断乙酰胆碱对中枢神经系统M样受体作用,其对节段性和全身性肌张力障碍的疗效被临床试验所支持。

(2)多巴胺类药物:认为肌张力障碍发生是由于脑内某些神经递质的传导及代谢异常导致的神经运动系统兴奋性增高、抑制性降低所致。左旋多巴及多巴胺能受体激动剂药物发挥替代性治疗的作用,补充了脑内多巴胺性神经递质,增加了受体敏感性,平衡了神经递质的传导及代谢。

(3)巴氯酚:GABA受体激动剂,若患者对抗胆碱能药物反应不佳或不能耐受时可考虑使用巴氯酚治疗,临床已观察到其有显著疗效,特别是对儿童患者,巴氯酚可作为首选。

(4)其他药物:抗癫痫类药物,如苯二氮䓬类、卡马西平等,主要用于辅助治疗发作性运动诱发性肌张力障碍。

2. 手术治疗

(1)外周神经手术:主要用于痉挛性斜颈的治疗。目前国际上普遍采用的是副神经胸锁乳突肌支切断术联合 C_{1-6} 后支切断术。

(2)射频毁损术:脑深部核团毁损术涉及的核团主要有丘脑腹外侧核(包括腹嘴前核、腹嘴后核、腹中间核,丘脑下部、感觉丘脑和丘脑枕)、苍白球等。由于该术式造成大脑结构不可逆的损伤,且有时可以引起严重并发症,现逐渐被脑深部电刺激术所取代。

(3)脑深部电刺激术(DBS):治疗肌张力障碍的靶点主要为苍白球内侧部,但同时还有学者在进行其他靶点如丘脑腹中间核、丘脑底核等的研究。目前认为,DBS 对于原发性肌张力障碍的疗效优于继发性肌张力障碍,但迟发型肌张力障碍除外。

【护理评估】

1. 评估患者不自主运动、持续性肌肉收缩的频率、幅度、范围及用药史,是否有良好的依从性。
2. 评估患者的营养状态及睡眠、排泄情况。

【护理诊断 / 护理问题】

1. 有受伤的危险　与肌张力障碍有关。
2. 自我形态紊乱　与肢体不自主运动有关。
3. 营养不良:低于机体需要量　与过度消耗有关。
4. 焦虑与抑郁　与疾病难以治疗有关。
5. 自理缺陷　与肌张力障碍有关。

【护理目标】

1. 保证患者安全,避免发生跌倒、坠床、烫伤等意外事件。
2. 保证患者较好的营养状态。
3. 患者情绪保持稳定,配合治疗及护理。

【护理措施】

1. 术前护理

(1)肌张力障碍患者,发作时局部或全身扭转,病史较长,患者及家属心理负担重。对疾病有恐惧心理、抑郁情绪,对战胜疾病缺乏信心,但又抱有很大希望,正是因为这种矛盾心理的存在,我们应耐心向患者及家属介绍手术相关情况并讲解手术成功的病例,使患者树立战胜疾病的信心,以良好的心态积极配合手术。

(2)肌张力障碍的发病有其特殊性,且个体差异很大,因此要求护理人员根据个体差异进行相应的特殊护理。如加强陪护,防止发作时跌倒、坠床等意外事故的发生,在发作时,患者肌肉持续收缩,姿势异常,除防止患者受伤外还应该注意不要过分牵拉患者肢体,以免造成肌肉拉伤、关节脱位等,并尽快报告医生,进行必要的镇静处理。

2. 术后护理

(1)颅内出血:虽然脑深部电刺激手术是微侵袭性的,但作为颅脑手术后较为严重的并发症,对处于预刺激试验期的患者,观察和预防颅内出血的发生仍是观察和护理要点。术后48 小时内,密切观察患者的意识、肢体活动、瞳孔以及生命体征的变化,发现异常情况及时进行 CT 检查,必要时进行手术治疗。

(2)预防跌倒坠床:主管医生会根据患者的反应不断地调整刺激参数,以达到最佳状态。24 小时陪住,预防坠床的发生。告知家属在此期间,患者不要下床活动,拉好床档,将软枕置于床档旁,勿将坚硬物品置于床上,避免患者出现不自主症状时造成头部及其他部位的磕碰,待症状平稳后根据情况下床活动,下床活动时注意预防跌倒,出现异常情况时就近坐下。

（3）妥善固定导线：测试期的患者电极导线留在体外连接刺激器，导线出现异常将无法进行预刺激试验。将导线盘旋固定于头部，但勿打折，以免造成导线折断，刺激器放置于上衣口袋内并用胶布固定，告知患者及家属，避免导线打折，防止牵拉导线导致导线滑脱、移位、折断、破损，出现不自主运动时尤其要注意。

（4）刺激相关并发症：观察包括感觉异常、肌肉抽搐、头晕、幻觉、发音困难、异动等，在刺激之初和调整参数的时候，对患者的观察和巡视特别重要，出现刺激相关的并发症时，及时报告医生，全天陪住，避免意外情况发生，如因头晕、异动导致跌倒和坠床、因幻觉导致自伤或伤人、因感觉异常导致烫伤和冻伤等，必要时使用约束。临床研究表明，所有和刺激本身相关的并发症均可以通过调节刺激触点和刺激参数消除或缓解。

（5）预防感染：预刺激试验期参数调整过程中，身体的扭动、异动的发生导致头部伤口敷料不易固定，患者的导线置于体外，亦增加了感染的风险，术后控制探视人数，告知患者避免污染外置导线，肌张力障碍患者在进食和活动时由于不自主活动的发生容易污染衣服和床单位，护士给予及时更换，保持床单位整洁。

（6）心理护理：肌张力障碍虽不直接危及患者生命，但异常的姿势和表情常置患者于尴尬无助的境地，严重时丧失正常工作和生活自理能力。然而，由于手术效果的不确定性，处于预刺激试验延期的患者一方面会担心疗效问题，另一方面会担心经济问题。于测试之前做好宣教，使患者及家属理解疾病的性质，建立对疗效的合理预期，并对家属进行开导，说明家属情绪对患者的影响。睡眠质量不佳影响患者的情绪和身体的恢复，一方面护士给予患者营造适宜睡眠的环境，另一方面遵医嘱给予药物辅助，逐渐改善患者的睡眠质量。

【健康宣教】

1. 告知患者防止颅内电极移位，加强安全护理；注意伤口敷料，预防感染；DBS易受磁场影响，尽量不要靠近高压电，避免强磁场干扰。术后患者可适当补充高蛋白、高热量、高维生素食物。

2. DBS 相关并发症　多年来，DBS 应用于治疗肌张力障碍不仅显示了其良好的疗效，但同时在长期 DBS 程控观察中也发现了一些潜在的 DBS 相关的并发症。这些并发症可分为与手术刺激相关及与硬件相关的并发症。在 Gpi-DBS 中，刺激相关并发症有语言障碍、感觉异常、口周刺痛感及运动失调等。在另一些研究中还发现步态异常、僵硬及姿势不稳等并发症。硬件相关并发症包括皮肤感染、破溃，脉冲发生器功能异常，皮下线路损坏，导线折断、移位等。若发现相关情况，及时就诊。

3. 适当锻炼　出院后积极鼓励患者加强主动运动，如吃饭、穿衣、洗漱等，锻炼肢体灵活度。加强关节、肌力活动。训练方法包括弯腕、曲肘、抓物、转踝、肌肉舒缩，时间与被动活动相同；做站立、行走练习，之后进行无依托行走训练，一旦出现肌痉挛应立即停止训练。

第五节　脑神经疾病

一、三叉神经痛

三叉神经痛（trigeminal neuralgia，TN）又称痛性抽搐，是最常见的面部疼痛性疾病，是指在三叉神经分布区内反复发作的针刺、刀割样剧烈疼痛,患病率为 0.1~0.2/1 000 人,以中老年人多见,女性较多。

【病因】

TN 可发生于三叉神经全程的任何部位,造成 TN 的原因很多,压迫性 TN 最为常见,致病原因包括血管因素和非血管因素,其次是创伤性 TN,常见于口腔科手术后。虽然 TN 病因比较复杂,但目前普遍认同的是血管压迫学说,临床结果证实 80%~90% 三叉神经痛是由此原因造成,血管减压术的成功利用也证实了该学说的正确性。

1. 压迫性 TN 受机械压迫所致,可能的机制是三叉神经受压迫造成脱髓鞘变,神经纤维间形成伪突触,即"短路",轻微的触觉刺激即可通过此"短路"传入中枢,产生疼痛。血管因素是造成神经压迫的主要原因,包括小脑上动脉、小脑前下动脉、小脑后下动脉压迫。有时静脉也可造成 TN,可为单一血管压迫,也可是多条血管联合压迫。另外一些血管病变比如血管淀粉样变、血管瘤、动静脉畸形等也可能造成 TN。文献中关于造成 TN 的非血管因素有颅内外肿瘤及囊肿等,此种 TN 症状不典型,临床上可能伴有神经系统症状,骨孔狭窄、颅底凹陷导致的骨性压迫以及硬膜鞘、硬膜带的压迫亦可造成 TN。

2. 创伤性 TN 症状不典型,多因三叉神经直接受损或者继发受损,常见于口腔科治疗过程,比如颌面外科手术,第三磨牙拔除、牙种植以及根管治疗等。手术尖锐器械或注射针尖直接造成三叉神经损伤,或者因局部手术部位组织感染导致炎症反应,累及三叉神经纤维病变,均可引起周围创伤性 TN。三叉神经本身的病变如多发性硬化症、三叉神经鞘瘤、三叉神经炎、神经根萎缩也是造成 TN 的原因,带状疱疹病毒感染有时也会导致遗留性 TN。

【临床表现】

三叉神经支配区域内反复发作的短暂性的阵发性剧痛,常无先兆,为骤然闪电样发作,疼痛部位限于面部三叉神经分布区,多为单侧,右侧居多,疼痛发作时可出现面肌痉挛性收缩、口角向病侧歪斜、结膜充血、流泪、流涎等症状。

【处理原则】

1. 药物治疗　治疗 TN 的药物种类繁多,但真正有效且副作用小的很少。目前针对一线用药卡马西平、苯妥英钠等无效后,如何进行下一步治疗存在不同观点,一些学者支持联合用药附加疗法,加用拉莫三嗪或者巴氯芬,但是目前为止联合用药临床还没有达成共识,而且也没有关于直接比较多制剂疗法和单一疗法的效果的正式研究。另外有些临床医生认为一线用药失败后,更换用药很难起到效果,早日手术是最佳选择。

2. 手术治疗　当药物治疗无效或患者难以耐受药物副作用时需采取外科治疗。TN 的外科疗法较多,主要包括无创的微血管减压术及有创的经皮穿刺术(射频热凝术、球囊压迫术和甘油毁损术)。近年来放射外科也用来治疗 TN,取得了一定效果。此外还有一些其他治疗方法的文献报道。

(1)微血管减压术(microvascular decompression,MVD):微血管减压术是从病因角度治疗 TN,它通过使用隔离材料将责任血管推离三叉神经根部,解除对神经根的压迫,保持神经完整性,符合功能神经外科的要求。其长期治愈率最高,复发率低。临床结果证明 MVD 对病程短、症状典型、动脉压迫及压力可完全解除的 TN 效果较好。

（2）经皮穿刺术：包括射频热凝术、球囊压迫术、甘油毁损术，是通过不同方法控制三叉神经节或神经根处的损伤以达到缓解疼痛的目的。该类技术属于微创手术，操作简单，易于控制，立即缓解率较高，其中以射频热凝术效果最好，缺点是手术后患者常会发生感觉缺失、感觉迟钝、麻木性疼痛等不良反应，还可能会发生角膜麻木、角膜炎、脑膜炎等。

（3）射频热凝术：是通过温控加热选择性破坏三叉神经节处的痛觉纤维，保留触觉的纤维，从而使疼痛缓解，并保留颜面触觉。

（4）球囊压迫术：是通过球囊机械压迫损伤三叉神经节，达到缓解疼痛的目的，是近年来治疗 TN 的新手段。该术角膜损伤概率较小，适用于高龄或有严重系统疾病不能耐受较大手术的患者（包括三叉神经第一支痛）。

（5）甘油毁损术：将纯甘油注入 meckel 囊、三叉神经节或神经根处可使疼痛显著缓解，其具体机制不明，甘油毁损术后复发的患者可行多次重复治疗。

（6）立体定向放射治疗：立体定向放射治疗是利用伽马刀或射波刀对特定部位进行聚集照射治疗，周围组织很少受伤害，符合现代外科微创理念，避免了经皮手术所致的眼神经麻木或角膜炎的情况，所以可用来治疗三叉神经第一支痛的患者。

（7）外周治疗：外周治疗主要是周围神经被破坏的过程，适用于严重耐药或者不愿接受其他治疗方法的患者。包括周围神经切断术、冷冻治疗、周围针刺、周围高频热凝术等，这些治疗无严重风险及并发症，但可能会引起局部麻木或感觉缺失，且易复发，多用于行其他手术前的暂缓之计。创伤性 TN 多需局部外科治疗，比如牙槽窝刮治术以及局部麻醉药注射术等。

【护理评估】

1. 评估患者疼痛的性质及部位。引起疼痛发作的部位称为诱发区，又称扳机点等，常位于上下唇、口角、鼻翼、门犬齿等处，当进食、讲话、洗脸、刷牙时击发面部触发点，可引起疼痛。应避免刺激该区域，以免诱发疼痛。

2. 评估患者有无高血压、糖尿病等基础病，在术前严密监测各项生命体征及实验室检查指标，及时报告医生，避免影响手术。

【护理诊断 / 护理问题】

1. 疼痛　与三叉神经痛及术后伤口局部疼痛有关。
2. 活动无耐力　与术后低颅内压所致眩晕有关。
3. 潜在并发症：感染。
4. 焦虑　与担心术后疗效有关。

【护理目标】

1. 完善术前准备，监测患者的血压、血糖，降低手术风险。
2. 遵医嘱按时给予抗炎、补液治疗。
3. 患者疼痛减轻或缓解。
4. 患者日常生活需求得到满足。
5. 患者情绪保持稳定，配合治疗及护理。

【护理措施】

1. 术前护理　观察患者疼痛的性质和扳机点,避免生冷辛辣刺激,监测患者生命体征,将各项实验室指标的异常及时报告医生,完善术前准备。

2. 术后护理

(1)全麻术后护理常规:严密观察患者意识、瞳孔及生命体征变化,去枕平卧4~6小时,避免呕吐物窒息。

(2)三叉神经微血管减压术后,应立即观察患者三叉神经痛的缓解情况,术后约85%疼痛缓解,嘱患者放松心情,体会疼痛性质,区分伤口疼痛和三叉神经痛,文献报道有15%~20%患者有延迟缓解的情况,常与患者及家属沟通,缓解其紧张情绪,并遵医嘱使用镇痛药缓解疼痛。

(3)术中需释放较多的脑脊液,患者术后宜采用平卧或头低足高位,防止低颅内压造成的头痛及眩晕,遵医嘱补液并鼓励患者多饮水,逐渐抬高床头,以患者能耐受为宜。

(4)严密观察神经功能损伤情况,部分患者有短暂可逆性并发症,包括疱疹病毒感染、面部麻木、周围性面瘫、耳鸣和听力下降,多在半年内恢复。

【健康宣教】

1. 文献报道三叉神经痛行微血管减压术后10年内复发率约为9.5%,因此术后嘱患者保证规律的饮食、作息时间,食品以清淡为宜,避免生冷辛辣刺激,吃饭、漱口、说话、刷牙、洗脸动作轻柔,注意头面部保暖,保持情绪稳定,避免精神刺激,注意劳逸结合。

2. 注意观察疼痛缓解情况,术后仍存在疼痛的患者遵医嘱按时按量服药一段时间,定期复查,疗效满意时遵医嘱逐渐减停药物。

二、面肌痉挛

面肌痉挛(hemifacial spasm, HFS)又称面肌抽搐,是临床常见的一种良性功能性疾病,虽然进展缓慢,而且最终也不会对人的生命构成威胁,但是面部肌肉反复不自主抽动会引起患者心理和社交活动障碍,严重影响患者的生活质量,危害很大。

【病因】

包括血管因素、肿瘤因素及其他因素,其中血管因素占据90%以上的原因。术前磁共振检查主要用于明确颅内有无肿瘤等病变,术前3天-TOFMRTA检查虽然能够明确面神经周围有无血管存在,但必须指出的是这些血管并不都是真正的责任血管,大量的实践已经证明细小的动脉、静脉甚至无名的血管都可能是真正的责任血管。

【临床表现】

单侧面部肌肉非自主、阵发性、反复发作的抽搐,紧张、焦虑和心理压力过大都会诱发或加重发作,面部肌肉的运动如用力闭眼、鼓腮等也会诱发痉挛发作,甚至在睡眠和麻醉状态下也会发作。典型性面肌痉挛是指患者初始发病为眼轮匝肌痉挛,而后向下发展,逐步累及面颊、口角肌群及颈阔肌。而非典型性面肌痉挛的特征是初发位置是口周肌肉,而后由下向上发展累及半侧面部肌肉。

【处理原则】

尽管面肌痉挛的治疗有多种方法,但临床上有一定疗效的方法主要有三种:药物治疗、肉毒素 A(Botulinum toxin A)局部注射治疗和面神经微血管减压手术(MVD)。

1. 药物治疗　常用的药物有卡马西平、奥卡西平、苯妥英钠、丙戊酸钠、氯硝西泮片、巴氯芬等。文献报道这些药物治疗可以使 60%~70% 的患者的症状缓解,尤其是对于初发面肌痉挛的患者疗效更加确切,但是药物治疗的最大问题是所有痉挛症状只能获得暂时的缓解或减轻,不能彻底治愈,而且在剂量较大时都会出现造血系统和肝肾功能损害的并发症,部分患者常常有变态反应,这都严重限制了药物治疗的广泛应用。目前药物治疗大多用于初发患者或者痉挛症状较轻的患者,有时也作为手术后症状不能完全缓解患者的辅助治疗,在药物治疗过程中,需要定期检查肝肾功能与造血功能。

2. 肉毒素局部注射治疗　肉毒素是一种嗜神经蛋白,可阻滞神经肌肉接头的传导。不同类型的肉毒素作用时间长短不一,目前临床上主要应用的是肉毒素 A。肉毒素皮下注射后经过 2~5 天的潜伏期后起效,据文献报道可以使 75% 以上的患者的肉毒素注射区域的肌肉痉挛症状完全消失或明显减轻,疗效持续的时间取决于肉毒素注射的剂量,大多可以维持数月,反复注射仍然可以获得满意的疗效,因此临床上接受肉毒素注射的患者仍较多。肉毒素注射后常伴随出现眼干、多泪、复视、眼睑肌及面颊肌乏力,多次注射后甚至会引起部分面颊肌的永久性麻痹。另外,肉毒素注射的疗效都是暂时的,维持疗效就需要定期反复注射,这不仅不能根治面肌痉挛,而且要消耗可观的医药费用。这在很大程度上限制了肉毒素的广泛应用。目前肉毒素注射治疗主要应用于药物治疗无效而又缺乏手术条件的患者,也可作为手术后无效患者的补充治疗选择,对于症状局限而且痉挛较轻的患者也可以首先尝试肉毒素注射治疗。

3. 微血管减压手术(MVD)　在 20 世纪 70 年代随着手术显微镜在临床上的应用,由 Jannetta 率先完善和规范了微血管减压的理论与手术操作技术,并在国际上推广和普及了该手术技术,极高的手术有效率(大于 90%)和相对小的手术风险使得 MVD 迅速取代以往所有的治疗措施,成为了治疗 HFS 的首选方案。在文献报道中术后无效患者为 2%~13%,术后复发患者为 8%~20%,术后并发症发生率可达 6%~19%。微血管减压术治疗面肌痉挛的疗效与患者症状是否典型、病程长短、起病年龄、性别、压迫血管类型及手术操作技术相关,发病年龄较大、病程较短、症状典型的男性患者的手术疗效较好,动脉血管压迫术后的效果优于静脉性的血管压迫。MVD 术后的效果分为即刻缓解、延迟缓解、明显减轻和无效四种,据文献报道术后即刻缓解率在 50%~61.5%,延迟缓解率在 20%~50% 不等,延迟缓解的时间可至术后 6 个月甚至 1 年,长期随访的有效率在 79%~100%(平均 85.8%),5%~20% 患者在术后 2 年内可能复发。迄今为止延迟缓解的机制仍不清楚,可能与面神经损伤需要时间修复以及面神经核的逐步稳定有关。对于复发的患者应当首先评估首次 MVD 手术的操作过程,再次 MVD 手术仍然可以期待满意的疗效。

【护理评估】

1. 评估患者健康史　询问患者一般情况,包括患者年龄、职业、民族、饮食营养是否合理,有无烟酒嗜好,有无尿便异常,睡眠是否正常,生活是否能自理,有无接受知识的能力。评估既往有无癫痫发作、家庭史、健康史、过敏史、用药史。

2. 评估患者身体状况

（1）询问患者抽搐的部位、性质及频率：抽搐的部位是在一侧还是在两侧，起病部位在哪里；是否在平常的活动中即可诱发抽搐，持续时间多久，每次数秒或数分钟或更长时间等。

（2）了解起病形式及病程特点：呈持续性发作还是间歇性周期发作，了解患者的病程长短，一般病程越长，间歇期变短，抽搐加重。

（3）了解有无神经系统阳性体征：晚期患者除轻度面瘫外，无明显阳性体征。

3. 评估患者心理 - 社会状况评估患者的精神、心理状态。患者常因紧张、过度劳累、面部过度运动而抽搐加剧，但不能自己控制抽搐发作，可导致患者情绪低落甚至精神抑郁。了解患者及家庭成员对疾病的认识和期望值。了解患者的个性特点，有助于对患者进行针对性的心理指导和护理支持。

【护理诊断 / 护理问题】

1. 自我形象紊乱　与面部肌肉痉挛有关。
2. 活动无耐力　与术后低颅内压所致眩晕有关。
3. 潜在并发症：感染。
4. 焦虑　与担心手术、疾病的预后有关。

【护理目标】

1. 完善术前准备，监测生命体征，避免影响手术的其他因素。
2. 在护士指导下，患者在术后首日及第 2 天能独坐及下地活动。
3. 根据患者面肌痉挛缓解情况，指导患者用药，患者服药依从性提高。

【护理措施】

1. 术前护理

（1）心理护理：面肌痉挛患者有一侧面部肌肉不自主抽搐而表情怪异，大多数患者拒绝社交活动，表现自卑，严重者常不自主地用手遮掩，影响了患者的正常工作和生活。入院后，应对患者的不良心理反应及时评估，做好倾听，给予理解，同时向患者讲解痉挛的原因及手术方法。同时设身处地为患者特别是女性患者着想，术前剃头可仅耳后部分剔去头发，使其在术后能尽快融入正常的生活，让患者感觉到被理解、被尊重、被关心，从而积极地配合治疗与护理。

（2）术前准备：协助完善相关检查，如血尿常规、生化全套、凝血功能、心肺功能、电测听、肌电图、磁共振等检查，对病情进行全面认真地评估。术前 1 天，训练患者床上排尿、排便，避免术后尿潴留，指导患者沐浴，局部备皮，术日晨女患者将余下长发扎辫、远离术野处。对存有高血压、糖尿病和白细胞减少的患者，术前要给予相关药物治疗，将血压及血糖控制在正常范围后，白细胞恢复到正常范围内，方可实施手术。对于有睡眠障碍的患者，要给予相应的镇静剂改善睡眠，使患者以最好的身心状态迎接手术。

2. 术后护理

（1）生命体征观察：该手术部位深且毗邻脑干、小脑及多根脑神经，因此，术后入监护室 24 小时内严密观察神志、瞳孔变化及伤口引流状况，警惕颅内继发性出血，同时严密观察呼吸变化，注意有无脑干受压症状。

（2）体位护理：全麻未醒时，予去枕平卧位，头偏向健侧；清醒后取半卧位，利用脑部重力作用压迫止血，以减少出血，防止脑水肿。

（3）饮食护理：术后清醒6小时后，先试饮少量水，患者无呛咳、恶心、呕吐时，再予流质饮食，并逐渐过渡至半流质饮食，术后2~3天根据患者情况调整为普食。

（4）其他：定时翻身叩背，促进排痰，减少肺部感染的发生。观察耳、鼻腔有无异常流液现象，一旦发生，及时报告医生处理。

（5）面肌抽搐的观察：患者清醒后，及时评估面肌疼挛的频率、强度、持续时间，并记录面肌疼挛停止抽搐的时间，发生延迟愈合时应做好患者及家属的心理护理。

（6）并发症的观察与护理：MVD手术尽管属于微创手术，但仍然存在小脑损伤、脑干损伤以及脑神经损伤等风险，文献报道中MVD手术致小脑损伤的概率在0.455%~0.87%，听力下降7.6%，听力丧失3.3%~8.3%，面瘫2.7%~7.3%，脑脊液漏1.85%~4.8%，死亡率低于0.2%，并发症的发生与过度牵拉脑神经、直接损伤、黏连、电凝静脉时的热损伤以及微循环障碍相关。术后面瘫的发生机制仍不清楚，一般认为早发性面瘫（术后72小时内）与面神经直接损伤有关，迟发性面瘫（多在术后7~14天）与神经水肿以及血管痉挛所致微循环异常相关。

1）颅内出血：面神经微血管减压术的严重并发症，发生率约0.3%，但较为凶险，是导致患者死亡的主要原因。其表现为患者术后意识进行性变差至昏迷，出现血压升高及脑疝发生。因此，术后应密切观察患者的生命体征，通过多参数心电监护仪对患者的血压、脉搏、呼吸、血氧饱和度等施行24小时连续监测。

2）术后脑脊液漏：手术中因为乳突气房打开，切开的硬脑膜缝合不严密、术后患者憋气、用力咳嗽时，都会致使脑脊液外漏而进入乳突气房，经咽鼓管流入鼻咽腔。起初，可能漏出的脑脊液被患者吞咽未被发现，当清水样液体经由鼻孔流出，才被医务人员所发现。一旦确诊脑脊液漏，要立即嘱患者卧床休息，床头抬高15°~30°，保持鼻腔的清洁，维持情绪稳定，防止便秘；注意保暖，避免诱发颅高压的因素，同时加强抗感染治疗。

3）术后面瘫：面瘫发生的原因可能为隔垫血管时牵拉神经，造成滋养神经的内听动脉或返回穿支动脉损伤。其他原因如术中直接损伤面神经，也可造成面瘫，但恢复较难。患者由于一侧面部麻木、面肌瘫痪，进食后有食物残渣遗留在偏瘫侧的颊部，引起口腔异味，故须在进食后及时进行口腔护理，并指导患者尽量在健侧进食，避免烫伤、咬伤、口腔炎症。当患者面瘫时，常伴眼睑闭合不全。为确保患者角膜安全和避免发生角膜溃疡，可白天予以抗生素眼药水滴眼，夜间则予以眼药膏涂眼。为防止灰尘落入，可给予纱布覆盖。鼓励患者练习张口、鼓腮、吹气球等，进行功能锻炼，可预防面部肌肉萎缩。

4）听力障碍：听力损伤是MVD术后常见且较严重的并发症，听力损伤原因主要考虑听神经滋养血管损伤、听神经机械性损伤伴水肿及乳突开放。护士要积极给予患者心理护理，以减轻患者的心理负担，使患者保持良好的情绪，必要时可提高音量，但要尽量在健侧与患者沟通，避免噪声刺激。同时遵医嘱予以维生素类及营养神经的药物促进神经功能的恢复。

5）低颅内压综合征：由于术中长期暴露手术部位，释放大量脑脊液，加上麻醉药的刺激及术后颅内渗血，可致脑脊液分泌减少，造成低颅内压。常表现为头痛、头晕、血压偏低、脉率加快，放低头位后症状可缓解。发现低颅内压症状后给平卧位，头偏向健侧，血压偏低时适当加快补液速度；症状严重者取头低脚高位，每天可适当增补0.9%氯化钠溶液，减少脱水剂用量，能进食者，鼓励多饮淡盐水，以减轻症状；持续低颅内压可引起出血或硬膜下血肿,应加强观察,如果头痛剧烈、频繁呕吐、出现意识改变时,及时行头颅 CT 检查,排除颅内血肿,单纯低颅内压症状一般可在 72 小时内恢复。

【健康宣教】

1. 保证规律的饮食、作息时间　食品以清淡为宜,多吃新鲜蔬菜、水果,预防便秘;避免生冷辛辣刺激,忌烟酒、浓茶、咖啡等;保持情绪稳定,避免精神刺激;注意劳逸结合,不要过于劳累。

2. 注意观察面肌抽搐缓解情况,遵医嘱按时按量服药,定期复查,疗效满意时遵医嘱逐渐减停药物。

第八章　脑脊液循环障碍及护理

第一节　解剖及生理概要

一、脑室系统

脑室系统包括侧脑室、第三脑室、中脑水管、第四脑室以及它们之间的交通孔道。脑室系统的内面均覆以室管膜上皮,因而当室管膜上皮或其周围的神经胶质细胞增生或发生肿瘤时,可使脑室系统发生梗阻。

（一）侧脑室

侧脑室是脑室系统中最大者,位于大脑半球内,左右各一,即第一、二脑室。每个侧脑室随半球各叶的形态相应地分为中央部、前角、后角和下角四部分。侧脑室以室间孔与第三脑室相通。室间孔位于穹窿柱与丘脑前端之间,邻近结构的占位性病变可使室间孔闭塞。

1. 侧脑室中央部体后端与后角和下角之间的三角形区域,称为三角部。侧脑室体除前部位于额叶外,其后部和三角部均在顶叶内,因而顶叶的占位性病变可使侧脑室体后部和三角部的位置和形态发生改变。侧脑室体部的上壁（顶部）为胼胝体;内侧壁为透明隔;下壁（底部）由内向外依次为穹窿、脉络丛、丘脑背侧面、终纹和尾状核。

2. 侧脑室前角（额角）　自室间孔向前伸入额叶,因而额叶的占位性病变可使侧脑室前角和体的前部变形。前角在额状切面上呈三角形,其上壁和前壁由胼胝体构成;内侧壁为透明隔;下（外侧）壁是尾状核头。

胼胝体和透明隔均系中线结构,为侧脑室前角和体的上壁和内侧壁。所以胼胝体和透明隔的占位性病变可使两侧脑室前角和体互相分离。胼胝体的占位性病变可使侧脑室相应部位向下移位。

3. 侧脑室下角（颞角）　自三角部向下前方伸入颞叶。所以颞叶的占位性病变可使下角变形、移位。下角的上壁由大脑半球的白质构成,其内侧端是尾状核尾;内侧壁及下壁由内向外是海马伞和海马。海马伞和海马的上面覆以脉络丛。

4. 侧脑室后角（枕角）　自三角部向后伸入枕叶,一般比较短小,常有变异,甚至缺如。所以在 X 线片上主要以后角前方的三角部为标准,即枕叶占位性病变能使三角部前移和后角变形移位,但需与后角发育不全相区别。后角的上壁及外侧壁由胼胝体构成,再向外为视放射;内侧壁上有两个纵行隆起,上方者称为后角球,由胼胝体后剪形成,下方者称为禽距,由距状裂内陷而成。

(二)第三脑室

第三脑室是间脑内矢状位的狭窄腔隙,其上方正对透明隔,两者同在一垂直线上,当颅内有占位性病变时,即可发生移位,破坏这种解剖关系。第三脑室两侧壁由丘脑和丘脑下部的内侧面构成,连结两侧丘脑的中间块横贯室腔;上壁呈凸向上方的弧形,为第三脑室脉络组织,它突入室腔内形成第三脑室脉络丛;前壁由上向下为穹窿柱、大脑前连合和终板;后壁自上而下为缰连合、松果体和大脑后连合,室腔突入松果体柄上、下板之间形成松果体隐窝,在松果体隐窝的上方,尚有更深的松果体上隐窝;下壁由丘脑下部构成,并形成两个隐窝:前上方为视隐窝,突向终板与视交叉之间;后下方是漏斗隐窝,伸入脑垂体漏斗,适在蝶鞍上方。第三脑室向前上以室间孔与侧脑室相通,向后下经中脑水管通第四脑室。

第三脑室及其邻近结构的占位性病变,即可使第三脑室相应部分受压、变形和移位。如第三脑室前下部的占位性病变(颅咽管瘤、视交叉部胶质瘤、向鞍隔上方发展的垂体瘤等),第三脑室前下部常受压呈弧形,视隐窝和漏斗隐窝消失;丘脑的占位性病变(如胶质瘤)可压迫第三脑室后部,并使松果体上隐窝和松果体隐窝消失;松果体区肿瘤(最常见的为松果体瘤),首先使松果体隐窝和松果体上隐窝受压消失,并使侧脑室后部出现弧形压迹。第三脑室内的肿瘤(室管膜瘤、脉络丛乳头状瘤、星形细胞瘤和畸胎瘤等),于早期的X线片上可见充盈缺损区,但需与中间块的充盈缺损区鉴别,由于第三脑室腔很窄,所以肿瘤易压迫室间孔和中脑水管入口处,使脑室系统梗阻。

(三)中脑水管

中脑水管为连接第三、四脑室的细长管道,其前方为大脑脚,后方是四迭体。中脑水管的平均长度为1.5~2.0cm,直径1~2mm,是脑室系统中最狭窄的部位,容易发生梗阻,使梗阻以上部分的脑室扩大。引起梗阻的原因,除邻近结构的占位性病变外,尚可因中脑水管室管膜炎后的粘连或先天性中脑水管狭窄。

(四)第四脑室

第四脑室为延髓、脑桥与小脑之间的腔隙,其前下方是脑桥和延髓,后上方为小脑蚓部,后外侧系小脑半球。侧位观,第四脑室呈底向前下尖朝后上的三角形;在前后位上呈菱形。第四脑室为菱形窝,由脑桥和延髓上部的背侧面组成。窝的下部边界为棒状体、楔结节和绳状体,上部边界为结合臂;两个外侧角为第四脑室外侧隐窝。

第四脑室顶包括前后两部分,前部即上壁,由结合臂和前髓帆构成,前髓帆张于两侧结合臂之间;后部即后上壁,由后髓帆和第四脑室脉络组织构成,后髓帆连于小脑,其后缘接续脉络组织。脉络组织由室管膜上皮、血管和软脑膜组成,附着于菱形窝下部的边界上。脉络组织突入室腔,形成第四脑室脉络丛。第四脑室向上通中脑水管,向下通脊髓中央管。此外,还有3个孔通向蛛网膜下腔,即第四脑室外侧隐窝处的1对外侧孔和脉络组织上的正中孔。

第四脑室可因邻近结构的占位性病变而发生变形和移位,如脑桥的占位性病变(多为胶质细胞瘤)可向后压迫,使中脑水管和第四脑室成窄条状,并向后上方移位;小脑半球的占位性病变(多为星形细胞瘤、成血管细胞瘤和结核)可将第四脑室顶部压平,并向前方和对侧移位;小脑蚓部的占位性病变(多为髓母细胞瘤)若发生在上蚓部,则首先压迫中脑水管下端进入第四脑室处,使梗阻以上的脑室系统扩大,如病灶发生在下蚓部,使第四脑室呈窄条状向前移位,但无侧方移位;延髓的占位性病变(如胶质细胞瘤)易闭塞正中孔,发生梗阻性脑积水。

二、脑脊液的总量与分布

【概述】

脑脊液（cerebrospinal fluid, CSF）是一种无色透明的液体，存在于脑室系统与蛛网膜下腔。正常成人 CSF 为 130~150ml，占颅腔内容物的 8%~10%。

脑脊液总量随年龄的增长而增多。正常成人 CSF 总量为 130~150ml，学龄儿童为 80~120ml，幼儿为 60~100ml，婴儿为 40~60ml，足月新生儿为 10~15ml。

成人 CSF 分布在每个侧脑室各 10~15ml，第三、四脑室共 5~10ml，脑蛛网膜下腔与各脑池（脚间池、脑桥池、小脑延髓池等）共 25~30ml，脊髓蛛网膜下腔共 70~75ml。因此，CSF 总量若以 130ml 计算，其中 55ml（42.3%）在颅腔内，75ml（57.5%）在脊髓腔内，但以上数据个体差异很大。

脑脊液的产生、循环与吸收

1. 脑脊液的产生　80%~90% CSF 是由脉络丛产生，10%~20% 由脑组织其他部位所产生。在成人与年长儿，CSF 产生速度为 0.35~0.40ml/min，即每天 500~600ml。脑脊液是血浆的超滤液，是血液在脉络丛通过毛细血管孔被过滤而形成。这种滤液从脉络丛基质进入脉络膜上皮细胞间的空隙，经过几个过程，决定滤液中何种成分能进入 CSF 而成为超滤液。它产生的速度与血液渗透压、流体静力压、静脉血的压力及颅内压力均有关系。其中也有一部分为脉络丛主动分泌的成分。

影响 CSF 产生的因素较多。由于碳酸盐的合成与形成 CSF 密切相关，故有抑制碳酸酐酶作用的药物，均有减少 CSF 产生的作用。如乙酰唑胺与呋塞米，均因抑制碳酸酐酶的合成而分别减少 43% 与 40%~70% CSF 的生成。动物实验发现，皮质类固醇治疗可减少 CSF 引流量的 50%，其作用机制不详。心钠素与戊巴比妥亦有减少 CSF 的生成作用。血压降低因降低脉络丛的透析，而减少 CSF 的生成作用，动物实验在脑室灌注液中加入去甲肾上腺素（α 受体兴奋剂，使小动脉收缩），可导致脑 CSF 生成增加 100%；而阿托品（阻断 M 胆碱受体制剂，使血管扩张）则可减少 CSF 生成的 15%。体温亦影响 CSF 生成，体温在 31~41℃ 范围内，每增高体温 1℃，CSF 生成增加 7%。相反，患者若处于冬眠状态，CSF 生成则明显减少。颅内压增高时，CSF 生成亦减少。

2. 脑脊液的循环　脑脊液在脑室系统不断地循环与更新。CSF 从侧脑室产生后，不断地沿脑室系统单向流动。从侧脑室经室间孔至第三脑室，再通过大脑导水管流至第四脑室，再经过中孔和侧孔到小脑延髓池、基底池，上行至大脑半球的蛛网膜下腔或由基底池下行至脊髓蛛网膜下腔。在循环途径中，又不断地加入一些脑室系统产生的 CSF，最后大部分被上矢状窦两旁的蛛网膜粒所吸收而进入静脉血液中，完成整个脑脊液的循环。

推动脑脊液循环的动力主要是脉络丛每次的动脉性搏动、其自身流动的动力与室管膜细胞纤毛的运动有关。有人用 X 线电影照相术发现，在脑室系统中以第三脑室内的搏动最明显，使 CSF 被压向大脑导水管方向移动，脑底脑池内也有明显搏动，而侧脑室内搏动则不明显。脑脊液流动速度还受年龄影响，年龄愈大流动速度也愈慢。

3. 脑脊液的吸收　脑脊液主要是通过蛛网膜颗粒进入静脉窦而被吸收。蛛网膜颗粒是盘旋的蛛网膜组织，其中有很多微细的小管样绒毛，呈海绵状突入静脉窦中，这种蛛网膜粒在上矢状窦中段最多，其他静脉窦附近也有一些。此外，脊髓段的蛛网膜绒毛、脊神经根周围的淋巴系统也可以吸收一小部分脑脊液进入血液。有人研究约有 4/5 脑脊液在大脑表面的蛛网膜粒被吸收，另 1/5 在脊髓段被吸收。在正常状态下，脑脊液的吸收速度与形成速度相等：

（1）脑脊液的形成压 = 平均动脉压 − 颅内压。

（2）脑脊液的吸收压 = 颅内压 − 静脉压。

在颅内某些病变情况下，如炎性分泌物、颅内出血等，均易阻塞脑室系统狭小的室间孔、大脑导水管、中孔与侧孔等，或使蛛网膜下腔形成广泛的粘连，则 CSF 不能正常的循环与吸收，而导致脑积水与脑室系统扩大。

第二节　脑　积　水

脑积水（Hydrocephalus）是由于脑脊液的产生和吸收之间失去平衡所致的脑室系统或（和）蛛网膜下腔扩大而积聚大量脑脊液。通常是由于脑脊液循环通道上的阻塞，使脑脊液不能达到其吸收部位或吸收部位发生障碍，极为罕见的是由于脉络丛乳头状瘤等所引起的脑脊液分泌过多。小儿和成人的脑积水在临床分类、病理生理和治疗等方面都有所不同，小儿脑积水见第十六章神经外科特殊患者的护理，本节重点介绍成人脑积水。

【病因】

脑积水的病因可分为脑脊液分泌过多及脑脊液吸收障碍两个方面。

（一）脑脊液分泌过多

1. 脉络丛乳头状瘤是脑脊液分泌过多的主要因素，多见于婴儿，由于分泌细胞的增生和肥大，使脑脊液的分泌量增多。

2. 脑膜炎脑膜的各种炎症，如细菌、病毒、结核分枝杆菌、真菌等均可使脑膜出现炎症反应；炎症的早期可出现脑表面的静脉怒张和脉络丛充血而出现液体产生的异常增多。

3. 单纯性脑脊液分泌过多病理因素至今尚不完全清楚。故有人称之为"分泌过多性脑积水"或"浆液性脑积水"。

（二）脑脊液吸收障碍

是引起脑积水的最主要原因，脑脊液循环通路的任一部位发生梗阻，均可引起脑脊液的吸收障碍而导致脑积水。出生前、后均可发生。阻塞的部位不同，病因也各有所异，常见的阻塞部位及病因有以下几种。

1. 侧脑室受阻见于出生前的室管膜下和脑室内出血；出生前、后的脑室内或脑室外肿瘤的压迫。

2. 室间孔受阻可因脑室炎、室间孔区胶质细胞瘤、结节性硬化、胶样囊肿以及第三脑室前部或鞍上的占位病变向室间孔区延伸。

3. 第三脑室受阻见于第三脑室内胶样囊肿；视束、下丘脑或丘脑的胶质细胞瘤；鞍上的颅咽管瘤及蛛网膜囊肿等向第三脑室内发展，妨碍脑脊液的正常循环。

4. 中脑导水管受阻以生长性狭窄最为多见，约占婴儿脑积水的 66%，狭窄原因为胚胎期中脑导水管周围的神经胶质细胞进行性增生，使中脑导水管发生进行性狭窄，这种狭窄的速度决定了脑积水症状出现的迟早，因而脑积水可见于婴儿、幼儿和儿童。此外，松果体区及中脑导水管周围的肿瘤对中脑导水管的压迫、感染性室管膜炎以及血管畸形，特别是大脑大静脉畸形,均可造成中脑导水管的阻塞。

5. 第四脑室受阻主要见于第四脑室内的肿瘤如室管膜瘤、乳头状瘤及皮样囊肿等。

6. 第四脑室出口受阻常由于髓母细胞瘤、室管膜瘤、星形细胞瘤等对第四脑室正中孔及侧孔的压迫,也较多见于先天发育异常如 Dandy-Walker 畸形(中孔闭锁伴小脑发育不全,故又称中孔闭锁综合征)及蛛网膜囊肿等。

7. 蛛网膜下腔受阻主要原因为外伤、炎症和出血三种。头部外伤造成蛛网膜的炎症反应,继之出现病变部位的粘连,影响脑脊液的循环和吸收,但较少见。炎症可由化脓性、结核性等脑膜炎所致,部分由寄生虫如包虫、血吸虫及囊虫等所引起的脑膜炎症反应所致。炎症导致蛛网膜下腔发生局部或广泛性粘连,蛛网膜粒闭塞而致单流向活瓣的功能不全,使脑脊液的吸收发生严重障碍。蛛网膜下腔的出血源可来自脑的挫裂伤,脑血管病如动静脉畸形等所引起的血管破裂及脑部各种手术所致的出血。当出血的量足够多时,可堵塞蛛网膜下腔,使脑脊液吸收障碍,继而发生脑积水。可为暂时性的或持续性。一般来说,多数积血在数周内溶解吸收而自行消散,脑积水可自行停止。

8. 静脉窦受阻较为少见,若炎症波及静脉窦特别是上矢状窦,可发生血栓形成性静脉窦炎,使上矢状窦栓塞,导致脑脊液的吸收障碍。

【临床表现】

脑积水按压力分为高颅内压性脑积水和正常压力性脑积水;按部位分为脑室内脑积水和脑室外脑积水;按发病时间长短可分为急性(数天)、亚急性(数周)和慢性(数月至数年);按临床症状有无可分为症状性脑积水和无症状性脑积水;按脑积水病情发展与否分为活动性脑积水和静止性脑积水。

1. 高颅内压性脑积水　蛛网膜下腔出血和脑膜炎并发的高颅内压性脑积水,常在发病后 2~3 周内发生。有些特殊病因的脑积水患者可只有脑积水症状而没有局部定位症状,特别是脑室内肿瘤。

脑积水症状、体征有头痛、恶心、呕吐、共济失调和视物模糊。头痛以双额部疼痛最常见。由于卧位时,脑脊液回流较少,故头痛在卧位或晨起时较重。坐位时可缓解,病情进展,夜间有痛醒,出现全头持续性剧痛,颈部疼痛,多与小脑扁桃体凸入枕大孔有关。恶心、呕吐常伴有头痛,与头部位置无关,其特点是在早晨头痛严重时呕吐,这可与前庭性呕吐区别,共济失调多属躯干性,站直不稳,宽足距,大步幅,而小脑半球病变产生的脑积水,可表现肢体性共济失调。视力障碍,包括视物模糊、视力丧失和外展神经麻痹产生的复视,后期患者可有近期记忆损害和全身不适。视乳突水肿是颅高压的重要体征,外展神经麻痹提示颅内高压而不能做定位诊断,中脑顶盖部位受压有上视和调节受限。脑积水本身可伴有躯体性共济失调,也可提示小脑蚓部病变。其他局灶性体征可能预示特殊病变位置。

2. 正常压力性脑积水　主要症状是步态不稳、记忆力障碍和尿失禁。多数患者症状呈进行性逐渐发展,有些在病情出现后,其病程为数月或几年。患者没有明显头痛,但有行为改变、癫痫或帕金森综合征。查体时,虽然眼外肌活动充分,但可有眼震、持续恒定走路困难、肢体活动缓慢、腱反射略增高,可有单侧或双侧 Babinski 征,晚期可出现摸索现象和强握反射。步态不稳常是首要的症状,多先于其他症状几个月或几年,有些患者步态不稳和智力改变可同时发生,也有在其他症状以后发生。其表现有从轻度走路不稳,到不能走路,甚至不能站立,并常有摔倒病史。患者抬腿困难,不能做抗重力活动,步幅小,步距宽,走路失衡,不能两足先后连贯顺序活动。Romberg 试验表现摇摆,但没有小脑共济失调。智力障碍在每个患者中差异较大,近期记忆丧失是最明显的特点,患者常表现呆滞,自发性或主动性活动下降,谈话、阅读、写作、爱好和创造性减弱,对家庭不关心、淡漠或冷淡、孤僻、工作效率差。有人把这些复杂活动异常,称为意志丧失性格。有试验发现,患者运用词汇能力基本保留,而运用非词汇运用能力,如画画、拷贝、表格排列以及难题的测试都有很大程度障碍,随着病情进展,对周围人提出的问题无反应,只做简短或部分回答,自主活动缓慢或延迟。在某些早期患者智力损害中,有焦虑和复杂性智力功能紊乱,如狂妄、幻想和语无伦次,也可有行动缓慢、动作僵硬,酷似帕金森病症状。尿失禁在某些患者表现尿急,但多数患者表现为对排尿知觉或尿起动作的感觉减退,大便失禁少见。

【处理原则】

对颅高压性脑积水引起视力急剧减退或丧失者,应急症处理,行脑脊液分流术,暂无分流条件,应在病房重症监护室内行脑室穿刺,持续外引流。

在脑积水患者病情允许情况下,应选择脑室分流术或切除颅内原发病变解除脑积水。近年来,随着神经影像的发展和显微外科技术的进步,更多地提倡切除原发病灶解除梗阻性脑积水。

根据正常颅内压性脑积水基本发病机制是脑脊液循环途径阻塞,脑脊液聚积于脑室系统,从理论上讲,分流手术会有一定临床效果。目前,多以侧脑室腹腔分流术为首选,而脑室右心房分流术只有在患者因腹部病变不适合行腹腔分流时才实行。而其他的分流术临床应用甚少。根据正常颅内压脑积水的脑压特点选择 $60\sim90mmH_2O$ 中压分流管为宜。术前应对分流效果给予估计,谨慎评价手术指征,以达到手术最大效果。一般而言,对有明确病因者,如蛛网膜下腔出血、脑膜炎、外伤、颅脑手术后发病者,比非明确病因者手术效果好;病程短者(半年以内)比病程长者效果好;年轻者比年老者手术效果好。

【护理评估】

1. 评估患者既往史、手术史、药物过敏史以及是否发生过严重的不良反应。

2. 评估患者全身症状　评估患者心、肺、肝、肾功能,评估血常规、凝血功能、心电图等结果。

3. 评估患者局部表现、神经功能　评估患者意识、瞳孔、四肢肌力及感觉、生命体征。

4. 评估辅助检查结果　X 线检查、CT 或 MRI 检查是否存在颅骨、脑组织的损伤;血常规检查患者是否存在凝血障碍,血生化检查患者是否出现水、电解质紊乱。

【护理诊断/护理问题】

1. 潜在并发症:颅内压增高、脑疝。
2. 疼痛:头痛　与颅内压增高有关。
3. 有感染的风险　与昏迷、长期卧床、机体抵抗力降低有关。
4. 自理能力缺陷　与肢体活动障碍有关。

【护理目标】

1. 患者未发生脑疝或及时发现脑疝并给予救治。

2. 患者未发生感染或及时发现感染并给予治疗。

3. 患者日常生理需求得到满足。

【护理措施】

（一）术前护理

1. 心理护理 由于患者对疾病缺乏了解,对手术有恐惧感,因此,我们应主动与患者交谈,解释疾病的性质及危害性、手术的必要性,向患者介绍手术医生情况,让患者对医生充满信任感,减轻恐惧及疑虑,使其身心处于最佳状态下接受手术。

2. 观察病情 密切观察意识、瞳孔、脉搏、呼吸和血压的变化,注意原有症状是否加重,一旦发现有急性颅内压增高迹象,立即给予处理。

3. 基础护理 脑积水的患者多有头痛、头晕、步态不稳、意识障碍,以及尿、便失禁等,故应加强基础护理,满足患者日常生活需求。取坐位或半卧位以减轻头痛。呕吐患者取侧卧位头偏向一侧。患者安全躁动者给予适当约束,床档保护,应及时控制抽搐发作并防止患者发生意外。

4. 饮食护理 给予高热量、高蛋白质、高维生素饮食,少食多餐,或遵医嘱给予静脉营养治疗,以增强机体的抵抗力,提高对手术的耐受力。

5. 适当限制液体入量 原则上补液量每天不超过 2 000ml,应控制输液速度。保持尿量每天不少于 600ml,记录 24 小时出入量。

6. 保持呼吸道通畅 必要时行气管插管或气管切开术。

7. 避免引起颅内压增高的颅外诱发因素 如情绪激动、剧烈咳嗽、灌肠、呼吸不畅、便秘、尿潴留、躁动、屈颈等。

（二）术后护理

1. 术后体位 麻醉未清醒前取去枕平卧位,头偏向一侧,保持呼吸道通畅;患者意识清醒、生命体征平稳后给予抬高床头 15°~30°,以利于引流。

2. 氧气吸入 给予低流量吸氧,及时清理呼吸道的分泌物或呕吐物,保持呼吸道通畅。在翻身或更换体位时需有两人合作,避免头部剧烈运动,防止对分流管产生牵拉作用。

3. 病情观察 严密观察患者意识、瞳孔、生命体征及四肢活动情况。如出现头痛、头晕、呕吐、烦躁不安、癫痫发作等症状,伴有血压升高、脉搏、呼吸变慢应立即报告医生,随时做好抢救的准备,防止脑疝发生。

4. 伤口护理 保持患者头部、腹部切口处敷料清洁、干燥,枕头上铺无菌巾,以便观察切口有无渗血、渗液,如果切口处不断有血液渗出,应及时报告医生给予处理。减少探视,保持病室环境清洁,预防切口感染。

5. 脑室引流管的护理 保持引流通畅,避免打折、弯曲;观察脑室引流瓶的高度,引流液颜色、形状、量;观察穿刺点皮肤有无渗液;观察管路局部固定情况;观察枕后及双耳郭皮肤情况;预防反流感染等。

6. 并发症的预防和护理

（1）感染:保持病房空气新鲜和床单位清洁、干燥,减少探视。严密观察伤口周围有无渗血、渗液,发现切口污染及时报告医生给予换药。指导患者勿触摸伤口,必要时可适当约束四肢。观察腹部情况,有无腹痛等腹膜刺激征。

（2）分流管堵塞:严密观察患者有无头痛、头晕、恶心、呕吐等颅内压增高的症状,经按压分流管阀门后症状未消失,应警惕分流管堵塞,及时报告医生,协助进行处理。指导患者定时更换体位,使分流管随肠蠕动自由伸直,防止折管堵塞。

（3）过度分流综合征:患者出现典型的体位性头痛,直立时加重而平躺后缓解。CT检查显示脑室小。

（4）慢性硬膜下血肿或积液:多见于正常压力脑积水术后,多为采用低阻抗分流管导致脑脊液过度引流、颅内低压所致。

（5）脑脊液分流不足:患者术后症状不改善,检查发现脑室扩大仍然存在或改变不明显。主要原因是使用的分流管阀门压力不适当,导致脑脊液排出不畅。

（6）其他并发症:癫痫、视神经损伤、分流管移位、断裂、脏器穿孔、肠梗阻、腹部积液等。

7. 心理护理　加强与患者及其家属沟通,消除患者的消极、紧张、恐惧心理,积极配合治疗和护理。

【健康宣教】

1. 休息与运动指导　症状缓解后可从事力所能及的活动,避免过度劳累,保证充足的睡眠,避免剧烈运动。

2. 饮食指导　术后有排气后方可进食,可先进易消化的流食,术后2~3天半流食,再过渡到普食。多吃高热量、高蛋白质、高维生素易消化的食物,如鸡蛋、牛奶、肉、鱼类等,多吃蔬菜和水果,保证身体所需营养,增加机体的抵抗力。

3. 用药指导　遵医嘱按时服药,避免随意增减或停药。

4. 心理指导　保持乐观情绪稳定和愉快心情,积极配合治疗和康复。

5. 康复指导　加强功能锻炼,应在病情稳定后早期开始,包括肢体的被动及主动练习,语言能力及记忆力的恢复。康复的同时还应加强基础护理及皮肤的护理。

6. 复诊须知　定时复诊,如出现意识变化、头痛、呕吐、胃肠道反应等应立即就诊。

第三节　颅内静脉窦闭塞性高颅内压

颅内静脉窦闭塞性颅高压(intracranial hypertension due to intracranial venous sinus occlusion)是指因颅内静脉窦和(或)引流静脉闭塞引起的以颅内压增高为主要表现的一类疾病。静脉窦闭塞性颅高压多发生在上矢状窦、直窦、横窦、海绵窦血栓形成。血栓形成的症状因部位而不同。临床上可分为感染性和非感染性两大类,后者多由颅脑外伤、消耗性疾病(如晚期癌症、恶病质)、某些血液病(白血病、红细胞增多症、严重贫血)及严重脱水等引起。前者多继发于头部、面部感染以及化脓性脑膜炎、脑脓肿、败血症等。

【病因】

70%~80%的脑血容量存在于脑静脉系统内,它对正常颅内压的维持和快速调节均十分重要。脑静脉系统与身体其他部位的静脉不完全相同,脑静脉和静脉窦无静脉瓣,静脉内血流方向可以反流,并与颅外静脉之间有丰富的吻合。海绵窦经眼静脉与面静脉相通,穿过卵圆孔和颈静脉管的导静脉与翼状静脉丛和咽静脉丛相通,并经基底静脉丛与脊髓静脉相通;横窦经乳突导静脉与枕静脉相通;上矢状窦经顶部导静脉与颅外顶后静脉相通。这些静脉交通是颅外的化脓性感染向颅内蔓延的潜在途径。后颅窝静脉与脊椎静脉丛相连,并由此再与身体其他部位的静脉相通。这些吻合支是肿瘤转移至中枢神经系统内的一个重要通道。另外,还有逆行性栓塞的可能性,人类存在有子宫 - 阴道静脉、椎静脉、颅内静脉和硬脑膜静脉窦之间的解剖上的连续性。当腹压增高,小的栓子有可能从盆腔沿上述静脉通路进入颅内静脉和硬脑膜静脉窦,并在颅内静脉和硬脑膜静脉窦,并在颅内静脉系统形成更大的栓子。

原发性静脉窦闭塞多见于出生后婴儿,特别多见于先天性心脏病或胃肠道感染并发消瘦和衰弱的婴儿。成人多见于营养不良、脱水、感染性疾病、结核、癌症、心脏病右心衰竭、手术后高凝状态、头颅外伤、大脑动脉闭塞、白血病、严重贫血等。也见于妇女口服避孕药、妊娠期、产后或流产之后及其子宫内滴注高渗盐水治疗流产所致的高钠血症。原发性栓塞的机制尚不十分清楚,贫血、低血压、脱水等可能是主要的诱发因素,血液的黏度增加和循环减慢,血浆纤维蛋白原增加、血小板和血液黏度增高,这些因素都起重要作用。

继发血栓形成,可由颅骨骨折直接损伤静脉窦或在婴儿行上矢状窦穿刺后引起;也可见于局部或远隔部位化脓性感染的一种并发症。在局部感染中比较常见的是额窦感染引起的上矢状窦血栓形成;乳突气窦或中耳感染引起横窦血栓形成;面部特别是上唇附近、鼻、颊、上颌部、眼及筛窦和蝶窦感染引起的海绵窦血栓形成。血栓可沿引流静脉延伸入静脉窦内,化脓性细菌感染产生静脉窦炎时,脓性栓子可延伸到静脉分支或其他静脉窦;如横窦病变可延伸到颈内静脉。化脓性痛灶靠近静脉窦时,窦壁的炎症也可产生窦内血栓,其栓子可以是炎性或非炎性,炎性血栓质脆易碎,随血流进入心脏和肺部,引起脓毒血症和全身多处脓肿。静脉窦血也可伴有硬膜外、硬膜下、软脑膜和脑内脓肿。

【临床表现】

1. 颅内压增高　为最常见的表现,可有头痛、呕吐和视盘水肿等症状和体征。

（1）头痛:最常见和最主要的症状,可见于 80% 患者。一般缺乏特异性,典型表现为行走时出现头痛,卧位、咳嗽或弯腰时加重。其中 70% 呈亚急性起病,对脑脊液压力增高或不明原因的头痛持续存在,应考虑本病的可能。

（2）视盘水肿:以年轻患者常见,可伴有一过性视力下降,多在弯腰或由卧位迅速站起时发生。早期视力不受影响,久者可出现鼻侧 1/4 象限视野缩小,晚期中心视野受影响。

2. 大脑半球受损表现

（1）癫痫:可见于 40% 患者,提示皮质刺激性病损,尤以中央沟区域多见。

（2）局灶性神经功能受损:以单侧运动和感觉障碍常见,还可有失语、脑神经麻痹和小脑体征。

3. 意识障碍和精神障碍约半数有意识障碍,多为中度意识障碍,可有神经错乱、躁动、谵妄和记忆力减退。有意识障碍者常提示预后不佳。

4. 全身症状和体征　以炎性脑静脉血栓者多见,可有不规则高热、寒战、多汗、乏力、脉速、全身性肌肉酸痛,精神萎靡、咯血、皮下淤血等表现。

5. 不同部位脑静脉血栓的各自特征

（1）上矢状窦血栓:多属非感染性病因所致,常与血流动力学异常有关。急性起病者,早期症状有头痛、呕吐、谵妄、抽搐、肢体运动障碍、视盘水肿和外展神经麻痹等表现。婴儿可有头皮和外部鼻静脉怒张和迂曲、囟门隆起、颅缝分离。多数患者经历不定位的头痛、脑实质受损表现（症状左右交替为特征）和急性加重期三个阶段的进展。

（2）侧窦（即横窦和乙状窦）血栓：多由中耳炎或乳突炎引起。起病数周后出现头痛，头部转动时加重，并伴有呕吐，可有耳后皮肤静脉充血、鼓膜发红、耳后红肿、局部疼痛和压痛，还可伴有发热、寒战、全身肌肉疼痛和精神萎靡等全身感染的表现。侧窦血栓多扩散至其他静脉窦和静脉，引起颅内压增高、精神障碍、意识障碍和受累结构的损害症状：扩展至岩下窦可致外展神经麻痹；累及颈静脉可出现吞咽困难、饮水呛咳和声音嘶哑等后组脑神经症状；刺激迷走神经可有心动过缓；累及岩上窦和三叉神经节可有同侧面部疼痛和感觉减退；累及上矢状窦可有颅高压、昏迷、癫痫和偏瘫。左侧横窦血栓形成时可表现失语症。

（3）岩上窦血栓：可由海绵窦或岩下窦血栓扩展形成或中耳感染引起，可出现同侧面部疼痛和感觉减退。

（4）岩下窦血栓：可出现外展神经麻痹和同侧面部疼痛。

（5）海绵窦血栓：临床表现主要是脑神经受压和眼眶内外静脉回流障碍所致的眼部症状。第一个症状为头痛和面部疼痛，第一个体征为面部、眼睑和结膜水肿，伴有高热和眼球突出；随后出现眼肌麻痹（动眼、滑车、外展神经麻痹可表现为眼球各向活动受限，眼球固定，伴眼睑下垂、瞳孔散大、对光及调节反射消失）。三叉神经眼支受累可出现前额部及眼球疼痛，前额部感觉减退、角膜反射消失；三叉神经第二支受累会出现面颊部和上龈疼痛、麻木和分布区感觉减退；运动支受累出现咀嚼肌麻痹、牙关紧闭、下颌和牙龈疼痛。眼眶内、外静脉回流障碍可引起眼睑、结合膜水肿和眼球突出、视盘水肿。

（6）脑内静脉血栓：多累积大脑半球后部邻近上矢状窦和横窦区域的 Troland 静脉、顶枕区静脉和颞后区静脉，常表现为局限性抽搐、肢体瘫痪和头痛，范围广泛者可有颅内压增高、意识障碍和双侧体征。

【检查】

1. 头部 CT　CT 可排除其他病变，发现感染性脑静脉血栓静脉窦病变，同时还可发现乳突区骨质异常、脑膜瘤、脑脓肿等脑静脉血栓的病因。具有相对特异性的直接征象有束带征、空三角征等。

2. 头部 MRI　MRI 能直接显示脑静脉血栓且能反映其血栓的自然演变过程，是诊断脑静脉窦血栓的首选方法，在新生儿和儿童静脉窦血栓的诊断上明显优于其他方法。MRI 还可显示脑实质的静脉梗阻征象，如脑肿胀（占位效应和脑沟变浅）伴 T2WI 异常信号、脑室扩大、脑实质内血肿伴周围水肿等。

3. 头部 MRV（磁共振静脉造影）　直接征象为发育正常的脑静脉和（或）静脉窦内高信号缺失或边缘模糊且不规则的低血流信号；间接征象为梗阻处静脉侧支形成和其他途径引流静脉异常扩张。

4. 头部 CTV（CT 静脉造影）　窦壁强化的充盈缺损、异常静脉侧支引流和小脑幕强化等。

5. 脑血管造影　是诊断静脉窦闭塞的准确方法，血管造影的静脉期可见造影剂排空延迟、循环时间延长，静脉窦内充盈缺损或闭塞静脉窦不显影，静脉侧支通路，有些广泛静脉窦闭塞时可见静脉反流现象。

6. 核素显像　可见梗阻静脉窦的近端核素浓集、排空延迟和静脉侧支等。

7. 经颅多普勒（transcranial doppler，TCD）　能了解静脉侧支通路能力和血管再通情况，对评价预后和制订治疗措施很重要。

【治疗】

1. 药物治疗   对于头、面部的感染,无论是急性或慢性,应积极治疗,并应查明与静脉血栓形成的有关病因给予纠正,对于炎症引起的急性静脉窦闭塞,应用高效广谱大剂量抗生素治疗,防止血栓形成和减少复发。对有颅高压者应给脱水降颅内压治疗,地塞米松 20mg/d 有减轻脑水肿的疗效。

2. 外科治疗   对于颅内静脉窦急性闭塞引起的颅高压,有视力急剧损害和颅高压危象者,应考虑去骨瓣减压,目前尚有以下再通静脉窦方法:静脉窦血栓清除术、静脉窦插管溶栓法、Sindou 横窦搭桥术等。

【护理评估】

详见本章第二节。

【护理诊断 / 护理问题】

1. 潜在并发症:颅内压增高、脑疝。
2. 疼痛:头痛   与颅内压增高有关。
3. 有感染的风险   与感染性疾病有关。
4. 部分自理能力缺陷   与血栓形成导致肢体活动障碍有关。

【护理目标】

1. 患者住院期间不发生脑疝或者及时发现脑疝并给予救治。
2. 患者疼痛得到及时治疗,得到缓解。
3. 患者住院期间无感染的发生或对发生的感染给予及时治疗。
4. 患者生活需求得到满足。

【护理措施】

1. 严密观察病情变化   密切观察意识、瞳孔、肌力、言语、生命体征的变化,如一侧瞳孔进行性放大、对光反射消失,伴意识障碍,则表示有脑疝出现,要立即报告医生,做好手术准备。

2. 床头抬高 15°~30°,以增加颅内静脉回流,限制入水量,急性颅内压增高患者最初 2 天输液量 1 500~2 000ml,并注意补钾,5~6 天后,可以根据尿量增加液体补充量。

3. 昏迷患者要注意定期翻身拍背,做好皮肤护理,预防压疮、坠积性肺炎,做好口腔护理,保持呼吸通畅,防止窒息,必要时行气管插管人工辅助呼吸。

4. 心理护理   给予患者及家属相应的术前心理指导,介绍手术的方法、目的及效果,简单的程序及术中配合要点,使其对手术有所了解,必要时列举成功的病例,增强患者对手术过程的信心,消除恐惧、焦虑心理,赢得患者最佳的配合。

5. 溶栓护理   观察意识状态、生命体征、肢体活动等溶栓效果;穿刺点伤口有无渗出,动脉鞘固定情况;穿刺点局部加压包扎后观察双侧足背动脉搏动及皮温色泽;注意观察是否并发症,如穿刺部位血肿,出血,脑血管痉挛等。

6. 抗凝护理   密切观察有无皮肤黏膜淤斑、皮下血肿、血尿及便血等症状;定期监测凝血功能,遵医嘱准确调整抗凝药用量。

第三篇

神经外科技术操作

第一章　神经外科常见技术操作

第一节　气管切开的配合及气管切开患者的护理

【气管切开的目的与位置】

1. 目的　防止或迅速解除呼吸道梗阻,确保呼吸道通畅,改善呼吸;便于分泌物从气道吸出、便于给氧或行机械通气。

2. 位置　气管切开时,患者取去枕平卧位,头后仰,肩下垫软枕,颈部伸展便于术野暴露;且应注意患者身体保持正中,使气管居中利于操作的实施。在第3、4环状软骨做气管切开。

【用物准备】

气管切开包1个、气管切开套管1套、消毒物品、气管切开换药盘(镊子2把、剪成Y型口的无菌中纱1块)、一次性无菌小油纱1块(5cm×15cm)、5ml注射器2个、5%利多卡因1支、1mg肾上腺素1支、无菌手套2副、无菌中纱数块、吸痰用负压吸引装置、一次性吸痰管数根、照明灯、听诊器、气囊压力表、简易呼吸器1套、呼吸机、氧气管1根、约束带、抢救药品。

【操作流程】

气管切开术配合操作流程见图3-1-1。

气管切开术配合操作流程

评估:患者的病情、意识及合作程度;病房环境; 了解患者需用气管切开套管的型号

1. 准备患者:向清醒患者作好解释工作,说明气管切开的目的,安慰患者消除恐惧心理;清洁患者颈部皮肤,必要时进行局部备皮。 2. 用物准备:备齐术中用物,并按顺序合理放置;根据病人选择适合的气管切开套管 　(成年男性一般选择8.0mm气切套管;成年女性一般选择7.0mm气切套管)

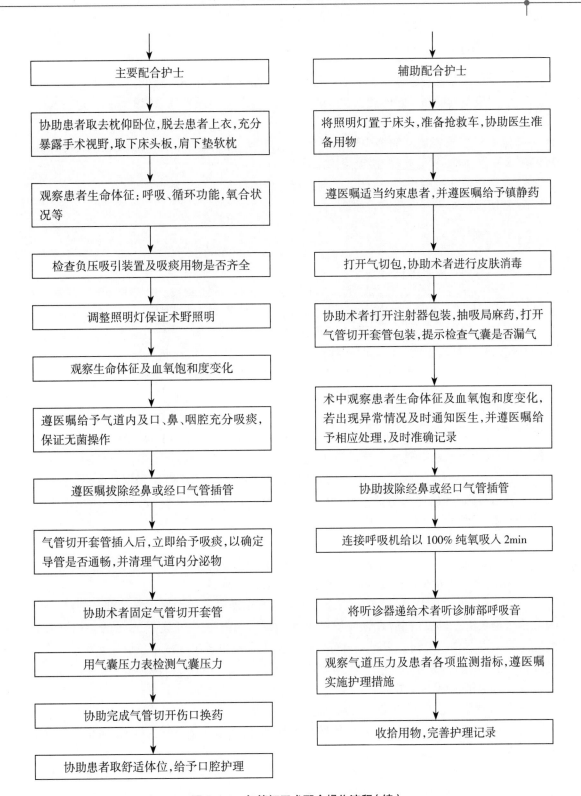

主要配合护士

协助患者取去枕仰卧位,脱去患者上衣,充分暴露手术视野,取下床头板,肩下垫软枕

观察患者生命体征:呼吸、循环功能,氧合状况等

检查负压吸引装置及吸痰用物是否齐全

调整照明灯保证术野照明

观察生命体征及血氧饱和度变化

遵医嘱给予气道内及口、鼻、咽腔充分吸痰,保证无菌操作

遵医嘱拔除经鼻或经口气管插管

气管切开套管插入后,立即给予吸痰,以确定导管是否通畅,并清理气道内分泌物

协助术者固定气管切开套管

用气囊压力表检测气囊压力

协助完成气管切开伤口换药

协助患者取舒适体位,给予口腔护理

辅助配合护士

将照明灯置于床头,准备抢救车,协助医生准备用物

遵医嘱适当约束患者,并遵医嘱给予镇静药

打开气切包,协助术者进行皮肤消毒

协助术者打开注射器包装,抽吸局麻药,打开气管切开套管包装,提示检查气囊是否漏气

术中观察患者生命体征及血氧饱和度变化,若出现异常情况及时通知医生,并遵医嘱给予相应处理,及时准确记录

协助拔除经鼻或经口气管插管

连接呼吸机给以 100% 纯氧吸入 2min

将听诊器递给术者听诊肺部呼吸音

观察气道压力及患者各项监测指标,遵医嘱实施护理措施

收拾用物,完善护理记录

图 3-1-1　气管切开术配合操作流程(续)

【注意事项】

1. 气管切开术前应彻底清洁患者颈部皮肤,以防气管切开伤口感染。

2. 病房应空气清新,做好空气消毒,最好在具有空气层流或新风系统的病房中进行操作。

3. 术中严格进行无菌操作。

4. 术中根据患者痰液的多少选择吸痰时机,在吸痰前应与术者沟通,征求术者同意并暂停手术操作,吸痰要彻底,严格无菌操作。

5. 在整个操作过程中,注意严密监测患者生命体征及血氧饱和度的变化。

6. 密切观察有无并发症的发生。

【护理要点】

(一)气管切开套管的护理

1. 病房的条件　保持空气清新,适宜的温度、湿度,室温 20~22℃,湿度 60%~70%。防止吸入干燥气体造成气管内分泌物黏稠度增加,痰痂生成,减少排痰困难及缺氧的发生。

2. 气管伤口护理　切口处敷料及周围皮肤保持清洁、干燥,按无菌操作技术,每天行气管切开伤口消毒换药 2 次。换药时注意观察套管周围有无红肿、化脓、渗出等。

3. 气管套管固定　妥善固定气管套管,系带打死结,不可过紧,以放入一指为宜。气囊压力适宜,高容低压套囊不需要间断放气,压力维持在 25~35cmH₂O。

4. 保持呼吸道通畅,及时吸出口腔及气管内分泌物,吸痰时严格无菌操作;选择外径不超过气管内径 1/2 的吸痰管;吸痰前后充分吸氧;吸痰时间不超过 15 秒;吸痰时严密监测生命体征;吸痰时注意吸痰管插入是否顺利,遇有阻力时,应分析原因,不得粗暴操作。

5. 加强气道湿化　保持气道内湿润,根据痰液黏稠情况,遵医嘱给予气道湿化。

6. 做好基础护理,床头抬高 15°~30°,及时翻身叩背,加强口腔护理,每天 2~4 次口腔护理,预防口腔细菌的滋生。

(二)并发症观察

1. 伤口渗血　多因损伤颈前动脉、静脉、甲状腺等,术中止血不彻底,或结扎血管之线头脱落,引起出血。量少时需要观察,量多时需要重新止血。

2. 皮下气肿　多因手术处理不当或患者剧烈咳嗽所致。一般发生于颈部及胸部,严重的可蔓延至头部、外阴和四肢。轻度皮下气肿一般 24 小时内停止发展,3~5 天可自动吸收消退。严重皮下气肿大约要 2 周才自行吸收。护士发现患者出现皮下气肿(捻发音),应及时报告医生。还要注意防止因皮下气肿而发生脱管,当皮下气肿逐渐吸收时,及时调整好套管系带,防止因脱管发生窒息。

3. 伤口感染　伤口感染可引起局部组织的破坏,也可引起大血管溃破出现大出血,甚至还可引起下呼吸道感染。术后加强抗感染治疗,保持伤口清洁,按时换药是防止伤口感染的主要措施。

4. 脱管　当患者出现吸痰时吸引管不能深入外套管远端;突发呼吸困难、烦躁、出汗、发绀等危象;置棉花丝于套管口不随呼吸上下飘动;套管明显向外移动等现象时,考虑发生脱管。救治措施:护士发现患者脱管,应立即报告医生并协助处理。将患者采取仰卧位,试行放入原气切套管,若不成功,立即手术,放入合适套管。

5. 其他观察　有无气胸、纵隔气胸、气道食管瘘、呼吸骤停、拔管困难等。

第二节　鼻饲患者的护理

鼻饲

对不能经口进食的患者,将胃管或肠管经一侧鼻腔插入胃内或空肠,从管内灌注营养丰富的流质饮食,以保证患者摄入足够的营养和热量,促进机体康复。

【适应证】

1. 不能经口进食的患者,如口腔疾病及拒绝进食的患者、早产儿等。
2. 吞咽障碍的患者,如后组脑神经损伤引起吞咽障碍的患者。
3. 意识障碍的患者,如中枢神经系统损害引起昏迷、慢性消耗性疾病晚期伴有意识障碍的患者。

【禁忌证】

1. 脑脊液鼻漏。
2. 经鼻手术的患者。

【操作前准备】

1. 患者评估　评估有无鼻饲禁忌证,评估患者有无咀嚼、吞咽困难,鼻孔是否通畅,有无缺牙、食管疾病及营养状况,评估意识状态、心理状态。评估患者对鼻饲的认识与合作程度、对鼻饲知识的了解程度,要耐心告知患者鼻饲的目的、意义及操作步骤并指导配合的方法,为保证患者营养、早日康复,使患者及家属理解鼻饲的必要性,取得其配合。

2. 用物准备　治疗盘、治疗碗、胃管一根、弯盘、50ml 注射器、纱布 2 块、液体石蜡、压舌板、棉签、胶布、治疗巾、听诊器、温开水等。

3. 环境准备　光线充足,安静、整洁、屏风遮挡。

【操作流程】

1. 操作　护士洗手、戴口罩,携用物至患者床边,核对患者床号、姓名,意识清楚患者告知操作目的、操作步骤、方法,并指导患者配合。

2. 协助患者取坐位或半坐卧位,昏迷、危重患者取平卧位,头稍后仰。

3. 颌下铺治疗巾,用湿棉签清洁、检查鼻腔,颌下放置弯盘。

4. 润滑胃管前端 10~20cm,测量胃管长度一般是鼻尖 - 耳垂 - 剑突,成人 45~55cm,婴幼儿 14~18cm,并做好标记。

5. 插胃管时患者头稍向后仰,操作护士左手持纱布托住胃管,右手持止血钳夹持胃管前端,从一侧鼻腔轻轻向前向下插至 14cm 处时,清醒患者指导其做吞咽动作、深呼吸,随患者的吞咽动作将胃管送入所需长度;昏迷患者可将胃管尾端置于弯盘内,并将弯盘放于患者口角旁,左手托起患者的头部,使下颌贴近胸骨柄以加大咽部通道弧度,便于胃管沿咽后壁滑行插入。在插管过程中若患者持续恶心、遇有阻力,用手电筒、压舌板检查胃管是否盘曲在口腔内,如出现呛咳、呼吸困难、发绀等现象,可能是误插入气管,应立即停止插管并拔出重插。

6. 检验胃管是否在胃内,用注射器抽吸出胃液;将胃管开口端置于水中观察有无气体逸出;用注射器向胃管内注入 10ml 空气,同时用听诊器在胃部听到气过水声。

7. 验证胃管在胃内后,用胶布将胃管固定于鼻翼,协助患者舒适卧位,昏迷患者头偏向一侧。

8. 鼻饲时,要先注入少量温开水,再慢慢注入流质食物或碾碎的药物,然后再用少量温开水注入以冲洗管腔。

9. 按要求整理用物、床单位,协助患者擦干净口、鼻、面部,记录注食量、时间及患者反应。

【护理要点】

(一)胃管的护理

1. 妥善固定。用胶布把胃管固定于鼻尖部,胶布应每天更换,遇有潮湿、污渍等随时更换。更换胶布时,须将鼻部皮肤拭净再贴,并注意前后不贴于同一皮肤部位。

2. 防止打折,避免脱出。搬动或翻动患者时应防止胃管脱出或打折;意识不清或躁动不合作的,需预防胃管被拉出,必要时可将患者双手做适当的约束保护。胃管插入的长度要合适,若怀疑胃管脱出,应及时报告医生。此时鼻饲者应暂时停止,待确定胃管在胃中方可进行鼻饲。

3. 保证胃管的通畅,定时冲洗、抽吸胃液。输注营养液前、后及连续管饲过程中每 4 小时及特殊用药前后,用 30ml 温开水或生理盐水冲洗管腔,管腔较细时每 2 小时冲洗 1 次。药片研碎、溶解后再注入。

4. 密切观察胃液的颜色、性质、量,并做好记录。胃液颜色一般为墨绿色(混有胆汁);若颜色为鲜红色,提示胃内有出血;若颜色为咖啡色,提示胃内有陈旧性血液;胃液出现颜色或性质的改变,应及时报告医生,给予相应处理。若胃液量过多超出 200ml,应报告医生,及时处理。避免引起水电解质紊乱。

5. 鼻饲前应先确定胃管在胃内,且没有腹胀、胃潴留之症状后,再行鼻饲。

6. 每天清洁口腔,意识清楚合作的可以牙刷清洁;鼓励患者刷牙漱口,养成良好的卫生习惯;生活不能自理的患者或昏迷的患者给予口腔护理。

(二)预防肠内营养并发症

1. 预防误吸

(1)确认喂养管位置正确,并妥善固定。

(2)伴意识障碍、胃排空延迟、经鼻胃管定时灌注者前后半小时内保持床头抬高30°~45°,连续输注者若无禁忌证尽量保持床头抬高 > 30°;经鼻肠管或空肠造瘘管滴注者可取随意卧位。

(3)估计胃残留量。每次输注肠内营养液前及期间,每间隔 4 小时抽吸并估计胃内残留量,若大于 150~200ml,应延迟或暂停输注。

(4)出现咳嗽、呼吸短促、突然呛咳、咳出类似营养液的痰液时立即停止输注食物,清理气道。

2. 避免黏膜和皮肤损伤

(1)长期经胃管鼻饲患者根据厂家说明书有效期更换胃管;每次换管时更换位置。

(2)保持胃管周围皮肤干燥、清洁。

3. 预防腹泻

（1）从低浓度开始输注营养液；从少量开始逐渐增加输注量，以输液泵控制速度。

（2）输注时温度 37℃ 左右。

（3）每天更换输注管路。

4. 观察腹膜炎及肠道感染

（1）患者突然出现腹痛，胃或空肠造瘘周围或腹腔引流管引流出类似营养液的液体时立即报告医生，遵医嘱应用抗菌药物。

（2）配制营养液时注意无菌操作，开启后有效期 24 小时。

（三）经皮内镜下胃（肠）造瘘术后护理

1. 管路与肠内营养护理同前。

2. 造瘘管周围皮肤护理　定时观察造瘘口的情况，注意有无红、肿、热、痛以及胃内容物渗漏，保持造瘘口周围皮肤清洁、干燥，防止感染。如伤口渗血，应局部压迫止血，出血较多时应及时报告医生行外科结扎止血。每天用碘伏消毒造瘘口 2 次，无菌纱布遮盖并胶布固定。

3. 造瘘管的护理　导管通过内垫和外垫固定，每班观察导管固定处的刻度，防止移位和扭折。瘘管固定不宜过紧及过松。固定过紧，会引起疼痛易造成胃壁腹壁缺血坏死，导致内垫综合征。过松，营养液因胃内压增大时反溢于皮肤，长期的刺激皮肤易引起感染糜烂不愈及瘘道形成。造瘘管保持清洁，每次鼻饲流质前后用 20~30ml 温开水或生理盐水冲洗管腔，防止注入的营养物存积导管引起阻塞或腐败。长期置管出现老化或渗漏者，一般半年至 2 年需要从原位更换造瘘管。

第三节　中心静脉压的测量

中心静脉压（CVP）代表右心房或上、下腔静脉近右心房处的压力。正常值为 0.49~1.18kPa（5~12cmH₂O）。通过 CVP 的测定，可反映体内血容量、静脉回心血量、右心室充盈压力或右心功能的变化，对指导补血补液的量及速度，防止心脏过度负荷及指导利尿药的应用等，具有重要的参考意义，因此也是 ICU 患者，尤其是心血管术后患者循环功能的重要监测项目。

【适应证】

严重创伤、各种休克及急性循环功能衰竭等危重患者；各类大、中手术，尤其是心血管、脑和腹部大手术的患者；需大量、快速输血或补液的患者。

【禁忌证】

穿刺部位局部感染或血栓形成，凝血功能障碍等。

【操作前准备】

1. 护士准备　着装规范、仪表端庄、态度认真，洗手、戴口罩。

2. 患者准备　去枕平卧位。评估患者的深静脉状况和全身情况。

3. 环境准备　整洁，安全。

4. 用物准备　治疗盘、压力插件与导线、压力传导组、压力袋、生理盐水注射液等。

【操作流程】

1. 备齐用物至床旁,核对。

2. 向患者解释操作的目的。

3. 摆好患者体位,摇平床头,取平卧位。

4. 连接生理盐水与压力传导组,并将盐水置入加压袋内,加压袋内压力到 300mmHg,二次排气法行压力传导组排气。与消毒后的深静脉置管端的三通相连,压力插件连接导线接监护仪,设置标名与相关参数,连接压力传感器。暂停输液,测验前归零:使换能器零点与患者右心房保持在同一水平上(患者平卧时,相当于腋中线第四肋间)。将零点通大气,校零。

5. 测压　观察监护仪上描记的中心静脉压(CVP)压力图形与数值。

6. 整理用物,洗手,记录。

【护理要点】

1. 保持导管通畅、固定牢固,测压管内无凝血、空气。每班检查导管的深度,避免导管脱出或推入。

2. 以平卧位测压为宜,患者改变体位要重新调节零点。

3. 定时更换测压管道,严格无菌操作。同时观察伤口周围是否有红肿、触痛、液体外渗等,一旦出现,及时报告医生,必要时拔管并送培养,以免发生导管相关性感染。

4. 应用监护仪连续测定 CVP 时,要采用持续冲洗装置,以保持测压管道通畅。

5. 需利用测压的静脉通路输液时,可另开一路输液管路。测压前禁止应用血管活性药物和胶体类液体,注意使用生理盐水冲洗测压管路,以保持通畅。

6. CVP 的测量应在患者平静状态下进行。咳嗽、腹胀、烦躁时,应予以处理,待安静 10~15 分钟后再测压。对机械通气治疗时应用呼气末正压通气(PEEP)者,若病情许可应暂时停用 PEEP。

第四节　腹内压的监测

腹内压(intra-abdominal pressure, IAP)指腹腔内压力,正常情况下与大气压相等或略高于大气压,任何引起腹腔内容物体积增加的情况都可以增加腹腔内压力。IAP 增高常发生于创伤后或腹部手术后,如腹腔感染、术后腹腔内出血、复杂的腹腔血管手术如肝脏移植、严重的腹腔外伤伴随脏器肿胀、腹腔内或腹膜后血肿形成、使用腹腔内填塞物止血或抗休克裤、腹腔镜操作中腹腔内充气、急性胰腺炎等。IAP 升高达到一定程度后对人体各器官功能产生不良影响,此时称之为腹腔高压症(intra-abdominal hypertension, IAH)。IAH 持续一定时间,可导致多个器官功能不全,甚至衰竭,称之为腹腔室隔综合征(abdominal compartment syndrome, ACS),后者在临床上表现为严重腹胀、通气障碍、难治性高碳酸血症、肾功能障碍等。如果得不到及时处理,患者很快就会死亡。Ⅰ级:10~14mmHg,此级不需特殊治疗。Ⅱ级:15~24mmHg,根据患者情况治疗。Ⅲ级:25~35mmHg,腹内压达到 25mmHg 时是一个警戒线,应考虑剖腹敞开减压。Ⅳ级:腹内压 > 35mmHg,临床症状将明显加重,则一定要剖腹敞开减压。

【目的】

1. 为患者提供诊断、治疗依据,观察手术治疗后的效果。

2. IAP 增高常发生于创伤后或腹部手术后,对此类患者应常规进行腹内压监测,可及时发现病情变化,预防并发症的发生,整体提高危重患者的监护水平。

3. ICU 内引起腹内压升高的原因很多,常见的如腹腔内感染、急性胰腺炎、复杂的腹腔血管手术、术后腹腔内出血、腹腔内或盆腔内或腹膜后血肿形成、严重腹水、肠梗阻、使用抗休克裤或腹腔内填塞止血、腹腔镜操作中腹腔内充气等,故在 ICU 中监测腹内压非常重要。

【适应证】

1. 脓毒症 / 全身炎症反应综合征(SIRS)/ 缺血再灌注损伤　①脓毒症且 24 小时内应用 6L 以上晶(胶)体液,或 8 小时输血液制品大于 4U;②急性重症胰腺炎;③腹膜炎;④肠麻痹、肠梗阻;⑤肠系膜缺血或坏死。

2. 内脏受压　①大量腹腔积液 / 腹膜透析;②腹膜后或腹壁出血;③巨大腹腔肿瘤;④腹部手术应用张力缝线后;⑤腹裂或脐膨出。

3. 外科手术　①手术中液体平衡大于 6L;②腹主动脉瘤修补术。

4. 严重创伤　①休克液体复苏后(缺血再灌注);②损伤控制剖腹术;③腹部或非腹部的多发创伤液体复苏需 6L 以上晶(胶)体液,或 8 小时输血制品大于 4U;④大面积烧伤。

【禁忌证】

1. 经膀胱测压法禁忌证　①膀胱损伤;②神经性膀胱;③膀胱挛缩。

2. 经股静脉置管测压无绝对禁忌证。

【测量方法】

(一)直接测压

置管于腹腔内,然后连接压力传感器或是腹腔镜手术中通过自动气腹机对压力进行连续监测。

(二)间接测压

1. 经膀胱测压法

(1)评估患者,做好解释,取得合作。

(2)备齐用物,洗手,戴口罩。

(3)携用物至床旁,核对患者身份。

(4)连接测压装置:通过接头、三通、连接管、输液器连接压力传感器或测压尺内的测压管,并排尽空气备用。

(5)在无菌操作下放置三腔或双腔 Foley 导尿管。

(6)测压前保证尿液引流通畅,排空膀胱,夹闭尿管。

(7)校零:患者取平卧位,以耻骨联合为零点。

(8)将测压装置与患者导尿管连接,应用 50ml 注射器向患者膀胱内注入生理盐水 50ml(双腔通过三通注入,三腔者通过导尿管另一腔注入)。

(9)关闭注射器端通路,使测压管或换能器与患者的导尿管相通,开始测压。

（10）读取标尺中测压管内的压力数值,或者通过传感器连接的多功能监护仪读取监护仪上的压力数值,即为腹腔平均压力。

（11）测压完毕,关闭测压端,开放导尿管。

（12）处理用物,洗手,取口罩,做好记录。

2. 经股静脉置管测压法

（1）评估患者,做好解释,取得合作。

（2）备齐用物,洗手,戴口罩。

（3）携用物至床旁,核对患者身份。

（4）连接测压装置于肝素生理盐水,排尽空气备用。

（5）在无菌操作下放置股静脉置管,方法同中心静脉置管操作。

（6）插管深度:导管尖端应达腹腔位置（30cm 左右为宜）。

（7）校零:患者取平卧位,以腋中线第 4 肋间水平为零点。

（8）通过三通将股静脉置管与患者输液系统及测压装置连接。

（9）关闭患者输液端,使者股静脉与标尺中的测压管或换能器相通,开始测压（方法同 CVP 监测）。

（10）读取标尺中测压管内的压力数值,或者通过传感器连接的多功能监护仪读取监护仪上的压力数值,即为腹腔平均压力（通过股静脉置管测定下腔静脉压力,其与腹内压力变化有较好的相关性）。

（11）测压完毕,关闭测压端,开通输液端。

（12）处理用物,洗手,取口罩,做好记录。

第五节　保护性约束

肢体保护性约束是通过使用保护具限制肢体的活动,以达到维护患者安全与治疗效果的护理措施。

【目的】

1. 防止小儿、高热、谵妄、昏迷、躁动及危重患者因虚弱、意识障碍或其他原因而发生坠床、撞伤、抓伤等意外或不配合治疗等行为,确保患者安全。

2. 确保患者诊疗、护理的顺利进行。

【适应证】

1. 因昏迷、躁动、特殊治疗（气管插管等）而必须实行限制时。

2. 对于不能配合治疗、护理的患者。

3. 对于四肢躁动较剧烈、发生打人、蹬踹、双腿跨越床档者。

【操作步骤】

1. 手腕及踝部约束

（1）用棉垫包裹手腕或踝部。

（2）宽绷带打成双套结。

（3）将双套结套于手腕或踝部棉垫外。

（4）稍拉紧（以不脱出、不影响血液循环为宜）。

（5）将带子系于床体上。

2. 肩部约束

（1）将肩部约束带袖筒套在患者两侧肩上。

（2）腋下垫棉垫。

（3）两袖筒上的细带在胸前打结固定。

（4）两条宽带系于床头（必要时枕头横立于床头）。

3. 膝部约束

（1）患者两膝上垫棉垫。

（2）将膝部约束带横放于两膝上，腘窝下垫两个棉垫。

（3）宽带下的两头带各自固定一侧膝关节。

（4）宽带两端系于床缘上。

4. 操作后，妥善安置患者。

5. 收拾用物。

6. 洗手、记录、做好交班。

7. 10 分钟巡视患者察看腕、踝部皮肤。持续保护患者每 2~3 小时松解 1 次，并按摩局部。

8. 病情稳定或者治疗结束后，应及时解除约束。解除约束前向患者解释，提出鼓励要求。

【注意事项】

1. 严格掌握约束具应用的适应证，维护患者自尊，不能以约束来对患者进行威胁或处罚。

2. 约束具只能短期使用，使用时肢体处于功能位置，并协助患者翻身，保证患者安全、舒适。

3. 使用约束带时，约束带下应垫衬垫，固定须松紧适宜，其松紧度以能伸入 1~2 手指为宜。注意观察受约束部位的血液循环，包括皮肤的颜色、温度、活动及感觉等；定时松解，并改变患者的姿势，及给予受约束的肢体运动，必要时进行局部按摩，促进血液循环。

4. 记录使用约束具的原因、时间、每次观察结果、相应的护理措施、解除约束的时间。

第六节　振动排痰机的使用

振动排痰机是根据物理定向叩击原理设计的强劲、柔和、易操作的设备，用于排出和移动呼吸道分泌物及代谢废物。

【目的】

1. 促进分泌物及痰液的排出。

2. 缓解支气管平滑肌痉挛。

3. 促进局部血液循环，加速淋巴回流。

4. 消除水肿，减轻阻塞。

5. 改善呼吸音。

【适应证】

1. 术前气道清洁，外科术后患者，气管切开术后。

2. 气管及肺部疾病　支气管扩张症、哮喘、慢性支气管炎、慢性阻塞性肺气肿、急性肺炎、肺囊性纤维性病变、呼吸衰竭、肺不张、新生儿肺炎。

3. 其他　老年病、艾滋病、职业性肺部疾病等。

【禁忌证及禁忌部位】

1. 皮下感染。

2. 肺部肿瘤（包括肋骨及脊柱肿瘤）。

3. 肺结核气胸及胸壁疾病。

4. 肺脓肿。

5. 凝血机制异常的患者。

6. 肺血栓。

7. 肺出血及咯血。

8. 不能耐受振动的患者。

9. 胸膜下肺大疱。

10. 外伤。

11. 肋骨骨折。

12. 心房纤颤。

13. 严重心律失常。

14. 胸外伤。

15. 带心脏起搏器。

16. 气胸。

17. 支气管或肺实质感染合并多痰患者慎用。

18. 感染部位。

19. 出血部位或可能出血部位。

20. 恶性肿瘤部位。

21. 血栓性静脉炎或淋巴管炎。

22. 心脏部位。

23. 静脉曲张。

【操作前准备】

1. 患者评估

（1）了解患者的意识状态、配合程度以及背部皮肤情况。

（2）询问患者呼吸系统疾病史，了解有无禁忌证。

（3）观察患者呼吸次数、呼吸音、血氧饱和度、痰液的量及黏稠度。听诊肺部以确定分泌物积聚部位。

2. 患者准备

（1）使患者及家属了解操作目的、方法及注意事项，积极配合。

（2）取侧卧位,使分泌物积聚部位在最高处。

3. 环境准备　环境清洁、舒适、安全,备有电源。

4. 护士准备　衣帽整洁,洗手,戴口罩。

5. 用物准备　振动排痰机。

【操作步骤】

1. 核对医嘱,携用物至患者旁。

2. 核对患者身份,做好解释,听诊肺部,评估患者,做好操作前准备。

3. 协助患者采取侧卧位。

4. 接通电源,打开开关,根据患者年龄、病情等调节频率、时间,一般为 10 分钟。

5. 治疗时一手持叩击接头,另一手轻触振动位置,以感受叩击振动的力度。先从患者的肺下叶开始,自下而上,由外向内进行叩击和振动排痰,停留 10~15 秒后更换部位,然后翻身振动叩击另一侧。对于肺部感染部位,延长叩击时间,增加频率,并用手对叩击头增加压力,促进其深部排痰。在振动排痰的过程中注意观察生命体征、咳嗽反射等情况。

6. 治疗后协助患者排痰。

7. 协助患者取舒适卧位,休息至少 30 分钟,以免患者过度疲劳。

8. 整理床单位,处理用物。机器使用后用含有效氯 500mg/L 消毒液浸湿的毛巾擦拭,并使用一次性叩击头罩,避免交叉感染。

9. 做好记录,如患者治疗前后呼吸音改变、分泌物的性状、呼吸型态变化等。

【注意事项】

1. 治疗应尽量选择在进食前或进食后 2 小时进行,避免引起消化液反流。

2. 不能翻身的患者,可选择前胸、两肋部位进行治疗;老年患者,应尽量避免在脊柱部位应用。

3. 治疗前应进行雾化吸入,治疗后应立即协助患者咳痰,对于无自主咳痰能力及昏迷的患者,应及时给予吸痰,清除呼吸道内痰液,避免脱落的痰栓随呼吸气流堵塞下一级支气管。

4. 治疗时振动叩击范围应充分覆盖整个肺部,注意观察患者的反应,根据患者承受情况,适当调整治疗频率,减少患者在治疗中的不适。对于正在使用监护设备及其他治疗设备的患者,要随时观察设备的使用情况。

5. 使用叩击探头治疗时,应使叩击探头上的红箭头指向患者主气道,并且频率不能超过 35 圈 /s;对于体弱及术后患者,开始采用较低频率,建议从 20 圈 /s 开始,并远离外科伤口,以免影响伤口愈合。

6. 如出现下列情况,应考虑能否继续使用排痰机:①操作部位出现出血点、皮肤淤斑;②新出现血痰;③危重患者在使用过程中,出现明显的心率、血压等生命体征的变化。

第七节　抗血栓压力泵的使用

深静脉血栓形成(deep vein thrombosis, DVT)是一种静脉内血凝块阻塞性疾病,是外科常见的并发症之一。静脉血栓形成后,引起静脉回流障碍,静脉压升高,毛细血管淤血,内皮细胞缺氧,使毛细血管的渗透性增加,肢体出现肿胀、疼痛。血栓可脱落,随血流经右心栓塞于肺动脉,并发肺栓塞,危及生命。因此应注重对该病的综合防治,尤其是早期的诊断和预防性治疗。经临床实践证实,抗血栓泵能对患者下肢施以压力,以增强血液的流动,促进静脉回流,可有效预防深静脉血栓的形成。

【目的】

1. 促进下肢血液循环,预防静脉血栓形成。
2. 辅助肢体功能锻炼。

【适应证】

1. 卧床或制动时间超过 72 小时。
2. 年龄超过 60 岁。
3. 多发性创伤特别是盆腔、髋部或下肢骨折,脊髓损伤导致的截瘫、偏瘫。
4. 大中型手术术中及术后。
5. 静脉血管壁病变,如静脉曲张、静脉炎患者。
6. 血液高凝状态。
7. 既往有深静脉血栓或肺栓塞病史者。
8. 合并有心衰、呼衰、卒中、恶性肿瘤等各种高危因素的患者。

【禁忌证】

1. 患者的下肢在腿套区域有疾病,如皮炎、静脉结扎、坏疽及近期进行皮肤移植者。
2. 严重的动脉硬化或缺血萎缩性血管疾病。
3. 由充血性心衰引起的下肢大面积水肿或肺水肿。
4. 下肢严重变形。
5. 怀疑有深静脉血栓存在的患者。

【操作步骤】

1. 根据医嘱核对患者身份,对于清醒的患者应做好解释工作,讲明应用的必要性,取得患者合作。
2. 将抗血栓泵妥善安置于患者床尾。
3. 展开袖带,抬起踝关节,把袖带放在小腿下,顺序包裹小腿和大腿。袖带必须牢固,但不能太紧,以能伸进两个手指为宜。
4. 确认连接管没有缠绕或打结,对好蓝色箭头,将白色的袖带插头与控制器接头相连,插头必须充分插好。
5. 连接电源,按下 POWER 键,待系统完成自检,液晶显示屏显示开始菜单,系统开始正常工作,由远端开始序列充气。
6. 系统开始工作后,显示屏上显示远端压力为 45mmHg。前 3~5 个周期,微型体积感应器启动,通过测定患者的静脉充盈时间来调整系统的充气、排气间隔,以后每循环 30 次测定 1 次时间。
7. 操作完成后关闭开关,依次松解并撤下袖带,观察局部皮肤及血运情况,记录应用时间。

【注意事项】

1. 为患者治疗前,首先应检查双侧足背动脉的搏动情况,治疗过程中如足背动脉搏动减弱,应立即停止使用抗血栓压力泵,并报告医生做进一步检查。

2. 长期卧床患者应配合床上运动,特别是瘫痪侧肢体做被动活动按摩,促进肌肉收缩和加速局部血液循环。

3. 袖带包裹肢体时,注意松紧度适宜。袖带包裹过紧,放气后血液亦不能充盈,影响下肢的血液循环;袖带包裹过松,充气后压力不能达到预设压力,血液不能充分回流,影响治疗效果。

4. 开始使用抗血栓压力泵时,患者可能会出现精神紧张、不适,部分患者有尿意感,护士在使用前应做好解释工作,让患者及家属了解术后使用抗血栓压力泵的好处,解除心理负担,从而更好地配合治疗和护理。

第二章　神经外科特殊技术操作

第一节　颅内压的测量

颅内压监护是指将导管或微型压力传感器探头置于颅腔内,导管与传感器的另一端与 ICP 监护仪连接,将 ICP 压力动态变化转为电信号,显示于示波屏或数字仪上,并用记录器连续描记出压力曲线,以便随时了解 ICP 的一种技术。颅内压监测分为有创监测与无创监测。

【目的】

动态观察 ICP 的变化,根据 ICP 的高低及压力波形,可及时分析患者 ICP 变化,对判断颅内伤情、脑水肿情况和指导脱水药物的应用、估计预后等都有重要的参考价值。有创颅内压引流管还可间断引流脑脊液降低颅内压,或进行脑脊液检查。

【适应证】

脑积水、脑水肿、颅内出血、脑室膜炎、结核性脑膜炎、颅内占位性病变、颅脑手术后或脑外伤、脑脊液分泌过多、循环或吸收障碍、颅内高压时作为控制脑脊液引流减压、颅内高压危象或脑积水等做颅内减压、脑室膜炎需局部注药治疗。

【操作前准备】

1. 护士准备　着装规范、仪表端庄、态度认真,洗手、戴口罩。
2. 患者准备　去枕平卧位。
3. 环境准备　整洁,安全。
4. 用物准备　治疗盘、压力插件与导线、压力传导组、生理盐水注射液等。

【操作流程】

1. 正确连接管道　用无菌盐水排出压力传导组中的空气(注意排净三通里的空气),并将其与脑室导管、监护仪压力模块的电缆连接。
2. 监控设备及引流装置应固定到患者床边的输液杆上。引流瓶固定在高于穿刺点 15~20cm,或遵医嘱进行调节。
3. 为避免所用无菌盐水注入脑室,ICP 测量的静脉输液袋切勿使用压力袋。
4. 测压前患者体位准备　无特殊医嘱时,要求患者床头抬高 30°。

5. 测压前患者状态准备　尽量保证患者静息状态,生命体征相对平稳,即需排除引起颅内压增高的非疾病因素,如查明有无便秘、尿潴留、疼痛、气道不通等。

6. 如患者需持续脑脊液引流,测压前需夹闭引流管3~5分钟,待数值与波形稳定后读数(如有特殊要求,可遵医嘱夹闭所需时间,再行测压)。

7. 测压需核零,核零时压力传感器应保持外耳道水平状态(当患者变换体位时器需重新调零)。

8. 监护仪屏幕显示已调零后,将三通调至测压方向,待数值和波形都稳定时则可以读数。

9. 记录完毕后将引流管打开,保持引流通畅,观察引流液颜色是否与测压前一致。

【ICP 故障排除】

表 3-1-1　ICP 故障排除

因素	故障	排除
患者因素	1. 监护仪呈现非典型波,形成一直线	1. 确保脑室引流管通畅,未打折,穿刺点敷料干燥无渗出,置入长度较前无明显变化,引流管虹吸管内脑脊液液面随呼吸有波动,进行按压腹部及吸痰等可使腹压增高操作时,可引起引流液快速滴出
	2. ICP 数值为负值	2. 患者同时留置两条脑室通路,在测压时另一侧脑室引流未夹闭导致测压内环境开放
非患者因素	1. 监护仪上未现ICP波形或出现"?",无法正常归零	1. 检查整个测压装置,各连接口连接牢固无松动,测量时"置零"并通大气,排除以上干扰因素后,逐一排除模块与导线因素,给予更换
	2. 监护仪上 ICP 波形呈一直线	2. 确保测压通路开放,所有路径三通开放方向正确
	3. ICP 数值较前出现明显降低或者增高,患者外耳道出口,压力传感器,引流瓶标尺零点,三者相对位置改变,未在同一水平位置	3. 若因患者体位改变引起,根据病情,恢复患者适当体位,根据患者外耳道出口水平,随时调节三者位置,妥善固定压力传感器,避免导线牵拉引起位置改变
其他相关因素	1. 请勿向患者端"挤水",排除管路连接处松动、漏液 2. 管路内有空气等因素 3. 观察脱水药物使用前后 ICP 数值变化 4. 患者处于静息状态,且病情允许情况下,引流端夹闭5~10分钟后进行读数	

【护理要点】

(一)管路的护理

1. 保持监护系统引流装置的密闭性,避免漏液并严格无菌操作,预防颅内感染。置入传感器或导管、换药、留取脑脊液标本均应遵守无菌原则,患者头下铺无菌小巾,保持清洁。

2. 保持脑室引流管通畅,严密观察并准确记录引流液量、颜色以及性质,引流瓶应放置高于侧脑室 15~20cm 水平,以维持正常颅内压。

3. 妥善固定好脑室引流管和压力传感器,适当限制患者头部活动,对躁动的患者应约束或给予镇静剂,勿使引流管弯曲、折叠、受压或传感器探头脱出,随时巡视,保证颅内压监护装置运行正常、安全可靠。

4. 动态观察记录 ICP,只有动态观察才能及时发现病情变化。注意随时调整及保持调零的位置,平卧位时在外耳道的水平,侧卧位时以正中矢状面为基线。调零限于外部充液换能系统,光导纤维及颅内压力换能系统不用。

5. 颅内压监护一般 5~7 天,如超过 7 天,则应更换部位重新安装,预防颅内感染。

(二)并发症的观察

1. 出血　为严重的致命性并发症,多发生在术后 24~48 小时内,往往有颅内压增高的表现、意识的改变、肢体活动的改变,故术后应密切观察、及时发现,报告医生,并做好再次手术的准备。

2. 感染　随着颅内压监测时间的延长,感染的机会也逐渐增多。有研究表明监测时间 > 5 天者感染机会增加,监测的第 11 日感染率达 41%,其中脑实质内感染率为 1.7%~4.0%,脑室内感染率为 6%~11%。在预防感染方面除了应用抗生素外,还要强调监测系统的护理,注意其完整性,拔管时除了确定监护探头的完整性外,还要常规将探头进行培养,严格无菌操作。

第二节　脉搏指示持续心输出量的监测

脉搏指示持续心输出量(PICCO)监测用于监测和计算血流动力学参数。心排血量可以通过动脉脉搏轮廓分析法连续测量,也可以通过经肺热稀释技术间断测量。另外,PICCO还监测心率、动脉收缩压、舒张压和平均压。分析热稀释曲线的平均传输时间和下降时间用于计算血管内和血管外的液体容积,PICCO 可监测胸腔内血容量(ITBV)、血管外肺水含量(EVLW)及每搏排出量变异度(SVV)等容量指标来反映机体容量状态,指导临床容量管理。临床研究证实,ITBV、SVV、EVLW 等指标可以更准确地反映心脏前负荷和肺水肿情况,优于传统的中心静脉压和肺动脉楔压。

【适应证】

任何原因引起的血流动力学不稳定,或存在可能引起这些改变的危险因素,并且任何原因引起的血管外肺水增加,或存在可能引起血管外肺水增加的危险因素,均为 PICCO 监测的适应证。

【相对禁忌证】

PICCO 血流动力学监测无绝对禁忌证,对于下列情况应慎用。

1. 肝素过敏。

2. 穿刺局部疑有感染或已有感染。

3. 严重出血性疾病,或溶栓和应用大剂量肝素抗凝。

4. 接受主动脉内球囊反搏治疗（IABP）患者，不能使用本设备的脉搏轮廓分析方式进行监测。

【操作前准备】

1. 护士准备　着装整洁，洗手，戴口罩。
2. 患者准备　评估患者的病情、意识状态及合作程度；评估导管的位置及深度；与患者交流、解释并取得合作。
3. 备齐用物　测压装置 2 套（三通、生理盐水、输液器）、冰盐水、配套监护仪、PICCO 专用压力传感器、20ml 注射器 1 个、10ml 注射器 2 个，消毒物品 1 套。
4. 环境准备　整洁、安静、安全。

【操作流程】

1. 根据病情，取合适体位，暂停输液。
2. 分别连接中心静脉及动脉测压装置并检查连接是否紧密通畅，将导线连接于监护仪的压力模块。
3. 建立生理盐水通路，再次检查输液管路是否通畅，连接是否紧密，并连接三通。
4. 消毒患者动静脉端管口并打开，用 10ml 注射器抽回血，见回血，用生理盐水冲管腔，保证通畅，将三通管连接患者。
5. 将换能器置于患者心脏同一水平，调节三通，关闭患者端使换能器与大气相通，校定零点。
6. 调节三通，使换能器与大气隔绝，将测压换能器与患者循环相通，观察监护仪上显示值和波形，分别测得患者的中心静脉压和动脉压。
7. 在测量基线稳定状态下，根据患者体重及胸腔内液体量在 4 秒内经中心静脉注入冰盐水（< 8℃）15ml，重复 3 次热稀释测量进行定标，注射完毕后立即关闭三通开关。
8. 保存并输入数据，进行计算，观察参数。
9. 调节三通，循环与补液相通。
10. 病情稳定后每 8 小时用热稀释法校正 1 次。
11. 取舒适体位，向患者交代注意事项，整理床单位。
12. 整理用物，洗手，记录。

【护理要点】

（一）导管的护理

1. 监测期间应用加压袋，压力保持 300mmHg。持续给予生理盐水冲洗管道，保持管道通畅。保持管道无空气，对已经堵塞的管道，不能推注冲洗，应该立即报告医生并更换管道。
2. 每周更换敷料，妥善固定导管。
3. 预防动脉以及中心静脉导管感染，穿刺点每周换药 2 次。若患者出现高热、寒战等表现，应立即拔除导管，并做导管血培养及外周血培养。
4. 常采用双腔中心静脉导管，一腔专供 PICCO 监测，另一腔供液体输入。

（二）PICCO 定标

1. 定标方法　需双人配合，一人操作监护仪，一人注水，具体操作如下：按监护仪上的心输出量测定键,待屏幕左下角显示"基线稳定,可以注射",注水者即注水,等待片刻,监护仪屏幕左下角又会出现"基线稳定,可以注射",注水者再次注水,重复三次,取三次测量值,按计算键,监护仪即进行血流动力学计算,最后监护仪会显示血流动力学测量值。

2. 定标时机　当病情有变化时,对机械通气患者通气没有变化而 SVV 增加超过 10%,当全身血管阻力变化超过 20%,如无异常每 8 小时一次。

(三)穿刺肢体护理

术侧肢体保持适当制动,必要时给予约束带约束或药物镇静。密切观察穿刺侧肢体温度及颜色、足背动脉搏动情况,预防下肢血栓形成。必要时应用多普勒血管超声仪测试穿刺侧下肢动脉血流及搏动情况。

(四)保证 PICCO 测量值的准确性

1. 每次测压前调整零点,中心静脉压力换能器在调整零点时置于腋中线第四肋间或右心房水平。

2. 患者咳嗽、呕吐、躁动和体位变化均会影响测压值的准确,所以应在患者安静 15 分钟后再进行测压。

3. 在应用热稀释法测定心排出量时,注入低温生理盐水要快速均匀(＜4 秒),量要准确,并重复测量 3 次,取其平均值,以避免误差。

4. 避免反复频繁测定,增加心脏负荷。

5. 测量过程勿触摸中心静脉的温度传感器和导管,避免手温影响测量的准确性。

第三节　控温毯的使用

医用冰毯全身降温仪(简称冰毯机)降温法:利用半导体制冷原理,将水箱内蒸馏水冷却,然后通过主机工作与冰毯内的水进行循环交换,促使毯面接触皮肤进行散热,达到降温的目的。

【目的】

脑损伤患者,尤其是 GCS 评分＜8 分、年龄 18~70 岁,出现难以控制的中枢性高热或病情需要给予体表低温治疗时,控温毯可使患者全身处于低温状态。降低颅内压、降低机体新陈代谢及组织器官的耗氧,对机体起到保护作用。

【适应证】

1. 主要用于全身降温(单纯降温法)。
2. 广泛应用于颅脑疾病术前、术后的亚低温治疗。

【禁忌证】

1. 局部血液循环障碍。
2. 慢性炎症或深部有化脓病灶。
3. 对冷过敏者。

【操作步骤】

1. 评估要点　①患者的体温、生命体征、对冷的耐受程度；②接触部位皮肤是否完好。

2. 用物准备　降温机主机、降温毯，并检查其性能。

3. 查对医嘱，评估患者，环境准备，做好解释。

4. 检查降温毯机器的完好性，查看注水口处水位，注入蒸馏水至刻度。

5. 将毯面上铺一层大单，平铺于患者身下，用连接管将主机管接头与毯面相应部位连接好。

6. 将温度传感器的另一端置于患者腋下。

7. 接上电源后，打开电源开关。

8. 设定水温、预期体温各类参数。高热降温：36~37℃；一般降温：36.5~37℃；亚低温治疗：33~35℃。水温调节：根据室温和患者的实际体温随时调至 10~20℃，一般调至 15℃。降温速度不宜太快，宜 1~2 小时降 1℃。

9. 监测生命体征的变化，体温的变化，查看有无压疮发生，有无末梢循环障碍。

【日常维护】

1. 病室环境要求　病室应保持清洁卫生，室内温度不宜过高，保持在 18~24℃，湿度 50%~60% 为宜，病室内减少人员流动。

2. 使用时温度设置合理　避免温度设置过高或过低。否则，不仅起不到应有的效果，还会给患者带来危害。也会浪费电力，增加仪器的耗损。

3. 控温毯的放置　控温毯应平铺于病床上，防止皱褶。管道自然摆放防止扭曲，不可用力牵拉。

4. 蒸馏水的添加　控温毯使用中应注意适时添加蒸馏水，防止干烧。必须在停机状态下才能添加水。

5. 注意通风　控温毯主机的背板与两侧板均设有通风口。机器运行过程中，此处应与墙壁或其他物体保持 10cm 以上距离，并有良好的通风条件。

6. 使用后的注意事项

（1）正确取下温度传感器导线，不可硬扯导线。不用时将温度传感器导线缠绕好妥善放置，拔除电源插头。

（2）将毯子中的水放干净，水路口用密封盖拧紧。用含氯消毒液将仪器擦洗干净，包括冰毯、冰帽和温度探头等，置阴凉处自然晾干备用。

7. 其他事项

（1）毯面温度如低于环境温度，毯面上可出现结露，应注意保持干燥。

（2）搬运控温毯时避免振动，毯面避免接触锐利物体以防划破。

参 考 文 献

[1] 柏树令,应大君. 系统解剖学 [M]. 9 版. 北京:中国医药科技出版社,2017.

[2] 常红,杨莘,神经科常见症状与体征护理 [M]. 北京:中国人口出版社,2015.

[3] 陈茂君,蒋艳,游潮. 神经外科护理手册 [M]. 北京:科学出版社,2011.

[4] 陈荣秀,曹文媚. 实用护理技术 [M]. 天津:天津科学技术出版社,2007.

[5] 陈孝平,汪建平. 外科学 [M]. 8 版. 北京:人民卫生出版社,2013.

[6] 陈玉红. 重症护理专科指南 [M]. 南京:东南大学出版社,2011.

[7] 戴尅戎,王忠. 外科诊断与鉴别诊断学 [M]. 北京:科学技术文献出版社,2014.

[8] 丁光顺,周凌云,睢勇. 现代临床老年病诊疗学 [M]. 天津:天津科学技术出版社,2011.

[9] 丁淑贞,丁桂花. 神经外科临床护理 [M]. 北京:中国协和医科大学出版社,2016.

[10] 郭庆玲,靳启琴,杨靓. 最新护士必读 [M]. 北京:军事医学科学出版社,2013.

[11] 郭艳芹,郭晓玲. 神经病学 [M]. 北京:中国医药科技出版社,2016.

[12] 韩斌如,王欣然. 压疮护理 [M]. 北京:科学技术文献出版社,2013.

[13] 贺斌,姜庆军,杨家明,郭建平. 实用医学影像诊断与介入治疗学 [M]. 北京:世界图书出版公司,2013.

[14] 洪晓军. 神经内科学:高级医师进阶 [M]. 北京:中国协和医科大学出版社,2016.

[15] 花芸,刘新文. 儿科护理操作规程及要点解析 [M]. 武汉:武汉大学出版社,2013.

[16] 黄峻,黄祖瑚. 临床药物手册 [M]. 5 版. 上海:上海科学技术出版社,2015.

[17] 黄叶莉,刘岩,钱阳明,阮狄克. 神经疾病临床护理 [M]. 北京:人民军医出版社,2014.

[18] 贾建平,陈生弟. 神经病学 [M]. 北京:人民卫生出版社,2013.

[19] 菅凤增. 简明神经外科学 [M]. 北京:中国协和医科大学出版社,2000.

[20] 蒋宇钢. 神经外科手术及有创操作常见问题与对策 [M]. 北京:军事医学科学出版社,2009.

[21] 景慎东. 实用临床神经外科诊疗学 [M]. 西安:西安交通大学出版社,2014.

[22] 寇桂香,张瑜. 外科护理技术操作指南 [M]. 兰州:甘肃人民出版社,2013.

[23] 郎黎薇. 神经外科护士临床常见问题与解答 [M]. 上海:复旦大学出版社,2010.

[24] 郎志谨,苗延巍,吴仁华,马军. MRI 新技术及在中枢神经系统肿瘤的应用 [M]. 上海:上海科学技术出版社,2015.

[25] 李乐之,路潜. 外科护理学 [M]. 6 版. 北京:人民卫生出版社,2017.

[26] 李淑迦,应岚. 临床护理常规 [M]. 北京:中国医药科技出版社,2013.

[27] 梁旭光,王同新,孙俊玉. 现代神经病学理论与应用 [M]. 石家庄:河北科学技术出版社,2013.

[28] 梁英,张涛,刘蕴玲. 老年常见疾病诊疗新进展 [M]. 济南:山东科学技术出版社,2010.

[29] 刘承基,凌锋. 脑脊髓血管外科学 [M]. 北京:中国科学技术出版社,2013.

[30] 刘芳,王玲. 神经内科危重病例护理分析 [M]. 北京:科学技术文献出版社,2010.

[31] 刘芳,杨莘. 神经内科重症护理手册 [M]. 北京:人民卫生出版社,2017.

[32] 卢根娣,岳立萍,席淑华. 危重症急救护理技术操作指南 [M]. 上海:第二军医大学出版社,2014.

[33] 逯传凤,孙延文,顾爱霞. 神经科临床护理与实践 [M]. 北京:军事医学科学出版社,2010.

[34] 罗杰,何国厚. 实用外科诊疗常规 [M]. 武汉:湖北科学技术出版社,2011.

[35] 吕传真,周良辅. 实用神经病学 [M]. 上海:上海科技出版社,2014.

[36] 吕彦锋,张帆,王力群. 脑血管病血管内治疗精要 [M]. 石家庄:河北科学技术出版社,2013.

[37] 马继红,王亚丽,付燕. 实用重症监护手册 [M]. 科学普及出版社,2008.

[38] 马奎云,方宇. 神经科临床物理检查方法与技巧 [M]. 郑州:郑州大学出版社,2013.

[39] 马育璇. 实用手术室管理手册 [M]. 北京:人民军医出版社,2014.

[40] 蒲传强,田成林,张家堂. 神经内科疾病 [M]. 北京:科学出版社,2010.

[41] 阮满真,黄海燕. 危重症护理监护技术 [M]. 北京:人民军医出版社,2013.

[42] 沈梅芬,徐岚. 神经系统疾病护理实践手册 [M]. 北京:清华大学出版社,2015.

[43] 宋烽. 手术室护理管理学 [M]. 北京:人民军医出版社,2004.

[44] 宋瑰琦,秦玉霞. 临床护理技术操作与质量评价 [M]. 北京:中国科学技术大学出版社,2012.

[45] 宋玉强,赵仁亮,邹宏丽. 脑静脉系统疾病 [M]. 北京:中国海洋大学出版社,2010.

[46] 粟秀初,黄远桂,赵钢. 新编神经病学 [M]. 西安:第四军医大学出版社,2009.

[47] 田新英,王丽琴,陈丽萍. 脑血管疾病 [M]. 北京:军事医学科学出版社,2015.

[48] 田玉凤,沈曙红. 实用临床护理指南 [M]. 北京:人民军医出版社,2011.

[49] 王保国. 麻醉科诊疗常规 [M]. 北京:中国医药科技出版社,2012.

[50] 王洪杰. 现代临床神经外科学 [M]. 北京:科学技术文献出版社,2013.

[51] 王丽华,李庆印. ICU 专科护士资格认证培训教程 [M]. 北京:人民军医出版社,2008.

[52] 王丽芹,李丽,孙帅. 外科病人健康教育指导 [M]. 2 版. 北京:人民军医出版社,2015.

[53] 王玮,赵小贞. 中枢神经功能解剖 [M]. 2 版. 北京:科学出版社,2017.

[54] 王晓英. 临床神经系统疾病理论与实践 [M]. 西安:西安交通大学出版社,2014.

[55] 王欣然,杨莘,韩斌茹. 急危重症护理手册 [M]. 北京:科学技术出版社,2012.

[56] 王亚丽,马继红. ICU 监护手册一本通 [M]. 北京:中国医药科技出版社,2013.

[57] 王迎新. 神经内科常见疾病诊断与处理 [M]. 西安:西安交通大学出版社,2014.

[58] 王拥军. 神经病学 [M]. 3 版. 北京:北京大学医学出版社,2013.

[59] 王增武. 脑血管病临床检查与治疗 [M]. 北京:世界图书出版公司,2014.

[60] 王忠诚. 王忠诚神经外科学 [M]. 2 版. 武汉:湖北科学技术出版社,2015.

[61] 魏革. 手术室护理学 [M]. 北京:人民军医出版社,2005.

[62] 魏丽丽. 临床实用护理常规 [M]. 北京:人民军医出版社,2015.

[63] 魏太星,魏经汉. 医生专用药物手册 [M]. 河南科学技术出版社,2015.

[64] 温贤秀,肖静蓉. 实用临床护理操作规范 [M]. 成都:西南交通大学出版社,2012.

[65] 吴欣娟. 医院临床护理质量安全评审指南 [M]. 北京:中国协和医科大学出版社,2005.

[66] 肖书萍,陈冬萍,熊斌. 介入治疗与护理 [M]. 3 版. 北京:中国协和医科大学出版社,2016.

[67] 熊峰. 神经外科重症治疗学 [M]. 北京:中国海洋大学出版社,2007.

[68] 徐增良,张林涛,姜燕飞,等. 神经科急症救治与护理 [M]. 青岛:中国海洋大学出版社,2014.

[69] 许川,徐国政. 颅脑伽玛刀临床问题解析 [M]. 北京:军事医学科学出版社,2013.

[70] 许洪伟,庞灵. 康复护理学 [M]. 北京:北京大学医学出版社,2017.

[71] 杨桂荣,缪礼红,刘大朋. 急救护理技术 [M]. 2 版. 武汉:华中科技大学出版社,2016.

[72] 杨炼红,戴启麟. 癫痫诊疗临床关键技术 [M]. 北京:科学技术文献出版社,2012.

[73] 杨莘. 神经疾病护理学 [M]. 2 版. 北京:人民卫生出版社,2011.

[74] 杨莘. 神经疾病特色护理技术 [M]. 北京:科学技术文献出版社,2008.

[75] 杨信才,崔彩虹,王燕. 康复医学 [M]. 北京:清华大学出版社,2015.

[76] 尤黎明,吴瑛. 内科护理学 [M]. 6 版. 北京:人民卫生出版社,2017.

[77] 臧萍,田红霞,陈志霞. 临床护理常规与操作规范 [M]. 石家庄:河北科学技术出版社,2013.

[78] 张红松. ICU 医护人员必备技能 [M]. 兰州:兰州大学出版社,2014.

[79] 张洪君,李葆华. 神经科护士规范操作指南 [M]. 北京:中国医药科技出版社,2016.

[80] 张建宁. 神经外科学高级教程 [M]. 北京:中华医学电子音像出版社,2015.

[81] 张晓曼. 脑血管病诊疗与进展 [M]. 郑州:河南科学技术出版社,2014.

[82] 张永红. 神经外科常见疾病诊治指南及专家共识 [M]. 兰州:兰州大学出版社,2016.

[83] 赵继宗,周定标. 神经外科学 [M]. 3 版. 北京:人民卫生出版社,2014.

[84] 赵继宗. 神经外科诊疗常规 [M]. 北京:中国医药科技出版社,2012.

[85] 赵晓辉,陈海花,赵毅. 神经外科常见疾病护理流程 [M]. 北京:军事医学科学出版社,2013.

[86] 周建新. 神经外科重症监测与治疗 [M]. 北京:人民卫生出版社,2013.

[87] 周丽娟,卢天舒,徐凤. 临床心理护理指导手册 [M]. 北京:人民军医出版社,2015.

[88] 周良辅,赵继宗. 颅脑创伤 [M]. 武汉:湖北科学技术出版社,2016.

[89] 周良辅. 现代神经外科学 [M]. 2 版. 上海:复旦大学出版社,2015.

[90] 周卫东. 认知神经病学 [M]. 北京:军事医学科学出版社,2013.

[91] 周谊霞,田永明. 急危重症护理学 [M]. 北京:中国医药科技出版社,2016.

[92] 朱桂彩,宋良鹏,孙西周. 颅脑损伤现代护理学 [M]. 上海:上海交通大学出版社,2010.

[93] Andrew DB,Neil Soni. 欧氏重症监护手册 [M]. 北京:北京大学医学出版社,2014.

[94] Robert MH. 神经疾病分级评分量表 [M]. 北京:化学工业出版社,2010.

08